国家卫生和计划生育委员会"十三五"规划教材

全国高等学校教材

供**预防医学**类专业用

儿童少年卫生学

Child and Adolescent Health

第**8**版

主 编　陶芳标

副主编　武丽杰　马　军　张　欣

编 者（以姓氏笔画为序）

马　乐	西安交通大学	武丽杰	哈尔滨医科大学
马　军	北京大学	罗家有	中南大学
马迎华	北京大学	周旭东	浙江大学
王　宏	重庆医科大学	赵海萍	宁夏医科大学
王　莉	山西医科大学	郝加虎	安徽医科大学
王婷婷	新疆医科大学	娄晓民	郑州大学
史慧静	复旦大学	贾丽红	中国医科大学
李生慧	上海交通大学	徐　勇	苏州大学
李春灵	广西医科大学	陶芳标	安徽医科大学
余毅震	华中科技大学	梅松丽	吉林大学
汪之顼	南京医科大学	静　进	中山大学
张　欣	天津医科大学		

编写秘书

孟秀红　安徽医科大学

人民卫生出版社

图书在版编目（CIP）数据

儿童少年卫生学/陶芳标主编.—8版.—北京:人民卫生出版社,2017

全国高等学校预防医学专业第八轮规划教材

ISBN 978-7-117-24371-1

Ⅰ.①儿…　Ⅱ.①陶…　Ⅲ.①儿童少年卫生学-医学院校-教材　Ⅳ.①R179

中国版本图书馆 CIP 数据核字（2017）第 090709 号

人卫智网　www.ipmph.com	医学教育、学术、考试、健康，购书智慧智能综合服务平台
人卫官网　www.pmph.com	人卫官方资讯发布平台

儿童少年卫生学

第 8 版

主　　编：陶芳标

出版发行：人民卫生出版社（中继线 010-59780011）

地　　址：北京市朝阳区潘家园南里 19 号

邮　　编：100021

E - mail：pmph @ pmph.com

购书热线：010-59787592　010-59787584　010-65264830

印　　刷：人卫印务（北京）有限公司

经　　销：新华书店

开　　本：850×1168　1/16　印张：28

字　　数：659 千字

版　　次：1998 年 6 月第 1 版　　2017 年 7 月第 8 版

　　　　　2024 年 7 月第 8 版第 13 次印刷（总第 59 次印刷）

标准书号：ISBN 978-7-117-24371-1/R · 24372

定　　价：65.00 元

打击盗版举报电话：010-59787491　E-mail：WQ @ pmph.com

（凡属印装质量问题请与本社市场营销中心联系退换）

全国高等学校预防医学专业第八轮规划教材修订说明

我国的公共卫生与预防医学教育是现代医学教育的一个组成部分，并在教学实践中逐步形成了中国公共卫生与预防医学教育的特点。现代公共卫生与预防医学教育强调"干中学"（learning by doing）这一主动学习、终身学习的教育理念，因此公共卫生和预防医学教材的建设与发展也必须始终坚持和围绕这一理念。

1978 年，在原卫生部的指导下，人民卫生出版社启动了我国本科预防医学专业第一轮规划教材，组织了全国高等院校的知名专家和教师共同编写，于 1981 年全部出版。首轮教材共有 7 个品种，包括《卫生统计学》《流行病学》《分析化学》《劳动卫生与职业病学》《环境卫生学》《营养与食品卫生学》《儿童少年卫生学》，奠定了我国本科预防医学专业教育的规范化模式。

此后，随着预防医学专业的发展和人才培养需求的变化，进行了多轮教材的修订与出版工作，并于 1990 年成立了全国高等学校预防医学专业第一届教材评审委员会，至今已经是第四届。为了满足各院校教学的实际需求，规划教材的品种也随之进一步丰富。第二轮规划教材增加《卫生毒理学基础》《卫生微生物学》，第四轮增加《社会医学》，第五轮增加《卫生事业管理学》《卫生经济学》《卫生法规与监督学》《健康教育学》《卫生信息管理学》和《社会医疗保险学》，第六轮、第七轮延续了 16 种理论教材的框架。由此，经过 30 余年的不断完善和补充，基本形成了一套完整、科学的教材体系。

为了深入贯彻教育部《国家中长期教育改革和发展规划纲要（2010-2020 年）》和国家卫生和计划生育委员会《国家医药卫生中长期人才发展规划（2011-2020 年）》，通过对全国高等院校第七轮规划教材近四年来教学实际情况的调研和反馈，经研究决定，于 2015 年启动预防医学专业第八轮规划教材的修订，并作为国家卫生和计划生育委员会"十三五"规划教材的重点规划品种。本套教材在第四届教材评审委员会的指导下，增加《公共卫生与预防医学导论》，有助于学生了解学科历史，熟悉学科课程设置，明确专业研究方向，为专业课程的学习奠定基础。

预防医学专业第八轮规划教材的修订和编写特点如下：

1. 坚持教材顶层设计　教材的修订工作是在教育部、国家卫生和计划生育委员会的领导和支持下，由全国高等学校预防医学专业教材评审委员会审定，专家、教授把关，全国各医学院校知名专家、教授编写，人民卫生出版社高质量出版的精品教材。

2. 坚持教材编写原则　教材编写修订工作始终坚持按照教育部培养目标、国家卫生和计划生育委员会行业要求和社会用人需求，在全国进行科学调研的基础上，借鉴国内外医学培养模式和教材建设经验，充分研究论证本专业人才素质要求、学科体系构成、课程体系设置和教材体系规划后，制定科学、统一的编写原则。

3. **坚持教材编写要求** 教材编写遵循教育模式的改革、教学方式的优化和教材体系的建设，坚持科学整合课程、淡化学科意识、实现整体优化、注重系统科学。本轮教材修订之初，在全国高等院校进行了广泛而深入的调研，总结和汲取了前七轮教材的编写经验和成果，对院校反馈意见和建议比较集中的教材进行了较大程度的修改和完善。在教材编写过程中，始终强调本科教材"三基""五性""三特定"的编写要求，进一步调整结构、优化图表、精炼文字，以确保教材编写质量，打造精品教材。

4. **坚持教材创新发展** 本轮教材从启动编写伊始，采用了"融合教材"的编写模式，即将纸质教材内容与数字教材内容及智育内容、富媒体资源、智慧平台、智能服务相结合的，以纸质为基本载体，与互联网平台有机融合的立体教材和新兴服务，形成针对本专业和学科的终身教育解决方案。教师和学生都可以通过使用移动设备扫描"二维码"的方式，在平台上获得为每本教材量身创作的富媒体资源，包括教学课件、章末思考题解答思路、丰富的教学案例以及多种类型的富媒体资源，实现学生自主学习、终身学习、移动学习的教育目标。

5. **坚持教材立体建设** 从第五轮教材修订开始，尝试编写和出版了服务于教学与考核的配套教材，之后每轮教材修订时根据需要不断扩充和完善。本轮教材共有 10 种理论教材配有《学习指导与习题集》、《实习指导》或《实验指导》类配套教材，供教师授课、学生学习和复习参考。

第八轮预防医学专业规划教材系列共 17 种，将于 2017 年 8 月全部出版发行，融合教材的全部数字资源也将同步上线，供秋季教学使用；其他配套教材将于 2018 年秋季陆续出版完成。

希望全国广大院校在使用过程中能够多提宝贵意见，反馈使用信息，以逐步修改和完善教材内容，提高教材质量，为第九轮教材的修订工作建言献策。

全国高等学校预防医学专业第八轮规划教材目录

10. 卫生微生物学　第 6 版
　　主编：曲章义　副主编：邱景富　王金桃　申元英

11. 社会医学　第 5 版
　　主编：李鲁　副主编：吴群红　郭清　邹宇华

12. 卫生事业管理学　第 4 版
　　主编：梁万年　副主编：胡志　王亚东

13. 卫生经济学　第 4 版
　　主编：陈文　副主编：刘国祥　江启成　李士雪

14. 卫生法律制度与监督学　第 4 版
　　主编：樊立华　副主编：刘金宝　张冬梅

15. 健康教育学　第 3 版
　　主编：傅华　副主编：施榕　张竞超　王丽敏

16. 卫生信息管理学　第 4 版
　　主编：罗爱静　副主编：王伟　胡西厚　马路

17. 医疗保险学　第 4 版
　　主编：卢祖洵　副主编：高广颖　郑建中

全国高等学校预防医学专业第四届教材评审委员会名单

名誉主任委员：陈学敏　华中科技大学

主 任 委 员：李立明　北京大学

副主任委员：孙贵范　中国医科大学

　　　　　　王心如　南京医科大学

委员：姜庆五　复旦大学　　　　　　　　　胡永华　北京大学

　　　凌文华　中山大学　　　　　　　　　孙振球　中南大学

　　　梁万年　国家卫生和计划生育委员会　马　骁　四川大学

　　　金泰廙　复旦大学　　　　　　　　　郑玉建　新疆医科大学

　　　武丽杰　哈尔滨医科大学　　　　　　郭爱民　首都医科大学

　　　季成叶　北京大学　　　　　　　　　吕姿之　北京大学

　　　牛　侨　山西医科大学　　　　　　　邬堂春　华中科技大学

　　　陈　坤　浙江大学　　　　　　　　　颜　虹　西安交通大学

　　　吴逸明　郑州大学　　　　　　　　　孙长颢　哈尔滨医科大学

　　　浦跃朴　东南大学　　　　　　　　　孟庆跃　山东大学

　　　谭红专　中南大学　　　　　　　　　陶芳标　安徽医科大学

　　　曹　佳　第三军医大学　　　　　　　庄志雄　深圳市疾病预防控制中心

　　　刘开泰　中国疾病预防控制中心　　　汪　华　江苏省卫生和计划生育委员会

　　　潘先海　海南省疾病预防控制中心

秘书：詹思延　北京大学

主编简介

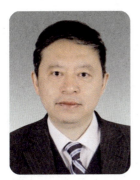

陶芳标

　　医学博士，教授，儿少卫生与妇幼保健学博士生导师。 现任安徽医科大学卫生管理学院院长，儿少卫生与妇幼保健学安徽省重点学科带头人，人口健康与优生安徽省重点实验室主任。 中华预防医学会儿少卫生分会副主任委员，出生缺陷防治专业委员会常务委员，国家卫生计生委卫生标准委员会委员，教育部预防医学专业指导委员会委员，安徽省人民政府决策咨询专家。 受聘《中国学校卫生》杂志总编辑和《中华预防医学杂志》副总编辑等。

　　从事儿童少年卫生学、妇幼保健学、公共卫生概论等课程的教学30年，研究领域为儿童青少年发育与健康、生命早期环境暴露母婴健康效应。 先后主持包括国家科技支撑计划重大项目、国家863目标导向性项目、国家自然科学基金重点和面上项目等科研课题多项，建立了中国安徽出生队列和中国青少年行为与健康监测协作网络，在学科内重要的国内外期刊上发表研究论文200余篇，获得省部级科技进步二等奖2项。 主编教材和专著5部，其中《出生缺陷环境病因及其可控性研究》获得国家"三个一百"原创出版工程奖。 研制的"小儿脑瘫的早期筛查"获原卫生部"十年百项"推广项目，研制的3个国家卫生标准颁布实施。 先后被中共中央、国务院授予"全国先进工作者"、中国科协"全国先进科技工作者"、中华预防医学会"预防医学突出贡献奖"、安徽省"教学名师"等荣誉称号。

副主编简介

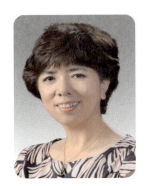

武丽杰

教授，博士生导师。 现任哈尔滨医科大学公共卫生学院儿少卫生与妇幼保健学教研室主任、黑龙江省重点建设学科《儿少卫生与妇幼保健学》带头人。 兼任中华预防医学会儿少卫生分会副主任委员、全国高等学校预防医学专业教材评审委员会委员、《中国学校卫生》杂志副总编辑等30余项社会学术兼职。

从事儿少卫生与妇幼保健学教学、科研工作19年。 承担多专业、多层次《儿童少年卫生学》等专业课教学。 专注于儿童发育障碍及行为问题研究，主持国家自然科学基金、教育部高校博士点基金等十余项。 获黑龙江省政府科技进步二等奖1项、三等奖2项，黑龙江省社会科学优秀成果二等奖1项，出版专著、教材13部，发表学术论文百余篇，有较大的学术影响。

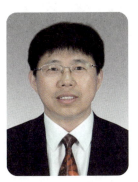

马 军

教授，博士生导师。 北京大学儿童青少年卫生研究所所长，中国疾病预防控制中心学校/儿少卫生中心主任，国家卫生标准委员会学校卫生专业委员会主任委员，中华预防医学会儿少卫生分会主任委员，中国卫生监督协会学校卫生专业委员会主任委员，中国健康促进与教育协会学校分会主任委员，学生体质健康调研组副组长，《中国学校卫生》杂志执行总编辑。

从事儿少卫生领域研究30余年，主要研究方向：儿童少年生长发育及其影响因素；成年期疾病早期预防；学生疾病预防及学校卫生管理；学校卫生标准制定及管理。 承担卫生行业科研专项、自然科学基金、国家卫生计生委和教育部等课题，在国内外学术期刊发表论文200多篇，获北京市和中华预防医学会科学技术三等奖各1项。

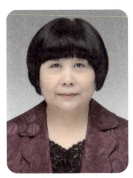

张 欣

教授，博士生导师。 现任天津医科大学公共卫生学院副院长，儿少卫生与妇幼保健学教研室主任；兼任中华预防医学会儿少卫生学分会副主任委员，中国残联康复协会行为分析专业委员会副主任委员，天津预防医学会儿少卫生学分会主任委员，《中国学校卫生》杂志副总编辑。

从事儿少卫生与妇幼保健学教学与科研工作30余年，主讲儿童少年卫生学、儿童保健学、妇女保健学等课程。 作为第一完成人获省部级教学成果二等奖1项，为天津市级精品课程"儿童少年卫生学"负责人，获第七届天津市高等学校教学名师。 研究方向为儿童青少年身心健康与影响因素，发表第一作者/通讯作者研究论文60余篇，获得国家软件著作权和省部级科学技术进步三等奖各1项。

前 言

　　本书是全国高等医药院校预防医学专业教材评审委员会、人民卫生出版社组织编写的《儿童少年卫生学》（第8版）教材，供预防医学五年制本科及三年制大专等预防医学类专业教学使用，也可用作从事学校卫生工作一线专业人员的参考用书。

　　该版教材兼顾教材稳定性和学科基本理论、基本知识连贯性的同时，按"四篇"布局，即：第一篇——儿童少年生长发育理论与方法、第二篇——儿童少年健康问题及其疾病预防控制、第三篇——儿童少年卫生服务、第四篇——综合性与设计性实验，内容编排上加强内在逻辑性，框架更加合理，条理愈发清晰。 在结构上，设立第一章绪论，系统阐述学科定义、研究对象特征、学科体系和理论、学科特点以及学科发展等；每"篇"的第一章是对所属"篇"的总论，这样安排使学生在学习过程"既见树木、又见森林"，也给选修的师生提供概论性教学与学习素材。 在教材的编写过程中，稳固基础性，突出科学性，前者注重对概论性定义的描述，强调内容言之有据；后者加强对国内外儿童少年生长发育规律的新认识和新观点的引进，将生命历程理论（life course perspectives）、疾病与健康发育起源（DOHaD）学说、环境与遗传对生长发育的交互影响等新知识用于阐述儿童少年发育与健康问题。 本书在编写过程中还特别强调立于国际视野，引入世界卫生组织和联合国其他组织的纲领性文献，介绍美国 CDC 协作性学校卫生计划及"全学校、全社区和全儿童"学校卫生模式，引荐世界各国的学校卫生实践。 同时强化教材的本土化，确立的"四篇"结构即是多年来我国学界的思考与共识，而本版教材每个章节列有我国近年来的研究和实践进展更是这一思想的体现。 为提高可读性，增强学术性，每节设一个阅读框，内容包括有深度了解、扩展阅读、全球纵览、研究新知、案例解析等。 教材编写还注重培养学生学科思维和解决问题能力，"章"前设立学习聚焦，明确学习目标；"章"后都有综合性的思考题；而实验内容则全部按照综合性与设计性实验编写，避免简单的重复与验证。

　　本书的编委来自全国多所高校，大家集思广益、取长补短，充分体现了儿童少年卫生界学者精诚合作的良好传统，一些年轻才俊也参与了部分章节内容的编写或提供资料。 虽然我们力求做好本版的编写工作，但在浩瀚学科知识里，难免顾此失彼，不妥之处，敬请读者批评指正。

　　谨向在本书编写过程中给予我们热情关怀的专家和同行表示衷心的感谢，也向那些提出宝贵建议的学子们致以深深的谢意！

陶芳标

2017 年 1 月

目 录

第一篇 儿童少年生长发育理论与方法

19 第二章 儿童少年生长发育概述

第二篇 儿童少年健康问题及其疾病预防控制

135 第八章 儿童少年健康问题和健康促进策略

153 第九章 儿童少年常见病

第四篇　综合性与设计性实验

第一章

绪言

(Introduction to Child and Adolescent Health)

【学习聚焦】 定义儿童少年的年龄范围,描述儿童少年生物学和社会学特征,识别儿童少年健康易损性,解释儿童少年基本特征及其与学科研究内容之间逻辑关联,说明中华人民共和国成立以来儿童少年卫生学学科发展历程,讨论法律法规和政策在维护儿童少年成长环境和健康促进中的作用。

儿童少年卫生学(child and adolescent health)是研究维护和促进儿童少年健康的一门学科,是预防医学重要组成部分。它研究儿童少年身心发育随年龄变化的特征,分析影响生长发育的遗传和环境因素,阐明儿童少年机体与学习及生活环境之间的相互关系,制定相应的卫生要求和卫生措施,预防疾病、增强体质,促进身心健康发育,并为成年期健康奠定良好基础,从而达到提高生命质量的目的。儿童少年卫生学又可简称为儿少卫生学,在一些国家称之为学校卫生学(school health),前者更强调研究对象是处在生长发育阶段的儿童少年,注重学科的预防医学性质,侧重于基础研究和技术开发;后者更强调卫生保健的服务场所(学校)和服务对象(学生),侧重于应用性质。

第一节 儿童少年卫生学研究对象

儿童少年卫生学这一学科的研究对象是0~24岁儿童少年,即当代儿童少年的年龄范围从儿童期(在法律上称之为未成年人阶段,年龄不满18岁)延伸至青年期(15~24岁)。儿童少年卫生学关注从出生前到大学年龄阶段的群体和个体,研究的重点人群是中小学生群体。

一、儿童少年年龄范围的界定

本学科研究的目标人群是以中、小学学生为主,向前为学前儿童、婴幼儿,向后往大学生群体延伸,覆盖从出生婴儿到发育成熟的青年群体。根据第六次全国人口普查资料显示,该群体占中国人口总数的1/3。由于其年龄跨度大,不同发育阶段儿童少年的生活学习环境和需求均不同,因此应针对性地提出干预策略和措施。

(一)胎儿期

从受精卵形成开始,到孕40周胎儿娩出为胎儿期(fetal period)。出于孕产期保健需要,可将胎儿期分为孕早期(孕0~13周)、孕中期(孕14~27周)和孕晚期(孕28周至出生)。孕中期胎儿身长增长迅速,孕晚期体重增长快。

（二）婴儿期

出生后的第一年为婴儿期（infant period），其中出生后 28 天内是新生儿期（neonatal period）。婴儿期生长发育迅猛，身长可增加 25cm，为胎儿期的一半；体重可增加 6kg，为胎儿期的 2 倍。

（三）幼儿期

出生后的第 2、第 3 年为幼儿期（toddle period）。该时期生长开始减慢，但出生后的第二年仍可达到 10cm，体重增加 3kg。该年龄段儿童开始学步，并逐渐达到平稳走路；从学会喊爸爸、妈妈，到指认很多的人体器官、物品或动物，再到简单的表达。

（四）学龄前期

3～6 岁是学龄前期（preschool period），简称学前期。该年龄阶段生长速度平稳；精细动作、言语、智力发展迅猛；生活环境扩大，开始展现个性、情绪和行为特征。游戏是主要学习方式，对发展动作技能、丰富思维、扩展想象和创造空间有重要意义。

（五）学龄期

6～11/12 岁，相当于小学阶段，称之为学龄期（school-age period）。该年龄阶段课程学习取代游戏，成为主要学习方式；学校、家庭共同成为主要影响环境，老师成为儿童最尊崇的行为榜样。身体发育稳定进展。有意注意、记忆逐步取代无意注意、记忆；注意力集中时间延长；思维从具体形象逐步向抽象逻辑过渡；情绪开始成熟，初步出现爱、憎恨、美感、义务感等高级情感。儿童无忧无虑、积极向上，是健康教育的最佳时机。良好的师生、同学人际交流对其学业表现、自尊建立、创造性发展有很大影响。

（六）青春期

从青春发动开始到生长基本成熟的阶段称之为青春期（adolescence），相当于人生的第二个 10 年，即 10～19 岁。此时少年生理、心理、情绪、行为和性发育等都经历急剧变化，而变化的突兀性、迅猛性，都对身心健康产生深远影响，使青春期成为本学科的重点关注时期。应掌握青春期的跨年龄特征，即中学生是青春期的主要对象群体，但发育多从小学阶段高年级开始，到大学阶段才完成，因此其卫生服务也要横跨小学和中学阶段。

（七）青年期

15～24 岁年龄阶段是青年期（youth）。这一时期体格、心理、情绪、行为发育成熟，具备建立家庭、生养下一代的能力，成为社会的主力群体。这一时期也是吸烟、饮酒、不安全性行为的高危年龄阶段。目前，多数学者将 10～24 岁称之为年轻人（young people），以强调这一年龄阶段既是青春期的转型阶段，又是培养健康生活方式和良好行为习惯的关键时期。

上述年龄分期是为适应预防保健、教育等需求而划分的，具有相对性，各年龄阶段无明显界限，且相邻阶段有所交叉。联合国《儿童权利公约》将儿童界定为 18 岁以下的人，《中华人民共和国未成年人保护法》所指未成年人为 18 岁以下的人，都是将满 18 岁即界定为成人。有些情况下，学界将 14 岁作为衡量儿童有无能力接受知情同意的起始年龄。将联合国及其相关组织、国际儿科和发展心理学界对儿童少年一般年龄分期进行总结，各阶段年龄范围如表 1-1 所列。

表 1-1 儿童少年生长发育年龄分期

生命时期	粗略年龄范围
产前期	胎儿阶段
婴儿期	生命的头 1 年△
幼儿期(学步儿期▼)	生命的第 2、第 3 年
学龄前期	3~6 岁
学龄期(童年中期▼)	6 岁~青春期开始
青春期	10~19 岁*
青年期	15~24 岁◆

注:多数权威的国际儿科学和发展心理学将生命的头 2 年作为婴儿期
▼ 多数权威的国际儿科学和发展心理学中的称谓
* 世界卫生组织(WHO)标准。 实际上青春期起始年龄变化较大,女童早于男童 1~2 岁。 目前,一些发育儿科学家和发展心理学家将儿童开始工作且相对独立、不受父母约束作为青春期结束的标志
◆ 联合国将 15~24 岁界定为青年期(youth)。 实际上各国年龄范围不一

(据陶芳标整理,2012)

二、儿童少年生物和社会特征

本学科关注的目标人群具有 3 个鲜明的特征:身心正处于旺盛的生长和发育时期;正处在接受教育、学习各类知识和技能阶段,有相当一部分时间集体生活;具有明显的社会脆弱性和健康易损性。因此,在制订针对儿童少年人群的卫生工作目标和提出干预措施时,不仅要关注其生长发育水平、心理行为发育的年龄特征及相关的影响因素,而且还要通过学校健康教育和学校健康促进,为儿童少年营造健康的校园和社会环境。

(一)处于生长发育过程中

生长发育是儿童少年的基本特征之一,也是社会发展的一面镜子。个体的生长发育水平是健康状况的反映,群体的生长发育水平则是社会发展、卫生保健和社会文明的一大标志。生长发育是遗传和环境因素共同作用的结果,遗传和环境的压力致使儿童向一定的方向发展,从而使个体间出现特定差异。了解儿童少年生长发育规律,并深入研究其影响因素,是制定儿童少年保健工作的相应政策和行动纲领的重要前提。

(二)接受学校教育的塑造

儿童少年的一个社会特征是接受教育,学校集体生活构成其重要的生活内容。学校不仅是儿童少年学习文化知识的场所,也是健康教育的理想场所,在儿童少年阶段开展健康教育效果最佳已成为社会共识。在学龄前、小学、中学、大学阶段开展学校健康教育主要内容包括教材、教具、教育方法的研究,青春期健康教育内容和方法,教育规划的设计,教育效果的评价等。创造良好的学校物质环境和社会支持环境,建立健康促进学校(health promoting schools),开展综合性学校卫生服务,是促进其身心健康和生长发育潜能的重要条件。

(三)具有社会脆弱性与健康易损性

在全人口中,儿童少年由于其身心以及各种能力发育的不完善,始终是一个弱势的群体。与成人相比,儿童少年是现实生活中的弱者,其生理、心理和智力都处于不断成熟的发育过程中,需要安

全的住所、良好营养、免受灾害和冲突的伤害,而且贯穿生命周期的始终。脆弱性一般是指个体或群体因对内外影响因素的敏感性以及缺乏应对能力,从而使自身的结构和功能易发生改变的一种属性。儿童的脆弱性体现在多个层面,包括个体生理、心理以及经济、家庭、社会文化和环境等。

儿童神经系统发育不成熟,与成人相比,更容易受到有害生物和环境因素影响,从而造成发育和行为异常。儿童少年时期对各种社会心理因素较敏感,早期社会心理对整个生命历程的健康有重要影响,这一点已广受关注。例如,童年期的不良经历(adverse childhood experience, ACE)会增加青春期和成年期的多种不良结局的发生风险,如肥胖、心理卫生问题、药物滥用、家庭功能不良、自杀和慢性疾病等,充分显示了儿童少年健康易损性及其效应的长期性。目前,社会心理环境暴露和儿童健康易损性关联的生物学机制尚未阐明,有研究推测可能的通路之一是应激引发的生理异常及其编程效应(effect of programming)。

 深度了解　　生命历程中社会因素对儿童少年的影响

儿童少年生长发育与社会成长受多种社会环境因素影响,包括家庭、伙伴、学校、社区、媒体以及更广泛的文化因素,这些因素综合形塑儿童少年的生活、生长和健康。

着眼生命历程的视角,不同社会因素对儿童少年的影响程度不同。家庭出生背景及其相关的社会阶层、经济状况、教养方式深刻地影响着童年期和少年阶段,随着个体建立自己的家庭,则原生家庭影响作用变小;教育、伙伴关系、现代媒体的影响作用类似,对青春期的儿童少年影响最大。如图1-1所示。

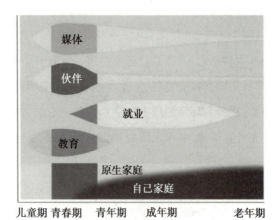

图1-1
从生命历程视角看社会因素对儿童少年的影响
(引自:Patton GC 等,2016)

三、儿童少年生存与发展权利

联合国《儿童权利公约》(Convention on the Rights of the Child)规定了儿童享有的权利包括四项,即生存权、受保护权、发展权和参与权,其中受保护权和参与权均可以归纳到发展权当中。因此,儿童的权利就是生存和发展的权利。

（一）生存权

生存权(survival rights)是指每一个儿童都应该享有的对自己生命权以及维持基本健康生活需求的生活条件保障权,是儿童享有其他权利的基础。儿童的生命权是儿童作为人的生命不受任意非法剥夺,相互之间也不因多寡贵贱而不同。从基本的生命伦理而言,一方面,任何人的生命都不得被任意杀掠剥夺;另一方面,任何人的生命也不得遭受各种危险的威胁。同时,儿童的生存权还包括生活条件保障权。生存权要得到保护和实现,前提是具备最起码的物质生活乃至文化精神生活条件。生活条件保障权是儿童生存权的重要组成部分,正如《儿童权利公约》第二十七条特别指出:"缔约国确认每个儿童均有权享有足以促进儿童的生理、心理、精神、道德和社会发展的生活水平"。

儿童生存权的主体针对的是一个特定主体对象,包括流浪儿童、残疾儿童、被虐待儿童、留守儿童、单亲儿童、遗弃儿童等,这些儿童均是弱势群体。儿童作为一个尚未成熟的个体,健康成长和权利实现需要成人社会予以扶助。儿童在迈向成人的成长过程中,具有明显的身体与生理上的不成熟性,如果没有成人的照顾,儿童就不能成长为身心健康和理智成熟的人,甚至连生存都成问题。儿童在身体上具有柔弱性,在心理上具有不成熟性,导致其健康容易受损害,权利更容易受到侵害。其主要原因有两个方面:其一,儿童缺乏自我保护的能力,即使年龄稍大的儿童,其自我保护能力也会不足。因此,无论儿童是否知道自己的权利是否受到侵害,他们都没有足够的能力来制止或处置这些侵害。此外,儿童尚缺乏必要的行动能力和人生经验,权利意识也比较淡薄,不论在客观能力上还是主观观念上,都将制约其维护自身权利。其二,儿童权利易受侵害,是由于儿童不能参与国家的立法活动,包括自己亲自或选举其代表参与立法,即使他们有其利益诉求,却无法将这些利益诉求诉诸于国家的立法。在这种情况下,完全由成人操办的立法,就可能忽略儿童的基本权利和利益要求。

（二）发展权

发展是人类社会最重要的目标之一,保障儿童的发展权是人类社会基本工作。联合国人权委员会认为,发展权(development rights)是指保障儿童成长过程中的各种需要得到满足,包括儿童有接受一切形式的教育(正规和非正规)的权利,以及能够给予儿童的身体、心理、精神、道德与社交发展的相应生活水平。儿童发展权的权利主体是儿童,每个儿童均有权享受足以促进其生理、心理、精神、道德和社会发展的生活水平。

受教育权是儿童发展所必需的基本手段,受教育权不仅是儿童发展权的重要内容,还是儿童享有其他人权的前提和手段。对儿童发展来说,最关键的一点就是教育。其中受教育权并非单指接受学校教育,也应该包括广泛的生活经验和学习过程,是儿童个人和集体能够发挥自己的人格、才智和能力,在社会中全面和满意的生活。

儿童发展权还包括娱乐和休闲的权利、享受和睦家庭的权利、拥有不受凌辱、虐待和忽视的权利等。《儿童权利公约》规定了儿童有权享有休息和闲暇,从事与儿童年龄相宜的游戏和娱乐活动等。此外,儿童还有家庭团聚的权利。家庭是儿童生存和发展的基本场所,也是儿童发展权保护的主要责任承担者。为了充分和谐地发展儿童的个性,应该让儿童在家庭的环境里,在幸福、关爱和谅解的气氛中成长。另外,《儿童权利公约》也规定了儿童在受父母、法定监护人或其他任何负责照管儿童的人照料时,不致受到任何形式的身心摧残、伤害或凌辱、忽视或照料不周、虐待或剥削等。

第二节　儿童少年卫生学学科体系

儿童少年生长发育基本规律是本学科的理论基础,儿童少年健康状况和健康决定因素的阐明是学科的基础性工作,三级预防理论、生物-心理-社会医学模式、生态健康观和生命周期理论等指导儿童少年卫生服务的实施,学科特定方法和技术的发展为儿童少年卫生工作提供技术保障。

一、研究内容

结合学科特点和儿童少年卫生服务工作,本学科的主要研究内容可归纳为4个方面:儿童少年生长发育规律、儿童少年健康状况及其决定因素、儿童少年卫生服务、儿童少年卫生学的技术和方法。

(一)儿童少年生长发育规律

生长发育作为人类最为复杂的生物学现象,是本学科研究的永恒主题,也是学科首先要研究和认识的理论问题。儿童生长发育包括身体和心理发育两个方面,就身体发育而言,它可包括体格和体能的变化、体成分构成改变、器官系统的结构和功能完善、组织分化和细胞数量与功能的变化等,呈现种族、年龄、性别特征,受环境包括心理社会环境的影响;而心理行为的变化,更是涉及认知功能的成熟,情绪、情感以及社会化的发展。促进儿童少年身心健康成长和潜能发挥是儿童少年卫生工作的最终目标。

(二)儿童少年健康状况及其决定因素

儿童少年卫生学以保护、促进、增强儿童少年身心健康为宗旨,根据儿童少年在不同年龄阶段的身心发育规律和特点,分析影响生长发育的遗传、环境和社会因素,提出相应的卫生要求和适宜的卫生措施,维护儿童少年的健康,减少疾病,预防死亡,提高生存质量。

(三)儿童少年卫生服务

儿童少年卫生服务的主要目标是充分利用各种有利因素,减少和控制消极因素,预防疾病,增强体质,促进个人潜能最好发挥,使儿童少年更好地实现社会化,提高身心发育水平,适应变化的社会。儿童少年卫生服务包括以下7个主要方面:①生长发育和健康监测;②健康教育和健康促进;③常见病防治与健康管理;④心理卫生服务;⑤学校营养服务;⑥校园安全管理与伤害及暴力预防;⑦体育与体力活动。同时,为了更好地实施儿童少年卫生服务,还需要加强学校卫生监督和法制化建设。

(四)儿童少年卫生学的技术和方法

生长发育和健康测量及其评价有其特定的方法和技术,其他学科的方法和技术也可为本学科所借鉴。同时,学校卫生监测和监督也涉及专门方法和技术。

自1985年以来,连续7次开展的"中国学生体质与健康监测",技术统一、指标充实、样本量大、民族多、成果丰富;"中国青少年健康相关/危险行为监测"将生长发育监测内容扩展到行为与心理领域。一些研究团队将人体测量范围深入到体成分测量,骨龄研究用于月经初潮和身高预测。儿童少年性器官、第二性征、月经初潮/首次遗精年龄范围等基础性数据增多,为判定青春发动时相提供了依据。近视、超重和肥胖、营养不良、高血压、代谢综合征的筛查标准已经颁布或正在制定。健康相关体能(health-related fitness)测试从技能相关体能(skill-related fitness)中分离出来,心肺耐力、柔韧性、肌力与肌耐力测试更为重视。此外,学校生活技能教育引进,在心理健康、艾滋病与性传播疾病、自我伤害和意外伤害等健康问题的教育和干预中得到应用。

二、具有重要指导意义的理论

研究处在生长发育和受教育阶段儿童少年并为他们提供卫生保健服务,需要基础医学、临床医学、教育学和心理学理论指导。作为预防医学学科,三级预防理论、生物-心理-社会医学模式理论、健康生态观和生命周期理论等在认识儿童少年健康问题和预防控制中的意义得到进一步深化。

(一)三级预防理论

以人群为对象,以健康为目标,以消除影响健康的危险因素为主要内容,以促进健康、保护健康、恢复健康为目的的公共卫生策略与措施的三级预防理论是学科发展的重要理论构架。三级预防是儿童少年健康促进的首要和有效手段,是现代医学为人们提供的健康保障。

1. 一级预防 一级预防(primary prevention)亦称病因预防,是在疾病尚未发生时针对致病因素(或危险因素)采取措施,也是预防疾病和消灭疾病的根本措施。一级预防是最积极最有效的预防措施。

(1)针对机体预防措施:如增强儿童机体抵抗力,进行系统的儿童预防接种等。

(2)针对环境的预防措施:对生物因素、物理因素、化学因素做好预防工作。据 WHO 估计,全球25%的疾病和死亡是由环境因素造成的,其中儿童是环境恶化的最大受害者,因此开展针对环境的预防,对儿童健康有着十分积极的意义。

(3)对社会致病因素的预防:应对心理致病因素,作好预防工作。不良的心理因素会引起一系列疾病和威胁儿童健康与生命的问题,如儿童少年肥胖、高血压、哮喘、伤害与暴力等均与心理因素密切相关。以儿童少年自杀与自伤的预防为例,一级预防主要以学校为基地,面向全体学生,以提高心理健康水平为目标开展心理健康教育,并配合生命教育、压力-情绪管理等;此外还包括营造良好的学校氛围,为弱势群体提供帮助。

2. 二级预防 二级预防(secondary prevention)也称"三早"预防,即早发现、早诊断、早治疗,是防止或减缓疾病发展而采取的措施。儿童少年的一些慢性病病因尚不清楚,因此要完全做到一级预防是不可能的。因此可采用普查、筛检、定期健康检查等手段来实现二级预防。在少年自杀与自伤的三级预防网络体系中,二级预防以社区为核心,早期筛选心理-行为障碍高危者,重点是青春期抑郁症患者,从而为他们建立心理保健档案,提供心理咨询与访谈,缓解情绪困扰,提高调适技能;建立医院精神科的绿色通道,及时转诊急需治疗的高危者。

3. 三级预防 三级预防(tertiary prevention)亦称临床预防。三级预防可以防治伤残和促进功能恢复,提高生存质量,延长寿命,降低病死率。主要是对症治疗和康复治疗措施。例如,少年自杀与自伤的三级预防由精神科医生指导,社区、学校配合,针对不同类型自我伤害者进行危机处理。对于已经制订自杀计划者,应决定是否住院治疗,避免独居或接触自我伤害途径;订立不自杀契约;设置24小时救助专线,鼓励有意念、计划者求助;对自杀未遂者追踪半年以上,定期评估自杀风险;开展短、中、长期心理治疗,预防自杀、自伤行为复燃。对于曾发生过自杀事件的学校,三级预防的核心在于加强团体情绪辅导,帮助学生纠正对自杀的错误认知,提供防治知识。

（二）生物-心理-社会医学模式与生态健康观

1. 生物-心理-社会医学模式　该模式最早由美国纽约州罗彻斯特大学精神和内科教授乔治·L. 恩格尔(George L. Engel)提出。1977年恩格尔在《科学》杂志发文,指出为理解疾病的决定因素,以及达到合理的治疗和卫生保健模式,医学模式必须考虑到病人、病人生活在其中的环境以及由社会设计来对付疾病的破坏作用的补充系统,即医生的作用和卫生保健制度。因此,他认为应该用生物-心理-社会医学模式(biopsychosocial model)取代生物医学模式,并指出对生物医学模式的关注导致疾病的生物化学因素,而忽视社会、心理的维度,是一个简化的、近似的观点。

生物-心理-社会医学模式认为人类的健康与疾病取决于生物、心理和社会等各种因素,保护与促进人类健康,要从人们的生活环境、行为、精神和卫生服务等多方面努力。生物-心理-社会医学模式概念的内涵是指医学所具有的生物性、心理性和社会性;其外延则是指同时具有生物性、心理性和社会性的生命现象(包括健康状况和疾病状况)、卫生服务行为(包括预防、诊断和治疗)和医学结果(包括效果评价)等。例如,在导致儿童少年疾病的因素中,除细菌、病毒、寄生虫等生物类因素外,还包括紧张、焦虑、抑郁等心理因素和家庭生活事件、校园环境、环境污染等社会类因素。因此,在儿童少年疾病防治和健康促进过程中,针对其病因,不能仅局限于生物因素,还必须同时关注儿童少年的个性心理特征、心理行为以及相关的社会经济状况等因素,三者不可偏废。

2. 生态健康观　当慢性非传染性疾病对健康的影响日益严重时,人们仅关注到与其密切相关的行为因素,而实际上慢性疾病是由多种因素综合作用的结果,在行为背后往往有着复杂的社会因素和其他环境因素。与此同时,随着中国工业化和城市化进程的加快,人口过度聚集、环境污染、气候变暖、生态破坏、能源耗竭等问题凸显。上述问题引发了一系列重大公共卫生事件,如食品安全问题、SARS与H_7N_9禽流感流行、儿童铅污染等。因此,更需要采用健康社会生态学模型来指导新时代的儿童少年卫生服务。

健康社会生态模型是指导公共卫生实践和解决人口健康问题的观点、思维方式和理论模型。该理论认为,健康的决定因素包括生物学因素、行为生活方式和心理因素、卫生服务因素以及物质和社会环境因素,强调儿童少年健康是上述因素相互依赖和相互作用的结果,并在多个层面上交互作用来影响个体和群体的健康。该模型结构分为五层:核心层是先天的生物遗传学因素;核心层之外是个体的行为生活方式及特征;再外一层是家庭和社区的人际网络;第四层是生活和学校条件,包括社会心理因素、家庭社会经济地位、自然环境和次生环境、公共卫生服务、医疗保健服务等;最外一层是当地、各级乃至全球水平的社会、经济、文化、卫生和环境条件以及有关的政策等。

基于社会生态学模式的综合干预措施可提高儿童少年健康水平和生活质量,它注意部门合作、社会参与和个体健康生活方式的促进。通过健康促进,使人们从对于健康的传统理解转向对健康的生命质量的关注,同时提高整个社会对儿童少年健康促进的参与意识。

（三）生命周期理论

生命周期理论（lifecycle approach）模型按照年代和时间顺序，将疾病相关的危险因素从孕前、产前或围生期、儿童早期、学龄期、青春期直至下一代的顺序列出图谱。终生危险因素包括遗传因素、儿童健康和营养状况、带养者健康和心理状况、家庭和教育环境、暴露与物质使用、暴力、战争和冲突、自然灾害、性别歧视、忽视和虐待等。特定年龄相关危险因素在孕前就可加以识别，将贯穿青春期直至成年期，并延续至下一代。

图 1-2 列出了按生命周期理论解析的儿童心理健康危险因素。来自中低收入国家的研究结果表明，孕前危险因素包括非意愿妊娠、不适当的妊娠间隔以及父母近亲结婚等；而产前和围生期危险因素则包括母亲心理应激、低出生体重等因素；婴儿期和儿童早期是大脑快速生长和发育的阶段，这一阶段将形成影响今后心理健康的情绪调节模式，然而在中低收入国家，超过 2 亿多 5 岁以下儿童由于不良环境影响因素暴露（如重金属暴露或碘和铁缺乏）、宫内发育迟缓或不良、生长迟缓、不良护理与家庭照料环境质量（如家庭暴力、HIV/AIDS）等因素而未能实现发育潜能；学龄期心理健康因素则包括自我感知肥胖、学业困难、学校欺凌、身体和性虐待、烟草、酒精和药物使用、网络过度使用、青春期妊娠等，这些危险因素致使儿童、青少年和成人出现更多心理健康问题。而成年期的心理健康状况，又将影响下一代的心理健康。

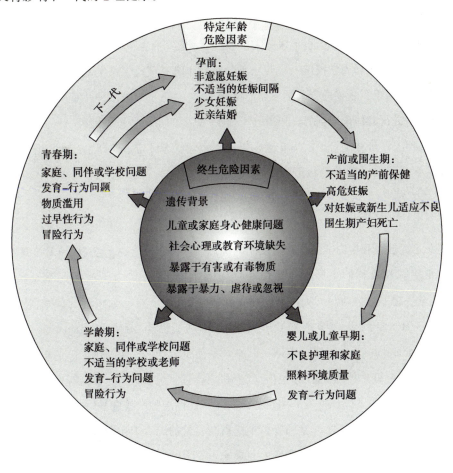

图 1-2

儿童少年心理健康危险因素的生命周期理论
（引自：Kieling C 等，2011）

三、跨学科特性

儿童少年卫生学作为预防医学学科之一,营养与食品卫生学、环境卫生学、职业卫生学、社会医学、卫生事业管理、卫生法学、流行病学、卫生统计学等学科的理论、技术和方法能够丰富对儿童少年生长发育和健康影响因素的研究水平,提高儿少卫生服务工作的能力。

儿童少年卫生学研究生命早期到发育成熟的个体和群体,在这一过程中,生命活动的各种现象和规律需要基础医学和临床医学学科理论的支持。本学科的研究对象从生命历程的重要阶段——胎儿至青年期,关注一些复杂的生命现象,使其与妇产科、儿科、精神医学等临床医学,以及解剖、生理、生化、免疫、病原生物等基础医学等有着紧密联系,同时与教育学、发展心理学、行为科学、体质人类学、遗传学等跨学科相互交叉。儿童少年社会化过程和心理发育规律的研究和心理卫生服务,需要社会学、心理学和教育学理论和方法的支持。学校卫生监督要严格依据相关法律、法规实施,法学知识必不可少。学校建筑设备卫生研究需要建筑学、光学(采光、照明)、人类工程学(ergonomics)等学科理论和方法的支持。儿童少年的健康也是政治、经济和社会关注的对象,儿童死亡率、生长发育水平等都是社会发展的重要指标。

儿童少年卫生学汲取多学科理论、知识和方法,经过长期实践,发展为独立的学科理论和知识体系。同时,积极发挥自身的研究特色和成果,向其他学科渗透,近年来所取得的学科进展,亦为其他相关学科的发展作出贡献。例如,近年来随着学校卫生/儿少卫生工作队伍的不断壮大和所做的大量实践工作,为其他学科利用学校这一重要场所开展群体研究奠定了坚实基础。自1985年以来,儿少卫生领域专家参与组织领导的全国学生体质调研工作,制定了中国多种儿童少年生长发育评价标准,这为其他学科进行群体调研、制订干预措施提供了重要的参考依据。此外,针对全国儿童少年开展行为与健康研究,评价并制订了中国儿童少年身心病理状态评定方法,从方法学和研究设计角度,均为其他相关学科开展研究提供了重要借鉴。

四、国际化视野

重视妇女儿童健康和生命质量是社会文明的标志。联合国儿童基金会(UNICEF)是在全球范围内为每一位儿童争取权利的主导人道主义和发展的机构,一直致力于改善儿童及家人的生活。UNICEF与儿童一起,为儿童服务,从青春期一直到成年,促进所有儿童权利的保障,特别是那些最弱势的儿童。WHO专门设立孕产妇、新生儿、儿童和青少年卫生司(Department of Maternal, Newborn, Child and Adolescent Health, MCA),其愿景是使世界上每一名孕妇、新生儿、儿童和青少年都能享受最高的健康和发展,工作任务包括:产生和综合证据并制定孕产妇、新生儿、儿童和青少年卫生规范和标准;支持采纳以证据为基础并符合国际人权标准的政策和战略,包括普及卫生保健;开展能力建设以便为孕妇、新生儿、儿童和青少年提供高质量的综合卫生服务;监测并衡量实施方面的进展以及这些战略对生存、健康、成长和发展的影响。WHO的《全面学校健康促进与健康教育学校专家委员会工作报告》指出,健康支持成功的学习,成功的学习支持健康,学生健康素养的提高也是影响家庭和社区健康状况的一支力量。为了解学生的健康状况以及为学生提供可改善健康状况的卫生服务,由 WHO 发起,相关联合国机构参与了以学校为基础的学生健康监测(Global School-Based Student Health Survey,GSHS),开展全球学生健康调查,调查 13~15 岁的学生。同时,WHO 和美国疾病预防与控制中心(CDC)提供持续的能力建设和支持,包括协助调查设计和样本选择、组织培训调查、开发调查实施手册与相关材料,提供机读问卷,指导数据分析,向参与国家提供资金和资源等。中国北京、杭州、武汉、乌鲁木齐 4 个城市参加了 GSHS。GSHS 关注影响儿童和成人发病与死亡的 11 项核心问题,包括:①酒精使用;②进食行为;③药品使用;④卫生行为(hygiene);⑤心理卫生;⑥体力活动;⑦保护因素;⑧人口统计学变量;⑨易导致 HIV 感染、性传播疾病和意外妊娠的性行为;⑩烟草使用;⑪暴力和意外伤害行为。研究结果用于帮助参与的国家在制定学校卫生(school health)和青少年健康(youth health)规划和政策时确立优先发展项目,制订计划、组织资源。同时,提供可用于国际间比较的健康行为流行率和保护因素等结果,获得动态和趋势性变化信息,评价健康促进效果。

全球纵览　　促进儿童青少年健康的全球策略的目标

《妇女和儿童健康全球策略》于 2010 年 9 月由联合国发布,前联合国秘书长潘基文在序言中指出,国际社会能够并且应该做出更大努力来挽救妇女和儿童生命,从而促进其健康状况。2015 年联合国又发布了《妇女、儿童和青少年健康的全球策略(2016—2030)》(以下简称《新策略》),首次将青少年纳入到其中。《新策略》不但承认年轻人所面临的独一无二的健康挑战,同时也认识到他们与妇女、儿童一样发挥着同等重要的关键作用。《新策略》将作为联合国新出台的"可持续性发展目标(sustainable development goals,SDGs)"重要依托之一并与之于 2016 年 1 月同时启动。其愿景是极大地改善妇女、儿童和青少年健康和福祉,并推动塑造更繁荣、更可持续的未来所需要的变革,倡导全球迅速转化为具体行动和可以衡量的成果,同时所有合作伙伴也须做出具体承诺,加强融资、加强政策、改善服务提供。

《新策略》更关注公平。适用于所有地方(包括危机形式下)的所有人(包括处于边缘化和难以触及的人群)以及跨国问题。关注在人道主义和脆弱环境中保护妇女、儿童和青少年,确保他们享有可实现的最高健康标准人权,即使在最困难的情况下也应如此。

《新策略》采用了生命历程的方法,以实现在各个年龄都能达到健康和幸福——生理、心理和社会中的最高标准这一目标。人的一生中每个阶段的健康状况都会影响其他阶段的健康,也会对下一代人的健康产生累积效应。此外,全球战略采用了多部门合作的综合方法,并指出包括营养、教育、水、清洁空气、环境卫生、个人卫生和基础设施等在内的健康促进因素,都是实现可持续发展目标必不可少的条件。

(引自:http://www.who.int/life-course/partners/globalstrategy/globalstrategyreport 2016-2030-lowres.pdf? ua=1.,Kuruvilla S 等,2016)

20 世纪初,美国学校卫生已经聚焦于学校健康服务、学校健康环境和学校健康教育三大工作任务。美国 CDC 青少年和学校卫生处(Division of Adolescent and School Health)多年来推动协作性学校卫生计划(coordinated school health program,CSHP),在政府组织参与下强调通过学校、家长和学校所在社区所有成员的共同努力,给学生提供完整、积极的经验和知识结构。2014 年,美国课程发展与督导协会(Association for Supervision and Curriculum Development,ASCD)联合美国 CDC 共同提出了"全学校、全社区和全儿童(Whole School Whole Community Whole Child,WSCC)"模式,即依靠"全社区"的资源和影响力营造"全学校",从而为"全儿童"提供健康服务。WSCC 模式沿着学校健康服务、学校健康环境和学校健康教育的传统内容框架思路,继续拓展和深化学校卫生工作的任务与内容,并将学校卫生工作内容从 8 项扩展为 10 项,WSCC 构成要素与传统的 CSHP 比较如表 1-2 所列。

表 1-2 协作性学校卫生计划和"全学校、全社区和全儿童"模式构成要素

协作性学校卫生计划	"全学校、全社区和全儿童"模式
健康服务	健康服务
健康教育	健康教育
营养服务	营养环境与服务
教职工健康促进	教职工健康
咨询、心理与社会服务	咨询、心理和社会服务
体育	体育和体力活动
健康学校环境	社会和情绪学校氛围
家庭/社区参与	物理环境
	社区参与
	家庭参与

第三节 儿童少年卫生学学科发展

儿童少年卫生学是在中华人民共和国成立后,根据"预防为主"的工作方针发展起来的一门应用性较强的学科,最初称为学校卫生学。学校卫生的发展起源于 18 世纪的欧洲,开始在学校开展一些以促进学生健康为目的的项目,至今已有 200 余年的历史。中国最早的学校卫生工作始于 20 世纪初,百年来特别是当代经过学科建设与发展,逐步实现了教材建设和人才培养、法律和政策发展,在此基础上还建立了一系列卫生标准体系,为学科今后的发展奠定了坚实的基础。

一、学科建设

中华人民共和国成立伊始,毛泽东主席针对当时学生健康状况不良的情况,于 1950 年 6 月和 1951 年 1 月两次作出"健康第一"的批示,时任教育部部长的马叙伦在全国教育会议上及时传达了毛泽东主席的批示。借鉴前苏联高等医学院校都设有学校卫生专业,自 1951 年,中国 5 所院校的卫生系相继成立了学校卫生教研组,分别是北京医学院(现在的北京大学医学部)、中国医科大学(后

来迁至哈尔滨,即现在的哈尔滨医科大学)、上海医学院(现在的复旦大学医学院)、武汉医学院(现在的华中科技大学同济医学院)、山西医学院(现在的山西医科大学)。自此,中国儿童少年卫生学才真正步入全面发展阶段。1952年后,全国各地陆续建立省、市、地、县级卫生防疫站,下设学校卫生科(组),由学校卫生医师开展工作;各地大中学校设立保健科或医务室,有专职校医,小学设卫生室,由经过培训的保健教师在当地卫生部门指导下开展工作。如此,形成了隶属于教育部门和卫生部门的两支学校卫生工作队伍。1955年全国高等学校院系调整,只保留了6个卫生系,即前述的5所院校加四川医学院(现在的四川大学华西医学中心)各设置1个卫生系,且6所医学院校卫生系均设置学校卫生教研组。1978年后,各高校陆续成立儿童少年卫生教研室,至1997年达28个。1997年后,教育部将儿少卫生与妇幼保健学设为公共卫生与预防医学二级学科,目前全国有近百家高校设置儿少卫生与妇幼保健学系/教研室/教学组。

二、人才培养

《儿童少年卫生学》作为预防医学、妇幼保健医学等本科专业学生的必修课程,也是儿少卫生与妇幼保健学硕士、博士研究生的必修课程,在公共卫生与预防医学专业人才培养方面发挥重要作用。

20世纪50年代,学科教研室(组)主要为培养本科生、大专生开设课程。1979年,几个有条件的儿童少年卫生学教研室与省级卫生防疫站(疾病预防控制中心的前身)举办各种类型的学校卫生培训班,培训了大量学校卫生专业工作者。在实施学位条例后,原北京医科大学、上海医科大学、同济医科大学、哈尔滨医科大学、山西医科大学、华西医科大学先后建立了硕士学位培养点;20世纪80年代中期,北京医科大学建立了博士学位培养点,儿童少年卫生工作者有了高层次人才培养基地。目前儿少卫生与妇幼保健学硕士授权学科有35家,博士授权学科10余家,推动了高层次人才培养和学科队伍建设。

三、法律法规和政策体系建设

(一)法律法规

党和政府历来重视儿童少年的健康成长,从法律和法规层面保障了儿童的健康与发展权利。《中华人民共和国宪法》第四十六条指出,国家培养青年、少年、儿童在品德、智力和体质等方面全面发展。第四十九条指出,婚姻、家庭、母亲和儿童受国家的保护;父母有抚养教育未成年子女的义务;禁止虐待老人、妇女和儿童。《中华人民共和国未成年人保护法》《中华人民共和国义务教育法》《中华人民共和国预防未成年人犯罪法》等法律,明确规定了家庭、学校、社会为儿童少年提供教育和保护的义务和责任。

1991年12月29日第七届全国人民代表大会常务委员会第二十三次会议决定批准1989年11月20日由联合国大会通过的《儿童权利公约》,同时声明:中华人民共和国将在符合其宪法第二十五条关于计划生育的规定的前提下,并根据《中华人民共和国未成年人保护法》第二条的规定,履行《儿童权利公约》第六条所规定的义务。

1990年国务院批准,教育部、原卫生部颁布了《学校卫生条例》,明确界定了学校卫生工作任务,规定了各级卫生和教育行政管理部门、技术单位、学校的职权和责任。江苏省人民代表大会常务委员会 2009 年、昆明市人民代表大会常务委员会 2011 年通过了《江苏省学生体质健康促进条例》和《昆明市中小学生健康促进条例》。

> **扩展阅读** 　《"健康中国 2030"规划纲要》有关儿童少年健康的内容
>
> 2016 年 10 月 15 日,中共中央、国务院印发了《"健康中国 2030"规划纲要》,涉及儿童少年健康的内容摘编如下。
>
> 加大学校健康教育力度,将健康教育纳入国民教育体系,把健康教育作为所有教育阶段素质教育的重要内容。以中小学为重点,建立学校健康教育推进机制。构建相关学科教学与教育活动相结合、课堂教育与课外实践相结合、经常性宣传教育与集中式宣传教育相结合的健康教育模式。培养健康教育师资,将健康教育纳入体育教师职前教育和职后培训内容。
>
> 加强对学校、幼儿园等营养健康工作的指导。开展示范健康食堂和健康餐厅建设。到 2030 年,居民营养知识素养明显提高,营养缺乏疾病发生率显著下降,全国人均每日食盐摄入量降低 20%,超重、肥胖人口增长速度明显放缓。
>
> 制订实施青少年的体质健康干预计划。实施青少年体育活动促进计划,培育青少年体育爱好,基本实现青少年熟练掌握 1 项以上体育运动技能,确保学生校内每天体育活动时间不少于 1 小时。到 2030 年,学校体育场地设施与器材配置达标率达到 100%,青少年学生每周参与体育活动达到中等强度 3 次以上,国家学生体质健康标准达标优秀率 25% 以上。加强学生近视、肥胖等常见病防治。到 2030 年,实现全人群、全生命周期的慢性病健康管理,总体癌症 5 年生存率提高 15%。加强口腔卫生,12 岁儿童患龋率控制在 25% 以内。
>
> 加强出生缺陷综合防治,构建覆盖城乡居民,涵盖孕前、孕期、新生儿各阶段的出生缺陷防治体系。实施健康儿童计划,加强儿童早期发展,加强儿科建设,加大儿童重点疾病防治力度,扩大新生儿疾病筛查,继续开展重点地区儿童营养改善等项目。
>
> 建立伤害综合监测体系,开发重点伤害干预技术指南和标准。加强儿童伤害预防和干预,减少儿童交通伤害、溺水,提高儿童玩具和用品安全标准。

（二）政策发展

1951 年 8 月 6 日中华人民共和国政务院发布了《关于改善各级学校学生健康状况的决定》,就学生体检、预防接种、传染病防治等作出规定,并对学校卫生管理机构设置、学校医务人员编配及职责做出具体规定,为中国学校卫生工作奠定了基础。1951—1966 年,教育部、原卫生部等发布了《关于保护学生视力的通知》和《关于试行中小学校保护学生视力暂行办法（草案）的联合通知》等 10 多项有关学校卫生的政令。1978 年 4 月 14 日,教育部、国家体委和原卫生部联合下发了《关于加强学校体育卫生工作的通知》,要求恢复或重新制定学校卫生规章制度,恢复学校卫生工作。教育部、原卫生部分别于 1979 年和 1980 年联合颁布了《中、小学卫生工作暂行规定（草案）》和《高等学校卫生工作暂行规定（草案）》。1987 年经国务院批准，由原国家教委等 6 部委联合下发的《关于中国学生体质、健康状况调查研究结果和加强学校体育卫生工作的意见》〔（87）教体字 022 号〕中明确提出建立定期开展学生体质健康（监测）调研制度，及时了解中国学生体质健康状况的发展变化趋势及可能出现的新的健康问题，制订相应的预防措施。1990 年，经国务院批准，国家教委和原卫生部颁布《学校卫生工作条例》，明确规定了学校卫生工作的任务、工作要求和管理分工等。1990 年 9 月，世界儿童问题首脑会议通过了《儿童生存、保护和发展世界宣言》和《九十年代行动计划》两个文件，1991 年 3 月，中国政府签署上述两个文件，1992 年国务院颁布《九十年代中国儿童发展规划纲要》。

1992 年，原卫生部、国家教育委员会、全国爱国卫生运动委员会联合下发了《全国学生常见病综合防治方案》。1998 年，上述三家单位颁布了《学校经常性卫生监督综合评价标准（试行）》。1999 年 6 月 13 日，《中共中央国务院关于深化教育改革全面推进素质教育的决定》印发，明确指出"健康体魄是少年为祖国和人民服务的基本前提，是中华民族旺盛生命力的体现。学校教育要树立健康第一的指导思想，切实加强体育工作，使学生掌握基本的运动技能，养成坚持锻炼身体的良好习惯"、"培养学生的良好卫生习惯，了解科学营养知识"。2007 年印发的《中共中央国务院关于加强少年体育增强少年体质的意见》明确指出，少年体质健康水平不但关系个人健康成长和幸福生活，而且关系整个民族健康素质，关系中国人才培养的质量。2001 年，《中国儿童发展规划纲要（2001—2010）》颁布；2011 年，《中国儿童发展规划纲要（2011—2020）》颁布。

这一系列政策法规性文件构建了学校卫生工作的法规制度和政策框架，使学校卫生工作的开展基本做到了有章可循、有法可依，也促进了学校卫生工作的规范化。

四、卫生标准体系建设

1951 年，中华人民共和国中央人民政府政务院《关于改善各级学校学生健康状况的决定》中规定了学生每日上课、自习时间、睡眠时间；1964 年，原卫生部、教育部等下发的《中小学校保护学生视力暂行办法（草案）》，规定了教室采光系数、玻地比、课桌面人工照明等。这些指标的规定要求作为标准要素，成为学校卫生标准发展的基础。

20 世纪 80 年代初，中国进入了有计划地研制学校卫生标准的阶段。1985 年原卫生部成立了第一届学校卫生标准分委会，并在南宁召开了"学校卫生标准研讨会"，1987 年颁布了《学校课桌椅卫生标准》（GB7792—1987）和《中小学校教室采光和照明卫生标准》（GB7793—1987），使学校卫生单项标准实现了从无到有。2005 年，在原卫生部组织开展的《卫生标准体系建设》研究中，学校卫生标委会在分析学校卫生标准现状及标准发展趋势需求的基础上，依据 1989 年制订的"学校卫生标准体系"，通过与相关国际组织和外国卫生标准体系的比较，提出了新的《学校卫生标准体系》，包括学校卫生专业基础标准，学校建筑设计及教学设施卫生标准，学校生活服务设施卫生标准，学校家具、教具及儿童少年用品卫生标准，教育过程卫生标准，儿童少年健康检查与管理规范，健康教育规程等 7 个方面。目前平均每年制修订学校卫生标准（含卫生行业标准）3~5 项，学校卫生标准体系不断完善。

（陶芳标）

【思考题】

1. 结合第二 ~第六章的学习，谈谈儿童少年的年龄分期的生物学、社会学依据及其年龄分期的重要性。
2. 结合儿童少年的生物与社会特征阐述本学科需要重视的研究内容。
3. 试分析法律法规和政策在保护儿童少年生存和发展中所起的作用。

第一篇

儿童少年生长发育理论与方法

第二章

儿童少年生长发育概述
(Overview of Growth and Development in Children and Adolescents)

【学习聚焦】 定义儿童少年生长发育的基本概念,描述儿童少年生长发育测量指标,识别儿童少年生长发育一般规律,解释生长发育连续性与阶段性的统一,讨论生长发育理论观点在维护儿童少年成长环境和健康促进中的作用。

儿童少年生长发育是社会发展的一面镜子,个体的生长发育水平是健康状况的反映,群体的生长发育水平则是社会发展、卫生保健和社会文明的一大标志,人类社会的未来依靠能够获得最佳体格生长和心理发育的儿童。全面了解儿童少年的生长发育规律,深入研究其影响因素,不仅可丰富儿童少年卫生学的学科知识和理论体系,也是制定儿童少年卫生保健政策和行动纲领的前提。

第一节　儿童少年生长发育概念与指标体系

生长发育是身体和心理两个方面的统一,描述这一复杂的生物学现象需要运用不同的指标。随着基础医学、心理学、神经科学和行为科学等学科的发展,生长发育的研究呈现出从整体水平到基因与代谢水平全面整合的转化现象。

一、生长发育基本概念

生长、发育、成熟以及发育可塑性四个基本概念之间既相互联系又各有所侧重,在理解和区分的基础上再对其进行整合,有助于真正认识生长发育的含义。

(一)生长

生长(growth)指身体各部分以及全身在大小、长短和重量上的增加以及身体化学成分的变化。即生长包含形态生长(morphological growth)和化学生长(chemical growth)。前者主要指细胞、组织、器官在数量、大小和重量上的增加。后者主要指细胞、组织、器官、系统的化学成分变化。通常使用较多的是涉及形态方面的生长,如身高生长、体重生长、骨骼生长等。

(二)发育

发育(development)指身体组织、器官、各系统在功能上的不断分化与完善过程,包括"身"(体格、体力)、"心"(心理、情绪、行为等)两个密不可分的方面,"发育"在心理学、教育学上也称之为"发展",社会领域又常用"成长"一词。通常使用较多的是生理功能和心理行为方面,如心肺功能发育、语言发育、智力发育。

生长和发育密不可分,生长是发育的前提,发育寓于生长之中。对细胞、组织和器官而言,形态的变化必然伴随功能的分化、增强。因此,常把生长发育(growth and development)一起表述。通常可用"发育"来简称"生长发育",如"身高生长"在许多情况下用"身高发育"来替代;但一般不能用"生长"代替"发育",如"视力发育"不能称之为"视力生长"。伴随科学技术进步,有关生长发育这一复杂生物现象的研究已经从既往单纯的形态变化向细胞、分子乃至基因水平的全面整合方向转化。

（三）成熟

成熟(maturity)指生长和发育达到一个相对完备的阶段,标志着个体在形态、生理功能、心理素质等方面都已达到成人水平,具备独立生活和生殖养育下一代的能力。它和成熟度(maturity degree)在概念上有一定区别。后者专指某一特定生长发育指标当时达到的发育水平占成人水平的百分比。例如,大脑重量在出生时为350~400g,相当于成人脑重的25%,而到了6岁,脑重已相当于成人的90%,但脑发育仍在继续旺盛地进行。又如,假设以18岁身高作为成人身高,则汉族城乡、男女生在不同年龄段时所占成人身高的比例都不同;换言之,不同群体不同年龄时的成熟度不同,且同龄女生高于男生(表2-1)。该表中,7岁与18岁身高的比值可间接反映0~6岁学龄前的身高生长对成年身高的"贡献",14岁男生或12岁女生身高与18岁身高的比值(%)越高,提示该群体在特定年龄时的身高发育的提前趋势明显。不过,即使个体的身高成熟度已达到100%,也不表明他已完全成熟(到达上述成熟定义)。因此,在生长发育相关研究中不能随意拿"成熟度"来替代成熟。

表2-1　不同年龄汉族城乡男女群体身高占成人身高的百分比(%)

年龄(岁)	城市		乡村	
	男生	女生	男生	女生
7	73.7	78.5	72.7	77.5
12	89.6	96.0	88.2	95.2
14	97.0	99.4	95.8	99.0

计算自:《2010年中国学生体质健康调研报告》

二、生长发育指标体系

生长发育是复杂的生物学现象,只有对其个别现象或典型特征进行描述才能"窥一斑而见全豹",这些反映生长发育的典型现象和特征指标称之为生长发育指标。

（一）体格发育指标

体格发育(physical growth)指身体外部形态的发育,是人体整体发育的重要方面,其测量指标可用人体测量学(anthropometry)方法准确测量,大体分为纵向测量指标、横向测量指标、重量测量指标三大类。

1. 纵向测量指标　3岁前有身长、顶臀长、坐高;学龄期有身高、坐高、上肢长、下肢长、手长、足长等。

2. 横向测量指标　包括围度和径长。前者主要有头围、胸围、腹围、腰围、上臂围、大腿围和小腿围等;后者主要有肩宽、骨盆宽、胸廓前后径、胸廓左右径、头前后径、头左右径等。

3. **重量测量指标**　目前在儿少卫生/学校卫生工作中主要有体重。

4. **体格发育的派生指标**　派生指标是指两项或几项体格发育指标通过数学式表达,用以反映体形和营养状况,如体质量指数(body mass index,BMI)、Quetelet指数、腰高比(waist-to-height ratio,WHtR)和腰臀比(waist to hip ratio,WHR)等。具体内容见第七章。

5. **体格发育测量指标选用原则**　应遵循以下原则:①有明确的领域属性(横向?纵向?重量?)。②对该领域的发育现象或典型特征有代表性,即通过描述可产生"窥斑见豹"的效应;或这些指标分别反映体格发育的某一侧面,通过有机组合能较好反映总体状况。③得到学界公认,测试简便,可操作性良好,精确性和重复性都较高。④身长/身高、体重(包括出生体重)的综合代表性最强,常被作为基本指标(长育和量育)和"标杆"指标使用。⑤充分考虑年龄。例如,婴幼儿测量头围,可反映颅脑发育,筛查小头畸形和脑积水等;青春期测量肩宽和骨盆宽,可分析男女体形特征;观察婴幼儿头围和胸围的交叉年龄(出生时头围大于胸围)可作为评价发育状况的重要依据。

(二)体能发育指标

体能(physical fitness)一词是20世纪80年代初由我国港台运动生理学界率先翻译并使用,是健康概念的重要延伸,用以全面、准确评价人体的生理功能和健康状况。近年来,学者们将体能细分为健康相关体能(health-related physical fitness)和运动技能相关体能(skill-related physical fitness)(见第三章),两者分别以生理功能和运动素质指标反映。

1. **生理功能指标**　整体上反映身体各器官、系统所表现的生命活动水平,常用测量指标有:

(1)心血管功能指标:反映一定负荷下人体心率、脉搏、动脉血压的变化。

(2)肺功能指标:有呼吸频率、肺活量、最大通气量(maximum minute ventilation,MMV)、最大吸(摄)氧量(maximal oxygen consumption,maximal oxygen uptake,peak oxygen uptake,VO_{2max})等。

(3)肌力发育指标:有握力、背肌力等。

2. **运动能力指标**　指人体通过运动,可有效完成专门动作的能力。主要体现为大脑皮质主导下的不同肌肉(即主动肌、对抗肌、协同肌和固定肌)的协调性。人的运动能力与生理功能紧密相关,难以截然分开。不过,运动能力主要通过相应的运动成绩来反映。这些运动包括力量、速度、耐力、灵敏、柔韧、平衡和协调能力等方面。每一种运动的发育水平和特征均可用一种或几种运动项目来反映。

(1)力量指标:俯卧撑、引体向上、屈臂悬垂、立定跳远、仰卧起坐、掷铅球、手球掷远、投垒球等。

(2)耐力指标:主要包括:①反映心肺耐力的20米折返跑(20-meter shuttle run),小学生的50m×8往返跑,大中学男生的1000m跑、大中学女生的800m跑;②反映肌耐力的定量负荷运动,如台阶运动试验;③反映全身耐力(尤其心肺功能)的最大耗氧量测试;④其他运动,如游泳、自行车、摔跤、篮球、排球、足球等。

(3)速度指标:短跑、球类、游泳、滑雪、击剑、武术等。

(4)灵敏性指标:10m×4往返跑、反复横跳、蛇形运球、平衡、技巧运动等。

(5)柔韧性指标:立位体前屈、坐位体前屈、俯卧位上体上抬等。

3. **体能发育的派生指标**　主要由肺活量、血压、心率(脉搏)等反映循环、呼吸系统功能等。

(1)体重肺活量指数:即肺活量与体重的比值,它反映每kg体重的肺活量(ml)。

（2）布兰奇心功能指数：布兰奇心功能指数（Blanche cardiac function index，BI）的计算公式见公式 2-1。

$$布兰奇心功能指数 = \frac{心率×（收缩压+舒张压）}{100}$$（公式 2-1）

BI 考虑了心率和血压因素，能较全面地反映心脏和血管的功能。

（三）心理行为发育指标

心理行为发育大体分为认知与情绪发育、个性发育和社会行为发育，心理行为发育指标通常和心理测验联系在一起。

1. 认知能力指标

（1）感知能力：时间知觉、空间知觉、速度知觉、肌肉用力感、动觉方位感等。

（2）记忆能力：工作记忆、短时记忆、长时记忆等。

（3）注意能力：集中注意能力、注意广度、注意力分配等。

（4）思维能力：由受试者能将事物的本质和具体事物间的规律性产生联系的表现来反映。围绕以下目标选择测验内容：①用动作思维、形象思维、抽象思维等指标，反映思维所要解决的问题内容；②用集中（辐合）思维与发散思维指标，反映思维活动的方向和思维成果的特点；③用常规思维、创造性思维指标，反映思维的新颖性、独创性；④用直觉思维、分析思维指标，反映思维是否遵循严密的逻辑规律；⑤用经验思维、理论思维指标，反映思维是根据日常生活经验还是根据科学概念。

（5）执行功能：近年来心理学界将执行功能（executive function）从传统的认知功能区分开来，用以强调个体的意识、行为对各种心理操作过程的监督、控制能力，包括自我调节（self-regulation）、认知灵活性（cognitive flexibility）、反应抑制（response inhibition）、计划（planning）等执行功能。执行功能主要包括工作记忆、抑制性控制、认知转换等三个要素，对人生发展具有重要意义。例如，改掉一个不良习惯时需要良好的抑制控制能力；小学生在认识中英文"苹果"一词时，先要记住苹果的中英文两个不同的名称，然后在英语、汉语两个语言条件下灵活做出认知转换，最后在英语条件下能抑制住中文"苹果"这一母语优势称呼而说出"apple"。

2. 情绪状态指标　利用焦虑、抑郁、恐惧、偏执等常见不良情绪状态指标，通过观察、他人评价、自我评价等，界定有无某种不良情绪状态。

3. 个性发育指标　个性是人在思想、性格、品质、意志、情感、态度等方面不同于其他人的特质。常用需要、动机、兴趣、理想、价值观和世界观等指标反映人的个性倾向性，用能力、气质、性格等指标反映人的个性心理特征。

4. 社会适应能力指标　社会适应能力是指人在社会上生存和发展而需要的身心各种适应性改变，并对改变做出相应的行动。可用社交能力、处事能力、人际关系能力等指标来反映其社会适应能力。

三、生长发育研究内容

生长发育包含身体和心理行为发育两个方面，涉及生理、生化、组织功能、神经功能、行为发育等多个方面。因而,生长发育在研究方法上需要借助多学科的知识和技能,着重开展以下四个方面的研究。

（一）不同层次水平上的身体发育研究

1. 整体水平　研究体格、体形、体姿、生理功能、运动素质等发育随年龄发生的变化。通过个体和群体比较,分析导致这些差异的影响因素是其重点内容之一。

2. 器官-系统水平　研究呼吸系统、循环系统、视觉器官、听觉器官、性器官和第二性征等形态变化和功能成熟过程及其影响因素。

3. 体成分水平　主要内容包括:①研究体水分、肌肉、脂肪、骨骼等伴随发育进程而出现的相对比例变化;②青春期性腺甾类激素、生长激素等影响下出现的骨矿物质含量、肌肉质量增加、脂肪沉积等性别二态性差异表现;③不同个体间在体脂分布改变(中心性-周围性,皮下-内脏,身体上部-身体下部)及其导致的青春后期和成人期、外周性或中心型体脂分布变化;④男女肩宽、臀宽发育、瘦组织增长等方面的差异及其健康效应。

4. 组织学水平　重点关注上皮组织、结缔组织、肌肉组织和神经组织的形态结构和功能变化过程。

5. 细胞水平　研究细胞生长、细胞分裂与分化、细胞更新等生命过程。

6. 分子水平　从遗传物质量、基因变异、基因非变异的可遗传性表达(表观遗传)、蛋白质表达等水平,研究生长发育的遗传学基础及其蛋白质结构和功能等。

（二）心理行为发育

从活动过程看,心理活动包含认知、情绪(情感)、意志等活动;从个体差异看,心理活动包含个性心理倾向、个性心理特征、自我意识等方面。行为是儿童少年心理活动的外在表现或内化活动,社会化过程促进儿童少年社会行为发育。心理行为发育研究的重点是心理活动、个性特征和行为随年龄而发生的变化。

1. 认知和情绪发育　内容应包括:①感知、记忆、注意、思维、想象等基本认知活动如何参与认知发育;②由感知、认识外界事物后人的情绪变化,包括情绪体验、表情等情绪活动;③从婴儿期(简单的满足生理需要后微笑)到学龄后期复杂的社会性情感成熟过程;④在认知过程中出现的情绪体验、情绪行为、情绪唤醒、对刺激物的认知等复杂的情绪成分。

2. 个性特征发育　内容应包括:①不同个体由先天禀赋和后天教育共同影响而具备的气质、能力、性格等怎样以个体差异形式出现;②儿童少年气质存在差异的表现;③一些儿童少年表现为观察细致、注意集中、记忆力强、思维敏捷、想象丰富、能独立解决生活和学习问题;另一些则表现为注意力集中困难、记忆力差、反应迟钝等,此一般能力上差异。一些儿童可以表现为合群、共享,而另一些则表现为孤僻、自私,此为性格差异。

3. 社会行为发育　内容主要围绕:①特定的社会环境(社会风俗、习惯、行为规范)如何制约儿童的社会性行为发展,怎样决定其发展方向;②儿童在行为社会化过程中,如何自觉或不自觉地迎合社会规范的要求;这些迎合过程如何体现在对成人的依恋、生活自理能力、待人接物能力、生活管理能力、自我控制能力、合群与共享等不同方面。

（三）青春期发育

青春期(adolescence)是本学科最具特色的研究内容,第五章系统阐述了青春期启动和生长发育特征,但仍有众多科学问题有待阐明。

1. 青春期启动的机制尚未揭示   当前青春启动还是未知之谜,这势必影响深入分析青春期发育中的各种实质性变化(如生长突增,性腺、生殖器发育和第二性征出现等)的内部原因,以及这些变化和同时出现的体成分、器官生长变化和功能演进、生化代谢指标等变化之间存在哪些实质性的内在关联。

同时,性腺功能初现、肾上腺皮质功能初现和其后的青春期各类发育事件的特定模式之间存在哪些关联、耦合和连锁现象也没有得到阐明。早熟、适时和晚熟等不同发育模式,对后期健康和生活质量的影响效应研究需加强。

2. 生长发育长期变化在青春期的表现需要进一步阐述   生长发育长期变化(secular changes in growth and development)或称之为生长发育长期趋势(secular trends in growth and development)是人类历史长河中的出现一种复杂的生物学现象,特别是 19 世纪以来,工业化国家儿童少年群体身材一代比一代高,青春期发动提前,月经初潮和首次遗精年龄明显提前,成人身高逐步增高等现象;同时,生长发育的长期现象也包含因为战乱、饥荒等原因引起的生长发育停滞甚至下降的情况。发达国家身材代际之间差异已经很小,月经初潮年龄也渐趋稳定。中国进入生长加速现象起始时间不甚明了,但从 1985 年以来的全国学生体质健康调研资料看,30 多年来月经初潮继续提前(3 月/10 年);7 岁、12 岁等年龄段男女童身高比 30 年前明显升高,18 岁年龄段身高每 10 年约增长 1 厘米。青春期发育启动和发育事件在中国儿童少年中变化趋势如何,环境和遗传因素的交互作用机制等都亟待加强研究。

3. 青春期的心理行为问题增加的潜在机制尚需阐释   2014 年 WHO《全球青少年健康问题》报告显示,在 10~19 岁的青少年中,抑郁症是致病和致残的主要原因,自杀在青少年死因中位列第三。一些研究表明,约一半精神障碍在 14 岁之前出现首次症状。目前对青春期发育相关的性激素、脑发育和结构重建、社会要求与认知能力的失匹配等机制正在得到揭示。

 全球纵览   世界范围内青春期发育的长期变化

欧洲女童青春期发动年龄(多数由月经初潮年龄判定)从 19 世纪初的 17 岁下降至 20 世纪中叶的 13 岁,20 世纪初美国女童也出现了类似下降趋势。此后,随着社会经济渐趋稳定和营养卫生提高,这一下降趋势渐变缓。从 20 世纪 60 年代开始,月经初潮年龄下降的趋势在欧洲与美国均消退,过去 25 年中约下降了 2.5~4 个月。

相比于月经初潮,乳房发育启动年龄似乎在过去 20 年中显著下降。男童青春发动时相的研究较少,已有研究多数并非是以人群为基础的调查。男童外生殖器发育启动年龄从 20 世纪 40 年代开始一直保持在 11.5 岁左右。总体上看,从 20 世纪 60 年代至 90 年代末期男童中尚未观察到青春发动提前的长期趋势。

1999 年,美国劳森·威尔金斯儿科内分泌学会(Lawson Wilkins Pediatric Endocrine Society)推荐降低女童性早熟诊断年龄,从原来 8 岁降低至 7 岁(白人女童)和 6 岁(黑人女童)。然而,这一推荐标准所基于的证据相对不足,引发了众多学者的质疑。尽管青春发动年龄有降低的现象,然而证据表明,促性腺激素和性激素升高的年龄并没有显著改变。因此,青春发动提前女童可能多数属于乳房早现(thelarche),而非中枢性性早熟。有鉴于此,以人群为基础的青春发动年龄的变化,不应简单作为修改中枢性性早熟诊断年龄的充足证据,贸然降低诊断年龄,可能导致误诊的风险增加。

(编译自:Sørensen K 等,2012)

(四)多学科交叉融合

生长发育涉及临床医学、预防医学、体育学、心理学、教育学和人类学等多学科。这些学科的理论、方法和技术可为研究儿童少年生长发育提供支持。同时,儿童少年卫生学又为这些学科提供了重要研究手段。例如,儿科、内分泌科可借助对儿童少年的生长发育评定方法和群体参考标准,判断发育等级、发育偏离的程度等。

生长发育是儿童少年人群的健康指标之一,而自然、社会环境因素的不良影响效应之一是可导致生长发育水平下降或营养不良增加。因此,社会学界常把生长发育水平及其变化作为经济、文化发展的综合性参考指标。生长发育是体质研究的基本内容,少年运动员选材和培训都离不开生长发育的理论指导。心理和身体发育紧密联系;生理发育是心理发育的物质基础,而心理学的研究方法和成果可指导儿童心理保健。

(郝加虎)

第二节 儿童少年生长发育一般规律

对生长发育在遗传与环境交互作用和环境及社会背景下变化特征的基本认识,既是学科的基本理论问题,也是开展儿童少年卫生服务的基础。对儿童少年生长发育一般规律的认识随着研究的深入而发展,从来都是一个动态的过程。对生长发育一般规律的总结,往往是帮助人们认识事物时找到抓手,不存在非"A"即"B"的绝对性。

一、生长发育阶段性与连续性的统一

儿童少年生长发育是基于量变的、非突然变化的连续过程,还是基于质变、有新的实质性改变的阶段性过程的争议,正从对立走向统一。

(一)生长发育的阶段性

持阶段性发育理论的学者认为,生长发育犹如"化蝶"过程。在不同发育阶段的分期以及各期内所表现的行为特征,是由个体本身决定的。生长发育的各种表现存在关键期或敏感期的现象,在不同阶段,其发展任务应有所侧重。在心理学理论体系中,精神分析理论和认知理论持这种观点。

1. 身心发育的阶段性表现 生长发育不只是量的增加,还有质的变化,因而形成不同的发育阶段。前阶段为后一阶段的发育准备了基础,而其出现的发育障碍,必然对后阶段产生不良影响。

儿童少年阶段的身体发育从发育速度上可以分为 4 个阶段。以体重生长为例,体重在从胎儿到

青春期结束,经历 4 个生长阶段(详见第二章)。

精神分析学派创始人西格蒙德·弗洛伊德(Sigmund Freud,1856—1939)认为,人们要经历多个阶段的发展,每个阶段都要面临生物学内驱力和社会期望之间的冲突,冲突的解决方式决定了人的学习能力、人际关系以及应对焦虑的能力。弗洛伊德将儿童少年的性心理发育分为五个时期,即口唇期(出生至 1 岁)、肛门期(1~3 岁)、性器期(3~6 岁)、潜伏期(6~11 岁)、生殖器(青春期)。瑞士认知理论学家让·皮亚杰(Jean Piaget,1896—1980)将儿童少年的认知发育分为感觉运动阶段(出生至 2 岁)、前运算阶段(2~7 岁)、具体运算阶段(7~11 岁)、形式运算阶段(11 岁以上)。

扩展阅读   孟德贝拉与生长曲线

回顾生长发育研究史,不能忘记法国博物学家菲利普·吉纳佑·孟德贝拉(Philippe Guéneau de Montbeillard)伯爵在 18 世纪所做的开拓性工作。

1759—1777 年期间,孟德贝拉伯爵从儿子出生时开始每年 2 次测量、记录他儿子的/身高(3 岁前测身长),历时 18 年,从而描绘出世界首个最完整、测量密度最大的生长水平曲线图(distance curve of growth)(图 2-1),并用后一年的身高(身长)减去前一年的身高(身长),得出生长速度(即年生长值),创建了身高生长速度曲线图(velocity growth curve)(图 2-2)。生长水平曲线揭示了儿童身高随年龄增长的规律——呈双 S 型,即生命早期快,2、3 岁后进入稳定增长期,青春期进入第二次生长突增(growth spurt)。

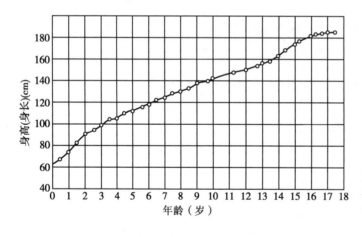

图 2-1
孟德贝拉之子身高(身长)发育水平曲线图

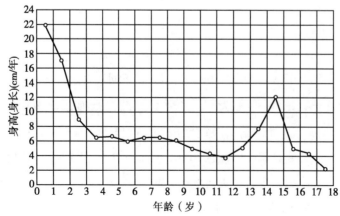

图 2-2
孟德贝拉之子身高(身长)发育速度曲线图

2. 生长发育的关键期　　现代习性学(ethology)创始人奥地利动物学家康拉德·洛伦兹(Konrad Lorenz,1903—1989)、英籍荷兰动物学家尼古拉斯·廷贝亨(Nikolass Tinbergen)和奥地利昆虫学家卡尔·冯·弗里希(Karl von Frisch)(3人1973年同获诺贝尔生理学或医学奖)在研究动物的适应性和进化中发展了关键期(critical period;sensitive period)的概念期。早在1935年洛伦兹即提出印迹/印记(imprinting)概念,发现动物有着与生俱来的特征,在出生后一定时期表现出来,并作为一种行为方式固定下来,影响今后的行为。一旦超过这一时期,则该行为就不会出现。教育和训练如果在关键期即将到来之前和在关键期进行,则收效最大。

人生之有多种潜能,如果不给予丰富的环境刺激,这些能力就难以发挥。例如,先天性白内障患儿,如果5岁以后做手术,即使复明,也难以辨认东西,大脑已失去对视觉信息的加工能力。1920年印度加尔各答东北部一个山村发现两个"狼孩"(可能出生不久被母狼叼走并哺喂),年长者8岁,但已没有语言能力,不能独立行走。尽管专家提供了丰富的生活和学习条件,但直至6年后那位年长的"狼孩"才开始直立行走,这和训练动物所需要的时间不相上下;到17岁死去之前仅学会几十个单词,整体发育相当于2岁幼儿的水平。提示人类的语言、运动、社会行为的发育和训练有其关键期,早期丰富的环境十分重要。

儿童心理和身体素质发育还能观察到很多关键期。2~3岁是语言发育的关键期,6岁前是儿童社会化行为的关键期;平衡能力在6~8岁发展最快,灵敏性和柔韧性在10~12岁发展迅速,速度在14~16岁发展最快。超越身体发育水平,则难以追求素质的提高。

3. 发育任务　　发展心理学家认为,不同年龄阶段的儿童少年生长发育有其自身的特点,不同发育阶段有其发育任务,发育任务(developmental tasks)由美国生理学家和教育心理学家罗伯特·詹姆斯·哈维格斯特(Robert James Havighurst)1972年提出,在一定的年龄段,个体的心理行为成熟程度应能达到一定的水平。这些发育任务是特定年龄的基本任务,既是教养目标,也是判断发育水平的依据。例如,哈维格斯特认为,学龄儿童发育的基本任务是:①能表现体操活动中的动作技能;②能与伙伴友好相处;③能扮演适度的性别角色;④学到基本的读、写、算等学习技能;⑤了解自己是处在生长发育中个体;⑥继续建立自己的道德观念和价值标准;⑦开始有独立倾向;⑧逐渐具备民主倾向和社会态度。

（二）生长发育的连续性

生长发育是一个动态的连续过程,这一过程是量的积累和功能成熟,按照遗传的潜能在生长发育。在心理学上,代表性学派是行为主义学派、学习理论学派、信息加工学说;在身体发育方面,形态发育指标的变化过程基本上是渐变的连续过程。

1. 生长的轨迹现象　　生长轨迹现象(trajectory of growth)或称之为生长管道现象(growth canalization)是指群体儿童少年在正常环境下,生长过程将按遗传潜能所决定的方向、速度和目标发育。

个体儿童的生长轨迹既与遗传有关,还受到疾病及其治疗、营养、体力活动、情感环境等多种因素有关。例如,持续处于肥胖(肥胖轨迹)的女童,青春期发动往往早于同年龄女童,在青春期和成人期出现糖耐量异常和心血管疾病相关症状增加。研究发现,儿童期血压水平具有长期"轨迹"现象,即儿童期血压处于高百分位的个体,到成年期仍有很大比例处于高百分位,Meta分析表明,儿童期与成年期血压水平存在轻中度相关性（收缩压：$r=0.38$，舒张压：$r=0.28$）（Chen X 等，2008）。来自"北京儿童血压队列研究"结果表明，21.4%的血压偏高的儿童，会进展为成年期高血压（Liang Y 等，2014）。

2. 追赶性生长　当处在生长发育过程中的个体受到疾病、营养、心理应激（stress）等因素作用下，会出现暂时性生长发育的连续性被打破现象，如生长迟缓，一旦这些影响因素解除，机体表现为向原有的正常轨迹靠近并具有生长发育强烈的倾向，年龄越小越明显，生长的加速幅度越大。这种在阻碍生长发育因素解除后出现的加速生长现象称为追赶性生长（catch-up growth）。这种追赶性生长也是生长发育连续性的重要表现。

二、生长发育程序性和时间性的协调

人类的生长发育按照遗传所决定的进程发生与发展，环境因素只要是在一定范围内波动都难以改变其发育轨迹。正是因为生长发育受到遗传和环境的交互影响，个体差异很大，但其遵循基本的分布范围。

（一）生长发育的程序性

1. 运动能力发育的程序性　在婴幼儿时期，粗大动作（gross motor）按抬头、翻身、坐、爬、站、走、跑、跳的发育程序进行，即所谓的头尾发展律（principal of cephalocaudal development）；同时，粗大动作和精细动作（final motor）还遵循近侧发展律（principal of proximodistal development），即近躯干的四肢肌肉先发育，手的精细动作后发育。例如，4 个月婴儿见到妈妈时会高兴得整个上肢挥动，此时取物的动作是一把抓握；8 个月能用拇指和其余手指抓物；12 个月左右才能用拇指与食指指尖捏细小物体。

2. 线性生长的规律　青春期前的身体的线性增长也遵循头尾发展规律，2 个月龄的胎儿头与躯干的比例为 1∶1，出生时头与躯干的比例为 1∶4，成人时头占躯干的 1/8。

儿童出生后有婴儿期（infancy）、童年期（childhood）和青春发动期（puberty）三个生长模式，婴儿期生长可能延续了胎儿期生长突增，推测婴儿期生长主要与胎儿营养有关；童年期生长一般开始于出生后 6~12 个月，典型表现为生长的突然加速，可能与生长激素开始起作用有关。童年期生长开始晚的儿童身高较低，童年期持续时间长的儿童最终身材高。如图 2-3 所示。

（二）生长发育的个体差异性

上述的生长发育指标呈现的程序特征，反映了人类在生长发育过程所表现的共同特征，当环境因素发挥作用或遗传和环境共同作用时，儿童少年身体和心理发育方面的表现则存在明显的

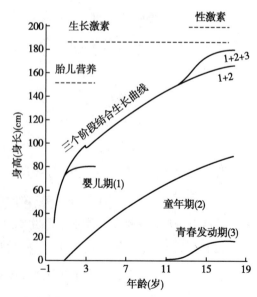

图 2-3

儿童少年线性生长三种模式（男）

个体差异。在同性别、同年龄的群体中,个体的发育水平、发育速度、达到某一成熟程度的年龄不相同,但多数指标呈现一定的集中趋势。因此,生长发育大多指标在群体表现上符合数学上的正态分布。群体中生长发育测量指标的算术平均数(均数)反映了群体中个体测量值的平均水平或集中趋势。如果某项体格发育指标测量结果呈正态分布,则均数与中位数一致。观察值集中在均数附近的程度决定了正态分布的宽度,在数学上用标准差来描述,标准差越大,个体测量值的离散趋势也越大。

三、生长发育不同步性与多样性的平衡

在生物遗传因素和环境因素的共同作用下,不同的组织、器官和系统的生长发育并不平衡,但整体平衡。

(一)不同组织器官系统的生长不同步性

不同的组织分化发育成器官,不同的器官相互结合完成特定的功能便构成不同的系统。器官、系统的发育类型或称之为器官、系统的生长模式(pattern of growth)是指器官、系统的成熟度随年龄而发生的变化。

1. 斯卡蒙生长模式　理查德·斯卡蒙(Richard Scammon)通过发育水平曲线的描述,发现人体器官、系统的生长曲线可分为一般型、淋巴系统型、神经系统型和生殖系统型,称之为斯卡蒙生长模式(Scammon's growth pattern),并于1927年在第11版《莫里斯解剖学》(*Morris' Anatomy*)上发表。

(1)一般型:各种体格发育指标,呼吸、消化、排泄、骨骼肌肉等系统,主动脉、肺动脉、脾、血量等的发育特征,都表现为婴幼儿期增长快,学龄前、学龄期增长平稳,青春期增长又加快,青春后期生长逐步停止的发育模式。

(2)淋巴系统型:淋巴结、胸腺、扁桃体等淋巴器官儿童期生长很快,青春期达到高峰,以后逐渐衰退,成年时仅相当于高峰时的一半。

(3)神经系统型:中枢神经系统,视、听觉器官、颅骨等仅有一个生长突增期:从出生前直至学龄前期生长迅速,6岁左右成熟度达90%左右。

(4)生殖系统型:除子宫外的生殖器官,青春期前几乎呈停滞状态,青春期一开始迅速加快。

2. 子宫型生长模式　斯卡蒙生长模式为从宏观上认识生长特征提供了简洁的模型。随后,人们还发现子宫、肾上腺等器官不同于上述生长模式,其在出生时较大,其后迅速变小,青春期开始前才恢复到出生时的大小;其后迅速增大。

人体5种生长模式如图2-4所示。

(二)生长发育多样性

生长发育是受生物遗传、环境污染和气候变

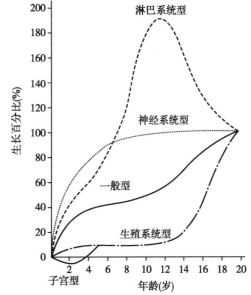

图2-4

人体5种生长模式

化、心理和社会背景等多种因素的共同作用,在每个年龄段都有其消长规律。像生态系统的多样性一样,生长发育的多样性可能是人类群体稳定的要素。

1. 生长发育多样性表现　生长发育的路径千差万别,每种生长发育现象有多种潜在的路径和结果,都具有连续和阶段性。生长发育过程中,生物因素决定了潜能,但个体需要应对新的要求,经历文化和价值观的冲突。

生长发育的多样性可表现为体格、体能、认知发育的个体差异。例如,身材长短,体型胖瘦,速度快慢,力量大小,智商高低等;可表现为不同要素在儿童少年间分布的巨大差异。例如,一些人文采飞扬但苦于数学推理;还可表现为能力的"获得"和"丧失"。例如,生命早期阶段能力的获得多于失去,以应试教育为导向的基础教育势必让儿童少年失去更多的童真,形成静坐少动的生活方式,增加肥胖、近视和体能下降的风险。

2. 生长发育多样性的推动力　生长的多样性可来自三个推动力,即年龄阶段、历史时期和非常规因素。年龄阶段影响在儿童少年时期普遍存在,在这期间,生物学上的结构和功能变化迅速,对环境因素具有易损性,社会文化因素的即时效益和累积效应强大。例如,月经初潮年龄有一个相对稳定的范围,但近几十年来我国女童月经初潮提前,是营养改善、肥胖增加、环境内分泌干扰物暴露和影视文化等多因素影响的结果。

生长发育受历史时期的影响,上述我国女童月经初潮提前即是其表现。在研究生长发育是要充分分析其出生队列效应(birth cohort effect)。电脑、电视、手机等现代媒体的过度使用,可能是当代儿童少年文化价值观及社会行为区别于上一代人的重要环境因素。

人处在特定的社会背景,一些非常规事件(nonnormative events)不像年龄和历史时期对儿童少年生长发育有特定的时间表,具有偶然性,但每个人的经验证明,这些偶然事件以强有力的方式影响个体儿童心理行为发育和内分泌变化。例如,经历地震、海啸等严重自然灾害,目睹重大车祸、杀人等恶性事件,经历严重躯体虐待和童年期性虐待等,这些创伤性事件即对儿童少年产生极度恐惧、害怕、无助感。

四、生长发育的高度可塑性

生长发育的每个阶段都有高度可塑性,生长发育的可塑性与年龄、环境和干预的敏感期关系密切。可塑性表现在生长发育方方面面,如移民儿童的高度适应性,早产儿的追赶性生长;神经可塑性(neuroplasticity)为神经发育障碍儿童如孤独症谱系障碍、注意缺陷多动障碍、学习能力障碍儿童的早期康复提供理论依据,也是神经损伤的功能性康复的生物学基础。一般认为,年龄越小、干预处在敏感期以及环境支持因素丰富,儿童发育可塑性就越大。但这不是否定大年龄就没有可塑性,只是变化潜能与机会小一些。如图2-5所示,当儿童在出生前或5岁前暴露于危险因素损害儿童发育,如果出生后危险因素持续存在,发育受损也将持续存在;而当危险因素减低,保护因素增加,或者在发育的敏感期加以干预,则脑功能和行为能力有复原现象,但不一定能恢复到最佳水平。同时,生命历程中不平等如低收入家庭、父母文化程度低等,可产生累积效应,甚至产生代际(不良)效应(generation effect)。

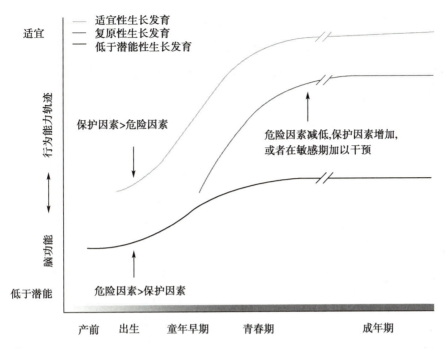

图 2-5
不同危险因素和保护因素与脑功能和行为能力发育轨迹
（引自：Walker SP 等，2011）

（陶芳标）

第三节　儿童少年生长发育基本理论观点

在人类认识生长发育规律和研究生长发育的动因方面,心理学、儿童行为发育学、内分泌学等多学科的发展,为生长发育学的研究发展提供了可靠依据。以下仅介绍三种目前发展迅速的心理行为发育理论,从整合的视角出发,关注生长发育的理论观对全面分析、研究生长发育的规律及其影响因素的指导作用。

一、生长发育进化观

1. 进化形成的适应机制在生长发育中的作用　在人类进化的历史长河中,曾发生一系列具有里程碑意义的事件。例如,考古发现人类的祖先在 440 万年前、250 万年前、160 万年前相继开始双足行走、制造出粗糙的工具、开始使用火种;在 120 万年前人的脑量开始显著增长,其中 10 万~50 万年前是脑量增长的最快时期;大约 2.7 万年前,智人(*homo sapiens*)成为全球唯一的人种。这一进化过程就是不断适应环境的过程。因此,认识人类行为时,不能只将其归结于基因决定而与环境关系不大。

人类感知外部环境的变化,调整个体的生长发育及行为模式,这对于物种的生存繁衍尤为重要。查尔斯・罗伯特・达尔文(Charles Robert Darwin)等进化论学者都特别强调人对进化形成的适应机制的重要性,也强调促使该机制得以激活、发展的环境因素的重要作用。以手上"老茧"为例,"老茧"是环境输入(反复长时间使用工具)和适应机制(皮肤受到反复摩擦后由遗传指令使该处长出新皮肤细胞)交互作用的产物。行为是进化的产物,但人类就是为了追求改变(进化)而会在日常实践中形成各种各样的适应机制;只要他(她)对其生活环境了解得更多(输入信息更多),他(她)就能逐步通过自己的适应机制,在一定范围内对行为加以改变。

还应清醒地认识到:现代人类拥有的适应机制并非就是最佳设计。人的大脑作为旧时代经验的产物,将吃到脂肪食物作为一种追求。这在资源匮乏的环境中有良好的适应性,因为当人吃到这些食物时感到一种满足。到现代的社会生活环境就不再一样,脂肪食物很容易吃到,但大量的脂肪摄取是导致动脉粥样硬化、冠心病、脑卒中等心血管疾病的原因。可见,适应也意味着将付出代价。害怕黑暗,阻止人们在夜间外出,以减少伤害(适应正效果),但也严重限制着人们晚上的生产、生活活动(适应负效果)。

2. 生命史策略在生长发育中的作用   作为进化心理学中具有代表性的理论之一,生命史理论(life history theory)强调个体的幼年环境会影响一系列生命史事件的出现和持续时间,尤其是当个体在资源有限的情况下,需要考虑如何分配自身资源,而个体所处环境、所经历的生活事件则会影响个体形成不同的分配策略(即生命史策略)。为了最大限度地成功繁衍后代,个体会根据环境线索来做出关乎生存和繁衍的具有适应性的权衡。例如,过多地参与社会竞争会影响有机体的免疫能力,在教养子女上的付出会占用个体寻求新配偶的时间和资源等。生命史理论认为,人类对进化优势与劣势的权衡决定了其身材大小。人类通过降低其身材的大小抵御能源危机,短期适应能源危机的进化过程触发了预测适应性反应,改变了婴儿期到童年期(infancy to childhood,IC)的过渡过程,最终导致儿童身材矮小。不同于短期的生长障碍,IC 生长过渡延迟之后的发育不会出现追赶性生长。IC 这一漫长的过渡期也是生长可塑的一段时期,在这一阶段,人类面对环境状况如有限的能源资源会对生长做出相应的调整,即生命史权衡。生命史权衡是熔铸于成长经历、经由基因和环境共同调节的动态过程。个体权衡的倾向或选择,反映出不同的生命史策略(life history strategy)或繁衍策略(reproductive strategy),其是一个以"快策略"和"慢策略"为两极的连续谱系。在快策略的一端,个体更早地性成熟,更早地发生性行为,有更多的性伴侣,以及生育更多的子女,在后代教养上投入更少;而在慢策略的一端,个体更注重身体培养和技能发展,较迟开始性行为,更注重后代的质量而非数量,更注重后代的教养。自然选择更偏向于那些作出最佳权衡的个体,所谓"最佳"就是指最具有适应性(adaptive),即强调个体能否把基因成功地遗传下去,它根植于人与环境的互动模式中。

生命史理论以进化理论为依据,向生长发育研究者提供了重要的"借鉴"之境,个体的幼年环境会影响生命史事件的出现和持续时间,不同的生命史策略在个体的心理行为上会有不同表现。为促进儿童青少年提高身心发育水平,必须充分利用每个个体对于环境刺激及变化自适应的能力及该适应机制所产生的正向、负向(代价)效应,以提高生长发育的最终目标(健康)为准,通过干预,确保良性适应机制充分发挥作用。

正因为适应性的目的是确保个体基因能延续下去,所以在漫长的幼年期,由年长者为他们提供保护为建立适应机制所必需,以确保儿童少年达到较高的生理、认知功能,脑的发育实现充分的成熟,今后才能创造出更多的财富、更丰富灿烂的社会文化,以最大限度地满足自己的需要。

研究新知　　童年期生长轨迹与成年期心血管疾病的危险因素

　　童年期生长轨迹与成年期心血管疾病危险因素之间的关联,是近十年来世界范围内众多队列研究的重要议题,如芬兰赫尔辛基出生队列研究(Helsinki Birth Cohort Study)、英国赫特福德郡出生队列研究(Hertfordshire Birth Cohort Study)、牙买加的易感窗口队列研究(Vulnerable Windows Cohort Study)、印度整合性儿童发展方案研究(Integrated Child Development Scheme)。英国南安普顿大学临床流行病学教授大卫·J·巴克尔(David J. Barker)等在成年期疾病的早期起源假说的基础上,采用赫尔辛基队列资料,开展了童年早期的生长与成年期冠心病事件发生的关联验证性研究。

　　目前研究较为一致的观点认为:不仅低出生体重、出生时较小体格、婴幼儿期低 BMI 与成年后心血管疾病危险因素等关联较强,这些个体较早的追赶性生长、童年期高 BMI 也独立相关。提示成年后心血管疾病危险因素分别与胎儿期生长和出生后生长均相关。

　　越来越多的证据显示,胎儿期生长迟缓和心血管疾病危险因素的关联源于胎儿期营养不良。在营养不良的所有效应中,"节俭"(thrifty)代谢特征可能导致组织对胰岛素的抵抗。出生时较瘦或体格较小个体的体成分中肌肉含量较少,且这一特征将持续至童年期。因此这些个体中童年早期体重快速增加可能导致不成比例的高体脂/肌肉比值。

　　研究表明,青少年高十分位数(decile)BMI 与低十分位数 BMI 相比,在控制相关的混杂因素后,青少年时期的高 BMI 轨迹预测中年期 2 型糖尿病和冠心病的风险比(hazard ratio)分别为 2.76(95%CI 2.11~3.58)、5.43(95%CI 2.77~10.62)。控制成人期体重,青春期肥胖轨迹仍然是中年期冠心病的危险因素(Tirosh A 等,2011)。此外,最新发表在《新英格兰医学杂志》上的论文表明,青少年 BMI 第 50 百分位数到第 74 百分位数(即接受正常范围内)与 BMI 第 5 百分位数到第 24 百分位数的参照组相比,在控制相关混杂因素后,发生心血管疾病而导致死亡的风险成倍增加,超重和肥胖与成年后心血管疾病的死亡率增加密切相关(Twig G 等,2016)。

　　　　　　　　　　(编译自:Barker DJ,2005;Tirosh A 等,2011;Twig G 等,2016)

　　不过,不是所有积极的适应性动机最终都能获得良好效果。基因产生不同表型的能力和生活史过渡时期的可塑性(个体修改表型而响应改变的环境条件的能力),是进化策略和这种适应性的基础。激素、细胞因子和营养同样会导致表观基因对于能源危机的进化适应。人类的发展就是充分利用可塑性,通过千百万年来对大自然的适应过程实现的。婴儿期到童年期的生长过渡延迟是对能源危机的一种自适应的战略,然而这种进化是以进化发生的环境条件为准,并没有考虑到现代社会的能量饱和。着眼于现代社会,伴随着环境资源的丰富,食物的触手可及,大量脂肪食物的摄取使得人体代谢超负荷,进而增加了动脉粥样硬化、冠心病、脑卒中等心血管疾病的风险。伴随体力劳动的减少,网络信息技术的飞速发展,智能手机等电子产品的广泛应用,人类的生活方式正在发生从"动"到"静"的转变,许多儿童少年很快"适应"了这些变化,成为过度依赖手机购物、交流、获取信息的

"低头族",不再积极参加体育锻炼,而是沉溺于网络游戏、电视等,既减少了社会交往,又减少了户外阳光接触时间,夜间睡眠时间延迟,与现实脱节,主动思考的能力弱化,影响身心健康、学习乃至个性发展。

二、社会生态学理论

生态系统理论(ecological systems theory)是发展心理学的重要理论之一,由美国心理学家尤里·布朗芬布伦纳(Urie Bronfenbrenner,1917—2005)建立的个体发展模型。他认为:"环境(或自然生态)是一组嵌套结构,每一个嵌套在下一个中,就像俄罗斯套娃一样",个体的发展嵌套于相互影响的一系列的环境系统中,各个系统之间存在交互耦合的联系和影响,个体与环境相互作用并影响着个体的发展。布朗芬布伦纳在其理论模型中将人生活于其中并与之相互作用的不断变化的环境称为行为系统。该系统依据对儿童发展影响的直接程度,从小到大依次分为微系统(microsystem)、中系统(mesosystem)、外系统(exosystem)和宏系统(macrosystem)四个层次。此外,布朗芬布伦纳还提出了长期系统,也称历时系统(chronosystem),即把时间维度纳入模型之中,将时间作为研究个体发展的参照系,强调研究儿童的发展要将时间和环境相结合。

（一）空间维度

环境空间系统的最里层是微系统(microsystem),它是个体活动和人际交往的直接环境,不断在变化和发展,包括家庭、学校、同伴群体、社区等。对大多数婴儿而言,微系统仅限于家庭。伴随其不断成长,活动范围扩展至幼儿园、学校和同伴关系,这些因素不断纳入到婴幼儿的微系统范围内。对学生而言,学校是除家庭以外对其影响最大的微系统。

布朗芬布伦纳强调,对这个层次儿童发展的认识,必须具有双向性,即一方面成人(家长、老师)行为是儿童成长的干预因素;另一方面儿童的生物、社会特性也影响着成人的行为。例如,饥饿的婴儿以哭泣吸引母亲注意,若母亲能及时哺乳,则会消除婴儿哭泣行为;活泼懂事的儿童会博得养育者的喜爱和耐心照顾,而脾气倔强、吵闹不停的儿童则容易受到养育着的排斥、惩罚和约束。此外,第三方因素影响儿童与成人之间的交互反应,若是积极影响,则会促进儿童与成人之间的关系良性发展;相反,两者关系就会遭到破坏。例如,婚姻状态影响儿童与父母关系。

第二个环境系统是中系统(mesosystem),指各微系统间的联系或相互关系,如家庭、同伴和学校之间的关系。布朗芬布伦纳认为,若微系统间有较强的积极联系,发展可能实现最优化。相反,微系统间的非积极联系会产生消极后果。例如,家庭关系和睦的儿童更容易被同学接受,并建立起亲密的友谊;儿童的学习成绩不仅与自身的内在能力有关,也与周围同学的学习观、家长对学习的重视程度、家长与老师的合作程度有关系。

第三个环境系统是外系统(exosystem),指儿童并未直接参与但却对他们的发展产生影响的环境。外系统对儿童心理成长的影响是潜移默化的、渐进式的,个体在心理发育成熟之前一直处于受环境制约的被动状态,在很大程度上是"环境决定人"。父母工作单位、学校管理部门、家庭所处邻里社区等都间接地影响个体成长。例如,学校老师对于社会情绪的乐观或消极状态,也会间接影响学生的社会认知倾向。

第四个环境系统是宏系统(macrosystem),指存在于以上三个系统中的文化、亚文化和社会环境。宏系统有意识形态的广泛性,即社会规定应如何对待儿童,教给他们什么,他们应努力的目标等。在不同文化中这些观念是不同的,但它们都存在于微系统、中系统和外系统中,直接或间接地影响儿童知识、经验的获得。

生态学的观点着眼于从不同层次的系统构筑起一个促进儿童少年发育的宏观体系,这些层次相互交织在一起,构成一个具有层次的同心圆,同时这几层系统也会相互影响、互相作用共同制约着儿童的行为与发展。这提示研究者要全面细致的分析环境因素,为儿童少年的最佳发育寻找和创造条件,同时对于儿童少年心智成熟也具有重要的意义。例如对青少年吸烟、饮酒、缺乏体育锻炼等危害健康行为,抑郁、焦虑等情绪问题,需要把他们放在上述四个空间系统中去理解,并制订干预措施(图2-6)。

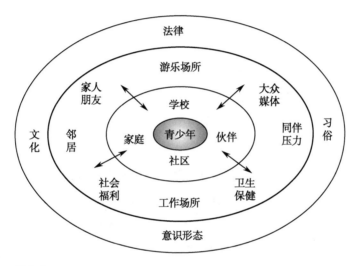

图2-6
生态系统理论与青少年健康

（二）时间维度

布朗芬布伦纳还把时间维度纳入模型,将时间作为研究个体成长中的心理变化参照体系,即历时系统。他强调儿童的发展、变化是一个将时间和环境结合起来考察的动态过程。婴儿一出生就置身于一定的环境之中,通过本能的生理反应来影响环境,借助行为(如哭泣)来获得生存必需物。另一方面,他也会按外界环境来调节行为,如冷暖适宜时会发出微笑。随时间推移,儿童生存的微观系统环境在不断变化,原因可能是外部因素,或是人自己的因素。因为人有主观能动性,可自由选择环境。而对环境的选择将随着时间的推移、知识经验的积累而变化。布朗芬布伦纳将该环境的变化称作"生态转变",每次转变都是人生发展的一个阶段,如升学、结婚、退休等。布朗芬布伦纳的"历时系统"正是关注人生的每一个过渡点,这与以往发展心理学家所关注的随着时间的变化——即生长发育过程中成熟对人发展的影响有明显不同。

生态系统不是一种恒定不变的系统,它始终处于动态变化中。在成长的过程中,儿童会选择、修正、创造自己的环境,这取决于他们的智力、性格、环境机遇等。因此,在生态系统中儿童的发展既不由外环境所完全控制,也非由个体的内部倾向决定。

三、整体观

生长发育整体观（holistic perspective theory）主张将儿童少年的生长发育人为地划分成几个领域，目的是帮助研究者掌握分步学习的需要。不同的学科在揭示生长发育现象时，本质相同但各有侧重点。即使同一学科，不同理论所持者的视角也会有很大的差异。正确的观点是：掌握不同学科的知识和不同的理论，不是分裂对生长发育的理解，而是丰富人们的认识并达到整合。例如，适应社会能力的成熟不仅是社交技能的成熟，还有认知、生理和社会环境的影响。在布朗芬布伦纳生态系统理论之前，儿童行为发育学家将主要精力集中在检验儿童少年成长环境的某个方面的作用上，并将个体间的所有差异都归于这方面的环境差异。例如，研究父母离异对儿童的负面影响时，一些专家将儿童认知、社会甚至生理方面的差异都归于离婚的影响。布朗芬布伦纳的理论则不然，它认为研究者应该更多去思考对生长发育产生影响的不同水平、不同类型的环境因素，各种相关因素的独特效应及相互作用。每个人在生物性、认知性和社会性等方面都具有自身的特征，每个人又受制于各个层次系统"大环境"的直接间接的影响。因此，生长发育整体观理论的核心观念是：应将儿童少年生长发育的各个方面都视为是存在有机联系的，相互依赖的，而不是零碎的、割裂的。

（郝加虎）

【思考题】

1. 从正反两个方面说明将生长发育指标分为不同体系的意义。
2. 讨论生长发育是量变与质变、连续性和阶段性的相互统一。
3. 试述生长发育生态观中"生态系统理论——空间维度"在理解儿童少年网络成瘾行为中的意义。

第三章

儿童少年身体发育

(Physical Growth in Children and Adolescents)

【学习目录】 定义体格、体能、体力活动各自的概念,描述儿童少年体格、体能、体成分发育的年龄和性别特征,了解不同年龄儿童少年脑发育的特征,解释体格、体能和体力活动相互关系及与健康的联系,讨论儿童少年心理健康的脑发育基础。

儿童少年身体发育包括体格、体能、身体成分和大脑的发育,身体发育是相对于心理发育而言,而身体发育中脑发育则是心理发育基础。可见儿童少年的身体发育不能割裂地去理解学习,要放到儿童少年整体的生长发育中去全面理解。儿童少年身体发育的特征一般体现在年龄、性别上的差别,有些也体现了环境和遗传的差异,儿少卫生学通过测量和观察等方法,掌握儿童少年身体发育特征和变化规律,目的是促进其正常发育挖掘其生长发育的最大潜力,以实现促进儿童少年身心健康的目的。

第一节 儿童少年体格发育

体格发育(physical growth)指人体外部形态、身体比例和体型等方面随年龄而发生的变化。体格发育水平反映个体的生长状况,并为评价营养、运动、教养环境、预防保健可及性等提供重要依据。

一、体格的阶段性变化

身高、体重分别是反映身体线性生长(linear growth)和重量的代表性指标,两者的生长发育状况代表全身的体格发育(包括多数器官)水平。从胎儿到青春期结束(进入成人期),体格发育大体经历四个阶段(图3-1)。

1. 第一生长突增期 身长在整个孕期(胎儿期)平均增长50cm。突增期从孕中期开始持续至1岁末;其中仅在4~6个月期间的增长量即占胎儿期身长总增长量的50%。生后第1年又增长约25cm,第2年增长约10cm。到2岁

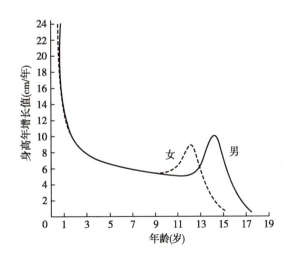

图3-1
儿童身高发育速度曲线
(引自:Tanner JM,1966)

时,身长已达到成人身高的一半。体重在整个胎儿期平均增长3000g。突增期从孕晚期开始至1岁末;仅在孕晚期的增长量即占胎儿期总增长量的70%。到生后4~6个月时,体重已比出生时增长约1倍;2岁时的体重是出生时的4倍。从胎儿到出生后的两年,是儿童少年的第一生长突增期(first stage of growth spurt)。

2. 相对稳定期　增长持续而稳定。从2岁到青春期发育前,儿童身高每年约增长5~7cm,体重增长2~3kg。

3. 第二生长突增期　又称青春期生长突增(adolescent growth spurt),是青春期的首要表现之一。身高从每年增长5~10cm开始,逐渐进入突增高峰,身高突增高峰年增长可达10~14cm,男童高于女童;体重每年增加4~7kg,体重突增高峰年增长可达8~10kg。

4. 生长停滞期　经历青春期突增后,约自青春中后期开始,身高生长逐渐停止,体重也一般停止明显增长。

二、身体比例变化

通常从横向、纵向两个角度来反映发育中机体的身体比例变化。

(一)反映横向身体比例指标

反映身体各横截面指标的相互关系,如:身高胸围指数(胸围/身高)、肩盆宽指数(肩宽/盆宽)、BMI等。表面上看,前两者能直接反映身体的横向变化,但都只能衡量局部(身体上部或下部),实测值的重复性差,而且后者的个体差异只在青春期才得以显现,因此,目前国内外多数研究主要使用BMI,通过体重和身高间的比例关系,既能反映身体的胖瘦,又能确切反映不同群体、不同年代的身体充实度变化。BMI的P_{50}主要反映其平均水平的变化,而使用其高百分位数(如P_{90}、P_{95}、P_{97}等)或低百分位数(如P_3、P_5、P_{10}等)才能灵敏反映体重/身高比例关系失调对儿童超重/肥胖、营养不良等流行产生的影响。近半个世纪来,无论发达国家或我国的大城市群体,BMI分布的失调状况都越来越严重,表现为:P_5下少有变动;$P_5 \sim P_{75}$右侧倾斜,而P_{80}以上各百分位值持续上升;百分位越高,升幅越大。BMI又是制定儿童超重/肥胖筛查标准的基础指标,故那些目前或即将进入超重/肥胖状态的儿童少年,其BMI实际都居于高百分位数区间。因此,许多发达国家特别重视对BMI高百分位数变化的动态监测,将其作为制定肥胖防治策略、措施的重要依据。

(二)反映纵向身体比例指标

反映个体下肢长度和线形高度(如身高)间的比例关系。根据生长发育规律,身材的高矮主要取决于下肢的长短。下肢长可直接测量,但对器材精度要求高,不宜现场使用,故通常使用以下3项指标,从不同侧面来间接反映下肢长/身高的比例关系变化。

1. 身高坐高指数　身高坐高指数即坐高身高比(sitting height ratio)。在像生长长期趋势特别迅猛的我国儿童少年群体,伴随年代变化,该指数的下降日益明显,提示下肢长在增加,身高遗传潜力正逐步发挥出来。

2. 下肢长指数　有两个指数,一是下肢长指数Ⅰ(low limb ratioⅠ或skelic indexⅠ),见公式

3-1。

$$下肢长指数 Ⅰ = \frac{身高-坐高}{身高} \times 100\% \qquad\text{（公式 3-1）}$$

下肢长指数 Ⅰ 不是真正的下肢长,而是其间接反映;伴随年代变化,该指数越上升,提示下肢长的增长越显著。

下肢长指数 Ⅱ（low limb ratio Ⅱ 或 skelic index Ⅱ）,见公式 3-2。

$$下肢长指数 Ⅱ = \frac{身高-坐高}{坐高} \times 100\% \qquad\text{（公式 3-2）}$$

下肢长指数 Ⅱ 和指数 Ⅰ 的差别仅表现为分母用坐高来替代身高。该指数设计者认为:个体青春中期后坐高值相对稳定,故更能反映不同个体间在下肢长/身高比例关系上的差异。从对身体纵截面的角度看,成年身材（adulthood stature）也应为该类指标之一;它出现晚,受短期不良环境因素的影响小,能通过年代间比较,较充分地展现人群的生长潜力。

三、体型变化

体型（somatotype）是对人体形态的总体描述和评定,是身体各部位大小比例的形态特征总和,由遗传因素决定,也受人体对环境的适应和诸多环境因素的综合影响。体型和人体运动能力、生理功能相关,同时与对疾病的易感性、对治疗的反应等也有关,因此在人类生物学、体质人类学、医学和运动科学等领域受到广泛关注。

如何对体型进行分类,是评价个体体型的基础。该分类必须考虑使复杂的人体形态特征得到实质反映,又要充分涵盖整个人群。选择能符合这些要求的观察、测量指标很困难。不同的研究者对体型等级的划分也有不同的依据和尺度。有的使用身体纵向比例,有的重视躯干与四肢的比例,有的关注各器官系统的发育状况及其比例关系,还有的主要了解脂肪沉积和肌肉发育状况。此外,不同研究者往往从他们各自关心的角度来研究体型,提出不同的体型概念。例如,儿少卫生学主要关注体脂分布与健康的关系;体育教练更倾向于从体型与运动成绩的关系角度来选材;服装设计师则更多关注人体的美及衣着表现。因此,尽管体型在生长发育领域有长达半个多世纪的研究史,其实际应用迄今尚不普遍。

美国心理学家威廉·H·谢尔登（William H. Sheldon）,在 1930—1940 年以胚胎起源学和气质类型为基础,创建 Sheldon 体型分类,来探讨人的体型与气质的关系。通过对 4000 余名正常男大学生裸体拍摄的照片,测量人体从头到足的 17 个部位,再按个体胚胎发育过程中的三胚层相对优势,将群体的体型分成三类:①内胚层体型（endomorphy）,有身体圆胖、消化器官发达等特征;②中胚层体型（wesomorphy）,身体健壮、骨骼肌肉发达;③外胚层体型（ectomorphy）,身体瘦长,神经系统、感觉器官发达;其三胚层群体分布见图 3-2。

谢尔登体型分类目前应用不多,但它对其后的体型研究（如 Heath-Carter 体型分类法）起到了重要的先驱作用。目前的研究者并不拘泥于内、中、外胚层体型的概念,而是将体型研究引入人体生物学领域,以人体测量学和生物功能指标为基础,确定与人体健康、生理功能和疾病易感性相关的体型。在以往很长的历史阶段,人们一直认为体型是由基因型控制的;尽管个体的体格发育在不同年龄、不同环境下不断变化,但其体型由遗传基因事先决定,始终不变。20 世纪 80 年代后,越来越多的学者认为体型实际上也是一种表现型,也会受环境因素的影响发生变化。该动态观点给体型赋予新的活力;换言之,通过体型评价不仅可发现不同个体或群体间的差异,揭示体型与人体某种生理功能间的关系,而且可揭示同一个体在不同时期、不同条件下的体型变化方向(在内、中、外胚层型中,哪种因子占优势,如何出现变化)和强度,从而显著提高了体型研究的实用性。

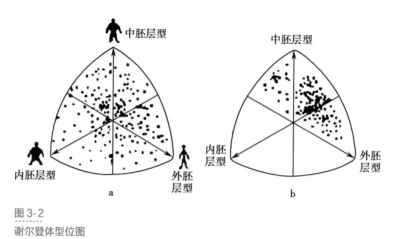

图 3-2
谢尔登体型位图
a 为普通人体型分布；b 为田径运动员体型分布

第二节　儿童少年体能发育

体能(physical fitness)又称体适能,是人体具备的能胜任日常工作和学习而不感到疲劳,同时有余力能充分享受休闲娱乐生活,又可应付突发紧急状况的能力。1985 年,美国学者卡尔·J·卡斯帕森(Carl J. Caspersen)等将体能分为健康相关体能和运动技能相关体能两类,在体育科学界得到广泛认可和应用。

一、相关体能的概念

（一）健康相关体能

健康相关体能(health-related physical fitness)是体能的基础部分,其目标是为身体健康和高质量,泛指人的体质,维持身体健康、提高工作、学习和生活效率所必需的基本能力。美国体育与竞技总统委员会(President's Council on Physical Fitness and Sports)将该体能的指标体系确定为体成分、心肺耐力、柔韧性、肌力、肌耐力等方面,是儿童少年为维持健康、提高生活质量等需求的追求。各指标的测量方法已在第二章作了详细描述,以下重点阐述它们对提高健康相关体能的实际作用。

1. 体成分　即人的体成分,主要包括肌肉、骨骼、脂肪、内脏、血液等,无论是体脂,还是骨骼、肌肉等,在身体总质量(体重)中所占的构成比应达到合理水平才能保持健康。

2. 心肺功能　指心、肺及其所代表的循环系统、呼吸系统为身体活动提供足够氧气和养分的能力;心肺功能的强弱直接影响到全身器官和肌肉运动的效能和效率。

3. 柔韧性　指人体关节活动能达到的范围和幅度。人体活动不仅需要各相关关节的参与,还需要关节韧带、肌腱、肌肉的有力支持,以及皮肤和其他组织的弹性与伸展能力。

4. 肌力和肌耐力　肌力指人体各肌肉、肌群都能得到均衡、适度的发展,以满足身体正常生活和工作需要的能力。肌耐力则指这些肌肉、肌群在一定时间内能多次重复收缩,或维持一定用力状态的持久力。

(二)运动技能相关体能

运动技能相关体能(sports-related physical fitness)建立在上述健康相关体能基础上,属于较高的体能需求层次,目标是为比赛取胜奖项。狭义的运动相关技能定义主要针对运动员,是其竞技能力的重要部分。运动员在专项训练和比赛负荷下,最大限度动用身体各器官系统,克服疲劳,高质量完成专项训练,打赢比赛,创造新纪录。但要达到这些目标,还需要身体形态、生理功能等方面的协调、配合,需要更高水平的持久力,耐力,对抗性,柔韧性,灵活性,速度,力量,专注,判断和技术性。

二、儿童少年体能发育

青少年的体能发育,最突出表现在身体素质方面。身体素质不仅表现在体育锻炼上,在日常生活、学习、劳动中也会自然表现出来。儿童少年在身体素质有如下列规律和特点,了解这些有助于科学地引导儿童少年通过锻炼提高体能。

1. 不均衡性　这种不均衡性突出表现在体能发展的年龄特征上,即不同的体能指标在不同年龄的发育速度有快有慢,例如,心血管和肺功能指标伴随年龄增长而提升,有明显的突增表现。心率随年龄增长而逐渐下降,新生儿心率达 130 次/分,0~1 岁为 120 次/分,而(经历第一次生长突增后的)2~3 岁下降至 110 次/分,4~5 岁约为 100 次/分。又如最大吸氧量(综合反映最大有氧代谢能力),它是个体循环系统氧转运能力的标志,与心脏排血量、肺通气量等也直线相关,其绝对值随年龄增长而逐渐上升,到青春后期达到最高峰。图 3-3a 和图 3-3b 依据 1999—2002 年期间美国国民健康与营养调查(National Health and Nutrition Examination Survey, NHANES)使用跑步机测定的 VO_{2max}。若以最大吸氧量相对值(由体重校正)为据,男童 12~16 岁逐步升高,17 岁、18 岁基本稳定;女童 12~18 岁期间的变化相对稳定并略有下降。

2. 阶段性　大多数体能指标(如速度、爆发力、力量、耐力、灵敏性、柔韧性、平衡性等),在学龄期有 3~4 个阶段表现:①男童 6~14 岁、女童 6~12 岁是快速增长阶段。②男童 15~18 岁、女童 12~15 岁是慢速增长阶段。约 85% 的女童在该阶段体能发育有暂时停滞下降趋向,但若在该阶段坚持锻炼,该现象将得到显著遏制。③恢复性增长,仅女童在 16~18 岁有该表现。④稳定阶段,男性为 19~25 岁,女性为 19~22 岁。

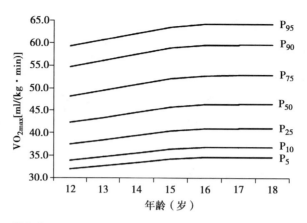

图 3-3a

美国 12~18 岁青少年男生相对 VO_{2max} 均值

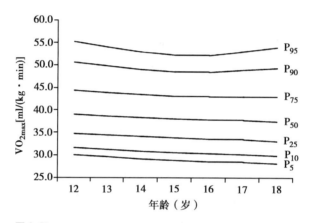

图 3-3b

美国 12~18 岁青少年女生相对 VO_{2max} 均值

（引自：Eisenmann JC 等，2011）

3. 不平衡性　表现在机体整体协调状况下，由身体不同部分发育的暂时性差异造成的；在青春期生长突增阶段，肌力发育的不平衡性尤其明显。身高突增时，肌纤维只是长度增大，突增高峰后肌纤维才逐渐增粗。在青春期，四肢肌肉的发育早于躯干，躯干大肌群早于小肌群发育；整体上大肌群的肌力发育落后于身高 8~10 个月，小肌肉落后 12~16 个月；全身肌肉的充分协调通常到青春后期才逐步完善。

4. 性别特征　以我国汉族学生握力随年龄发育曲线为例显示男女性别差异（图 3-4），对此应在体力活动和运动训练时有正确的对应措施。

三、儿童少年体力活动

按照世界卫生组织（WHO）定义，体力活动（physical activity）是指由骨骼肌收缩产生需要能量消耗的任何身体运动，包括进行工作、游戏、家务、旅游和从事娱乐活动。体力活动不应与锻炼相混淆，锻炼（exercise）属于体力活动的子范畴，是指有计划的、结构化的、重复性的体力活动，目的是改善或维持一种或多种身体部分的体能。中-高强度的体力活动能够促进健康。儿童少年进行体力活动会促进其体能的发育，而体能的发育也会支撑其体力活动状况和水平。

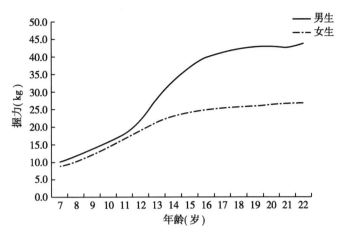

图 3-4
中国汉族男女生握力发育曲线图
（据 2010 年全国学生体质健康资料绘制）

（一）体力活动的作用

目前,体力活动越来越受到重视,越来越多的与慢性非传染性疾病简称慢病的控制联系在起来。有队列研究表明儿童少年时期适当的体力活动可以减少脂肪堆积、提高心肺耐力。

1. 促进心肺和代谢功能　从事较多的体力活动可显著改善心肺及代谢功能健康指标。体力活动可增进青春期前、青春期的心肺健康。

2. 促进肌肉力量发育　儿童少年每周参加 2~3 次强壮肌肉的活动可显著增强肌肉力量。

3. 提高骨矿物质含量和骨密度　WHO 提出每周至少 3 次有目标的负重活动是提高儿童少年骨密度有效的体力活动。儿童少年的骨骼负荷活动可与游戏、跑步、旋转、跳跃等活动结合进行。

全球纵览　WHO 专家对儿童少年体力活动的建议

WHO 推荐了儿童少年 5~17 岁适宜的体力活动量为:每天要累积 60 分钟中、高强度的体力活动;每天超过 60 分钟的体力活动量会提供额外的健康效益;每周应该至少有 3 次增强肌肉和骨骼的活动。

18 岁以上成年人的体力活动推荐量为:应在整一周内至少进行 150 分钟的中等强度身体活动,或在整一周内进行至少 75 分钟的高强度身体活动,或中等强度和高强度活动的等效组合;为了获得额外的健康效益,18 岁以上的成人应将中等强度身体活动增加至每周 300 分钟或同等水平活动;应该在每周有 2 天或 2 天以上的包括主要肌肉群参与的强化肌肉活动。

上述体力活动包括有氧运动、力量型活动、柔韧性锻炼和平衡训练。中等强度的体力活动就强度而言,应是静息强度的 3.0~5.9 倍,就个体能力的相对强度而言,中等强度的体力活动通常是 0~10 级量表中的 5 或 6 级;高强度体力活动应是成人静息强度的 6 倍以上,就个体能力的相对强度而言,高强度体力活动通常是 0~10 级量表中的 7 或 8 级。有氧体力活动师资中等速度进行的、有节奏、强度中等、可持续一定时间的耐力性活动,对增强心肺功能有帮助,如快走、跑步、骑车、跳绳、游泳等。"累积"是指将1天分散进行的多次较短时间的体力活动(如2次活动,每次各30分钟)累加,达到60分钟的活动量的目标。

（二）体力活动不足

1. 全球体力活动不足的现状 WHO 提示全球体力活动不足是全球死亡率的10个主要危险因素之一。儿童青少年目前已成为体力活动不足的高发人群。2012年国际著名医学杂志《柳叶刀》(*The Lancet*)刊登了体力活动研究组的系列有关体力活动的研究论文,研究者描述了来自122个国家的成人(15岁或以上)和来自105个国家青少年(13~15岁)的全球体力活动水平数据,这些数据是使用标准化自我报告手段获得的,目的是通过对人群体力活动水平和趋势的分析制定全球有效的控制非传染性疾病的公共卫生策略。对105个国家和地区13~15岁青少年的体力活动状况分析发现,青少年每天参与中、高强度体力活动不足60分钟者占80.3%(95%CI:80.1%~80.5%);55个国家中80%以上的男童每天参与中、高强度体力活动达不到60分钟,所有国家80%以上的女童每天参与中、高强度体力活动达不到60分钟。研究还发现122个国家中15岁以上的成人有1/3体力活动达不到WHO的推荐标准,女性高于男性(Hallal PC 等,2012)。在我国2010年学生体质健康调研的166 812名汉族学生(小学4年级及以上)的问卷调查中,仅有22.7%的中小学生每日体育活动达到1小时以上。

2. 体力活动不足的危害 已经确定体力活动不足是慢性非传染病(如心血管疾病、癌症、糖尿病等)重要危险因素。在全球范围内,体力活动不足造成疾病负担的情况是:冠心病6%、2型糖尿病7%、乳腺癌10%和结肠癌10%。体力活动不足导致9%的过早死亡率,2008年在全球范围内的5700万例死亡中有530万是由于体力活动不足导致的。体力活动不足除了增加了慢性非传染病的疾病负担,还影响着全球的一般人群健康。与体力活动足够的人相比,体力活动不足的死亡风险增加了20%至30%。如果消除体力活动不足的情况,那么全世界人口的平均期望寿命将延长0.68岁。对我国儿童少年来说,体力活动不足与肥胖超重人群增加和身体素质下降相关。

第三节 儿童少年体成分发育

身体成分(body composition)简称体成分,指人体总重量中不同身体成分的构成比例,属化学生长(chemical growth)范畴。体成分在研究体格发育与健康的关联方面发挥关键的中介作用。

一、体成分模型

（一）二成分模型

体成分最早是二成分模型,认为体成分由体脂重(fat mass,FM)和去脂体重(fat-free mass,FFM)构成(Behnke AR,1942)。体脂重量占体重的百分比称体脂率(body fat percentage,%BF),与去脂体重率(%FFM)相加为100%;%BF 越大,%FFM 相对越小,越倾向于肥胖。去脂体重是在尸体解剖基础上建立的概念,指体重减去乙醚提取脂肪后的重量,包括全身水含量、蛋白质、无机物和糖原等,属代谢活跃组织。在活体则用瘦体重(lean body mass,LBM)一词更适宜。瘦体重既包括去脂体重,还包含组织中的各类基质,后者所含比例分别为男2%~3%、女5%~8%,但在实际应用中,假设瘦体重与去脂体重相等。

（二）多成分模型

在二成分模型基础上分别建立了三成分、四成分(图3-5)。原因是人们发现二成分模型建立在FFM组分恒定不变的假设基础上,容易忽略个体间FFM组分的差异;而三成分、四成分模型不需该假设,故优于二成分模型。但它们不适用于现场操作,因需更强的专业性和较多经济投入,目前在生长发育相关研究中仍主要使用二成分模型。不过,在一些需精确测量体成分的领域(如航天医学、临床诊断),三成分、四成分两类模型的应用日趋广泛。20世纪90年代后,又有学者发展了五成分模型,实现了从分子水平、原子水平、细胞水平、组织水平和系统水平的整合。不过,迄今为止这些研究尚停留在理论和实验室研究上。以活体为对象的研究,若将各类成分区分过细,不仅超出实际需要,也不利于对体成分的宏观认识。

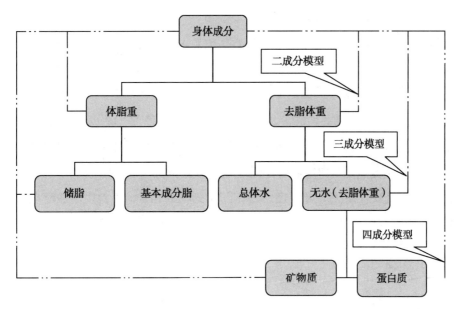

图3-5

体成分中各类模型示意图

二、体成分发育的年龄特征

（一）体脂发育的年龄变化

理论上,体脂是指人体中用乙醚提取得到的纯脂肪。但在实际工作中,通常使用皮脂厚度、双能X线吸收法(DEXA)、双光X线吸收法、CT法、磁共振成像(MRI)法等对局部脂肪组织的测量来推算全身的脂肪量。有学者利用美国NHANES在1999—2004的3个年度测量数据,以肱三头肌和肩胛下角皮褶厚度来推算体脂率(%BF)。其发现男、女童在青春期突增前%BF均上升。男童的增长高峰在11岁,其后下降,青春后期再度持续上升,18岁平均值为17.0%;女童则整个青春期%BF都上升,突增高峰也不下降,18岁时平均为27.8%(Laurson KR等,2011)。我国有学者对6~18岁双生子队列2493人通过

DEXA 法测量体脂,发现男童在 6~12 岁期间%BF 持续增加,青春期开始明显降低;女童青春期前%BF 缓慢上升,进入青春期后快速增长;青春期%BF 的性别差异随年龄增长越来越明显。

（二）瘦体重发育的年龄变化

青春期前,瘦体重随年龄增长而增加,性别差异随年龄增长而扩大。体液是人体内水分,可分细胞外液和细胞内液。从出生到 10 岁,随着肌肉增加,细胞外液占体重的比例减少而细胞内液增加,但总体水则相对稳定。新生儿平均每天消耗、排泄、分泌 600~700ml 体液,占总体液 20%;成人平均每天消耗、排泄、分泌体液 2000ml,占总体液的 5%。儿童肌肉中水分比成人多,伴随年龄增长而相对减少。有研究者用 DEXA 测量儿童少年瘦体重,证实其随年龄增长而增长,女童 13 岁和男童 15 岁为增长高峰年龄,女童的瘦体重增长远不如男童显著。青春期瘦体重的变化主要是含水量逐年减少,然而女童的总体水量仍高于男童;10~18 岁男生总体水占 FFM 的 75%,女生为 77%。蛋白质和矿物质稍增加,其中钙含量比钾含量的增加更明显,同年组男童的总体钙则显著高于女童。可见青春期瘦体重中骨骼成分比非骨骼成分有明显快速的增长。

（三）其他体成分的年龄和性别特征

新生儿期细胞外水占总体水(TBW)比例远高于细胞内的水占 TBW 比例。细胞外水随年龄增长而逐渐浓缩,3 岁时细胞内水所占比重已高于细胞外水,但整个儿童期 TBW 保持相对稳定。10~18 岁时男、女童 TBW 出现差异,男童 TBW 占 FFM 的比例小于女童。男、女童体内钙含量的改变与生长突增关系密切,男童总体钙的均值在 13~14 岁增加达 35%;女童 11~12 岁增加最多(约 40%)。女童骨矿盐的沉积量大约 1/3 发生在青春期开始后的 3~4 年,而男童直到 15~18 岁仍有骨矿盐的沉积,16 岁后男童骨矿盐量的增加更是显著超过女童。进入青春期后骨强度也出现明显性别差异,男童骨膜向外生长,骨膜直径、骨皮质厚度、骨髓质直径都显著增加。女童则因性激素对骨膜外生、骨膜直径等增加有抑制作用,最终使男童骨的大小、重量和强度都显著大于女童。

三、体成分发育的性别特征

大量研究表明,体脂和瘦体重的性别差异在青春期前已显现,证明从生命早期开始,男女性已显示明显不同的发育模式。

（一）体脂发育的性别差异

在婴儿早期,男、女童体脂含量相当,但女童平均皮脂厚度大于男童。青春期前,女童的总体脂、躯干和腹部脂含量均大于男童,男童则瘦体重含量明显高于女童。青春期是体成分发育的重要里程碑,12~13 岁青春发动期开始后男女相反的生长模式更凸显。更重要的是:各成分发育出现量的突增。男童瘦体重增加显著,10~18 岁时其瘦体重中的总体钾含量显著增加,平均比女童多 3mmol/kg;相反,其%BF 随年龄而逐渐减少,女童则皮脂厚度、腰围、%BF 和体脂量等反映体脂的指标都随年龄增长而直线上升,使上述指标值都显著大于同龄男童。有研究者将男女童的体成分发育数据合并,并描述其 0~20 岁期间的体脂指数(FMI)变化(图 3-6)(Wells JC,2007)。可见,在生命早期男女体脂量接近;在儿童期,男、女童体脂的均出现下降;在青春期,女童变化以体脂增加为主,男童并不像女童而是体脂有下降。总体而言,在整个生长发育期(0~20 岁),女性的体脂含量均高于男性,在青春期性别差别更明显。

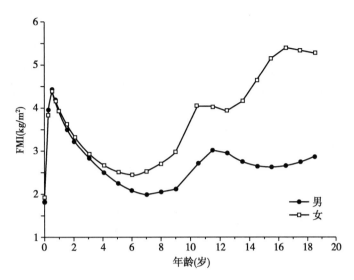

图 3-6

男女童体脂指数（FMI）增龄性变化

注：FMI=体脂重/身高²

（引自：Wells JC，2007）

体脂分布的性别差异在青春期前即有表现。较早研究认为体脂分布的性别二态性要到 5~7 岁才开始，后来的研究认为早在孕晚期，女童就显现出比男童更多的皮下、中心性体脂分布（Rodriguez G 等，2004）。人们原来只知道进入青春期后，男童的睾酮分泌促进肌肉增长，殊不知他们此时的脂肪分布也出现变化，即中心性脂肪增加，使上半身的皮下和内脏脂肪蓄积，形成"苹果样"（男机器人样）体脂分布。女童则因雌二醇分泌促进周围脂肪沉积，导致皮下脂肪臀部在蓄积，形成"梨形"（女机器人样）体脂分布。体成分研究揭示的上述脂肪分布规律，对研究肥胖，尤其是中心型肥胖（腹型肥胖）的形成机制，提供了有力证据。

（二）瘦体重发育的性别特征

男童从生命早期开始就显出更高的瘦体重，故其体重大于同年龄女童。在儿童期，男童仍较女童有明显较多的瘦体重增长。对 5~10 岁儿童 CT 扫描发现，男童肌肉量比女童多 10%。进入青春期后，男童主要表现为瘦体重增加，其中 10~20 岁阶段增量高达 30kg，而女童的瘦体重增量仅为男童的一半。随着近年来性早熟（女性更多）现象增加，瘦体重的性别差异出现时间明显提前。20 世纪 80 年代对英国儿童的调查发现，14~15 岁是男女出现臀部、小腿肌肉量差异的交叉点，如今男童肌肉组织增长的开始时间更提前，而且该性别差异一直持续到成年期。

四、体成分发育的种族差异

不同种族有不同的遗传背景，导致体成分含量的种族差异。

（一）体脂的种族差异

移民流行病学研究比较了美国黑人、白人与西班牙裔儿童，在校正体格大小后，西班牙裔白人体脂率最高；非裔黑人的内脏脂肪含量比欧裔白人低。16~18 岁新加坡华人与荷兰白人比，前者男女

BMI 分别比白人低 3.3±0.4 和 2.7±0.4；相反，在同年龄、同 BMI 条件下男女童的%BF 分别高 5.8%±
0.6%和 6.0%±0.6%。新加坡华人和荷兰白人自青春期开始，体成分的差异逐步明显。在校正年
龄、身高后，前者的体重、BMI 和%BF 比白人高，个体间差异更大。新加坡儿童少年在和荷兰同龄人
比较时，表现出 BMI 水平相对低而%BF 相对高的特征；差异的主要原因是身体构成不同，即与相同
身高、体重的欧裔白人比，华人儿童的肢体肌肉重量较轻、骨骼较纤细，故在相同 BMI 条件下其%BF
明显高于白人。还有其他原因，如青春期的发育状态也受种族差异的影响。通过 DEXA 检测进一步
发现，南亚青少年的腰围、腰-腿围比（waist-thigh ratio）和躯干的%BF 也相对较高，这与其他研究显
示的南亚人的体脂分布比白人有更高的中心性分布倾向相似。

（二）瘦体重的种族差异

不同种族的瘦体重差异较大。有研究者对 114 名来自欧洲、太平洋岛国和印度的青少年通过
DEXA 测量体成分，发现太平洋岛国的人比欧洲白人有更高的骨矿盐质量和骨密度；印度人则相反，
骨质量低于欧洲人，但校正体型后两者间的骨密度相当（Rush E 等，2004）。还有研究提示，在控制
体重、身高、年龄后，中国等亚裔青少年的骨密度、骨矿物质含量与欧洲白人大体相当。近年来，有关
体脂瘦体重比值（体脂/瘦体重）的种族差异研究备受关注，因为临床证据表明：体脂瘦体重比值越
大，发生糖耐量异常、糖尿病、心血管疾病的风险也越大，流行病学分析则提示，不同种族间在体脂瘦
体重比值上的差异与上述慢性病发生的种族差异是一致的。有学者测定居住在加拿大的土著人、华
裔、欧裔、南亚裔的体脂瘦体重比值，经年龄调整后的结果表明：无论男女，南亚裔人都最高，加拿大
土著人次之，华裔最低（Lear SA 等，2009）。见图 3-7。

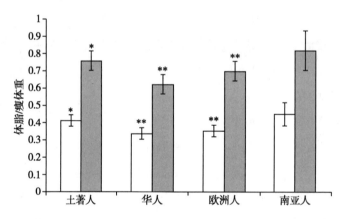

图 3-7

年龄调整的体脂与瘦体重比值在不同种族和性别间的差异

注：白色条图为女性；灰色条图为男性；$^*P < 0.05$，$^{**}P < 0.01$

（引自：Lear SA 等，2009）

研究新知   学龄期儿童体脂分布与心血管结局关系研究

《儿科研究》（Pediatric Research）杂志在 2015 年第 5 期中刊登了一项有关学龄期 BMI
指数、体脂分布与心血管指标关系的研究，该研究来自荷兰"生殖 R 队列研究（Generation R
Study）"，这是一个著名的在荷兰鹿特丹基于人群从早期胎儿生活开始的前瞻性队列研究。

研究在2002年4月至2006年1月,总共有9778名母亲参加,得到父母书面同意后,有8305名儿童参与了6岁的随访研究[中位数:6.0岁(95%范围5.6,7.9岁)],其中6523名(78%)儿童参与了心血管指标的随访测量,4294名(66%有血液样本)。使用双能X线吸收测量法(DEXA)测量全身和区域的体脂百分比(fat mass percentages)。儿童在DEXA台上仰卧位,脱掉鞋子、重的衣服和金属物。体脂百分比(%)通过DXA测量的脂肪量占总体重(kg)的百分比计算。计算了腹部和臀部脂肪比率。使用超声波进行腹部脂肪量测查,用线性(L12-5MHz)探头垂直于上腹部中间的皮肤表面,测量腹膜前和皮下脂肪厚度。采用空腹血样测量了总胆固醇、高密度脂蛋白胆固醇、低密度脂蛋白胆固醇、三酰甘油(甘油三酯)、胰岛素、C肽等指标浓度。项目还测量了血压、身高、体重等指标。

　　结果发现:以BMI水平为条件,高水平的体脂百分比和腹部脂肪与血液中总胆固醇量和低密度脂蛋白胆固醇量、胰岛素和C肽量成正比,与低左心室重量和高密度脂蛋白胆固醇量呈负相关,这些关系在体重不足、体重正常、超重和肥胖的学龄儿童中不同。

　　结果表明,在儿童期对一般性和腹部脂肪量的测量和心血管危险因素的测量,可以独立于BMI进行。与以往只对儿童进行身高、体重等人体测量学相比,这些对脂肪含量等的指标测量可以提供用于识别具有不良心血管特征儿童的附加信息。

(编译自:Gishti O等,2015)

第四节　脑发育

脑是人体结构和功能都最为复杂和精细的器官。人类的脑至少有100亿以上的高度分化的神经元(neuron)和1000亿以上的神经胶质细胞(glia);每个神经元又与其他神经元间发生1万个以上的联系,从而形成复杂的神经网络;在大体解剖上,大脑半球、基底神经节和丘脑、脑干、小脑各有特定的功能,保证日常行为活动与学习、创造。然而,由于研究内容的难度及其技术的复杂程度高,人类对脑的认识还远远不足。加大对脑发育的研究投入,密切关注各相关学科的研究进展,对提高儿童少年身心发育水平、促进身心保健,具有积极作用。

一、生命早期的脑发育

生命早期(从受精卵形成至出生后2年),大脑以惊人的速度生长。胎儿期的最后3个月和婴儿出生后头两年被称作"大脑发育加速期",因为成人脑一半以上的重量都在该阶段获得。婴儿出生时脑的重量是成人的25%,2岁时达到75%。中枢神经系统在孕3周就开始发育,神经胚开始形成,神经管发育并于孕7周闭合;孕6周就形成了3个主要结构即前脑、中脑和后脑;孕2~3个月,前脑发育,面部形成,大脑半球和侧脑室分裂;孕3个月开始,神经元增殖,呈放射状移行至皮质和小脑;孕5个月后,神经组织全面发育,轴突、树突、突触联结形成,神经胶质细胞生长,神经元突出现选择性修剪;0~18个月期间中枢神经系统开始髓鞘化。人类从生命早期到成年脑发育重点见图3-8。

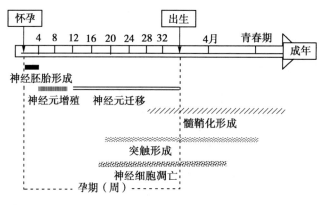

图 3-8

从怀孕到成人脑发育的重点

从孕 7 个月开始到满 1 岁,大脑平均每天增重 1.7g。随着脑重量增加,功能发育随之产生。但大脑各部位并非以相同速度生长。出生时发育相对最完善的区域是脑的低级中枢(皮质下中枢),这些中枢控制着觉醒、新生儿反射和其他生命所必需的功能,如消化、呼吸和排泄。围绕在这些结构周围的是脑皮质的各个脑区,与自主性身体运动、感觉、学习、思维、言语产生等高级智力活动有关。大脑最先发育成熟的部位是初级运动区、初级感觉区,前者控制着诸如挥动胳膊等简单的动作活动,后者则控制视、听、味和嗅等感觉过程。婴儿出生时大脑的这些感觉、运动区域功能良好,故新生儿能对外界刺激做出反射,具有感知运动能力。6 个月时,脑皮质初级运动区的发展已达到可引导婴儿大部分活动的水平,像抓握反射、巴宾斯基反射这样的先天反射将消失,意味着更高级的皮质中枢已能很好地控制那些较初级的皮质下区域中枢。

髓鞘化(myelinization)是大脑功能发育的重要过程。随着脑细胞的分裂、生长,一些神经胶质细胞开始产生被称作髓磷脂的蜡性物质,在单个神经元周围形成一层髓鞘。该髓鞘像一种绝缘体,目的是提高神经冲动的传递速度,使大脑与身体其他不同部分的信息沟通更高效。与神经系统的成熟过程相一致,髓鞘化也遵循一定时间顺序,出生时或生后不久,感觉器官和大脑间的通路已髓鞘化,保障新生儿的感官系统处于良好的工作状态。随着大脑与骨骼、肌肉间通路的髓鞘化完成(遵循头尾模式和近侧模式),儿童开始掌握越来越复杂的动作活动,如抬头、挺胸、伸胳膊、伸手、翻身、站立、行走和跑动。

二、童年期脑发育

2~6 岁儿童脑的重量增加仍较快,6 岁达到成人的 90% 以上。其重量增加的背后是诸如细胞增殖、移行和分化,功能的复杂化和专门化等更深刻的质变。此时,神经突触联系进一步加强,神经纤维髓鞘化从脑干、小脑开始向大脑皮质发展。虽然髓鞘化第一年内进展迅速,但大脑一些区域可能直到 15 岁、16 岁尚未完成髓鞘化,而前额叶的髓鞘化甚至可能持续到 30 岁。例如,能使注意力集中某一物体的网状结构和前额皮质在青春期到来时还未完全髓鞘化,这可能是婴儿、学前儿、学龄儿的注意持续时间短于青少年和成人的原因之一。

7~8 岁时脑神经突触分支变得更密集,神经环路形成增加并复杂化,其额叶增加迅速,前额叶皮质的抑制功能提高,这些都为学习和生活创造了条件。与此同时,其他脑中枢皮质的调控能力增加,使运动的准确性和协调性更强。研究表明,青春期前的脑额叶皮质对皮质下中枢的神经环路联结还不紧密。例如,前额叶皮质(prefrontal cortex,PFC)与腹侧纹状体皮质(ventral striatal cortex)的神经环路的联系还不强,但因边缘系统等皮质下中枢的激活状态低(图3-9),尽管额叶皮质对皮质下中枢自上而下的控制不足,但诸如冒险行为、物质滥用等行为很少出现。

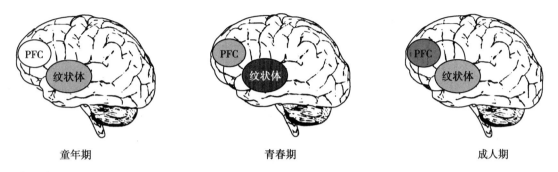

童年期　　　　　　　　　　青春期　　　　　　　　　　成人期

图3-9
腹侧纹状体皮质与前额叶皮质（PFC）在童年期、青春期和成人期相互作用示意图
注：颜色越深反映区域信号强度越大，实线表示 PFC 与腹侧纹状体皮质联系越强（引自：Somerville LH 等，2010）

童年期大脑的可塑性很强。早期经验的严重剥夺、不良教养和生活经历,对儿童脑发育都可造成永久损害;一旦及早采取措施,改善童年期营养、保健、教养环境,早期诊断发育性损伤,给予功能性训练,可较好地修复已损害的功能,显著减少不良预后。

三、青春期脑发育

大脑发育过程有一定的时间顺序。额叶、枕叶的初级感觉运动皮质最先成熟,然后按由后向前的方向,小脑、顶枕叶、额叶皮质下中枢发育接着成熟,最后是与执行功能、注意控制有关的额叶成熟;心理发展和健康状况与脑皮质、皮质下的中枢功能成熟密切关联。

（一）青春期脑结构与功能发育

青春期大脑灰质容积下降,白质容积增大。与此同时,各种特定的脑皮质如额叶、顶叶和颞叶部位等灰质含量下降。原因是由于青春期开始后神经纤维的髓鞘化和突触的修剪作用,使脑灰质密度下降,出现灰质损失,继而出现白质容积增加,神经元功能成熟。脑结构的这一发育成熟过程,与其对应的脑功能成熟相一致(图3-10)。

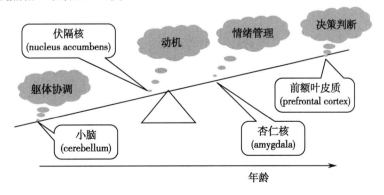

图3-10
脑成熟模式与心理功能发育

青春期大脑成熟存在一定性别差异,女童灰质厚度达峰值的年龄较男童早 1 年,与女童较男童更早进入青春期一致。树突分支作用(dendritic branching)的该性别差异,导致参与计划、组织、执行功能的额叶灰质厚度男女童达到高峰的年龄不同,女童为 11.0 岁,男童为 12.1 岁;女童顶叶灰质的高峰年龄为 10.2 岁,男童 11.8 岁。海马、杏仁核体积的增加也有不同性别模式,海马扩大只发生在女童,杏仁核体积增大只发生在男童。该脑结构差异可能是个体间形成不同的发育轨迹,产生不同的心理行为问题的生理基础。

青春期发生的神经解剖学变化反映了神经元连接的进一步完善,它与青少年认知、情绪功能的提高密切相关。随着青春期第二性征出现,灰质密度在额叶和顶叶有所降低,可见青春期的启动伴随着显著的脑结构性变化(Peper JS 等,2010)。近年来,有关青少年大脑对青春期的性激素波动在不同时期有不同的应答模式这一观点还存在争论,但不可否认的是,青春期发育伴随大脑同步发育,呈动态的、以局部脑区灰质含量降低和全脑白质含量增加为显著特征的、较持久的过程。因此,可以推论睾酮和雌激素在青春中后期大脑结构发育的过程中,扮演着极重要的角色,而黄体生成素(LH)仅仅是反映青春早期的指标。

（二）青春期心理行为问题的神经生物学基础

在青春期前,儿童的额叶、前扣带皮质的认知控制功能还没有成人完善,而皮质下中枢(纹状体、杏仁核等)功能活跃。哈佛大学威尔康乃尔医学院精神病学教授莉亚·H·萨默维尔(Leah H. Somerville)等认为,皮质下中枢与青春期少年的冲动、奖赏反应等有关。前者相当于对冲动、攻击行为的“拉力”,后者则是“推力”,两者发育的不平衡易导致青少年发生冒险行为(risk-taking behavior)和健康危害行为(health risk behavior)。

青春期(尤其早期)大脑多巴胺系统发生了实质性的成熟转变。该系统与社会信息处理能力密切相关。这些能力包括刺激寻求(sensation seeking)和奖赏敏感性(reward sensitivity)增加等,从青春早期开始迅速发展,并于中期达到发育高峰。许多研究表明,部分青少年在青春期罹患严重心理障碍的易感性增加。例如,那些青春期前有高度情绪化倾向的个体,在青春早期或生长突增高峰阶段,罹患心理障碍的风险显著增加,原因就来自这些少年脑发育的异常与青春发动时相间发生交互作用(Graber JA 等,2010)。然而,因为对脑发育的个体差异研究相对较少,故迄今为止对神经系统发育进程的个体差异,对青春发动时相与青少年心理病理症状和行为问题间关联的中介/调节效应尚难做出判定。

大脑皮质成熟的时间顺序与心理行为发育相一致,即个体较早进入青春期,但社会认知及应对能力的准备还不充分,形成身心发育的失匹配(mismatch)状况。研究表明,大脑奖赏环路与抑郁症状有一定关联,如纹状体的反应性与抑郁症状呈负相关,而内侧前额叶皮质(medial prefrontal cortex,mPFC)反应性与抑郁症状呈正相关。有研究结果认为,青春发动提前的青少年,较晚熟者纹状体反应性较低,而 mPFC 反应性较高(Forbes EE 等,2010)。这一初步结论可在脑结构水平上解释为什么青春发动提前者有较高的抑郁发生率。可预见的是,伴随脑科学的研究进展,人类将逐步阐明青春期前额叶皮质执行功能、皮质下中枢如伏隔核(nucleus accumbens)等的动机与奖赏机制、杏仁核的情绪调节功能、性激素对脑的重建机制等,从而为预防、干预青少年心理问题,促进其心理健康奠定基础。

深度了解　青少年大脑内侧前额叶皮质和自我意识情绪的出现

　　为了探讨大脑社会情感体系与青少年社会评价之间的关系,美国哈佛大学和斯坦福大学的利亚·H·萨默维尔(Leah H. Somerville)等以健康的儿童、青少年和成年人为研究对象,使用功能性磁共振成像(fMRI)、自评调查表、情绪实验、皮肤导电系数测量等方法,在受试者完成设计的指定任务时,采集他们的行为、自主和神经反应数据。

　　研究发现:青少年群体同伴积极关注足以诱发自我意识情绪,并且诱发的自我意识情绪明显高于儿童和成人;自主唤醒尤其表现在青少年群体中,社会评价任务引起自觉情感(如:增加的尴尬等级)和在青少年中的生理唤起,尴尬等级评估峰值年龄为 17.2 岁(见图 3-11);功能性活动在青春期(相对于童年)内侧前额叶皮质(mPFC)有高的参与度并持续到成年期;在整个大脑连通性分析中发现了在评估中 mPFC 和纹状体之间的选择性功能耦合,这种选择性功能耦合在青春期(相对于童年)更明显并持续到成年。

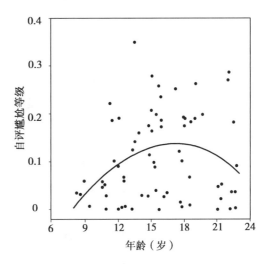

图 3-11
尴尬评级年龄特征

　　mPFC 和纹状体-内侧前额叶皮质的应急连通是相一致的,这被认为是促进青少年积极的社会行为。

　　研究结果显示,青少年的自我意识与对社会情感过程中起关键作用的大脑系统的灵敏度相关,而这种灵敏度依赖于年龄大小。此外,这些行为模式与青春期 mPFC 与纹状体独特的交互作用可能为社会评价情境对青少年行为的影响提供作用机制。

（引自:Somerville LH 等,2013）

（张　欣）

【思考题】

1. 参考已经学习的生长发育规律内容,描述身体发育的特征。
2. 阐述体格、体能和体力活动的关系及对儿童生长发育的意义。
3. 总结体力活动对儿童少年健康的意义,试拟定一个提高儿童少年体力活动水平的方案。
4. 描述儿童少年身体成分中重要成分的发育特征,结合本章第三节的研究案例讨论其与儿童少年身体健康的关系。
5. 总结出在不同年龄阶段脑发育的关键特征。

第四章

儿童少年心理行为发育

（Psychological and Behavior Development in Children and Adolescents）

【学习聚焦】 明确儿童心理行为发育的相关概念,了解各年龄段儿童的认知、语言、情绪情感、个性及社会化发育过程和发育特征,描述和解释儿童认知和情绪情感发育阶段、语言习得的相关理论,讨论儿童个性、自我意识和社会化发展的过程及其相互关联。

心理行为发育（psychological and behavior development）是指从受精卵开始到出生、成熟,儿童心理和行为特征的变化过程,包括认知、语言、情绪情感、人格和社会化适应等多个方面。儿童少年的心理行为发育是一个非常复杂的过程,每一个年龄阶段都表现出不同的心理行为发育特征,既表现出连续性又表现出发育的年龄阶段性。在整个发育过程中,脑发育是各种心理行为发育的物质基础。儿童少年心理行为发育的总趋势是从简单到复杂、从低级到高级的上升过程,各种心理过程和行为特征相互联系、相互影响、共同发展。

第一节　儿童少年认知能力发育

认知（cognition）一般指认识活动或认识过程,是大脑反映客观事物的特征、状态及其相互联系、并揭示事物对人的意义与作用的一种高级心理活动。认知发育与脑的形态变化、脑的功能发育有密切关系。认知能力主要包括感知觉、记忆、注意力及思维等方面。

一、认知发展理论

认知发展是指个体自出生后在适应环境的活动中,对事物的认知及面对问题情境时的思维方式与能力表现,随年龄增长而改变的历程。认知发展理论是著名瑞士心理学家让·皮亚杰（Jean Piaget）所提出的,被公认为20世纪发展心理学上最权威的理论。皮亚杰把儿童的认知发展分为四个阶段:感知动作阶段、前运算阶段、具体运算阶段、形式运算阶段。见表4-1。

二、感知觉发育

感知觉（sensory perception）是人脑对当前作用于感觉器官的客观事物的反映。感觉（sense）是对事物个别属性的反映,依赖于个别感觉器官的活动,可分为视觉、听觉、嗅觉、味觉和触觉五种。知觉（perception）是人对事物整体属性的综合反映,是在感觉的基础上发展起来的,依赖多种感觉器官。知觉可分为时间知觉、空间知觉和运动知觉。在人类的认知能力中,感知觉是最先发展而且发展速度最快的,是人类所有认知活动的基础。儿童通过感知觉获取外界的信息并适应周围的环境,进而促进儿童认知能力的发展。

表4-1　皮亚杰认知发育的阶段理论

阶段	年龄	行为特征
感知运动阶段	0~2岁	主要通过感觉动作来认识外部世界,个体认知离不开动作,这是人类智慧的萌芽阶段。按照发育顺序,此阶段包括了反射练习、动作习惯、有目的的动作、图式的协调、感觉动作和智慧综合等六个时期。
前运算阶段	3~7岁	由于语言的掌握,儿童可以利用表象符号代替外界事物,进行表象思维。虽然此阶段儿童在形式上有明确的逻辑过程,但因为他们无法摆脱自我中心,因此思维具有刻板性和不可逆性。
具体运算阶段	8~11岁	可以进行完整的逻辑思维活动,但他们的思维活动仅限于比较具体的问题,还不能对假设进行思维。思维具有可逆性和守恒性。
形式运算阶段（逻辑运算阶段）	12岁至成人	能作出假设,已经能对事物进行非常抽象的、系统的、稳定的逻辑思维。思维具有全面性和深刻性。

（引自：李晓捷.人体发育学.2版.北京：人民卫生出版社,2013）

（一）视觉

儿童的视觉发育与体格、智力、情感发展密切相关,婴儿通过将视觉信息传入大脑,理解周围世界,获取周围环境的信息。2个月左右的婴儿视觉集中明显形成,视线首先集中在活动或色彩鲜明发亮的物体上,尤其对人脸容易产生视觉集中,并能追视水平方向运动的物体,也能通过目光接触与家长交流。4个月左右的婴儿开始对颜色有分化反应,出现辨色视觉。6个月以前是视力发展的敏感期,在环境的刺激下,视力和立体视觉都逐渐发育,到6~8个月龄,婴儿可与成人一样看到周围世界,并可有目的的用手抓物。到了7~10个月,观察能力提高,可区别生人和熟人。2~3岁已能正确辨别红、黄、绿、蓝四种基本颜色并出现双眼视觉。

视觉系统功能出生后3年内基本发育成熟,但双眼视功能发育还要持续3~8年甚至更长时间。因此,到了学龄期,儿童眼的结构发育基本完成,进入功能发育的敏感期,容易受内外因素影响,其中,屈光状态的变化最为显著,学习等近距离用眼负担增加,容易产生视觉疲劳,而导致近视的发生。

（二）听觉

与视觉发育不同,出生时婴幼儿的听觉器官发育基本成熟,因此,正常新生儿的听觉能力已发育良好,不仅能够听见声音,而且还能区分声音的频率、强度和持续时间。婴儿对音乐的感知很早就表现出来,5个月的婴儿已经能感知音乐旋律的变化。在适宜的环境刺激下,儿童的听觉能力随着年龄的增长而提高,能够辨别声音来源和逐渐区分语音,幼儿到2岁以后,听力已经很灵敏,几乎达到成人水平,并能够判断声响的发生方位,对声音节奏的变化已经相当敏感,常常能表现出跟随音乐节拍的身体运动。学龄初期儿童比学前儿童的听觉感受性随着年龄的增长而不断发展,听觉能力在音调辨别、言语听觉、语音听觉和听觉敏感等方面明显提高。4~7岁的儿童对纯音的听觉阈限要比成人高2~7分贝,对声音敏感性的增长要一直持续到10岁左右;而到了青少年时期,听觉能力已基本达到稳定水平。

（三）嗅觉

新生儿的嗅觉与成人一样敏感，出生时嗅觉发育已比较成熟，能表现出对不同气味的反应。对气味的特殊表现与母亲有关，能闻出母亲独特的气味，并据此判定最亲密的抚养者。对刺激性小的气味没有反应或者反应较弱，但对强烈的气味能表现出不愉快的情绪，可屏气或啼哭。7~8 个月婴儿嗅觉逐渐灵敏，能分辨出芳香的气味，而到了 2 岁左右，已经能很好地辨别各种气味。

（四）味觉

味觉在儿童时期最发达，以后逐渐衰退。婴儿刚一出生就表现出明确的味觉偏爱，出生仅 2 小时的新生儿就能够分辨出甜、酸、苦、咸等多种味道，4~5 个月的婴儿对食物的任何改变都会表现出非常敏锐的反应，喜欢甜味，拒绝吃不喜欢的食物。6 个月~1 岁，幼儿在这一阶段味觉发展最灵敏。

（五）触觉

在五种基本感觉中，触觉是人体发展最早、最基本的感觉。触觉在胎儿期已开始发育，到新生儿阶段触觉发育已经高度敏感，尤其在嘴唇、手掌、脚掌、前额和眼睑等部位特别敏感。触觉是婴儿认识世界的主要手段之一。对婴儿的抚触就是通过对触觉的刺激，增强婴儿触觉的敏感性，加强对外界的反应，促进其发育。2~3 岁的幼儿能很好地辨别各种物体的不同属性，如软的、硬的、冷的、热的、粗糙、光滑等。5~6 岁时皮肤觉分辨的精细度逐渐提高，在学龄前期已逐步趋于完善。

（六）知觉

婴儿在 3 个月时具有了分辨简单形状的能力，6 个月以前的婴儿能够辨别大小，9~12 个月以前的婴儿能够知觉形状。深度知觉在婴儿早期就已经具备。美国心理学家埃利诺·吉布森（Eleanor Gibson）和理查·沃克（Richard Walk）1960 年的"视崖"实验（visual cliff experiment）让婴儿的母亲想办法哄婴儿爬过视崖深浅两个部分，从而测查他们的深度知觉，结果多数婴儿只能爬过浅的部分，没有越过"悬崖"，说明婴儿早期就已经具备了深度知觉（图 4-1）。这些空间知觉的产生，是婴儿视觉、听觉、动觉、平衡觉等多种感官功能协调的结果。

随着感觉功能的完善促使幼儿的感知觉进一步发展，主要表现为，在空间知觉上辨别形状的能力逐渐增强。3 岁幼儿一般能辨别圆形、方形和三角形，4~5 岁时能认识椭圆形、菱形、五角形等；3 岁儿童能辨别上、下方位，4 岁儿童能辨别前、后方向，5 岁儿童开始能以自身为中心辨别左、右方位。但是，在时间知觉上，其发展水平仍然较低，仅有了初步的时间观点。4~5 岁儿童开始使用标志时间的词语，如"早上""晚上""今天""昨天""明天"。6 岁儿童掌握了"周""月""年"等时间概念。

学龄期儿童的视觉感受性和听觉感受性会

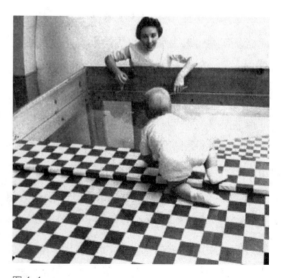

图 4-1
"视崖"实验

随着年龄的增长而不断发展。视觉方面对不同的颜色和同一颜色的色度差别感受增强。听觉能力在音调辨别、言语听觉、语音听觉和听觉敏感等方面提高明显。学龄期儿童的空间知觉、方位知觉、距离知觉和时间知觉都有很大进步。有研究表明,7~9岁儿童能初步地掌握左右方位的相对性,9~11岁儿童能比较灵活地掌握左右概念,完全掌握了左右的相对性。5岁儿童的时间知觉不准确、不稳定,还不会使用时间标尺;7岁儿童开始学会使用时间标尺,但主要是外部的时间标尺如钟表;8岁儿童开始能主动地利用时间标尺,时间知觉的准确性和稳定性开始接近成人。

三、注意力及记忆力的发展

注意(attention)是心理活动对一定对象的有选择的集中。注意并不是一种独立的心理过程,是人们获得知识和提高工作效率的必要前提。注意是认知过程的开始,可分为无意注意和有意注意。无意注意自然发生,不要付出努力,而有意注意是自觉的、有目的的注意,需要一定的努力。而记忆(memory)是人脑对过去经验的反映,包括识记、保持和再现(回忆和再认),需经历感知觉记忆、短时记忆和长时记忆三个阶段。

(一)注意力的发展

新生儿期就有注意,大的声音或者明亮的物体会引起视线的片刻停留,这种无条件定向反射是最原始的初级注意。婴幼儿时期无意注意有了进一步的发展。6个月前婴儿的注意主要表现在视觉方面,6个月以后的婴儿的注意迅速发展,不仅表现在视觉方面还表现在吸吮、抓握、够物、操作和运动等日常感知活动中。1~3岁幼儿的注意时间逐渐增长,18个月龄对有兴趣的事物只能集中注意5~8分钟,2岁能集中注意10~12分钟,3岁开始出现有意注意,能注意观察周围环境的变化并与认知过程结合。

学龄前儿童依然以无意注意占优势,注意的稳定水平还很低,注意时间短、容易分散,注意的范围小,带有情绪色彩。强烈的声音、鲜明的颜色、突然出现的刺激物或事物都容易引起儿童的无意注意。在整个学龄前期,对象的新颖性都对引起注意有重要的作用。5岁左右能够独立控制自己的注意,5~7岁时集中注意的时间平均约15分钟,5岁后能够注意事物的内部状况和因果关系。学龄前儿童的有意注意多数情况下是在成人的要求下发展的,并且在一定的活动中实现。让儿童完成一些既具体又明确的实际活动任务,有利于有意注意的形成和发展。

儿童进入小学以后,有意注意进一步发展,但低年级儿童的注意仍然带有情绪色彩,任何新异刺激都会引起他们的兴奋,分散他们的注意;到了中高年级,情绪比较稳定,注意的情绪特点也没有低年级那样显著,因此,学龄期儿童注意的稳定性随着年龄的增长而增强,注意集中的时间也随之提高。通常,7~10岁儿童的注意集中时间约20分钟,10~12岁约25分钟,12岁以上儿童约30分钟。此外,由于学龄期儿童思维的具体性,在一些复杂事务面前,不能很好地发现事物间的联系,因此他们的注意范围较成人更狭窄。而且,儿童往往不善于分配自己的注意,到小学高年级甚至初中后,才能慢慢学会注意的分配,注意的转移也因人而异,易受客体的兴趣性和强度制约。

青少年期有意注意有了更大发展,注意的集中性和稳定性也不断增长,稳定性大概能维持40分钟,能根据预先提出的目的和任务随意地、较长时间地将注意力转向特定的活动和对象,且注意的范围、分配和转移能力也不断提高,16~18岁,学习技能的提高使注意分配能力基本达到成人水平。

(二)记忆力的发展

婴幼儿时期是记忆迅速发展的第一个时期,条件反射的出现是记忆发生的标志。此期机械记忆占主导地位。3岁以前儿童的记忆主要以无意识记为主,记住快、忘记也快,不够精确,往往容易记住令他们感兴趣、能带来鲜明印象的事物。个体的记忆根据发育顺序,动作记忆出现最早,6个月左右出现情绪记忆,能区分熟悉的人和陌生的人,表现出明显的"认生"特点;1岁时可再认相隔几天到十几天的事物,并开始在行动中表现出初步的回忆能力。

与婴儿期相比,幼儿的记忆容量增加显著,但记忆是以无意识记为主,有意识记成分在逐渐增加。2岁后,有意记忆萌芽,幼儿可记住一些简单的指令,还可记住儿歌,故事等,但此时的记忆还带有很大的无意性。一般3~4岁的幼儿逐渐发展有意识记,以成人提出的记忆任务为主;到5~6岁,记忆的有意性发展开始明显,开始形成记忆策略,可运用简单的记忆方法来帮助记忆。有意识记的出现和发展是儿童记忆发展的重要标志。

进入学龄期以后,由于系统学习需要记住大量的东西,此时的记忆发生了质的变化。儿童期记忆发展的特点是:①有意识记超过无意识记成为记忆的主要方式;②意义记忆在记忆活动中逐渐占主导地位;③抽象记忆的发展速度逐渐超过形象记忆的发展速度。10岁以后记忆策略逐渐稳定发展。

青少年记忆的整体水平处于人生的最佳时期。有意识记日益占主导地位,机械记忆和意义识记所占比重发生逆转,尤其是高中阶段。进入青少年期以后对抽象材料的记忆能力也明显增强,对词、抽象图形的再认能力达到高峰。

记忆在人类的信息加工过程中起着重要的作用,为复杂的认知活动提供丰富的素材。外部信息先输入感觉记忆,之后会重新编码进入短时记忆,短时记忆可以被看作是一个缓冲器,也可以被看作是信息进入长时记忆的加工器。长时记忆是一个真正的信息库,当信息被需要时又能提取到工作记忆中。可以说,在人类主动的执行控制作用下,记忆担当着人类整个信息加工中的重要角色。图4-2简单描绘了人类信息加工系统的基本模式。

四、思维和想象能力发展

思维(thinking)是人脑对客观事物间接、概括的反映,能够认识事物的本质和事物之间的内在联系,属认知的高级阶段。想象(imagine)是对已有的表象进行加工改造,形成新形象的过程。思维是想象的基础。

(一)思维能力的发展

婴儿期阶段的思维是依靠感知觉和动作来完成的,出生后几周的婴儿通过积累和组织从周围环境学习的知识,思维便开始产生。1岁以后开始出现一些概括和间断性的思维萌芽。婴幼儿时期的思维主要是直觉行动思维,是指婴幼儿在动作中进行的思维。婴幼儿在进行这种思维时,只能反映自身动作所触及的具体事物,而不能离开动作,在感知和动作外思考。语言的产生使思维发展成为可能,2.5~3岁幼儿,思维虽然仍然依赖于直观动作,但已可以明显看到词语对思维的调节作用,思

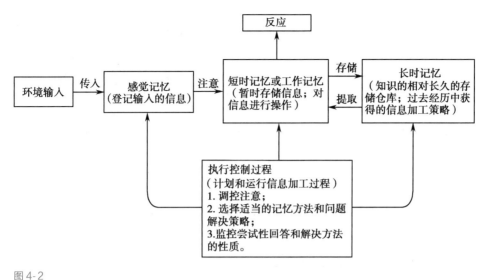

图 4-2

人类信息加工系统示意图

（引自：邹泓，等译. 发展心理学. 北京：中国轻工业出版社，2005）

维体现出最初的"概括性"，此时是儿童从直观行动思维向具体形象思维转化的关键阶段。

整个学龄前阶段，是从直观行动思维向具体形象思维再向抽象逻辑思维方向发展的，其中占主导地位的是具体思维。儿童的思维特点直接受所感知事物的特征影响，其思维方式主要是凭借事物的表象或具体形象的联想而进行。此期儿童思维的另一特征是"自我中心"思维，看待事物完全从自己的角度出发，随年龄的增长，开始从他人的角度思考，4~5 岁儿童即可意识到自己内心的愿望，也能理解他人的愿望，5~6 岁可进行简单的抽象思维和推理。

学龄期儿童思维的基本特点是从具体形象思维逐步过渡到抽象逻辑思维，这是思维发展过程中质的变化。但这种抽象逻辑思维在很大程度上仍然是直接与感性经验相联系，带有很大的具体形象性。儿童通常只能利用某些已经理解的事物的特征或属性进行概括，而不能充分利用包括在某一个概念中的所有特征或属性。这个时期儿童思维的发展主要包括概括能力和推理能力的发展。概括能力的发展指从对事物外部感性特征的概括逐渐转为对事物本质属性的概括；推理能力指由一个判断推出另一个判断的思维形式。在此期，儿童推理能力的演绎推理能力、归纳推理能力、类比推理能力都逐渐发展起来。

青春期少年思维能力有很大发展，抽象逻辑思维在青少年的思维中逐步处于优势地位，不再受具体事物的限制，思维更具有灵活性，能够理解各种抽象的概念，并获得更多增长新知识的机会。此外，逻辑推理能力加强，他们可以想象尚未成为现实的种种可能，形成假设并根据假设进行推理，具备系统解决问题以及假设性演绎推理的能力。随着认知的进一步发展，其思考问题、解决问题和分析操作能力都得到加强。

人类的思维活动是揭示事物本质特征及内部规律的理性认知活动，包括分析综合、比较、抽象概括、系统化和具体化等程序，它贯穿于人的整个认知过程当中。认知过程是高级的脑功能活动，基于大脑复杂的信息加工网络。目前，人类还远远没有清楚大脑在整个认知加工和信息整合方面的具体机制，因此，各国的科学家从分子、细胞、全脑和行为等不同层次与计算机和神经信息技术相结合，期待能够从中找出大脑在获得、存储、处理、加工和整合信息过程中的奥秘,更加深入了解人类大脑的功能。

 全球纵览　多国积极开展"人类脑计划"

"人类脑计划"由瑞士洛桑联邦理工学院科学家亨利·马克拉姆(Henry Markram)于2013年发起,其目标是利用现代化信息工具,使神经科学家和信息学家能够将脑的结构和功能研究结果联系起来,将不同层次有关脑的研究数据进行检索、比较、分析、整合、建模和仿真,绘制出脑功能、结构和神经网络图谱,从而解决当前神经科学所面临的海量数据问题,从基因到行为各个水平加深人类对大脑的理解,达到"认识脑、保护脑和创造脑"的目标。自该计划提出后,其他国家纷纷提出各自相关脑研究计划,但研究方向的侧重点及进展各异。

2013年4月2日,美国总统奥巴马也宣布启动"创新性神经技术大脑研究"计划,引起了更多的关注。该计划旨在绘制出显示脑细胞和复杂神经回路快速相互作用的脑部动态图像,研究大脑功能和行为的复杂联系,了解大脑对大量信息的记录、处理、应用、存储和检索的过程,改变人类对大脑的认识。最终目的是产生对脑功能障碍的认识,帮助研究人员找到治疗、治愈甚至防止老年痴呆症、创伤性脑损伤等脑部疾病的新方法。

2013年欧盟推出了15个欧洲国家参与、预期10年由欧盟及其成员国资助的"人类脑计划"。欧盟人类脑计划的目标是开发信息和通信技术平台,致力于神经信息学、大脑模拟、高性能计算、医学信息学、神经形态的计算和神经机器人。但其更加侧重通过研究脑连接图谱借用超级计算机技术来模拟脑功能,以实现人工智能。

为加快中国脑科学研究,国家"十三五"规划纲要将"脑科学与类脑研究"列为"科技创新2030——重大项目",也被称为中国"脑计划"。中国"脑计划"分两个方向:以探索大脑奥秘、攻克大脑疾病为导向的脑科学研究和以建立和发展人工智能技术为导向的类脑研究。各领域科学家提出了"一体两翼"的布局建议,即以研究脑认知的神经原理为"主体",研发脑重大疾病诊治新手段和脑机智能新技术为"两翼"。目标是在未来15年内,在脑科学、脑疾病早期诊断与干预、类脑智能器件三个前沿领域取得国际领先的成果。

(二)想象能力的发展

想象是随着语言的发展而产生的。1~2岁的婴幼儿出现想象的萌芽,主要是通过动作和口头言语表达出来;3岁时,随着经验与言语的发育,逐渐产生了具有简单想象的游戏。但这种想象是没有目的性的,比较零散,内容简单。

学龄前儿童已具有丰富的想象力。3~4岁时想象力迅速发展,但基本是自由联想,内容贫乏,数量少。5~6岁的儿童有意想象和创造想象的内容进一步丰富,有情节,新颖程度增加,更符合客观逻辑。学龄前儿童的想象力集中表现在游戏活动中,在游戏时有意想象水平较高,而非游戏时的想象水平较低。

学龄期儿童的想象能力有了很大发展。想象的有意性、目的性逐渐增强。想象的创造性成分逐渐增大。随着抽象逻辑思维能力的发展,不但再造想象更富于创造性,而且以独创性为特色的创造想象也日益发展起来,同时想象的现实性逐渐提高。

青少年的想象能力随着教学活动的深入,得到进一步发展,主要表现为:有意想象占主要地位,创造想象日益占有优势地位,再创想象能力变得更加独立、概括和精确,想象内容更加复杂,抽象概括性和逻辑性更高。

五、儿童少年语言能力发展

语言(language)是人类社会中客观存在的现象,是一种社会上约定俗称的符号系统,是由词汇(包括形、音、义)按照一定的语法所构成的。语言是个体认知发展到一定阶段的产物。以最初的认知发展为前提,是儿童的认知能力与现实的语言环境和非语言环境相互作用的结果。语言习得的标志就是能借助这门语言进行思维和认知活动,即思维和语言的紧密结合,因此,语言是儿童与外界交往,促进身心发育的重要工具,语言在帮助儿童建立概念、指导思维、控制行为、帮助记忆、调节情绪等方面发挥着极其广泛的作用。儿童青少年的语言发育可以大致划分为以下不同的阶段。

(一)前言语阶段

在婴儿掌握语言之前,有一个较长的言语发生的准备阶段,称为"前言语阶段"(prespeech stage)。一般是指从婴儿出生到第一个有真正意义的词产生之前的这一时期。在这一阶段里,婴儿的言语知觉能力、发音能力和对语言的理解能力逐步发生发展起来,出现了"咿呀学语"(6~10 个月)和非语言性的声音与姿态交流现象等。第 9 个月起,咿呀学语达到高峰,此时婴儿能发出同一音节的不同声调,并开始模仿成人的发音,多数婴儿在 10~14 个月时说出第一个词语,婴儿在发音的过程中逐渐理解语言。

(二)语音的发展

婴儿从最初的哭声分化出单音节音,然后是双音节音和多音节音,最后是有意义的语音(词语)。0~4 月婴儿主要是单音节阶段,4~10 个月是多音节阶段,11~13 个月是学话萌语阶段,能正确模仿成人语音,并能与某些特定事物联系,产生最初的词语。3~4 岁儿童处于语音的扩展阶段,这个时期易于学会当地语言。4 岁以后儿童的言语发音已经按照民族或者本地区语言习惯逐渐稳定,再学习新的语音时出现困难。4 岁以后儿童逐渐产生语音意识,对自己的发音很注意,并且喜欢评价成人的发音。

(三)词汇和语法的掌握

婴儿在 11~13 个月之间讲出的第一个能被理解的"真正的词",标志着言语的发生。10~15 个月间一般每月平均增加 1~3 个新词,18 个月以后的婴儿掌握新词的速度提高到每月 25 个,这种掌握新词的速度猛然加快的现象,被称为"词汇激增"或"词语爆炸"现象。19~20 个月末时,幼儿逐渐进入双词语阶段。2~3 岁儿童所说的句子逐渐加长,并能出现三四个词的句子。20~30 个月是婴幼儿基本掌握词法和句法的关键期。3 岁时已经基本能够表达完整的句子。

学龄前儿童的词汇数量增加、词汇内容丰富、词类范围扩大、积极词汇增加。在游戏、学习和日常生活不断丰富的基础上,在与小伙伴及成人交际的范围日益扩大的情况下,言语能力进一步迅速发展。这一时期是一生中词汇量增加最快的时期。研究表明,中国儿童 3 岁的词汇量为 1000 个,4 岁时为 1730 个,5 岁时为 2583 个,6 岁时为 3652 个,其中 3~4 岁的增长速度最快达 73%。此外,词类的范围不断扩大,逐渐学会了代词、形容词、副词等修饰语。

儿童在掌握词汇的同时也开始学习语法,学前时期是儿童学习转换语法规则的时期,口语表达能力也得到发展。1.5~3 岁句子从简单句逐渐发展为复杂句,3 岁复合句明显增加,儿童基本上都是使用完整句,4 岁时会说较多复杂的语句。儿童最初只掌握陈述句,逐渐开始掌握疑问句、祈使句、感叹句等。并且开始学会使用一些修饰语。到他们进入学校的时候,儿童已经掌握了母语中大多数语法规则,并且能说出各种复杂的、像成人一样的言语。随着年龄的增长,儿童词汇量的迅速增长,学龄儿童可以说出更长的句子和更复杂的语法结构,而且能够自由地选择性地运用同义词等。

(四)口头表达能力的发展

学龄前儿童出现的一种常见的语言现象是自言自语,这是儿童语言发展过程的必经阶段,一般有游戏语言和问题语言两种形式。3~4 岁时出现边活动边自言自语的游戏语言。4~5 岁儿童在遇到困难产生怀疑时出现自言自语的问题语言。3 岁前幼儿言语表达具有情境性特点,想到什么说什么,缺乏条理性、连贯性。随着年龄增长连贯言语比重上升,连贯言语使儿童能够独立、完整、清晰地表达自己的思想和感受。口语表达的发展有利于内部言语的产生,内部言语是儿童思维能力提高的重要基础。

入小学以后,儿童的语用能力有很大提高,主要体现在:①儿童在跟别人会话中能对自己的见解做更详细的叙述,以帮助对方确切地了解自己的意思;②儿童在与别人会话时能够更加有效地运用策略,渐进委婉的表达,使他人逐渐接受自己的要求;③语用能力的发展和表现在对他人言外之意的理解上,包括对习语、暗示、间接指令、间接请求、隐喻、夸张、反语等;④能够维持会话活动的时间长度,维持会话主题能力也逐渐增强。

此外,在教学与生活实践的过程中,内部语言逐渐发展起来。内部语言的发展大体经过三个过程:一是出声思维时期;二是过渡时期;三是无声思维时期。学龄期儿童的内部语言得到迅速发展,自言自语逐渐减少,转化为积极的独立思考。内部语言的发展在各个时期,都在不断发展和完善。

(五)书面语言能力发展

一般来说学龄前儿童只能运用口头言语,还没有掌握书面语言。儿童真正掌握书面语言,是从入学学习以后才开始的。书面语言的掌握一般要经过识字、阅读和写作三个过程。识字是儿童从口头语言过渡到学习书面语言最基本的环节,也是阅读和写作的基础。低年级小学生一般只会朗读,随着年龄的增长,词汇量增多,内部言语的发展,儿童逐渐从朗读过渡到默读,速度也逐渐提高。小学生的写作能力发展一般经历口述阶段-过渡阶段-独立写作阶段。在掌握书面语言的情况下,儿童才逐步有意识的掌握语法范畴和语法规律,并自觉地组织自己的语言,这就使儿童的语言逐步规范化,也使儿童的语言发生了新的质的变化。

扩展阅读　　在语言习得上的三个主要理论观点

1. 先天决定论　这一理论强调语言为先天获得机制,否认环境和学习是语言获得的因素。语言学家艾弗拉姆·诺姆·乔姆斯基(Avram Noam Chomsky)认为,儿童的言语发展虽然与强化模仿有关,但更重要的是,儿童有掌握语言的内在倾向,或者说具有天生的语言能力。他设想人类有一个天生获得语言的体系,称其为语言获得装置(language acquisition device,LAD),这是一个与生俱来的语言处理器,由言语输入激活。儿童在倾听语言时,只要他已经获得足够的词汇,就可以通过语言获得装置将单词组合成新的、受规则限制的言语。

2. 环境论　这一理论强调环境和学习对语言获得的决定性影响。它包括以下几种学说:①模仿学说。社会心理学家弗劳德·亨利·奥尔波特(Floyd Henry Allport)认为儿童的语言只是成人语言的简单翻版。儿童心理学家葛洛佛·怀特赫斯特(Grover J. Whitehurst)等认为儿童学习语言并非是对成人语言的机械模仿,而是有选择的模仿。模仿者行为和示范者行为的关系,在时间上既不是即时的,在形式上又非一对一的。②强化学说。伯尔赫斯·弗雷德里克·斯金纳(Burrhus Frederic Skinner)认为,语言行为与其他行为一样,是通过操作性条件反射学得的,他强调成人的选择性强化对儿童言语学习的作用。从20世纪60年代开始,强化论受到越来越多的批评,因为该理论不能充分说明儿童理解和使用语言时的惊人的发展速度;更重要的是,它只是强调外部影响,忽视了儿童是一个积极的主体。

3. 环境与主体相互作用说　让·皮亚杰(Jean Piaget)认为,儿童的认知结构是言语发展的基础;言语发展同认知结构一样是通过遗传和环境等相互作用而实现的,言语发展同认知能力发展同步。皮亚杰认为,儿童不是通过被动模仿来掌握造句的规则,他们在造句中不仅有概括性的同化作用,而且还有创造性作用。

（引自:李维.心理学百科全书.杭州:浙江教育出版社,1995）

第二节　儿童少年情绪情感发育

情绪(emotion)是客观事物是否符合人的需要而产生的态度体验,反映客观事物与人的需要之间的关系。情感(emotional feeling)则是与人的高级社会性需要满足与否相联系的态度体验,是在社会交往的实践中逐渐形成的,如友谊感、道德感、美感和理智感等,这是人类独有的一种情绪状态。情绪情感在儿童少年生活和整个心理发展中占重要地位,在儿童少年认知、行为、社会关系、个性形成与发展中都起着非常重要的作用。

一、情绪情感的发育阶段

（一）婴幼儿情绪情感发育

婴幼儿期的情绪反应与其生理需要是否得到满足有直接的关系。愉快和不愉快,是新生儿最初的情感分化。哭是儿童最初的原始情绪反应之一。儿童的哭逐渐分化为因饥饿、寒冷、疼痛、恐惧成人离开、焦虑等不同原因引起的哭。笑,婴儿初生就有笑,是积极情绪的反应,是婴儿与人交往的重要手段,可分为自发性微笑和社会性微笑两个阶段。自发性微笑是一种生理反应,多出现在 0～5 周,属于反射性微笑。婴儿的社会性微笑约在出生后的第 5 周以后,分为无选择性的社会微笑和有选择的社会微笑。大约 3.5～4 个月开始,婴儿出现有差别的、有选择性的社会性微笑。随着年龄的增长,这种有选择的社会性微笑逐渐分化,到了第 6～7 个月时,婴儿开始怕生,说明婴儿社会性微笑的选择性更强了。在新生儿后期到第三个月末,还相继增加其他情绪反应及面部表情,如喜悦、好奇、伤心、厌恶。随着年龄的增长,情绪逐渐分化的更加复杂。其余的初级情绪(如愤怒、悲伤、惊讶和恐惧)会在半岁左右出现。总之,儿童的情绪情感在婴儿期已经获得很大的发展,婴儿对他人情绪的识别和理解能力也得到迅速发展。

随着活动内容的增加和活动范围的扩大,幼儿的情绪经验更加深化、发展。成人对幼儿的评价在幼儿个性和情绪情感的发展中起着重要作用。情绪的掩饰和调整策略更加成熟,情绪逐渐与社会性需要相联系,社会化成为儿童情绪情感发展的一个主要趋势。从情绪所指向的事物来看,儿童在情绪发展趋势是越来越丰富和深刻化,情绪的冲动性逐渐减少,稳定性逐渐提高,在 2～3 岁时,幼儿与同伴的交往对情绪发展十分重要,与同伴交往过程中,儿童获得自我认知和评价自己行为的标准,出现尴尬、骄傲、内疚和害羞等次级情绪。随着年龄增长,有了许多新的需要,对情绪的自我调节能力逐渐发展,逐渐出现了一些高级社会情感,如友谊感、集体荣誉感等。

(二)学龄前儿童情绪情感发育

学龄前儿童的情绪发展主要是学习自我调控和互动交往。3 岁儿童的情绪调控能力较差,情绪反应比较强烈,较易冲动,随着年龄增长,情绪调控能力逐渐增强。3～7 岁儿童的情绪体验已相当丰富,可体验成人的情绪、情感,经历各种情绪体验,逐渐发展信任、同情、美感、道德等较高级的情感。此期儿童情绪保持时间较婴幼儿长,但不稳定、多变。

(三)学龄期儿童情绪情感发育

进入学龄期后,随着脑神经系统发展得更加成熟,学龄儿童情绪已基本具有人类所具有的各种情绪表现形式,情绪稳定性逐步提高。一般来说,小学生的情感表现还是比较外露、易激动,但是情绪体验逐步深刻、情感的内容不断丰富。常用哭泣等直接的方式来表示自己的不满,小学生则逐渐学会以言语来表达自己的心情。小学高年级的学生已经逐渐能意识到自己的情感表现以及随之可能产生的后果,逐渐学会有意识地控制自己的情绪。此外,通过集体活动和学校教育,学龄期儿童的各种高级情感迅速开始发展,并在情绪生活中明显表现出来,如与同伴产生友谊感,在掌握一定道德原则、形成一定道德行为习惯的基础上,开始产生道德感、理智感、美感、责任感等方面。情感体验不断深刻,情绪表达逐渐内化;与学习、人际关系有关的社会性情感增多;情绪的稳定性和调控能力逐渐增强。

3～12 岁儿童情绪发展阶段见如表 4-2。

表4-2　3～12岁儿童情绪发展特征

年龄	情绪表达/调节	情绪理解
3～6岁	出现了调节情绪的认知策略并不断细化 对情感的掩饰以及对一些简单表达规则的遵守 开始出现	儿童开始从躯体动作中识别情绪 对情绪产生的外在原因和后果的理解能力增强 移情反应更为常见
6～12岁	对表达规则进一步遵守 自我意识的情绪与行为"对错""好坏"标准的内化联系更加紧密 自我调节策略(包括适当的时候对情感的激发)更加多样和复杂	儿童整合内外部线索来理解他人的情绪 移情反应增强 儿童意识到不同的人对于同一事件会有不同的情绪反应 知道他人会有矛盾的情感体验

（引自：邹泓，等译．发展心理学．北京：中国轻工业出版社，2005）

（四）青少年情绪情感发育

青春期是情绪和情感迅速发展时期,各种身心变化和发展的急剧性和过渡性,使青少年的心理特征既带有童年期的痕迹,又出现成人行为的各种萌芽,体现出半成熟、半幼稚的矛盾性特点。青少年在情感方面也显得十分错综复杂,情感虽已趋于成熟、稳定,但与成人相比又显得热情有余而理智不足,自尊心都很强,不善于处理情感和理智的关系,常容易感情冲动。但随着生活经验的丰富,青少年的情绪和情感体验也逐渐走向稳定。

二、儿童青少年情绪情感发育的特点

（一）婴幼儿情绪情感发育特点

1. 与生理需要是否得到满足直接相关　婴儿初生情绪反应的产生、出现或消失、转移,都与其生理需要是否满足密切相关,随生理需要的出现而出现,并随其减弱、消失而消失、停止。

2. 是儿童与生俱来的遗传本能，具有先天性　基本情绪反应是人类进化和适应的产物,婴儿天生具有情绪反应的能力,无须经过后天的学习。新生儿以哭声表示身体痛苦,以微笑表示舒适愉快,这些都是不学就会的,是与生俱来的遗传本能,具有先天性。

婴儿出生后就可以向成人传达他们的感受,并且逐渐与养护者建立起情感依恋,这种依恋关系的建立及发展,对儿童未来的情绪情感乃至个性和人格的形成都具有重要的影响。

深度了解　安全型依恋对儿童未来发展的影响

依恋是指婴幼儿寻求并希望保持与另外一个人亲密的身体联系的倾向,是存在于婴幼儿与其主要抚养者(主要指母亲)之间的一种强烈持久的情感联系。英国心理学家、精神病学家约翰·鲍尔贝(John Bowlby)明确指出了依恋在终身发展中的重要性,他强调人类依恋在人"从出生到死亡都起着重要的作用"。依恋不仅是儿童社会性发展的开端,也是个体毕生社会化的基础。通常儿童的依恋主要包括安全型、回避型、反抗型(矛盾型)三种类型,三类依恋关系中,安全型依恋相对于回避型和反抗型依恋表现出较为良好、积极的优势,而回避型和反抗型依恋又称不安全型或焦虑型依恋,相对是不良、消极的依恋。

有研究发现,安全型依恋对儿童未来的发展具有明显的促进作用。建立安全依恋的婴儿会有更好的问题解决能力、有更复杂和创新性的象征游戏,有更多的积极情感、较少的消极情感,在同龄人中更具有吸引力。更多的研究也发现,15 个月时已经和母亲建立起了安全依恋的婴儿常常能发起与同伴的游戏,对其他儿童的需求和情绪十分敏感,受到同伴的欢迎,好奇心强,喜欢学习,自主性也较高。对这些个体在 11~12 岁以及 15~16 岁的追踪研究同样发现,安全型依恋者有更强的社会技能、更好的同伴关系,更有可能获得亲密的朋友。可见,依恋的类型和质量会对儿童的发展有长远影响。

（二）学龄前儿童情绪情感发育特点

1. 情绪的冲动性逐渐减少　随着大脑的不断成熟发育,言语、认识、思维的不断发展,加之游戏、集体活动增多,儿童在情绪发展趋势是越来越丰富和深刻化,并且情绪的冲动性逐渐减少,稳定性逐渐提高;

2. 情绪情感以外显性为主,内隐性逐渐增强　表现为不加控制和掩饰,随着言语和认知随意性初步发展,儿童逐渐能调节自己情感的外部表现,由外显性向内隐性过渡。

3. 情绪情感以易变性为主,稳定性逐渐发展　此期儿童情绪很不稳定,善变、易受暗示,也易受外界事物的影响和支配。儿童自身调节能力很差。随着年龄增长,情绪情感的稳定性会逐渐提高。

（三）学龄期儿童情绪情感发育特点

1. 情感的内容逐渐丰富　随着学习活动的逐渐增加,小学生的情感大部分与学习活动和学校生活有关,各种社会性情感也在不断发展。

2. 情感的深刻性和稳定性逐渐增加　小学生的情感表现比较外露、易激动,但情绪体验逐渐深刻。情感逐渐内化,控制自己的情感的能力逐步加强。

3. 高级情感逐渐发展　小学阶段儿童的道德情感和理智感发展起来,并且具有美感体验,对美的特征产生一种愉悦的情感体验。

（四）青少年情绪情感发育特点

1. 情绪和情感都迅速而强烈,有两极性　初中生的情绪和情感反应发生快,持续的时间短,消失也快。有时强烈而狂暴,在他们那里所引起的情绪反应强度相对要大得多。虽然此时的情绪反应相对于儿童时期,已经变得丰富而细致了,但是由于社会经验和知识经验的有限,情绪不够稳定,转换的速度较快,常从一种情绪转为另一种情绪。

2. 内隐性和表现性共同存在　内隐性是指情绪表现形式上的隐蔽性,青少年可将喜怒哀乐隐藏于心中不予表现。表现性是指在情绪表露过程中自觉不自觉地带上了表演的痕迹,失去了童年时那种自然性。

3. 高级情感已经有了相当的发展　进入青少年阶段,随着个体社会性发展和教育影响的积累作用,高级情感逐步达到相应的水平。初中生的道德感、理智感和美感都有较大发展。

第三节 儿童少年个性及社会化发展

世界上没有个性完全相同的两个人,在生长发育的过程中,因受到多种因素的影响,每个人都逐渐形成独有的个性。同时人作为社会的生物,必然要同他人发生这样、那样的关系,逐渐具有社会性。人是个性和社会性的对立统一体。社会性的发展对个人、集体和社会都是至关重要的。

一、个性的发展

个性(personality)也称人格,是指个人的整个精神面貌,即具有一定倾向性的心理特征的总和。个性概念内涵丰富,它是复杂的、多维度、多侧面的,包括一个人个性倾向性、个性心理特征以及自我意识三个方面的内容。

气质(temperament)是婴幼儿期出生后最早表现出来的一种较为明显而稳定的个性特征,在婴幼儿社会性发展过程中有非常重要的地位和作用。亚历山大·托马斯(Alexander Thomas)和斯特拉·切斯(Stella Chess)将婴幼儿气质类型分为四种,平易型约占40%,困难型约占10%,缓慢型约占15%,中间型约占35%。

婴幼儿期是个性初步形成的时期。婴儿期个性的各种成分已初步产生,到幼儿期逐渐出现了兴趣、爱好的个别差异,有的喜欢唱歌,有的喜欢画画等,但这种兴趣是不稳定的,很容易随着外界条件而改变。

随着环境的变化和教育程度的加深,学龄期儿童在个性倾向性和个性心理特征方面都有了进一步的发展,形成了比较稳定的个性倾向性,兴趣范围逐步扩大,价值观从个人价值观向群体价值观过渡。

随着生理的不断成熟,青少年的个性品质也在不断发展,其突出特点是表现出个性发展的不平衡性和极端性。这一阶段青少年的兴趣、理想、世界观和价值观都有了一定的发展。兴趣具有广泛性和多样性,并形成了中心兴趣,逐步稳定,日益深刻。理想从具体形象理想发展为综合形象理想,概括性理想得以发展。这个时期也是世界观形成的关键时期,而世界观的形成是青年心理发展成熟的重要标志。

二、自我意识的发展

自我意识(self-consciousness)的发展是一个由自我概念、自我评价和自我(情绪)体验等共同组成的心理过程,也是个体不断社会化的过程。自我意识的成熟往往标志着人格的基本形成,自我意识各成分中,自我概念(self-concept)是指个人心目中对自己的印象,包括对自己存在的认识,以及对个人身体能力、性格、态度、思想等方面的认识。自我概念是在经验积累的基础上发展起来的。最初它是对个人的和才能的简单抽象认识,随着年龄增长而逐渐复杂化,并逐渐形成社会的自我、学术的自我、身体的自我等不同层次。自我评价(self-evaluation)是自我意识发展的主要成分和主要标志。

6岁以前,婴幼儿期自我意识处于发展的初级阶段。在教育的影响下,幼儿的自我意识开始有了发展,其发展顺序依次为自我认识-自我命名-自我评价。1.5岁以前的儿童还不能区分自己,到2

岁时自我意识的发展才主要集中在自我认识方面,到 2~3 岁,开始学会说话,学会自我命名,如把自己称为"宝宝"变成把自己称为"我",这是自我意识发展的第一个飞跃。3~5 岁儿童开始发展自我意识,能独立意识到自己的外部行为和内心活动,并能恰当地评价和支配自己的认识活动和动作行为,到 4 岁,儿童已建立自尊感,能自我评价,5~6 岁时,幼儿的自我体验(self-feeling)(即伴随自我认识而产生的内心体验)逐渐产生,可有意识地把自己同其他儿童比较,进行独立的自我评价,并由与生理需要相联系的情绪体验(愤怒、愉快)不断向社会性情感体验(自尊、委屈、羞愧感)深化和发展,6 岁的儿童几乎能充分体验到自尊感。但此种自我评价往往与其情绪有关,也较多地受到成人对其看法的影响。

小学阶段是儿童培养自我意识的最重要阶段。此期儿童的自我意识发展非常迅速,学龄儿童能进行的评价对象、内容和范围都进一步扩大,这也使学龄期儿童的自我意识能力进一步发展。学龄初期儿童自我概念主要体现在自我描述上,带有很大的具体性和描述性,高年级学生的自我概念较多的从受社会赞许方面来评定自己,自我评价由具体性向抽象性发展,由外显行为向内心世界发展,自我评价逐渐独立,稳定性逐渐加强。同样,自我体验在学龄初期也得到了进一步发展,产生了一个重要的自我体验形式——自尊感。7 岁左右的儿童自尊的发展已经比较稳定,对聪明和愚笨有了比较深刻的体会,说孩子"笨"会极大地伤害孩子的自尊,他们往往宁愿被说是坏孩子也不愿意别说是愚笨的孩子,自尊心的发育比较稳定。

青春期第二性征开始出现,青少年对自我的关注越发强烈,自我意识迅猛发展并日渐成熟。这个时期是自我意识的第二次飞跃。与学龄期的儿童相比,青少年对自我心理过程和内心活动加以分析、评价能力获得发展,从自身的外貌、体态和外显行为,到行为背后的动机和自己的个性品质,描述更加抽象,更多地强调潜在的心理特征,如感受、信念、动机、品质等。自我评价能力开始成熟,并逐渐学会了较为全面、客观、辩证地看待自己、分析自己,自我评价的能力更加全面、客观且日益深刻。但在自我评价能力发展的过程中容易出现两种倾向:第一,在自我评价中,容易出现过高或过低估价自我的倾向。第二,在自我评价中,还存在一种有利化倾向,也就是说他们总是趋向于自己有利的评价。高中生的自我体验能力的发展首先体现在自尊方面,自尊心在高中生的自我意识中最敏感,易走向极端。青年初期易产生自卑感,自卑的青少年常有较强防卫心理,也易自暴自弃。青少年的自我评价和自我体验发展是自我控制发展的基础。青少年自我控制能力较差,随年龄逐渐增长,生活经验与社会经验的不断丰富,心理活动开始以内部动力为主,独立性增强,但稳定性和持久性还不足。

研究新知　　"3 岁看大,7 岁看老"

中国的古语有"3 岁看大,7 岁看老"一说。而今的研究发现,这句话有一定心理学和生物学基础。

一份来自美国田纳西大学的茉莉亚·杰克尔(Julia Jaekel)与德国和英国两位学者合作,开展了一项早产儿的抑制控制力与其 8 岁时的认知表现关联性的追踪研究。研究者评估了早产儿在 20 月龄时的抑制控制力，并在其 8 岁时进行了注意力控制能力和学业成绩的评估，通过两者的关联性分析发现，早产儿越早出生，其抑制控制力越差，其 8 岁时的注意力调控和学业成绩也表现得越差。

同样，来自于美国威尔康乃尔医学院的发育心理生物学家 B·J·凯西(BJ Casey)及其同事的研究也表明，儿童期和成人期的自我控制能力有很强的一致性。他们对 40 年前参与沃尔特·米歇尔(Walter Mischel)经典"棉花糖实验"的 4 岁幼儿，采用 Go-Nogo 任务范式进行了反应抑制能力的纵向追踪研究，结果发现，那些在幼儿时高延迟满足的孩子，在其成年后面对外界的诱惑及奖励时仍会表现出良好的自律性。功能磁共振研究显示，幼儿时高延迟组的被试，在 Nogo 任务范式中右额下回激活水平增强，腹侧纹状体激活水平减弱，这也为延迟满足跨年龄的稳定性提供了证据支持。

延迟满足(delaying gratification)就是我们常说的"忍耐力"，是指人们为了远期利益，可以克制自己的欲望，延迟享受甚至牺牲眼前利益的能力，是一种内在的自我控制能力。通过以上两项研究证明，儿童期的行为表现可预测成年后的行为能力，也就是说，"3 岁看大，7 岁看老"是有科学根据的。

（引自：Jaekel J 等，2016；Casey BJ 等，2011）

三、社会化的发展

社会化(socialization)是指个体在特定的社会与文化环境中，形成适合于该社会与文化的人格，掌握该社会公认的行为方式，成为合格的社会成员的过程。即个体经过一系列的社会学习而将社会文化逐步内化的过程。或者说，是个体同他人交往，接受社会影响，学习掌握社会角色和行为规范，形成适应社会环境的人格、社会心理、行为方式和生活技能的过程。

儿童的社会交往能力最初始于家庭亲子关系的建立。婴幼儿主要生活环境是家庭，人际关系以亲子关系为主，同时同伴交往也已开始。亲子关系和同伴关系对于儿童的社会交往能力发展起着十分重要的作用。伴随生长发育进程，随着婴幼儿的发育，与同伴的交往时间和交往数量越来越多，同伴在儿童发展中的作用也越来越大，影响着婴幼儿个性、社会性的发展。

婴儿的早期同伴关系发展经历以下三个阶段：①主体为中心阶段(6 个月~1 岁)，这个阶段的婴儿通常互不理睬，只是看一看、笑一笑，或抓一抓同伴。②简单交往阶段(1~1.5 岁)，这个阶段的婴儿已能对同伴的行为做出反应，并企图去控制另一个婴儿的行为，婴儿之间的行为开始具有应答性。③互补性交往阶段(1.5~3.0 岁)，随着婴儿的发展，婴儿之间的交往内容和形式都更加复杂，逐渐习惯与抚养者分离，与同伴在一起交往。他们一起玩耍、嬉戏、吃午饭等，也出现了婴儿之间的合作游戏、互补行为。

随着年龄的增长，其社会化功能也开始逐渐完善。学龄前儿童社会化发展主要表现在儿童的利他性和攻击性两种社会倾向相反的行为。学龄前儿童，除了家庭之外，最重要的场所是幼儿园，他们则开始发展一种崭新的人际关系——同伴关系，在儿童社会功能发展和社会适应中起重要作用。利他性发展是儿童友谊发展的基础,多数 3~4 岁儿童都能与同伴建立友谊,能合作,而较少发生冲突。但此期儿童在感到不安或受到挫折时仍喜欢用拳头打人或扔东西,随儿童沟通能力以及参与活动计划、组织能力增强,攻击性逐渐减少。

社会化的丰富性,促使儿童进一步加深对自我、他人的认识和了解,使其自身的个性和社会性都有了新的发展。学龄期儿童逐渐认识到他人有与自己不同的思维和情感,开始理解他人行动的目的性,对他人的认识也逐渐趋于客观和深刻。6~7 岁主要对他人外部显著特点的描述,8 岁开始逐渐用行为特征、心理特点、价值和态度等抽象词汇评价他人。儿童进入学校学习后,他们的社会交往范围变得更广阔,他们知识和经验的丰富也促进其更有意识地与周围的人进行交往,而儿童期交往的对象主要是父母、教师和同伴。随着儿童的独立性和批判性的不断增长,与父母和教师的关系从依赖向自主性发展。同时,同伴交往日益在儿童的生活中占据重要地位,对儿童的社会化发展产生重大影响。

 深度了解　家庭教养方式对儿童社会化的影响

在社会系统中,家庭成为儿童社会化的第一场所,也是一个无可比拟的第一社会环境,家庭为儿童提供了第一次人际交往,第一种人际关系,第一项社会规范,第一个社会角色。从出生到完全独立进入社会,有三分之二的时间都在家庭当中度过。因此,家庭就成为儿童社会化发展的重要场所。家庭教养方式是指父母对子女抚养教育过程中所表现出来的相对稳定的行为方式,是父母各种教养行为的特征概括,对儿童社会化的影响是巨大的。

最早研究父母教养方式对儿童社会化影响的是美国心理学家西蒙兹(P. M. Symonds),他提出了亲子关系中的两个基本维度:一是接受—拒绝、二是支配—服从,以此来说明父母的教养方式对孩子的影响。他在研究中发现,被父母接受的孩子一般都表现出社会所需要的行为。如情绪稳定、兴趣广泛、富有同情心等;被父母拒绝的孩子大都情绪不稳定、冷漠、倔强并具有逆反心理倾向。受父母支配的孩子比较被动顺从,缺乏自信心,依赖性强;让父母来服从自己的孩子表现为独立性和攻击性强。

20 世纪 60 年代后期以来,鲍姆林特在观察研究的基础上提出三种教养方式类型:专制型、权威型、放纵型。研究发现权威型的教养行为有利于女孩子的独立性及目的性行为的形成和发展;同专制型和放纵型父母的控制相比,权威型父母的控制更有利于形成男孩子的社会责任感和女孩子的成就倾向。权威型家庭中的儿童自信、和善、具有良好的社会适应能力,对同伴热情、友好,父母的权威性体现在给儿童制订严格的行为准则,并清楚地说明对子女施加限制的原因。

青少年的人际关系更为丰富,家庭关系和同伴关系是重要的人际关系,此外还会发展更复杂的社会交往。进入青春期后,青少年和父母之间的关系发生了很多微妙的变化。由于同伴交往,在情感上产生了新的依恋对象,青少年在自主性发展的过程中往往与家长发生冲突,即亲子冲突,与父母的感情就不如在小学时候那么亲密了。青少年的交际兴趣从父母转向同伴。同伴之间的交往更加强调情趣相投,更多地分享彼此内心的感受,更能理解彼此。此外,青少年交往的范围还包括老师、校外不同场合中结交的朋友。儿童与亲近的同伴、同学间建立一种特殊的亲密关系——友谊。这种关系不仅成为学习社会技能的途径,而且通过赞扬和喜爱,对自身的社会行为进行强化。通过社会交往,青少年开始理解社会规范,道德、习俗、观念,以及懂得利益、权利、名誉、合作、忍让等社会概念,出现了真正意义的社会互动,伴随着个体与社会环境的互动,逐步形成稳定的个性。

综上,儿童青少年的认知、情绪情感以及个性及社会化是其心理行为发育的各个重要方面,相互影响又共同促进。了解儿童青少年的心理行为发育需要掌握两点:第一,儿童的认知、语言、情绪和行为等在不同年龄段有不同的发育规律,评价儿童的心理行为发育通常以年龄、性别心理发育水平为标准。二是,同龄儿童在各项心理要素发展水平上存在个体差异,当这些差异偏离正常水平时,属心理行为异常。

在整个儿童少年心理行为发育的过程中,婴幼儿期是心理行为发育的关键期,是心理行为发生发展、人格初步形成的重要时期,具有巨大的发展潜力和可塑性,对儿童一生的发展至关重要;学龄前期是儿童进入学校前的生理和心理的准备时期;学龄期是儿童心理行为发育的一个重要转折时期;青春期其生理发育已达到成熟,在个性及其他心理品质上表现出更加丰富和稳定的特征,是人生发展的重要阶段。

(武丽杰)

【思考题】
1. 试述婴幼儿感知觉发育在儿童认知发育中的重要作用。
2. 根据不同年龄段儿童情绪情感发育特点,讨论对儿童教养的意义。
3. 简述亲子关系、同伴关系的良好建立在儿童社会化发展中的意义。

第五章

青春期生长发育

(Growth and Development in Adolescence)

【学习聚焦】 定义儿童少年青春期发育的相关概念,解释青春期发育的内分泌变化和青春期发动的神经-内分泌调控机制,描述青春发育过程中的体格发育、性发育和心理发展特点,说明青春期发育与儿童少年健康成长的关联意义。

青春期是个体从童年向成年逐渐过渡的时期,大约经历人生的第二个 10 年,即 10~19 岁。如此,全世界有 12 亿人处在这一年龄阶段(UNICEF,2011),中国青少年也占总人口的五分之一。青春期是儿童少年生长发育过程中一个极其重要的阶段,主要表现在体格生长加速,内分泌功能活跃,生殖系统发育骤然加快并迅速成熟,心理发展加快并产生相应的心理行为变化。青春期发育种族和个体差异很大,近年来发现,同一个遗传和文化背景下的儿童青春期提前和延迟与心理行为问题相关,增加成年后某些疾病的患病风险。因此,青春期发育调控及身心发育特点的研究对于保障和促进儿童少年的健康成长具有重要意义。

第一节 青春期发动

青春期起始于青春发动期,女童青春期发育开始早于男童性 1~2 年,但各国的青春期的启动年龄差异较大。

一、青春期与青春发动期

1. 青春期概述 青春期是儿童少年个体遗传潜能发挥最突出的时期,又易受外界环境因素的影响,两者的共同作用决定着青春期发育的模式和水平。

(1)定义:世界卫生组织(WHO)根据儿童少年的生理、心理和社会性发育特点,把青春期(adolescence)定义为是个体从出现第二性征到性成熟的生理发育过程,是个体从儿童认知方式发展到成人认知方式的心理过程,是个体从经济的依赖性到相对独立状态的过渡。在青春期发育过程中,人体在外部形态、生理功能、心理行为以及社会性发展等都发生着巨大变化,表现出一些群体性特征,也存在很大的个体差异。

(2)青春发育进程:描述某一时点,某个体在整个青春期发育过程中所处的绝对位置的概念被称为青春发育进程(pubertal procession)。在青春发育进程中,群体儿童少年身心发育主要表现出以下几方面的特点:①体格生长加速,以身高为代表的体格指标出现第二次生长突增;②各内脏器官体积增大、重量增加,功能日臻成熟;③内分泌功能活跃,与生长发育有关的激素分泌明显增加;④生殖系统功能发育骤然增快并迅速成熟,到青春晚期已具备繁殖后代的能力;⑤男女外生殖器和第二性征发育,使男女两性的外部形态特征差别更明显;⑥在体格、功能发育的同时,青春期心理发展加速,产生相应的心理、行为变化,出现很多青春期所特有的心理-行为问题。

(3)青春期分期:根据群体儿童少年在青春发育进程中,不同时点的生长发育特点,一般将青春期分为早、中、晚三个阶段。青春早期主要表现为生长突增,出现身高的突增高峰,性发育开始,一般持续约2~3年,青春中期以性器官、第二性征的迅速发育为特征,出现月经初潮(女)或首次遗精(男)持续2~3年;青春后期体格生长速度明显减慢,但仍有增长,直至骨骺完全融合,性器官和第二性征持续发育至成人水平,社会心理发展加速,通常持续2年左右。也有学者以身高生长速度高峰(peak height velocity,PHV)为标志,将青春期生长发育分成突增高峰前间期和突增高峰后间期两个阶段。可较好的反应儿童少年身体形态发育在不同阶段的变化特征和个体差异(参见第二节)。英国伦敦大学儿童内分泌学家詹姆斯·M·泰纳(James M. Tanner)制定的青春期性发育5阶段分期法已成为描述青春发育进程、青春发动期生殖系统发育各种事件的国际通行标准。

2. 青春发动期　　在青春期,生殖系统发育与成熟的生物学变化过程被称为青春发动期(puberty),是青春期的早期阶段,时间跨度平均约4.5年(1.5~6年)。青春发动期个体生理变化明显,包括体格生长突增、性腺和生殖器发育、第二性征出现等。在青春发动期,生殖系统发育的各种事件按特定的时间模式进行,从生长突增(growth spurt)、乳房发育、腋毛生长、阴毛生长,到月经初潮等,这种青春发动期生殖系统发育的各种事件初现的时间模式被称为青春发动时相(puberty timing)。青春发动期各种事件初现的时间存在明显的个体差异,与群体平均水平比较可表现为提前(early)、适时(on-time)和推迟(delay)。一般以人群青春发动期生殖系统发育各种事件初现时间的前第25百分位数(P_{25})作为青春发动期时相提前的划界值。

青春发动时相的提前预示着青少年机体生殖系统的性发育和性功能成熟更早,但其生理学上的发育和成熟并不一定能导致心理社会功能的同步发展,使青少年心理社会成熟也相应提高。其结果必然是性发育、月经初潮年龄等的提前使青少年心理社会成熟年龄相对推迟,青春期身体发育与心理社会成熟失配。当青少年不能调和身体的生物学成熟与心理社会成熟之间的差异时,即形成难以弥合的生理与心理的成熟裂隙(maturity gap),就容易促使发生社会适应困难,带来儿童青少年的社会适应和情感障碍。放在人类历史长河中,这种成熟的裂隙在工业化社会以后才出现(图5-1)。而在中国,这种成熟裂隙出现的时间更晚。

在当今的发达国家和部分发展中国家,越来越多的研究表明月经初潮、乳房发育年龄等存在提前现象。在人类历史发展过程中,若以十年或几十年为观察单位,会发现青春发动期生殖系统发育各种事件出现的时间在不断变化,这种青春发动期生殖系统发育各种事件出现时间的提前或推迟的现象称为青春发动时相的长期变化(secular changes of the timing of puberty)。与儿童少年生长发育的其他指标一样,在社会经济条件由贫穷向富足发展的过程中,青春期发育指标也呈现逐渐提前的长期趋势。

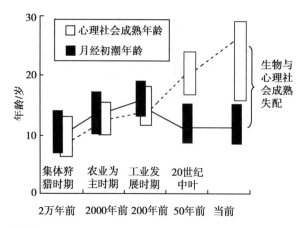

图 5-1
2万年以来人类月经初潮年龄和社会成熟的变化

　青春发动时相提前与心理健康问题：生物学的解释

　　青春发动期生长发育包含着复杂的生物学现象以及变化过程，青春发动时相的提前可带来多方面身心健康的不良后果，如易使儿童少年陷入情感的困境，抑郁症状增加；伤害、暴力等攻击性行为，物质滥用、自杀、自伤等心理行为障碍的风险增加；也使初次性行为、意外妊娠等低龄化率增加。

　　生物学理论强调早熟引起的成熟性功能异常（maturational dysfunction）与激素急剧改变引起的唤醒、兴奋性或高情绪性有关。负性情感与性腺功能初现紧密相连，早熟儿童的神经系统变化与采取危险行为、追求感观刺激又密切相关，这使得结果解释更为复杂。有研究表明，不考虑青春发动时相以及和抑郁相关的因素（如生活事件）等变量，增加性激素可增加负性情感的危险。在几个关键的路径上，早熟个体不同于迟熟者，性腺功能初现激发了促性腺激素释放激素（GnRH）脉冲增加，进而引起垂体黄体生成素（LH）和促卵泡素（FSH）分泌增多。早熟者不仅更早地分泌 FSH，而且比迟熟者分泌的量多，血清雌二醇（E_2）也更高。E_2 可提高女性对环境状况的敏感性，以至于她们在处理某些事件（如和父母或同伴交换意见）时出现与情景不相适应的情绪反应，在被同伴孤立或者误解时，不良情感体验和反应可能被放大。与之相对应，由激素引发的反常行为又会被同伴所察觉，增加冲突，引发社交问题，友谊断绝。早熟者似乎从乳蕾和阴毛初现到到月经初潮时间间隔比晚熟者短，推论这是早熟者的血清 E_2 水平高引起的，这增加了女童对心理社会因素的敏感。早熟女童在更小的年龄时就需要面对明显的身体和生活方式的变化，再加上较短的身体变化时间，她们的情感发育还没有适应生物学成熟，而这又加剧了对早熟的困惑和恐惧。

二、青春期内分泌变化

青春期发育是遗传与环境共同作用的结果，青春期一系列身心发育表型变化的内分泌调控基础是机体剧烈的内分泌变化。

（一）影响青春期发育的主要内分泌激素

人体重要的内分泌腺如垂体、甲状腺、甲状旁腺、肾上腺、胰岛、性腺等分泌的各种激素,释放入血液或组织液,对某些特定靶细胞、器官的代谢过程进行调节,保证人体各器官和组织正常生长发育。在青春期,这些激素还是生殖系统迅速发育及成熟过程顺利进行的保障。

1. 下丘脑　下丘脑在神经中枢的调控下分泌相应的激素,是人体重要的神经-内分泌器官。下丘脑分泌的释放激素有促生长素释放激素(somatotropin- releasing hormone,SRH)、促甲状腺激素释放激素(thyrotropin- releasing hormone,TRH)、促肾上腺皮质激素释放激素(corticotropin- releasing hormone,CRH)、促卵泡激素释放激素(FSH- RH)、黄体生成素释放激素(LH- RH)、促黑(素细胞)激素释放激素(MRF)和催乳素释放因子(PRF)等;释放抑制激素有生长抑素(somatostatin)、催乳素释放抑制因子(prolactin release inhibiting factor,PIF)和促黑(素细胞)激素释放抑制因子(MIF)等。通过调控其他内分泌腺而发挥生理功能。

2. 腺垂体　腺垂体分泌7种不同激素,即生长素、催乳素、促甲状腺激素、促肾上腺皮质激素、促卵泡激素、黄体生成素、促黑(素细胞)激素。激素的作用方式有两类:一类经血液直接到达靶细胞,如生长素、催乳素、促黑激素等,分别调节个体生长、乳腺发育与分泌、黑素细胞活动等;另一类是作用于其他内分泌腺的促激素,包括促甲状腺激素、促肾上腺皮质激素及促性腺激素等。

(1)生长素:生长素(growth hormone,GH)是控制生长发育的重要激素之一。其作用机制是促使氨基酸进入细胞,加速蛋白质合成;分解脂肪,使游离脂肪酸增加;抑制葡萄糖氧化,减少糖原消耗。儿童血浆中生长素水平与成人差别不大,但因儿童的敏感性高,生长素有突出的促进骨、软骨和组织生长作用,对身高生长促进作用较大。在青春期它促进组织生长、蛋白质合成增加,对骨骼、肌肉和内脏器官生长的影响更加明显。生长素促进生长的作用通过生长介素(somatomedin,SM)来实现。SM是一类结构与胰岛素相似的多肽类细胞生长因子,其血清水平受生长素调节,有胰岛素样活性,目前已知的生长介素有胰岛素样生长因子1(IGF- I)与胰岛素样生长因子2(IGF- II)等。

生长素的分泌受到下丘脑GHRH与GHRIH的双重调节。GHRH促进生长素分泌,GHRIH抑制生长素分泌。同时,外周生长素又对下丘脑进行负反馈调节。正常情况下,生长素的分泌与睡眠有关,入睡时分泌明显增加,入睡后60分钟左右血中生长素浓度达到高峰;在慢波睡眠时相,生长素分泌量增多;转入快波睡眠时相,分泌量减少。因此,定时、充足的睡眠对儿童少年生长潜力的充分发挥有重要意义。生长素的分泌和环境因素也密切相关,饥饿、运动等使血糖水平降低,可刺激生长素分泌。血液中的脂肪酸与氨基酸等代谢成分增多,均可显著促进生长素分泌,以便机体充分利用这些物质,促进生长。

(2)催乳素:催乳素(prolactin PRL)主要功能是促进乳腺发育,启动和维持乳腺泌乳。青春期女童乳腺发育过程中,催乳素与生长素、雌激素、孕激素和甲状腺素等一起发挥作用。但乳房最终发育成熟和发挥功能,有赖于催乳素的作用。此外,催乳素与黄体生成素共同作用于卵巢,促进黄体形成,分泌孕激素;但大剂量的催乳素,则会反过来抑制卵巢合成雌激素和孕激素。在男性,催乳素可促进前列腺、精囊腺生长,促进睾酮合成。

催乳素的分泌受下丘脑分泌的两种作用相反的激素——催乳素释放因子和催乳素释放抑制因子的调节。正常生理情况下,后者对催乳素分泌的抑制作用占优势,故青春期女童即使乳腺已发育成熟,也无乳汁生成。

(3)促激素:主要功能是调节各靶腺内分泌器官分泌相应的内分泌激素。促激素包括促甲状腺素(thyroid stimulating hormone,TSH)、促肾上腺皮质激素(adrenocorticotropic hormone,ACTH)、促卵泡素(follicle-stimulating hormone,FSH)和黄体生成素(luteinizing hormone,LH)等。FSH 和 LH 与青春期性发育密切相关。FSH 对女性主要促进卵泡成熟并分泌雌激素,对男性促进形成精子,故在男性又称"精子生成素";LH 促进女性排卵及生成黄体,同时分泌雌激素与孕激素;促使男性睾丸间质细胞的增殖并合成睾酮。

3. 性腺　男性性腺(sexual gland)是睾丸(testis),女性性腺是卵巢(ovary),分别是男女生殖系统的重要器官,主要功能是产生精子或卵子并分泌相应性激素。

(1)雄激素:雄激素(androgen)包括睾丸分泌的睾酮(testosterone)、双氢睾酮和脱氢表雄酮,其中最主要的是睾酮。在胚胎发育期,睾酮对男性胎儿生殖器的分化起关键作用。在儿童期,睾酮的主要生理功能是促进体内蛋白质的合成和骨骼、肌肉的发育。它既促进骨骼的增长、增粗,又在青春后期促进钙的骨内沉积,使骨骺愈合,生长停止。

睾丸在促进青春期生殖器官发育上起重要作用。它与 FSH 共同促进睾丸曲细精管发育、促使精子生成和成熟;使阴茎逐渐增大,勃起功能增强,同时使其他性器官(阴囊、前列腺、精囊等)也充分发育;促使男性第二性征(阴毛、胡须、喉结、变声等)变化;增强肌纤维组织的合成和代谢,促进肌肉发育;广泛参与中枢神经系统对各种雄性行为活动的调节,维持正常的性欲。

(2)雌激素:雌激素(estrogen)主要由卵巢分泌,其生理功能有:促进女性内外生殖器和乳房的发育;引发月经初潮,促进月经周期形成;加速脂肪组织在乳腺和皮下组织中的聚集,刺激乳腺导管和组织增生,促使女性形成乳房发达、皮肤细滑柔润等特有的外部形态。雌激素对青春期骨骼发育的影响十分明显。早期它和生长素密切配合,刺激成骨细胞活动,促进钙、磷的骨内沉积,使身高生长速度加快;生长突增高峰过后,雌激素则更多地参与骨的干骺愈合过程,使女性较男性早几年停止生长。

(3)黄体酮:黄体酮(progesterone)主要作用是维持月经周期,并与雌激素、催乳素共同促进乳腺发育成熟。对已受孕女性有保障妊娠、防止因子宫收缩而导致流产的作用。在月经周期变化过程中,黄体酮还能兴奋体温调节中枢,使体温升高。因此,可用测定基础体温的方法来预测排卵期。

4. 甲状腺　甲状腺的主要功能是分泌甲状腺素(thyroid hormone,TH)。TH 具有调节机体物质代谢,促进生长发育,维持神经、心血管系统功能的作用。甲状腺素可促进脑细胞分化、细胞内 DNA 及蛋白质合成;刺激骨化中心生长、软骨骨化、促进牙齿和骨骼发育。甲状腺对 2 岁以下婴幼儿、胎儿骨骼和神经系统发育的促进作用更直接。在青春期,TH 可影响生长素的分泌,并与生长素协同增加矿物质的吸收,使生长加快。促进骨骼成熟。

5. 肾上腺　肾上腺由皮质、髓质两部分组成,与青春期生长发育有关的主要是肾上腺皮质,所分泌的性激素包括雄激素与雌激素。其中雄激素以脱氢表雄酮为主,活性仅有睾酮的 1/5,主要调节性器官和第二性征发育。对女性阴毛、腋毛等第二性征的促进作用较明显,对男性性发育的影响较小,少数女性可因肾上腺皮质雄激素分泌异常增多而出现男性化现象。肾上腺皮质分泌的雌激素含量极少,对性发育影响不大。

6. 胰岛 胰岛 β 细胞分泌的胰岛素(insulin),是重要的生长调节激素之一,除调节糖代谢外,也参与脂肪和蛋白质代谢,包括促进蛋白质合成和细胞增殖。胰岛素与生长激素有协同作用,其结构又与 IGF-Ⅰ相近,可与 IGF-Ⅰ受体结合而刺激生长。

7. 松果体 已知的松果体激素中,研究较多的是褪黑素(melatonin),具有抑制哺乳动物生殖系统发育的作用。

(二)青春期内分泌变化

在青春发动期,下丘脑-垂体-性腺(hypothalamus-pituitary-gonad,HPG)轴系统两个重要的内分泌变化现象是性腺功能初现(gonadarche)和肾上腺皮质功能初现(adrenarche)。

性腺功能初现是由下丘脑分泌的促性腺激素释放激素(gonadotropin-releasing hormone,GnRH)发动的。在童年期,下丘脑对血液循环中低浓度的性激素(雄激素和雌激素)异常敏感,GnRH 被抑制,从而防止垂体分泌 LH、FSH 的增加。进入青春发动期,下丘脑解除对 GnRH 的抑制,GnRH 分泌增加,促进垂体分泌 LH 和 FSH。LH 刺激男童的睾酮产生,FSH 维持精子成熟;LH 和 FSH 同时刺激卵巢产生雌激素、孕酮(progesterone)和睾酮。因此,性腺功能初现在女童身上主要表现为乳房发育,在男童身上主要表现为睾丸体积增大。

肾上腺皮质功能初现是由肾上腺分泌的肾上腺雄激素发动的。出现时间较早,约在 6~8 岁时,肾上腺雄激素分泌开始程序性增加,此时雄激素活性比睾酮作用弱,对男童作用更弱,显现不出作用,但肾上腺雄激素对女童第二性征发育作用明显。主要发育特征包括:初现成人身体特征、睾丸增大、身体生长加快、腋毛生长、阴毛生长。目前,对引起肾上腺皮质功能初现的刺激物以及生理机制还不完全清楚,但分泌与下丘脑分泌 LH,FSH 的调控机制不同。

三、青春期发动机制

青春期启动及发育是生长发育的重要阶段,对个人的健康有着长远影响,及时有效地掌握青春期启动和发育趋势能为成年后个体健康和疾病风险的预测提供依据。

(一)青春期发育的神经-内分泌调控机制

儿童少年青春期发育进程受遗传和环境因素的交互作用,遗传因素对青春期发育的作用可能通过其对青春期内分泌调控因子的作用实现。青春期剧烈的内分泌变化是青春期一系列机体表型变化的内分泌调控基础,HPG 轴系统变化是青春期内分泌变化的核心。HPG 轴系统在青春期启动中起着决定作用,其所分泌的各种激素直接影响青春期性发育过程,任何影响下丘脑、垂体、性腺及其所分泌的激素均可对青春期发育产生作用。

在青春期之前,HPG 轴系统已经具备与成人类似的激素分泌和调节功能,只是由于激素释放的控制受到了抑制,使 HPG 轴系统的激素分泌在神经-内分泌调控的作用下,一直处在较低但可检测水平的动态平衡状态,也称为"青春期前静息期"状态,这一状态的改变即预示着青春期发育的开始。关于青春期发育的神经-内分泌调控,目前的关注焦点集中在中枢和外周调控因子及调控轴系间的相互关系方面。

神经-内分泌调节作用的发挥主要通过两个途径实现:①影响下丘脑的神经元,调节下丘脑和垂体的激素分泌,进而通过对其他内分泌腺(如肾上腺、甲状腺等)自主神经的支配和调节,影响全身各器官(靶器官)内靶腺的内分泌变化,实现促进生长和发育。②周围靶腺分泌的激素也可反过来作用于下丘脑和垂体,实行"正"或"负"的反馈作用,从而使下丘脑、腺垂体和靶腺之间形成几个重要的轴系,实现其神经-内分泌调控。其中以 HPG 轴的作用最明显(图 5-2)。

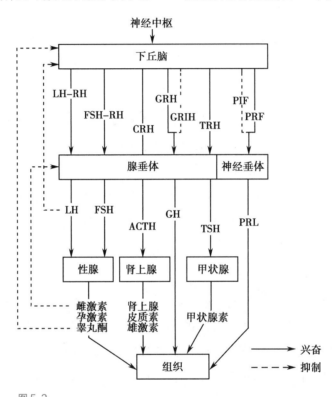

图 5-2
青春期内分泌调节示意图

大量研究显示:遗传因素、环境因素、个体体质特征、社会心理因素等都可显著影响 HPG 轴系统的功能活动,从而使 HPG 轴系统的调控机制更加复杂,HPG 轴系统的作用结果更加多样,青春期发育的个体差异更加突出。

（二）青春期发育的启动机制

关于青春期启动的机制,迄今未获得完全一致的认识。中枢神经系统、HPG 轴系统的决定性作用是目前的主流观点。较公认的机制有以下两种假说:

1. 中枢神经抑制机制减弱　目前,多数学者认为,青春期的启动始于"青春期前静息期"这一下丘脑抑制机制的解除。从胎儿期开始,中枢神经对性发育就一直保持着抑制作用,使下丘脑对 GnRH 的分泌处于"青春静止期(juvenile pause)",内外生殖器官维持幼稚状态,而不继续发育。其后,伴随 HPG 轴的成熟,该抑制作用逐步减弱并消失,青春期开始启动。关于该抑制机制解除的引发机制有多种观点,目前有关青春期(第二次)生长突增和胎儿期(第一次)生长突增间的内在联系也是有关青春期发育研究的热点之一。

青春期脑神经对下丘脑促性腺激素释放激素（GnRH）脉冲释放的驱动实质是多因子、多层次GnRH发生器的网络性激发过程。由抑制性-兴奋性因子之间的平衡状态"调拨"启动性发育的生物钟，这些因子包括神经介质、生长因子和某些神经肽类物质。已发现的与兴奋性有关的因子包括肾上腺素、谷氨酸、门冬氨酸等，与抑制有关的因子包括γ-氨基丁酸、神经肽-Y等。在GnRH神经核周围有调节性神经轴突使神经元能接受氨基酸、肽类和其他物质信号的调控。在青春期前，抑制因子发挥主导作用抑制着GnRH的脉冲释放；当兴奋性因子功能增强或抑制因子作用减弱后，下丘脑GnRH脉冲释放增加，促使GnRH持续地释放，垂体对GnRH的敏感性提高，使腺垂体卵泡刺激素和黄体生成素等分泌量增加，从而启动青春发育。随着生物医学向着微观领域的深入，对青春期启动及调节机制的研究正转向对GnRH调控机制的研究。

近年来研究发现，makorin环指蛋白3（*MKRN3*）基因在童年期活性高，对下丘脑GnRH和*KISS1*基因有抑制作用，而到了青春发动期，*MKRN3*基因活性下降，对GnRH和神经肽B（NKB）及*KISS1*基因有抑制解除，GnRH分泌增加，启动了性腺功能发育。见图5-3。

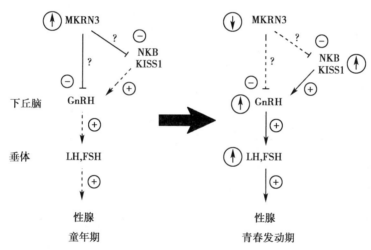

图5-3

青春期发动的*MKRN3*基因机制示意图

（引自：Abreu AP等，2016）

2. HPG轴对性激素负反馈敏感性下降 童年期在外周血中已有少量可检测到的性激素，HPG系统对它们的存在极为敏感，受其负反馈抑制作用，HPG系统的活动处于静止状态。即将进入青春期时，下丘脑对这些外周激素的负反馈敏感性开始降低，分泌的GnRH逐渐增多，刺激垂体分泌FSH和LH，促进女性卵巢发育，大量分泌雌激素、孕激素；刺激男性睾丸的生精上皮发育，间质细胞分泌睾酮；这些性激素进入血液循环后，作用于相应靶器官，引发生长突增，促进性器官、第二性征相继发育，青春期发育迅速推进。

与青春期性发育有关的分子生物学研究也初步证实，处于GnRH上游的神经生物因子与青春期启动有着密切的关系；细胞—细胞间的信号传导和能量平衡也是青春期启动的重要调节机制之一。如神经胶质细胞产生表皮生长因子（epidermal growth factor，EGF）及其受体系统与青春期性成熟机制有关;能量平衡重要因子如瘦素因子、IGF-Ⅰ也有可能是青春启动的信号因子;弓状核内阿片类反应性增强及阿片促黑素皮质素原(简称阿黑皮素原)(proopiomelanocortin,POMC)基因表达增强等与青春期发动有关。此外,相关基因的突变、环境内分泌干扰物等都可影响青春期性发育的启动。

第二节　青春期发育特点

青春期是从生长突增、第二性征出现至性成熟及体格发育逐渐停止的一段时期,青春期发育的特点包括体格发育特点和性发育特点两大部分。

一、青春期体格发育特点

青春期体格发育特点主要体现在,青春期生长突增的特点、阶段变化及青春期生长发育类型等方面。

(一)青春期生长突增

进入青春期后最引人注目的形态变化是儿童少年体格生长出现的突发性快速生长现象,这一现象被称为生长突增(growth spurt)。以身高为代表,生长速度在童年期较平稳的每年4~5cm基础上出现快速增长,1~2年后达到高峰,称"身高速度高峰(peak height velocity,PHV)"。PHV的发生时的年龄称为"身高速度高峰年龄(age at peak height,PHA)"。青春期生长突增开始的早晚和突增幅度有很大个体差异,因而青春期各年龄生长速度的个体差异远大于童年期。儿童少年体格发育的另一重要指标体重,在青春期发育阶段的生长发育特点与身高发育特点基本一致,同样会表现出"体重速度高峰(peak weight velocity,PWV)"和"体重速度高峰年龄(age at peak weight,PWA)",但没有身高生长突增的表现那样典型,个体差异更加突出。

多数国家的女童9~10岁、男童11~12岁进入青春期生长的第二突增阶段。身高突增约持续2~3年,男童平均每年可增长7~9cm,最多可达10~12cm,全突增期平均长高28cm;女童平均每年可增长6~8cm,最多可达10cm,全突增期平均长高25cm。男童生长突增起点一般较女童晚2年,结束时间也推迟2年。女童身高增幅最大时间多在初潮前12个月,临近初潮6个月时身高增速开始减慢,初潮后身高增速更慢,但仍有4~7cm的增幅。以成年身高为目标,通常儿童在身高突增开始时可达到其80%,到达突增高峰年龄时可达到90%;女童骨龄17岁、男童骨龄18岁时身高增长基本停止。

通常儿童身高生长突增的开始被认为是青春期生长突增期开始的标志,青春期生长突增期开始时间划分法,是在生长发育追踪资料基础上,以身高年增长速度最高的3个相邻年龄组为快速生长期(突增期),其中间年龄即PHA。由于儿童少年青春期长达8~10年,要获得完整的儿童少年青春期生长发育追踪资料至少要连续追踪10年以上,期间他们的学习环境等会发生较大的变化,致使完整追踪资料的获得难度较大。许多学者利用大数量群体横断面调查数据来计算青春期体格生长发育的平均年增长值、最大年增长值等指标,企图能够找出青春期儿童青少年体格生长突增的某些规律现象。很明显的问题是,青春期开始的年龄以及青春期体格的年增长值、最大年增长值和达到突增高峰的年龄等指标的个体差异远大于青春期以外的其他年龄组。群体横断面数据会削平个体的年增长数值,无法准确地表达出最大年增长值和突增高峰的年龄。

任弘等 2003 年以北京市学生为对象,自 7 岁(男女各 200 人)开始连续 12 年的追踪调查,采用逐人计算高峰年龄方法来确定个体的高峰年龄,发现高峰年龄的个体差异很大。7 项指标都没出现很集中的生长高峰年龄,且都比以往研究年龄晚 1~2 年。生长高峰年龄男生出现在青春中后期,女生出现在青春中前期;PHA 并非集中在某一年龄,而分散在几个年龄。出现 PHA 人数最多的男生在 13 岁(34.65%),女生在 12 岁(33.5%),都明显晚于根据横剖面资料计算的 PHA。按同样方法,体重出现 PWV 最多的年龄组为男 14 岁、女 13 岁,也比按横断面方法计算的结果晚 1~2 年。从各年龄组出现体重生长高峰的人数比例看,男生 PWV 个体差异更大,人数比例在年龄组中更分散;90% 的人生长高峰出现在 10~16 岁,而女生生长高峰相对更集中,90% 集中在 11~15 岁。男女 PWV 都出现在青春中后期,比身高生长高峰晚 1 年。可见,追踪调查资料数据与群体横断面调查数据反映出的青春期体格生长突增特点是不同的。

更为重要的是由于群体横断面数据掩盖了各年龄组内的与青春期发育特点(如,青春期发育具有早熟、晚熟和一般型三种类型)相关联的个体差异而不能获得准确结果,反映青春期生长突增的突增高峰值以及突增高峰年龄等指标的获得不能利用横剖面调查数据来计算。应利用生长发育追踪调查资料,逐人计算年增长值、突增高峰值、突增高峰年龄,然后再进行同质合并来反映群体的状况,以正确揭示青春期儿童少年体格发育的规律和特点。

（二）青春期生长突增的速度变化

身高生长速度是反映儿童少年青春期生长突增状况的重要指标。由于青春期体格生长突增高峰年龄的个体变异突出,导致由群体横断面调查数据计算获得的年龄别身高(height for age)生长速度指标数值与由追踪调查资料数据计算获得的按 PHA 的生长速度指标数值差异巨大,从而使年龄别身高生长速度最大均值明显小于按 PHA 的生长速度最大均值。

年龄别生长速度曲线和按 PHA 的生长速度曲线进行比较,存在明显不同。如图 5-4、图 5-5 所示,按年龄别的生长速度曲线中儿童少年身高生长突增高峰值明显低于按 PHA 的生长速度曲线中显示的儿童少年身高生长突增高峰值;年龄别生长速度曲线的波动性相对更小,曲线更像是经平滑统计处理后的生长速度曲线。提示年龄别身高生长速度曲线并不能真实地反映出个体儿童青春期身高生长突增的生长发育规律和特点。因此,年龄别身高生长速度值和曲线并不是青春期儿童少年体格生长特点的真实反映。评价个体儿童少年青春期生长发育速度时,不能单独应用群体年龄别生长速度参考值,可以将年龄别生长速度参考值和按 PHA 的生长速度参考值结合起来考虑。

青春期体格生长突增的阶段性研究通常应用以下指标:①突增开始年龄(age at take-off,TOA),即突增高峰前生长速度最低的年龄;②突增开始速度(velocity at take-off,TOV),即 TOA 的生长速度;③突增结束年龄(age at endpoint,EA),PHV 后当生长速度≤1.0cm/年时的年龄;④突增结束时速度(velocity at endpoint,EV),即 EA 的生长速度,还包括前述的 PHV、PHA 等指标。

通过上述标志,可以将青春期体格生长突增划分成不同阶段,有利于认识儿童少年身体形态发育在该阶段的变化特征和个体差异,促进青春期儿童少年体格发育规律的研究。阶段划分一般以身

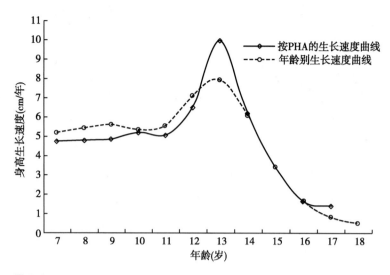

图 5-4
男童年龄别及按 PHA 的生长速度曲线比较

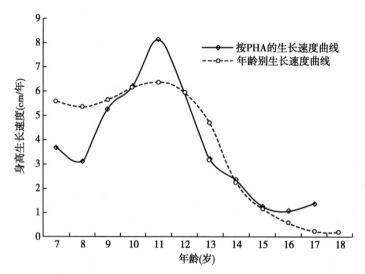

图 5-5
女童年龄别及按 PHA 的生长速度曲线比较

高生长速度高峰为标志,参考 PHA 可将整个青春突增期划分成两个阶段:①高峰前间期(TOA-PHA),从身高突增开始至身高速度高峰发生所经历的阶段;②高峰后间期(PHA-EA),即身高生长速度高峰至突增结束所经历的阶段。由此,TOA-EA 即反映从青春期身高生长突增开始至突增结束的全阶段。计算结果显示对于多数青春期儿童少年:TOA、PHA 和 EA 等三项年龄间期参数,女童均早于男童;TOV 无性别差异;TOA-PHA、PHA-EA、TOA-EA 等三项年龄间期参数男童均略高于女童;青春期生长平均持续时间,男性为 5.5 年,女性约 5 年;突增前间期稍长于突增后间期。同时,不能忽视不同青春期个体间的体格突增期持续时间在身高、体重等具体形态指标上的巨大差异。

　　从群体角度看,正是由于男女青少年身高、体重等指标在生长突增年龄和幅度上性别差异的存在,使男女身高、体重生长曲线出现两次交叉现象,即:女性因体格生长突增开始早,青春期开始早期女性体格生长水平超过同龄男性,出现男女生长曲线的第一次交叉;随着年龄增长女性体格生长逐步进入缓慢阶段,而男性体格生长突增开始,在男性体格生长速度达到高峰前,其生长水平已超过女性,曲线出现第二次交叉。

由于青春期身体各部分的生长突增不是同时开始的,生长速度也不相同,故青春期间身体各部分的比例在不断变化。在青春前期,上下肢的增长早于躯干,下肢的增长稍早于上肢。在上下肢生长中,顺序大致为:足长→下肢长→手长→上肢长;在下肢生长中,足长的生长首先加速,也最早停止;一般 14~15 岁后足长即不再增长。足长加速生长后 6 个月,小腿开始增长,然后是大腿。由于下肢增长早,青春前期坐高指数(坐高/身高)逐渐下降,中期降至最低点;7 岁时为 55.2(男)和 55.0(女),13 岁时降至 52.9(男)53.4(女),因而出现青春早期长臂长腿体态。当小腿增长达顶点后 4 个月,骨盆宽、胸宽开始增长,11 个月后肩宽增长加速。在青春中后期,躯干增长速度加快,故坐高指数再度增加,成年时男性约为 54.2,女性约为 54.3。可根据青少年足长最先突增又较早停止生长的特点,用足长来预测成年身高。同时,青春期体格生长突增不仅体现在身高、体重等形态指标方面,也体现在体内组织器官上;青春期生长突增无论在男女间,在身体各部分间,皆存在突增时间和突增幅度的差异。

研究新知　　青春期 BMI 增加与成人期男性心血管病死亡率

来自瑞典哥德堡大学的克拉斯·欧胜(Claes Ohlsson)及其同事,以人群的队列研究方法,随访了出生于 1945—1961 年之间的 37 672 名瑞典男性。测量 6.5~9.5 岁间的身高体重并计算青春期前童年期(child hood)的 BMI 值,测量 17.5~22.0 岁间的身高体重计算青春期后青年期(young adult)的 BMI 值,把青年期 BMI 与童年期 BMI 之间的差值变化定义为青春期 BMI 暴露值。同时,把个人的身份编码与瑞典国家卫生与福利委员会的统计数据联系起来追踪全死因死亡和心血管病死亡情况,从 20 岁开始追踪直到死亡或移民离开。随访到 2013 年 12 月 31 日结束,共跟踪随访 1 422 185 人年。结果发现:青春期 BMI 增加是成年心血管病死亡的危险标志之一。开展青春期 BMI 监测可以早期发现成年心血管疾病死亡风险增高的男性。见图 5-6。

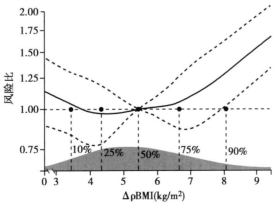

图 5-6

青春期 BMI 增长与成年后心血管疾病死亡风险比

(引自:Ohlsson C 等,2016)

（三）青春期生长发育类型

青春期儿童少年生长发育因受遗传和环境因素的交互影响,在许多指标方面都存在明显的个体差异。对于一般生长发育正常的儿童少年,通常以身高生长突增的起始年龄为标志,将青春期发育分为一般、早熟、晚熟三种类型。

1. 三种成熟类型的生长特点　三种类型的青少年除身高生长有明显差异外,还有以下特点。

（1）早熟型:发育过程中体重/身高比值一直高于晚熟型,骨盆较宽,肩部较窄,最后形成盆宽、肩窄的相对矮胖体型。换言之,在体型上女性呈高度的女性特征,而早熟型男童体型相对偏向女性。青春期启动最早年龄,通常女童在 8~9 岁,男童在 10~11 岁。生长突增高峰的出现和停止时间都早。生长突增时间持续一年左右,生长期较短,女童早熟型相对多于男童。

（2）晚熟型:发育过程中体重/身高比值一直低于早熟型,骨盆较窄,肩部较宽,最后形成盆窄、肩宽的瘦高体型。多为高度的男性体型特征,晚熟型女童体型也相对偏向男性。青春期启动晚,女童 10~11 岁、男童 12~13 岁开始发育,生长突增高峰的出现和停止时间都晚,突增维持时间较长,可达 2 年以上甚至 3 年。生长期较长。男童晚熟型相对较多。

（3）一般型:发育过程中的体重/身高比值、肩宽和盆宽、青春期启动年龄和体型特征等,都介于早熟型和晚熟型之间。青春期生长突增时间多数维持在 2 年左右。

2. 成熟类型与生长突增　有学者通过对三种发育类型的体格生长突增进行比较,证实了三种发育类型在生长突增的起始年龄上差异最明显,而 PHV、突增全距、时间全距的差异无显著性。以女童为例,第二次生长突增高峰前各类型的体格生长速度比较稳定,并向突增高峰年龄方向快速递增,突增高峰年龄后生长速度迅速下降,体格生长加速期持续时间比生长减速期持续时间短。如图 5-7、图 5-8 所示。

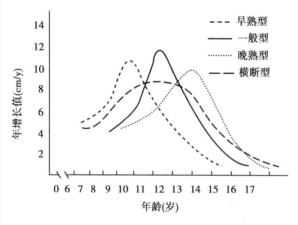

图 5-7

三种不同成熟类型女童年龄别生长速度曲线图

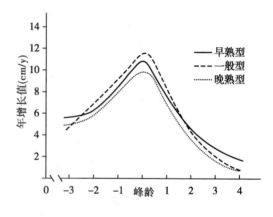

图 5-8

三种不同成熟类型女童身高突增高峰年龄重叠速度曲线

有学者按身高的突增起始年龄和增长量以及生长结局等,将儿童少年的体格生长归纳为五种模式:①模式Ⅰ,生长突增起始于平均年龄,成年身高位于平均水平;②模式Ⅱ,生长突增发生较早,突增时身高高于同龄者,突增结束年龄也较早,导致其生长期较短、身高增长量较少,成年身高低于平均水平;③模式Ⅲ,儿童期和青春早期生长都低于同龄者,但较晚的生长突增和较长的生长期导致其成年身高达到甚至超过平均水平;④模式Ⅳ为遗传性(家族性)高身材;⑤模式Ⅴ为遗传性(家族性)矮身材。后两种生长模式尽管其生长突增起始于平均年龄,生长速度也较相似,但因遗传影响,其平均身高始终分别处于高水平或低水平。

二、青春期性发育特点

青春期性发育是青春期发育最重要的特征之一,包括内外生殖器官的变化、第二性征的发育、生殖功能的发育成熟等。

(一)男性性发育

1. **性器官形态发育**　男性生殖器官分内、外两部分。内生殖器包括睾丸、输精管道和附属腺,外生殖器包括阴囊和阴茎。男童的青春期性发育存在很大个体差异,但各指征的出现顺序大致相似:睾丸在男性性发育过程中最先发育,一年以后阴茎开始发育,与此同时出现身高突增。青春期前睾丸很小,单侧容积仅 1~2ml,仅稍大于婴儿期。睾丸开始增大的平均年龄为 11.5 岁(9.5~13.5 岁),实际上只比女性的乳房开始发育年龄晚 6 个月至 1 岁。睾丸在青春期开始后体积迅速增大,到 15 岁时平均容积为 13.5ml 左右,18~20 岁时可达 15~25ml。阴茎开始增大的年龄约比睾丸的增大晚 6 个月至 1 年,平均于 12.5 岁开始突增,2~3 年内即从青春期前的不到 5.0cm 增至青春期末的 12~13cm。按泰纳 5 阶段分期法,可对男性外生殖器(睾丸、阴囊、阴茎)的发育状况作综合评价。第Ⅰ阶段(幼稚期):从出生延续到青春期开始,生殖器大小稍有增加,但外观几无变化;第Ⅱ阶段:阴囊开始增大,皮肤略变红,质地有些微改变;第Ⅲ阶段:阴茎长度增加,直径增加,阴囊进一步增大;第Ⅳ阶段:阴茎长度和直径增大更明显,阴茎头形成,阴囊继续增大,皮肤颜色变深;第Ⅴ阶段:生殖器形成、形状成为成人型。

2. **第二性征发育**　第二性征(secondary sexual characteristics)是指人或动物性发育后所表现出来的与生殖系统无直接关系,而与性别有关的机体外表特征。男女两性儿童在开始青春期发育后,由于受到不同性激素的影响,会出现一系列与性别有关的机体外部特征。男童除阴毛、腋毛、胡须等主要表现变化外,还有变声、喉结出现。阴毛一般 11~12 岁左右出现,1~2 年后出现腋毛,再隔一年左右胡须开始萌出,额部发际后移,脸型轮廓从童年型向成年型演变。随着体内雄激素水平的增高,喉结增大,声带变厚变长,一般 13 岁左右出现变声。绝大多数男童在 18 岁前完成第二性征发育。值得注意的是,约半数以上男童也会有乳房发育,通常先开始于一侧,表现为乳头突起,乳晕下出现小的硬块,有轻度的隆起和触痛感,一般半年左右消退。迟迟不消退者应作进一步检查。中国男童青春期发育主要事件出现年龄的第 25~75 百分位数见图 5-9。

3. **性功能发育**　随着睾丸的生长,生殖功能也开始逐渐发育成熟。遗精是男性生殖功能开始发育成熟的重要标志之一。首次遗精一般发生于 12~18 岁间。国内报道的首次遗精年龄最早为 12.06 岁,最晚为 17.34 岁,约比女童月经初潮年龄晚 2 年左右。首次遗精多数发生在夏季,初期精液主要是前列腺液,有活力的成熟精子不多;18 岁左右,随着睾丸、附睾等进一步发育成熟,精液成分逐步与成人接近。首次遗精发生后,身高发育速度逐步减慢,而睾丸、附睾、阴茎等迅速发育,逐步接近成人水平。

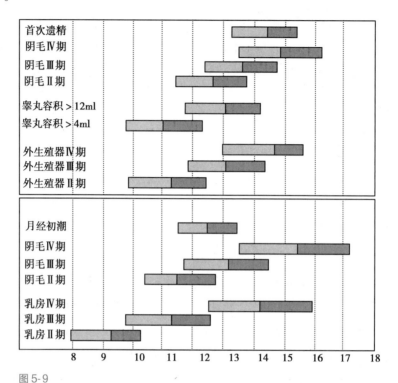

图 5-9

中国 8 个省市 6~18 岁儿童少年青春期重要事件的P_{25}~P_{75}年龄

（注：上半部为男性。每一个条状图形的起点、中点和终点分别代表此事件发生年龄的P_{25}、P_{50}及P_{75}）

（引自：陶芳标，孙莹等，2013）

（二）女性性发育

1. 性器官形态变化　女性性器官分内、外生殖器官两部分。内生殖器包括阴道、子宫、输卵管和卵巢；外生殖器包括阴阜、大小阴唇、阴蒂、前庭和会阴。进入青春期后，在垂体/性腺分泌的促卵泡素、黄体生成素、性激素等作用下，内外生殖器官迅速发育。卵巢从 8~10 岁起开始发育，逐步加速；重量从 6~10 岁时的 1.9g 增至 11~15 岁时的 4.0g，18~20 岁时的 8.3g 左右。但月经初潮来临时，卵巢仍未发育成熟，重量仅为成人的 30% 左右；其后随年龄增长而逐步发育成熟；开始排卵后，其表面从光滑而变得凹凸不平。子宫的重量、长度在青春期明显增长，宫体长度的增长比子宫颈更明显。同时，女性的外生殖器也出现明显变化：阴阜因脂肪堆积而隆起；大阴唇变厚，小阴唇变大，有色素沉着；出现阴道分泌物，并由碱性变为酸性。

2. 第二性征发育　女性第二性征主要表现为乳房、阴毛、腋毛发育。乳房发育通常是女童进入青春期的第一个信号，平均开始于 11 岁（8~13 岁）。从乳房发育Ⅱ~Ⅴ度，历时约 4 年。乳房开始发育后 6 个月至 1 年出现阴毛；而其后 6 个月至 1 年出现腋毛。身高生长突增几乎与乳房发育同时或稍早开始，而身高突增高峰的出现年龄通常在乳房发育后 1 年左右。中国女童青春期发育主要事件出现年龄的第 25~75 百分位数见图 5-9。

3. 性功能发育　月经初潮是其生殖功能发育最重要的指标，被称为是女性性发育过程的"里程碑"。从初潮开始,子宫内膜受性激素影响而发生周期性的坏死脱落,出血即为月经。初潮多发生在夏天,个体发生年龄波动在11~18岁之间,尤其集中于12~14岁。根据我国20世纪80年代末对30个省市10万余名女童的大样本调查,平均初潮年龄为13.3岁。各地报道的城市女童初潮平均年龄自12.3岁至13.6岁,乡村女童自12.6岁至14.3岁不等。欧美发达国家女童的初潮平均年龄较早,而发展中国家、经济落后地区女童的初潮年龄较迟,可见初潮年龄的早晚与经济水平及营养状况等有关。

近年来,伴随着社会经济发展和居民生活水平的提高,我国和发达国家一样,女童的平均初潮年龄有逐步提前的现象,该现象被认为是儿童少年生长长期趋势(secular trends)的主要表现之一。如,1985年全国学生体质调研显示我国汉族城市女童的初潮平均年龄为13.09岁,乡村女童的初潮平均年龄13.80岁;至2010年城市女童提前为12.35岁,乡村女童提前为12.59岁;25年间初潮年龄城市女童提前了0.74岁,乡村女童提前了1.21岁。乡村女童的初潮平均年龄提前快于城市女童,城乡差异在逐渐缩小。

通过观察某被调查对象的第二性征和性器官的发育状态,并与泰纳5阶段分期法进行比较,可以判断其在整个青春发育过程中所处的阶段和进程。除性发育指征外,身高突增高峰(PHV)等特征性形态发育指征也可被用作衡量青春发育进程的参照。

三、青春期性心理发育

在内分泌剧烈变动的青春期,随着体格的迅速增长接近成人水平和生殖系统的迅速发育和成熟,心理发展特别是性心理发展也发生着快速的变化。其中,性意识骤然增长和性心理的快速发展需要青少年迎接挑战。

(一)青春期性心理发展阶段

青春期性发育的加速成熟,使青少年的性意识骤然增长,性心理的快速发展是青春期心理发育的主要特点。性心理(sexual psychology)是指围绕性特征、性欲望和性行为而展开的所有心理活动,是由性意识、性感情、性知识、性经验、性观念等结构而成。了解青春期性心理发展规律,有助于为青少年解除性心理困惑,预防性心理障碍的发生,青春期性心理发展包括三个阶段。

1. 异性疏远期　一般持续一年左右。性发育早期体态的剧烈变化常使青少年心理出现许多不同的心理现象,包括心理适应困难,内心慌乱不安,表现出对性的抵触现象,甚至反感。如怕羞、恐惧、自卑,女童常羞于看到自己发育的乳房,男童怕别人看到自己长出的胡须,知道自己长出了阴毛。女童青春期发育早,体态变化明显,常表现出主动疏远男性;男童体态变化较晚,但在男女界限分明上表现更强烈。男女生都认为两性交往不可思议。大部分男女生这时开始相互疏远异性,表现出男女排斥现象。

2. 异性爱慕期　伴随着青春期性心理的逐步发展,男女都开始渴望了解异性,主动接近异性,同时开始萌发对异性的向往和憧憬。他们希望和异性交往,想方设法表现自己,博得异性好感。男生常常试探性接近女性,悄悄在对方周围打转,一有机会就显示自己,为她做事,以"护花使者"姿态出现"打抱不平"等,力图表现阳刚之气;女生则更注重打扮装饰,以自认的最完美形象向男生展现,女性常以仰慕神态倾听男生的讲述,用含蓄、细微的动作表达自身感受。对异性的示好不动声色,但对冷落表现出明显怨恨;女生因得到保护而有安全感,但对同性伙伴的成功则表示羡慕或嫉妒。异性爱慕期是每个人一生中性心理活动最活跃、最奔放、最难以忘怀的阶段。

青春期女童具有明显的偶像崇拜现象,有些人甚至会产生爱慕感情。相当多的女性都曾将"影帝""歌王"作为爱慕的偶像,也有部分女性在中学时期曾暗恋过男教师,有的甚至对男教师产生超出尊敬的复杂情感,对高年级男生的暗恋现象也较为常见,但这种感情常常处于比较含蓄的阶段。

3. 两性初恋期　性意识的发展逐渐趋于成熟,对异性的情感充满浪漫和幻想,对异性爱慕逐渐趋于专一。此时,男女生都开始按自己的标准寻觅"意中人",千方百计接近对方,喜欢两人世界,不爱集体活动、有鲜明的"离群"色彩。一旦实现愿望,男生则欢欣鼓舞,喜形于色;女生多蕴于内心,情不外露。双方都以精神寄托显示自身"爱恋"的纯洁,常常把在一起时内心的活动和情感以充满浪漫和幻想的色彩、以美好的词句加以描绘和想象,独自欣赏。在两性初恋期,男女生情感都不稳定,并有明显的占有心理。山盟海誓常伴随着因小事的争吵;不喜欢自己的对象与其他异性朋友接触,且不掩饰自己的嫉妒心理。

中学生的性心理发展通常滞后于生理发育。中学生的社会心理发展、社会责任感、社会角色以及物质条件等都不具备恋爱条件,异性交往的目标应该是发展友谊而非恋爱。成人应以平等、关爱、理解的态度对待他们的早恋现象,引导他们多参加集体活动,将精力用于努力学习、互相帮助、共同进步。

（二）青春期性心理发展矛盾现象

青春期性意识的急剧发展有力的激荡、改变着青少年的心理内容和结构,从对异性的好奇逐渐转化为对异性的眷恋和向往。而思想观念、社会环境、生活条件制约影响着他们的行为。形成了青春期少年生理发育成熟与社会心理发展不同步的局面,导致他们心理发展过程中常出现各种矛盾现象:

1. 性生理发育成熟与性心理相对幼稚的矛盾　青少年的性心理变化受其心理过程和个性发展限制,尤其在教育、引导不够情况下,常表现出明显的幼稚性。例如,性发育早期常表现为异性间的故意疏远或排斥;其后很快转变,相互仿效而出现"纸条恋爱"和蒙眬状的"狂热初恋";两者都是生理发育成熟与性心理幼稚矛盾的特征性表现。这些表现中有很大的好奇和模仿成分。尽管他们认为自己对"爱情"是认真、严肃的,不是"闹着玩",但他们对什么是真正的爱情,爱情包含的社会责任和义务却一无所知或知之甚少。因此,针对青春早期的盲目恋爱、冲动式异性交往应加以正确引导。

2. 自我意识迅猛发展与社会成熟度相对迟缓的矛盾　青春期少年独立意识增强,感到自己是"大人"了,希望别人把自己像成人来看待,不愿再受特殊照顾,希望独立解决自己的问题;期待自己提出的建议、发表的观点能得到承认和尊重,试图在平等基础上重新建立与父母和其他成人的关系。

与该独立意向的迅猛发展形成鲜明对照的,是其社会成熟度的发展相对迟缓。青少年对社会的认识较肤浅,尤其缺乏对复杂社会生活的直接体验;社会实践的锻炼刚起步,人生观、世界观尚在初步形成中。最明显的表现是评价能力(如事物的表面与内在、勇敢与强暴、纪律与专制、自由与散漫、美与丑等)较低,由此导致适应性问题。他们不想依赖成人,可自己又不具备独立的经济基础;

他们想切中时弊,提出对社会变革有重大价值的见解,但自己的思维发展和认识水平还达不到;他们敢想敢干,试图一往无前,但行为上摆脱不了冲动、偏激、摇摆和脆弱的局限。

3. 情感激荡释放与外部表露趋向内隐的矛盾　青春期的生理剧变必然引起情感动荡,而情感动荡又需适当释放才能获得平衡,这本来是身心调节的正常规律。但是,由于青少年认识能力的发展和控制能力的增强,他们内心情感的激荡、释放常被压抑,同时又经常受到成人社会有意或无意的压制。他们内心激动、压抑或苦恼,表面上却显得十分平静,没有什么异常反应。他们有话想找人倾吐、诉说,可碰到老师或长辈却迟迟不开口,表现出"闭锁性"的特点。这种情感激荡与表露内隐的矛盾,如果不能被成年人理解并通过适当方式加以引导,有可能造成误解和感情隔阂,进而影响青少年的情绪生活和社会适应,一些青春期常见的心理障碍,如抑郁和焦虑,和他们心理发展的这一矛盾有重要关联。

通常认为,性心理成熟的一般标准有四个方面:①能够正确理解男女性别和性关系,正确领悟性的意义;②在心理上具有一定的性需要,内心乐意与异性接触,能够建立正常的爱情观和恋爱关系;③具有正常的性意识,较强的性行为理智感,能够自己控制性行为冲动;④在心理上能够适应进入正常的婚姻状态。由此来看,处于青春期的儿童少年与性心理成熟的一般标准要求还有相当大的距离,正确认识青春期心理发展阶段和特征,对开展青春期心理健康教育和心理咨询,维护青春期心理健康有重要意义。

（娄晓民）

【思考题】

1. 结合儿童少年青春期生理和社会发育的失匹配现象,讨论青春期性成熟对心理行为的影响。

2. 复习青春期发育神经、内分泌调控机制,分析青春发育提前趋势可能存在的原因。

3. 谈谈青春期性心理发育矛盾现象的解决路径。

第六章

生长发育影响因素

(Influence Factors on Growth and Development)

【学习聚焦】 描述生长发育影响因素的多维性、复杂性;解释遗传和环境因素在生长发育中各自发挥的作用,阐述遗传因素决定生长发育的潜能而环境因素制约或促进潜能的实现程度;讨论两者在共同决定生长发育速度和水平中的交互作用。

儿童青少年生长发育个体差异的形成源于内在的遗传因素和外在的环境因素。遗传因素决定生长发育的潜力,即决定生长发育的可能性;各种环境因素则在不同程度上影响该潜力的发挥,决定生长发育的速度及可能达到的程度,即决定生长发育的现实性。近年来,社会决定因素和行为生活方式对生长发育的影响逐渐为人们所关注,并成为相关领域的研究热点。儿少卫生学的重要任务即为在认识生长发育规律的基础上,研究各种影响因素,充分利用有利因素,尽可能消除或控制不利因素,最大限度地发挥遗传潜力,保障个体生长发育的顺利进行,全面提高民族综合素质。

第一节　遗传影响因素

遗传(heredity)是指形态结构、生理功能及身心发育等性状在亲代与子代之间的相似性和连续性。在胚胎发育过程中,受精卵中父母双方各种基因的不同组合及其表达,决定子代个体的各种遗传性状,使其可显现亲代的形态、功能、性状和心理素质等特征,形成每个儿童各自的生长发育潜力。但这些潜力能否充分发挥,即有关基因型的外显程度,受环境和社会决定因素的制约及其与遗传因素的交互作用。

一、遗传的家族、种族影响

儿童少年生长发育的家族聚集性及种族差异,是遗传因素影响的具体表现。

(一)家族性遗传影响

家族性遗传是遗传信息在亲子代际之间传递的最直接体现。儿童少年生长发育的特征、趋向、潜力、限度等都受父母双方遗传因素的影响。良好生活环境下长大的儿童,其成年身高在很大程度上取决于遗传。双生子研究提示,人的成年身高与父母平均身高间的遗传度为0.75,即身高75%取决于遗传因素。高身材父母,通常其子女身材也较高,但其成年身高(由于双亲"矮"基因优势组合,性状出现显性表达)低于父母身高的几率较大;反之,则子女身材相对较矮,但其成年身高(通过优化环境后迅猛的生长长期趋势)超过父母身高的可能性更大。人类经过世代繁衍,身高等形态指标在整个群体中基本呈正态分布,表现为中等身材者占多数。父母与子女身高的相关系数呈现随年龄上升的趋势,提示遗传因素在个体越接近成熟的阶段表现得越充分,此现象称为生长发育的家族聚集性(familial aggregation)。生长突增模式、性成熟早晚以及月经初潮年龄等也与家族遗传密切相关。因此,儿童少年的成年身高可根据该年龄阶段的身高、骨龄并结合父母身高等进行预测;女童还可根据月经初潮年龄和初潮时的骨龄、身高等来预测成年身高。

儿童智力相关研究表明,个体智商受遗传、环境及其交互作用的影响。高智商父母有较高几率生出聪明的后代,但环境因素可影响该遗传效应。图 6-1 显示,儿童期社会经济地位(socioeconomic status,SES)等环境因素可放大遗传因素对成人智力的影响效应,高水平的 SES 不仅与较高智商相关,而且富裕的环境支持可使这种遗传效应达到最大化。经济水平决定着智力资源的供给,而高智商的父母们通常更倾向于为儿童提供益智类的书籍、玩具等,营造有利于智力发展的环境;这些儿童也更可能主动寻求有利于自身智力发展的环境。

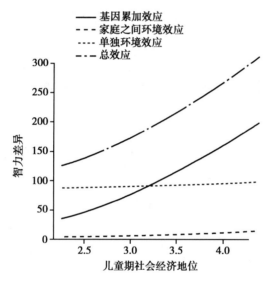

图 6-1

儿童期社会经济地位对成人智力差异的影响

(引自:Bates TC 等, 2013)

遗传对心理行为发展的影响在不同年龄段呈现的表现存在差异。研究发现遗传对感知觉、气质有较直接的影响;而在个性品质、道德行为方面,遗传因素对心理-行为的影响作用随年龄增大而减弱,尤其在青少年阶段,遗传因素的作用远不如环境、教育等因素的影响显著。但环境对于某种心理特性或行为的发展所起的作用,往往有赖于这种特性或行为的遗传基础。因此,对消极情绪或不良社会行为具有遗传易感性的儿童少年,应重视积极环境因素的构建。

（二）种族性遗传影响

种族指在体质形态上(如肤色、发色及形状、眼珠色彩、面部特征、颅型、体型、体格等)具有某些共同遗传特征的人群。

种族性遗传对个体体型、躯干和四肢长度比例等方面的作用较为显著。例如:刚果流域的非洲俾格米人是世界上最矮小的人种之一,相同的生长调节类激素水平,他们机体内的应答反应却低于其他人种;同样生活条件下成长的非裔和欧裔美国儿童,成年身高相近,但前者的腿长超过后者;虽然与美国白人有相同的生活环境,但日本移民儿童的腿长却低于同等身高的白人儿童。即使其身高相比于日本原居住国的同龄儿童较高,但坐高身高比却无差异。骨龄研究证实,手腕部继发性骨化中心出现的中位数年龄,黑人自出生后1~2年起就比其他种族领先;黑人儿童平均的恒牙萌出时间比白人早一年;东亚各国(中国、日本、朝鲜等)儿童自婴幼儿开始骨龄持续落后于非裔、欧裔美国儿童,但在青春期体格突增阶段其长骨的干骺愈合速度却显著超过后两者,这被认为是亚洲儿童成年身高矮于白种人的重要原因。

人群的月经初潮年龄既存在种族差异,又有地域差异。在相似的自然和社会条件下生活的不同民族间的差异,可看作是由种族遗传因素决定的差异,但这种条件在现实生活中不易获得。2010年全国学生体质健康状况调研资料显示,全国汉族女生月经初潮平均年龄(age at menarche,AAM)为12.35岁,与同省(区)汉族女生相比,朝鲜族和蒙古族女生的AAM明显较早,而其他少数民族则与其接近或较晚。因此,女生AAM的差异是环境和遗传因素共同作用的结果;而各省汉族间的差异,由于属于同一民族,主要是环境因素不同所致。

全球纵览　世界各国18岁人群近百年身高增长

慢性非传染病危险因素协作组(NCD Risk Factor Collaboration)研究了全球200个国家和地区1860万名18岁人口一百年间的身高变化趋势。如图6-2所示。结果表明,过去100年间欧洲大陆、中东和亚洲温带国家平均身高增长最快。男性和女性身高增幅最大的国家分别为伊朗和韩国,而撒哈拉以南的非洲国家和南亚地区,成年身高基本没有发生变化。截至2014年,荷兰男性平均身高全球最高(182.5cm),较100年前增长16.5cm,女性身高最高的国家为拉脱维亚(169.8 cm);全球"最矮"则为东帝汶的男性和危地马拉的女性,分别高为159.8 cm和149.4 cm。

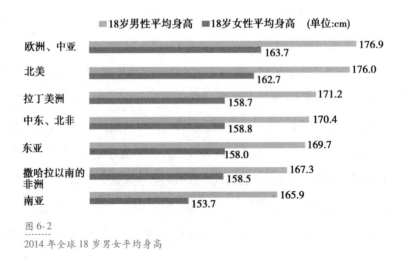

图 6-2

2014 年全球 18 岁男女平均身高

中日韩三国的百年身高变化数据见图 6-3。

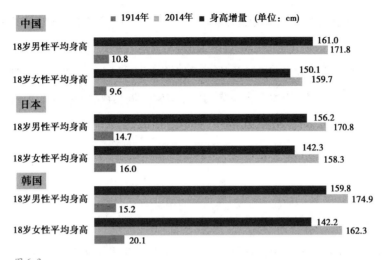

图 6-3
中日韩 18 岁男女百年身高变化比较
［引自：NCD Risk Factor Collaboration（NCD-RisC），2016］

二、表观遗传

表观遗传学（epigenetics）主要研究不涉及基因核苷酸序列改变的基因表达和调控的可遗传修饰。其遗传方式具有 DNA 序列不变而表型改变，改变具有可遗传性和可逆性，不遵循孟德尔遗传定律等特点。表观遗传是环境因素和细胞内的遗传物质之间发生交互作用的结果，从而使生物在环境不断变化的情况下，能够维持遗传序列的稳定。人体从母体孕期到个体生长发育的各个阶段，均受到多种外界环境因素的影响，使表观遗传发生改变，进而动态调控个体的生长发育。

表观遗传调控主要包括 DNA 甲基化、组蛋白修饰、非编码 RNA 的基因调控、基因印迹和染色质重塑等，其中 DNA 甲基化和组蛋白修饰是其中最为常见的修饰方式。DNA 甲基化是在 DNA 甲基转移酶的催化作用下，形成 5-甲基胞嘧啶，阻碍转录因子结合识别位点，引起组织特异性基因表达、基因组印记、染色质结构等的改变，从而对细胞增殖和分化产生重要影响的现象。组蛋白是细胞染色质中的碱性蛋白质，可与双螺旋 DNA 结合成 DNA-组蛋白复合物。组蛋白可通过甲基化、乙酰化、泛素化、磷酸化等修饰形式，改变组蛋白与 DNA 双链的亲和性，调整染色质的疏松和凝集状态，影响转录因子等调节蛋白与染色质的结合状态，从而调控基因表达，导致表型改变。基因印迹可使基因依亲代不同而表达不同，还可选择性地表达一种亲本等位基因（母本或父本），参与生长发育的调节。基因印迹异常调节可引起儿童少年生长过度或迟缓、智力障碍和行为异常等。

表观遗传修饰对儿童少年正常生长发育及其成年期疾病的发生发挥着重要作用。正常情况下，各调节方式间相互协调、动态平衡，维持机体正常生长发育过程。在不良的环境因子刺激下，生命早期的表观遗传修饰异常会导致某些成年期疾病的发生，如肥胖、糖尿病、心血管疾病、精神疾病等。同时，表观遗传失调与多种肿瘤（如胃癌、乳腺癌等）、自身免疫病（如银屑病、系统性红斑狼疮等）等疾病的发生相关。

与传统遗传规律不同，表观遗传修饰具有可逆性，易受营养、重金属、电离辐射、药物等多种环境因素的影响。作为核苷酸生物合成的辅助因子和甲基供体,叶酸可调控 DNA 甲基化过程进而影响基因表达。食物中所含的植物化学物可通过改变 DNA 甲基转移酶、组蛋白去乙酰化酶及组蛋白酰基转移酶等酶的活性,直接影响表观遗传修饰,参与机体的生理和病理过程。长期三价铬暴露可使父系基因组表观遗传修饰异常,增加子代癌症的发生风险。母亲在孕期服用长效雌激素己烯雌酚将干扰子代生殖管道的分化,增加子代阴道癌的发病风险。因此,环境因素可通过表观遗传修饰对机体生长发育、疾病发生及后代表型产生深远影响。

三、双生子研究

双生子分为同卵双生子和异卵双生子。同卵双生子由同一个受精卵发育而成,具有完全相同的遗传基因,其外显性状上的差异完全由环境因素引起;异卵双生子由两个不同的受精卵发育而成,两者有 50% 的遗传基因相同,故其性状差异来源于遗传和环境两个方面。通过对两类双生子的研究,可利用遗传度(heritability)来区分出遗传和环境因素相对作用的大小。遗传度越接近 1,提示遗传的作用越大;反之,越接近 0,则表明环境作用越大。如果某一指标(或疾病)在同卵双生子之间一致性较高,而异卵双生子之间一致性较低,说明其主要受遗传因素影响;若两类双生子的一致性相似,说明环境因素的影响度大。需要注意的是,双生子研究法建立在同卵双生和异卵双生的环境差异大小一致的假设基础上。实际上,同卵双生子在性格、爱好等方面与异卵双生子相比更为接近,容易选择比后者更相似的环境。此外,在外貌等方面的相似度也高于后者,容易受到更相似的对待。因此,相关表性指标遗传度的计算结果往往偏高,需要客观评估。

国内外许多研究已证实,同卵双生子在外貌、指纹、血清型、抗体、生理功能(如呼吸、心率、脑电波)等方面都非常相似,因此,可从这些方面对同卵双生子和异卵双生子进行鉴定。另外,同卵双生子的身高很接近,头围、头径的差异也很小,说明骨骼系统的发育受遗传因素的影响较大。相关双生子研究发现,同卵双生子和异卵双生子在出生时身长无显著差别,但随着年龄的增长而发生变化,3~9 岁期间同卵双生子身高相关系数均在 0.93 左右,而异卵双生子出生时该系数为 0.79,到 8 岁时下降至 0.49,提示对于异卵双生子而言,随着年龄的增长,遗传度呈现逐渐降低的趋势。有关女性月经初潮年龄的双生子研究结果显示,同卵双生子对内月经初潮年龄差异不到 3 个月,而异卵双生子则平均相差一年左右。由于个体遗传基因的表达存在时间上的差异,使得双生子间对内差异在突增高峰期表现得最为明显。在性发育较快的青春发育中期,血清性激素遗传度较低;而随着青春期进展,遗传因素的作用逐渐占优势,表现为初潮后的遗传度较高。

北京、上海等地对双生子骨龄的研究结果显示,遗传度均为 0.8 左右。北京大学儿童青少年卫生研究所对 6~14 岁双生子的骨龄、身高和体重进行调查后发现,共同生活的同卵双生子的骨龄、身高和体重的相似度系数均明显低于异卵双生子,提示这些指标受遗传因素影响较大;对共同生活与分开抚养的同卵双生子的骨龄等指标的相似度比较则表明,体重较骨龄、身高更易受环境因素的影响。季成叶等利用大样本双生子资料,研究遗传和环境因素对中国儿童少年身心发育各类指标的交互作用,结果显示身高、坐高等身体线性指标的遗传度显著高于围度、宽度、体重和体成分指标,其中男性更为显著(表 6-1)。

表 6-1 677 对 6~18 岁男女双生子体格指标遗传度估测（最大似然法，调整年龄后）

体格指标	男生（353 对）				女生（324 对）			
	h^2	E	x^2	AIC	h^2	C	E	AIC
身高（cm）	0.93	0.07	5.80	-10.12	0.88	0.09	6.11	-9.95
坐高（cm）	0.94	0.06	6.91	-9.03	0.91	0.10	6.84	-8.81
体重（kg）	0.87	0.13	7.60	-8.31	0.85	0.11	7.43	-7.75
胸围（cm）	0.83	0.17	9.17	-6.83	0.80	0.14	10.41	-6.01
腰围（cm）	0.82	0.18	8.19	-7.80	0.82	0.18	7.77	-6.18
臀围（cm）	0.81	0.19	13.70	-2.27	0.79	0.19	11.75	-4.17
肩宽（cm）	0.82	0.18	4.63	-11.40	0.76	0.15	5.12	-10.41
盆宽（cm）	0.76	0.24	4.76	-11.20	0.90	0.19	5.83	-9.82
肱三头肌皮褶厚（mm）	0.83	0.17	14.30	-1.67	0.84	0.15	11.9	-1.45
肩胛下皮褶厚（mm）	0.86	0.14	5.64	-10.30	0.83	0.17	5.47	-9.85
腹部皮褶厚（mm）	0.89	0.11	7.58	-8.42	0.85	0.10	7.51	-7.72
瘦体重（kg）	0.90	0.10	8.42	-7.58	0.91	0.09	8.59	-6.62
BMI	0.84	0.16	6.09	-9.92	0.80	0.19	7.75	-9.04

注：男 MZ255 对，DZ98 对；女 MZ229 对，DZ95 对

h^2，最大似然法遗传度；χ^2，方差检验法；E，独特环境方差；AIC，模型优劣度指数 $P>0.05$

（来源：季成叶. 现代儿童少年卫生学.2 版. 北京：人民卫生出版社，2010：162）

关于遗传和环境效应对儿童少年智力影响程度的研究显示，智商（intellegence quotient，IQ）遗传度为 0.44，其中言语智商遗传度为 0.32，操作智商遗传度为 0.48。因此，遗传对儿童少年智力水平有中等程度的影响，且遗传和环境效应在各具体能力上影响程度不同。另外，有关遗传与环境因素对儿童个性特征和行为的双生子研究表明，儿童内外向性格特征主要受遗传影响，遗传度为 0.7 左右；情绪稳定性、神经质、掩饰性等则主要受环境影响，遗传度在 0.1~0.5 间；行为和社会能力的遗传度均小于 0.6。行为受遗传和环境因素的双重影响，且环境因素的作用略大于遗传因素。对男女进行分组后，男性多数行为因子的遗传度小于 0.6，而女性的社交、活动、学校等方面的社会活动能力，以及违纪、残忍等行为因子的遗传度均大于 0.6，表明在儿童行为的遗传和环境因素作用程度上，同样存在性别差异。

（马 乐）

第二节 物质环境因素

物质环境（physical environment）是人类赖以生存的物质基础，其与社会环境、生产生活方式共同决定儿童少年生长发育的可实现性。阐明主要物质环境，如自然地理气候条件、生活环境和各类环境污染因素与儿童少年生长发育的内在联系与规律，对儿童青少年预防疾病、增强体质、促进身心健康发育具有重要意义。

一、自然地理环境因素

（一）地理气候因素

地理气候因素（geographic-climate factors）对生长发育具有明显的影响,主要由以下指标反映:日照时数、年均气温、气温年均差、平均地表温度、年降水量、平均相对湿度、海拔高度、大气压、平均水气压等。研究发现,日照时间越长、气温年均差越大的地区,群体的身高等体格发育水平越高;相反,生活在湿热、潮湿、降水量大的地区的群体,体格发育水平相对较低。以上提示身高与日照时数、气温年均差等呈正相关,与年降水量等呈负相关。

中国历次全国学生体质调研都证实了生长发育的南北差异。北方汉族男、女儿童青少年的身高、体重均值都大于南方;聚居在中国北方多个少数民族（蒙古族、回族、维吾尔族）比聚居在南方的少数民族（布依族、水族、苗族）高了一个发育等级,其中中国南北群体生身高分布差异见表6-2。这与世界范围的大体趋势一致,多数国家/地区的体格发育指标都是北高南低:日本列岛越向东北,身高越高,体重越重,越向西南则越矮小;欧洲人的平均身高以南欧最低,中欧居中,西北欧最高。

需要注意的是,不同地域人群体格发育水平的差异（尤其是长期趋势）,不全是自然地理环境因素作用的结果,还与各群体的起源发展、生活方式、饮食习惯及社会经济状况密切相关。例如:对热带地区的尼加拉瓜和寒带地区的阿拉斯加两地儿童的生长发育进行调查,并未发现显著差异;在中国,平均身高最高的省份不是最北的黑龙江省,最矮的也不是最南的海南省,而汉族高身材人群主要分布在环渤海地区（北京、天津、辽宁、山东等）。上述南北差异通过群体比较产生,可发生生态学谬误（ecological fallacy）,难以推论到个体差异。有关地理气候因素对生长发育影响的确切程度尚待深入分析,相关研究方法仍需进一步完善。

表6-2　2010年全国学生体质调研南北群体身高比较（单位:cm）

年龄（岁）	北方男生		南方男生		北方女生		南方女生	
	n	$\bar{x} \pm s$	n	$\bar{x} \pm s$	n	$\bar{x} \pm s$	n	$\bar{x} \pm s$
7	5659	126.1±6.3	6660	125.3±6.0	5598	124.3±6.2	6563	124.2±6.2
8	5814	131.3±6.3	6822	130.5±6.1	5768	129.7±6.3	6633	129.3±6.2
9	5635	136.5±6.7	6820	135.6±6.5	5678	135.2±6.8	6739	135.2±6.9
10	5767	141.6±7.7	6970	140.5±7.0	5699	141.5±7.4	6854	141.3±7.4
11	5593	147.1±7.9	6788	146.0±8.0	5665	147.5±7.8	6739	147.4±7.6
12	5594	153.3±8.8	6808	152.2±9.0	5586	152.9±7.2	6714	152.0±7.0
13	5711	160.7±8.7	6748	159.5±8.7	5584	156.9±6.0	6768	155.5±6.1
14	5728	166.0±7.8	6829	165.1±7.7	5639	158.7±5.7	6682	157.1±5.7
15	5806	169.7±6.8	6756	168.2±7.0	5698	159.4±5.7	6628	158.0±5.7
16	5702	171.8±6.2	6818	169.7±6.4	5604	160.3±5.5	6663	158.1±5.5
17	5644	172.8±6.0	6749	170.4±6.3	5592	160.6±5.5	6619	158.3±5.6
18	5670	172.9±6.1	6498	170.3±6.2	5519	160.4±5.5	6240	158.2±5.6

注:按汉族聚居省区市的省会所在地,以秦岭、淮河为界,分15个北方群体和15个南方群体

（来源:季成叶,等.根据2010年全国学生体质健康调研资料计算,2012）

（二）季节因素

季节(season)对生长发育有明显影响。春季身高增长最快,3~5月的身高增长值为9~11月的2倍左右;在身高增长较快的季节,新的骨化中心也出现较多。体重增长的季节差异和身高恰相反,秋季(9~11月)体重增长最快,全年体重总增幅的2/3发生在9月至次年2月;在炎热的夏季有些儿童体重增长很少。0~2岁婴幼儿期的体重增长无明显的季节差异。月经初潮同样受季节影响,中国女童的初潮较多发生在2~3月和7~8月。

二、环境污染因素

由于人为或自然的原因,进入环境的污染物的量超过了环境的自净能力,造成环境的组成与性质发生改变,对人类健康产生直接、间接或潜在有害影响的现象,称为环境污染(environmental pollution)。环境污染物种类繁多,包括化学性、物理性和生物性环境污染物,这里重点讨论常见化学性和物理性环境污染因素对儿童青少年健康的影响。

（一）化学性环境污染因素

天然环境中的化学物质组成和变化规律比较稳定,这种特性是人类生存的物质条件。由于自然灾害、工业生产、人类活动等使地区环境的化学组成发生变化,使得对人体有害的化学物质成分增加,称为化学性环境污染(chemical pollution)。

在所有环境污染因素中,化学性污染最常见,其危害最直接、最严重,经常被关注的环境污染多指化学性污染。生长发育中的儿童青少年,对环境污染物有远高于成人的易感性,不仅阻碍身心发育,而且会引发各种疾病。

1. 空气污染　由于人类的生产和生活活动,改变大气圈中某些原有成分和向大气中排放有毒害物质,以致空气质量恶化,影响原来的生态平衡体系,威胁人类健康,即为空气污染(air pollution)。

人体通过呼吸与外界进行气体交换,从空气中吸收氧气,呼出二氧化碳,以维持生命活动。成年人通常每天呼吸2万多次,吸入$10~15m^3$的空气。与成人相比,儿童气道狭窄、气道黏膜柔嫩、室外活动多、呼吸频率高,使得儿童容易吸入更多的空气中的毒物。因此,空气的清洁程度及其理化性状与儿童健康关系更加密切。

早在20世纪50—60年代,流行病学研究就发现,短期的空气高浓度污染与婴儿死亡率、特别是与婴儿呼吸系统疾病死亡率密切相关。近年的研究发现,空气中污染物水平快速上升可损伤肺的免疫功能,增加儿童呼吸道对细菌等感染的易感性或诱发哮喘。空气污染长期暴露则会影响儿童青少年肺的发育,对肺功能造成永久性的损伤。美国针对10岁儿童开展了一项关于空气污染与肺功能发育的前瞻性研究,通过8年的随访,该研究发现,在空气污染最严重的地区,7.9%的被调查者肺部的扩张能力不到正常水平的80%,而在空气最清洁的地区,这个数字只有1.6%。空气中某些污染物如二氧化硫、臭氧等可通过直接或间接的作用引起儿童体内IgE抗体水平(一种反映过敏反应的指标)上升,且与年龄相关,年龄越小的儿童似乎对环境污染更敏感。许多实验和流行病学研究都确认了空气污染与不断上升的儿童哮喘发病率和哮喘症状的恶化有关。近些年,有关空气污染和出生缺陷存在相关性的研究结果不断报道出来,越来越多的证据提示空气污染暴露可能是某些出生缺陷的危险因素。大气颗粒物中含有多种有毒有害元素如铅、镉、砷、汞等,可以损伤中枢神经系统的发育,与儿童行为发育落后或行为障碍相关。此外,空气污染对儿童青少年体格生长也会造成影响,一项对居住在炼钢厂周边地区(空气受二氧化硫、硫酸、铝、铜、砷等飘尘污染严重)的儿童生长发育进行调查,发现污染区儿童的体格发育水平较对照区明显落后,且这部分儿童青春期突增幅度较小者比例较高,身材矮小者多,尤以女童明显。

与室外空气污染物相比,室内空气污染物来源更为复杂,不仅有室外来源,还有室内来源,如生活燃料燃烧、烹调油烟、室内建筑装饰材料、家具及人体生理活动的各种排出物等,其中,室内建筑装饰材料和家具是最受关注的室内空气污染来源。

由于来源复杂,室内空气污染物对儿童青少年健康的影响可能更为多元化,目前的研究相对集中在以下几方面:①室内空气中尘螨、花粉等都可成为变应原,引起变态反应,与儿童过敏性鼻炎、过敏性哮喘、过敏性皮炎、甚至过敏性紫癜存在相关性。②甲醛是一种无色、具有刺激性气味的气体,毒性较高,主要来源于室内家具与某些装饰材料。长期低剂量甲醛暴露可以降低机体免疫功能,引发慢性呼吸系统疾病,甚至阻碍儿童青少年肺功能正常发育,造成不可逆的损伤。越来越多的研究还发现,长期接触甲醛会影响机体造血系统维持正常生理功能。首都医科大学附属北京儿童医院的一项调查结果显示,90%以上的白血病患儿家庭住房曾在半年内装修过。③挥发性有机物(VOCs)是一组沸点从50℃至260℃的易挥发性化合物,主要成分包括烃类、氧烃类、含卤烃类、低沸点的多环芳烃类等,其中部分已明确被列为致癌物。建筑材料和室内装修装饰材料是室内VOCs的主要来源,VOCs暴露会影响儿童免疫系统、中枢神经系统、消化系统和造血系统发挥正常生理功能,孕期VOCs暴露是出生缺陷的高危因素。

2. 铅污染　铅是环境污染物中毒性最大的重金属之一。目前,许多行业和产品生产仍大量使用铅,铅污染现状依然严峻,环境铅暴露依然是影响儿童青少年健康的主要化学性污染物。儿童对铅高度易感,主要暴露途径包括接触含铅的尘土、墙壁、学习用品、玩具色漆、食物等,或通过胎盘、乳汁等从母体转入。消化道是铅最主要的摄入途径,成人摄入铅后大约吸收10%,而儿童吸收率却高达40%~50%。铅在空气中并非均匀分布,而是主要在距离地面约1m以内的空气中聚集,越靠近地面浓度越高,由于恰好处于儿童的呼吸带,所以,即便处于同一地理区域,儿童所吸入空气中的铅含量要数倍高于成人。与此同时,儿童呼吸道铅的吸收率也较成人高出2倍左右。与儿童铅高暴露、高吸收率形成对照的是,儿童通过粪便、尿液排铅的能力却仅有成人的2/3。人体内的铅分布于血液、软组织和骨骼中,形象地称为三个铅池。血液中的铅通过与血红蛋白结合运输而到达身体各组织器官,这部分铅是相对有活性的部分,也就是产生毒性作用的部分。沉淀于骨骼中的铅(简称"骨铅")约占儿童体内总铅的90%左右,这部分铅和一些化合物结合形成稳定的有机盐长期存在。骨铅在一般情况下相对静止,只有极其微量的进出,但与成人相比,儿童的骨铅相对容易向血液和软组织移动,显著增加铅对机体的毒性作用。

铅对儿童健康的危害是全身性的,其中神经毒性最受重视。儿童神经系统发育的关键时期是从胎儿期到出生后前6年,特别是前3年,在此阶段,神经系统对外界毒性物质最为敏感,而儿童的血脑屏障尚未健全,铅易通过该屏障进入脑内,影响大脑皮质神经元的轴突、树突发育和突触形成,同时选择性地蓄积在海马部位,影响正常的学习-记忆过程。人群中,儿童的血铅水平每上升100μg/L,IQ的平均水平下降6~8分。不仅如此,血铅水平还会影响儿童心理行为发育,血铅高与儿童注意力缺陷、学习困难、攻击性行为以及成年后的犯罪行为有密切关系。造血系统是铅毒性作用的另一重要靶系统,血铅水平达到200μg/L左右时可明显抑制红细胞内与血红素合成有关的关键酶δ-氨基-γ-酮戊酸(ALA)合成酶和铁络合酶的活性,使血红素合成受阻,血红蛋白无法形成,造成贫血。目前,铅已被确认为是内分泌干扰物,体内铅水平升高可干扰体内某些激素的正常代谢,这可能是铅引起儿童体格生长发育落后和代谢异常的潜在基础。例如,铅可直接抑制甲状旁腺素的功能,导致维生素 D 和钙磷代谢障碍,继发引起广泛的功能障碍如细胞成熟延迟和骨骼生长落后。除上述健康效应外,铅的生殖毒性和对免疫系统发育的影响也值得重视。研究发现,孕期即使是低水平铅暴露也会影响胎儿的发育,造成畸形、早产和低出生体重等不良妊娠结局。儿童生命早期铅暴露可能会产生持久的免疫毒性改变,即便是体内血铅水平得到有效控制,免疫系统的损伤仍很难逆转。

美国 CDC 将铅中毒的诊断界值点定为 100μg/L。然而,随着对铅毒性作用研究的逐步深入,学者们发现即使在低水平(<100μg/L)铅暴露下,环境铅污染仍会产生生物学毒性。换言之,铅对儿童健康的损害无安全临界值,理想的血铅水平应该是零。

3. 环境内分泌干扰物　环境内分泌干扰物(environmental endocrine disrupters,EEDs)是对机体内天然激素的产生、释放、运输、代谢、消除、结合、功能发挥产生干扰作用,从而破坏机体内环境平衡稳定状态的维持,并对个体机能和发育造成影响的外源性环境化学物质。由于这类化学污染物大都具有亲脂性,可以通过食物链发生生物富集和生物放大,且进入人体后难以消除而发生聚集效应,因此环境内分泌干扰物对生物体的近、远期危害已经开始日益显露并受到重视,特别是关于这类物质的生殖毒性、发育干扰和致癌性已经成为研究的重点和热点问题。

(1)分类:现已被证实具有内分泌干扰活性的环境化学物质达数百种之多,可来自天然和人工合成的化学品,大致可分为以下几类:①模拟/干扰雌激素的环境化学物,包括多氯联苯类化合物、烷基酚类、邻苯二甲酸酯类、二苯烷烃/双酚化合物、有机氯杀虫剂和除草剂、植物雌激素和真菌雌激素、金属类等;②干扰睾酮的环境化学物,如苯乙烯、二硫化碳、林丹、铅及多数邻苯二甲酸酯类;③干扰甲状腺素的环境化学物,如二硫代氨基酸酯类、多卤代芳烃等;④干扰其他内分泌功能的环境化学物,如铅、可卡因可干扰儿茶酚胺;二硫化碳、铅能干扰卵泡刺激素、黄体生成素;铅还能影响生长激素抑制激素;植物雌激素能刺激催乳素合成与分泌等。

(2)人体暴露途径:EEDs 进入人体的途径包括消化道、呼吸道和皮肤接触,如残留于水果、蔬菜和粮食中的农药、通过食物链的富集作用在鱼体内蓄积的 EEDs 可随着食物进入人体;垃圾焚烧、工业废气、汽车尾气造成空气污染,多种 EEDs 通过呼吸道进入人体;在农药生产和使用中、洗涤剂的使用中,EEDs 可通过皮肤被人体吸收。

(3)对儿童青少年身心健康的影响:儿童青少年的生理、行为特点决定了这个群体对 EEDs 同样具有易感性,目前关于 EEDs 对儿童健康的影响中,首当关注其生殖毒性,研究认为,胎儿及新生儿极小剂量 EEDs 暴露即有可能造成永久性的生殖功能损害及异常,也就是说 EEDs 的生殖毒性并非是对成人的直接影响,而是源自生命早期敏感窗口期暴露,该暴露影响到子代的生殖器官发育和精子成熟。低出生体重是影响婴儿死亡率和儿童发育的首要危险因素,流行病学研究提示,在 EEDs 的生殖毒性尚未显现之前,低出生体重可能是孕期 EEDs 暴露最敏感的近期毒性效应指标。儿童性发育异常,特别是性早熟的发病率近年来显著上升,已成为中国最常见的儿童内分泌疾病之一,国内外的研究均认为环境 EEDs 暴露是儿童性早熟的直接病因或促进因素。EEDs 的神经发育毒性也被越来越多的研究证实,例如,生命早期多氯联苯类化合物、某些农药、甲基汞等物质的暴露,即便剂量极低,却可能引起持久、不可逆的学习能力缺失和行为发育障碍。此外,EEDs 暴露还会影响儿童免疫系统发挥正常的生理功能,出现免疫反应抑制效应。

扩展阅读　儿童青少年对环境有害物质的特殊易感

对环境有害因素,儿童青少年常常表现出更大和更长久的器官和功能损害,称为儿童青少年具有特殊易感性(special vulnerability)。儿童青少年有别于成人,表现出特有的易感性的生理和行为基础探讨如下:

1. 对环境暴露的反应程度和机制可能不一样　儿童青少年处于生长发育时期,机体结构与功能不完善决定了其代谢特点与成人有所差别,这些差别可以发生在物质吸收、分布、生物转化、排泄与蓄积的每个代谢环节。例如,儿童青少年新陈代谢较成人活跃,单位体重摄入的食物、水、空气多,从而导致他们对外来化学物质吸收增加、向靶组织分布快。又比如,儿童青少年的胃肠道功能发育不够成熟,胃排空时间长、食物经肠道吸收的时间长,增加了胃肠道对外来化学物吸收的可能。婴幼儿期是大脑快速发育的重要时期,婴幼儿血-脑屏障功能不完善,对化学物的高通透性可导致婴幼儿大脑有毒有害物质暴露剂量的增加。肝脏是人体重要的生物转化和解毒器官,肝脏中发挥生物转化和解毒的各种酶在出生后以不同的速率生成。

2. 特有的行为和心理特征会影响暴露的时间和剂量　儿童青少年代谢率比成人高,按单位体重计算,其食物消耗量、耗水量、空气摄入量均大于成人,这些特点增加了儿童青少年暴露于食物残留农药、空气污染物和饮用水中各类污染物和病原体的危险性。儿童手-口(嘴)活动频繁,经常用手和嘴接触身边的东西或物体表面,甚至直接将手和东西放入嘴中,这大大增加了儿童摄入环境污染物的机会。成人的呼吸带距离地面 1.2~1.8m,儿童则低得多。在室内外环境中,挥发性气体、可吸入颗粒物、病原体等会在距离地板较近的空气中聚集。社会经济和心理因素也在很大程度上影响有毒有害物质的暴露情况,这些因素与其他因素如教育、居住条件、医疗保健可及性等相互作用共同影响儿童的环境暴露和疾病易感性。

3. 特有的遗传易感性　基因多态性(gene polymorphisms)可能并不会导致明显的健康问题,但含有某一等位基因的人可能对环境及其他有害因素易感(遗传易感性,genetic susceptibility)。随着人类基因组计划的完成,人们越来越认识到基因多态性在引起环境有害因素易感性方面的重要作用。研究证明,CYP1A1、CYP2E1 基因多态性与儿童急性淋巴细胞性白血病发病危险度增加有关。

深入研究儿童特殊易感性对于阐述环境暴露对儿童健康的影响,更有效地进行疾病预防和健康促进具有十分重要的意义。

(二)物理性环境污染因素

现代工业生产、通信信息生产使用、现代生活等过程中由物理因素引起的环境污染,称为物理性环境污染(physical pollution),包括噪声污染、电磁辐射污染、放射性污染等。

1. 噪声污染　从物理学观点看,噪声(noise)是指各种频率、不同强度的声音无规律地杂乱组合或单一频率一定强度的声音持续刺激;从生理学观点看,噪声是指凡是人们主观上不需要,令人烦躁并干扰正常学习、思考、睡眠、休息和工作的声音。WHO将噪声、污水和废气并列为三大污染公害。一般环境噪声的来源可分为如下几类:①交通噪声:各种机动车辆、火车、飞机、轮船等交通工具在发动和运行中产生,是分布广、危害最大的噪声来源;②工业噪声:由工矿企业的机械或高速运转的设备产生,持续时间和强度与工业生产有关;③施工噪声:由建筑工地的搅拌、打桩、切割、装卸等产生,具有多样、突发、冲击和不连续性等特点;④生活噪声:来源于居室外的嘈杂声,如流动叫卖、商业销售、娱乐、体育活动、音响设备等,以及室内电视机、洗衣机等家电设备使用时发出的声响。

中华人民共和国国家标准《声环境质量标准》规定,适用于以居住、文教机关为主的区域的噪声(1类标准)白天不宜超过55dB,晚上不宜超过45dB。中华人民共和国国家标准《社会生活环境噪声排放标准》规定学校教室内噪声排放限值昼间45dB,夜间35dB。研究表明,若教学环境噪声超过65dB,教师将被迫提高嗓音,学生无法集中注意力听课,甚至产生头晕、耳鸣、心悸等症状。噪声对听觉的损害作用最直接,其损害过程随噪声接触时间的延长而加重,逐步历经听觉适应、听觉疲劳、听觉损伤、噪声性耳聋等四个阶段。从第三阶段开始,耳蜗螺旋器可出现退行性变,听力损伤将不可逆。强噪声在未达到对成人造成损伤的阈值前,就可使儿童的听觉器官发生急性损伤,引起耳膜破裂性出血,甚至导致耳聋。噪声也会影响儿童视觉功能,噪声强度达90dB时,视网膜视杆细胞区别光亮的敏感性将下降;噪声达115dB时,人眼球对光亮度的适应性将不同程度衰减,发生视疲劳、眼痛、眼花、流泪、对眼前运动体反应失灵等。噪声还通过听觉器官作用于神经系统,使中枢神经陷于紧张状态,长时间噪声反复刺激会影响儿童正常的神经心理行为发育。此外,儿童青少年长期暴露于噪声污染环境,其心血管、消化、内分泌等系统都可产生不同程度的功能紊乱甚至器官损伤。

2. 电磁辐射污染　电磁辐射是能量的一种传输方式,由电场和磁场在两个相互垂直的方向传播能量,两者交互变化产生电磁波。电磁波波长越短,频率越高,电磁辐射的能量越大,当辐射的能量超过12电子伏特时,可对生物产生电离作用,因此,电磁辐射可以分为电离辐射和非电离辐射。

电离辐射主要存在于各种职业暴露环境,一般人很少接触。非电离辐射中,与人类健康密切相关的是频率小于300Hz的极低频电磁辐射(以50Hz/60Hz工频电磁场最常见)和频率在300KHz至300GHz间的射频辐射(radio-frequency radiation)(可分高频、超高频和微波)。极低频电磁辐射主要来源于电力设施和家用电器,而射频辐射主要来源于手机及其通讯基站、广播、雷达等无线通讯设备。人们可能暴露于多种不同来源的电磁场,但其中接触最广泛、最直接的是手机发出的射频辐射。

越来越多的儿童青少年正在频繁使用手机,但有关该人群对射频辐射的敏感性和易感性目前仍在探索中。尽管学者们众说纷纭,但在手机可对人体健康造成危害这一点上已达成共识。WHO 专家建议尽快制定高频电磁场预防措施,以保护正在生长发育中的儿童青少年。

低强度、慢性射频辐射对儿童青少年健康的危害主要有:①影响神经系统发育:射频电磁场可竞争性结合神经细胞的突触,干扰细胞的重塑过程;②引发神经衰弱:长时间操作电脑或上网可引发头痛、乏力、嗜睡、失眠、多梦、记忆力减退、手足多汗等症候群,导致脑电波节律紊乱;③影响视力:长时间射频辐射暴露(如上网游戏)时,双眼持续紧盯画面,缺少眨眼动作,可导致眼睛干涩、视力模糊、晶状体产生点状或片状浑浊,甚至视网膜脱落;特别严重者可因眼部肌肉的过度疲劳或痉挛性肌麻痹以致暂时性或永久性失明。还有证据提示,射频辐射与儿童白血病之间似乎存在相关性,但由于目前的研究数据有限且缺乏一致性,尚难以得出确切的结论。

3. 放射性污染　在自然界和人工生产的元素中,有一些能自动发生衰变,并放射出肉眼看不见的射线,如 α、β、γ 射线,这些元素统称为放射性元素或放射性物质。20 世纪 50 年代以来,人类的活动使得人工辐射和人工放射性物质大大增加,环境中的射线强度随之增强,对人体健康造成危害,这种由放射性物质所造成的污染叫放射性污染(radioactive material contamination)。

根据来源,放射性物质分为:①天然放射性物质,广泛存在于矿石、土壤、水、大气和所有的动植物组织中,如碳 14、氚 3、铀 238、钾 40、铷 87 等,目前已确定的有 40 多种;②人为放射性物质,来源于核工业排放物、核武器试验沉降物,医疗科研单位排放的含放射性物质的废水、废气、废渣;③因核装置意外事故而造成的放射性物质污染,如日本福岛核事故;④居室装修污染,如锶 89、锶 90、铯 137、碘 131、钡 140、氡 222 等环境放射性物质。放射性物质进入人体的途径主要有三种,分别是呼吸道、消化道、皮肤或黏膜,微量的放射性辐射一般不影响人体健康,需达到一定剂量才会发生有害作用。放射性物质发出的射线会破坏机体内的大分子结构,甚至直接破坏细胞和组织结构,给人体造成损伤。儿童在同样的剂量水平所受到的放射性损伤程度显著高于成人。此外,进入人体的放射性物质,在体内继续发射多种射线引起内照射,对人体持续造成危害。

（马　乐　李生慧）

第三节　社会决定因素

社会环境(social environment)是指人类生存及活动范围内的社会物质、精神条件的总和,涵盖社会经济文化体系、家庭因素及社会关系等在内,是人类长期生产劳动过程中创造和积累的物质-文化综合体,是与自然环境相对的概念。人类生存于社会环境中,社会因素对生长发育的影响具有多层次、多方面的综合作用,不仅影响儿童青少年体格发育,同时也影响心理、智力和行为发育。

一、社会经济和医疗卫生保健

（一）社会经济状况

社会因素中应用最广泛的概念是社会经济状况(socioeconomic status,SES)。社会经济可完全独立于自然环境因素,对儿童青少年生长发育产生直接影响。伴随一个国家/地区社会经济状况的不断改善,儿童青少年的生长发育水平会逐步提高;反之,则出现停滞或下降,这点在儿童生长长期趋势中得到很好的验证,某种程度上,可以说"儿童生长发育是社会经济发展状况的一面镜子"。

发展中国家地区间经济发展不平衡伴随出现的儿童青少年生长发育的城乡差异也是社会经济状况影响的典型体现。上海市和江西省的地理、气候、温度、日照、降水量等自然地理气候条件有一定可比性,有学者对两地儿童的体格发育水平进行了比较,发现上海市中小学生的身高、体重、BMI等指标都显著高于江西省,两地城乡男生身高的最大差距分别达 7.6cm 和 10.7cm,女生分别达 5.7cm 和 8.0cm。2000 年全国学生体质调研显示,1995—2000 年间 7~17 岁平均身高城乡差异分别为 4.4cm(男)和 3.4cm(女)。随着中国经济的稳定发展,城乡差距在逐步缩小,与此相对应,儿童青少年生长发育的差距也出现了逐步缩小的趋势。儿童青少年生长发育的地区、城乡差异及演变在发展中国家普遍存在,揭示社会经济发展状况是影响儿童青少年健康指标的重要因素。此外,研究证实,当社会经济发展到一定阶段时,基础物质生活水准,如食物的可及性和丰富性、卫生保健等对儿童青少年生长发育的影响逐渐弱化;而与社会文化相关指标,如父母职业、受教育程度、家庭养育环境的重要性逐渐凸显出来。其中,父母受教育程度、尤其是母亲的受教育程度与儿童青少年生长发育状况的关系最为密切,母亲文化程度越高对儿童生长发育的促进作用越大。

(二)医疗卫生保障

医疗卫生保障是政府通过财政或政策的支持,为保证居民获得最基本的公共卫生和医疗服务而提供的制度保障,不同国家、地区的经济发展水平直接影响着政府对医疗卫生事业的投入。卫生资源配置、卫生服务的可及性和公平性与疾病的发生、流行和人群健康状况密切相关;儿童健康状况常作为重要指标用于衡量国家或地区经济、文化、和医疗卫生发展的水平。

通过对发展中国家和发达国家儿童健康问题的对比分析可以发现,两者之间差异明显,以新生儿低体重率为例,2005—2010 年,印度、巴基斯坦新生儿低体重率高达 30% 左右,其他发展中国家除中国以外,均在 5% 以上,而发达国家如瑞典仅为 4%;再比如,5 岁以下儿童发育迟缓率在发展中国家整体水平较高,如印度为 44.9%,巴基斯坦 36.8%,南非 24.9%,中国 14.2%,而发达国家则基本维持在 7% 以下的低水平。这一系列数字背后反映的是由于国家、地区经济发展、医疗卫生保障不平衡而在儿童健康指标上造成的差异。

与发达国家相比,中国儿童的医疗保障水平尚有距离,例如,中国现有每千名儿童儿科执业(助理)医师数为 0.49 人,明显低于世界主要发达国家(0.85~1.3 人)。针对中国儿童医疗保障不足的现状,2016 年 5 月,国家卫生计生委发布《关于加强儿童医疗卫生服务改革与发展的意见》,提出今后 5 年加强儿童医疗卫生服务的主要目标和具体举措,其中,明确提出到 2020 年,每千名儿童儿科执业(助理)医师数达到 0.69 名,逐步向发达国家靠拢。2016 年 10 月,国务院发布《"健康中国 2030"规划纲要》,在儿童主要健康指标上设定了明确的中长期建设目标:婴儿死亡率在 2015 年 8.1‰的基础上,2020 年下降到 7.5‰,2030 年进一步下降到 5.0‰;5 岁以下儿童死亡率在 2015 年 10.7‰的基础上,2020 年下降到 9.5‰,2030 年进一步下降到 6.0‰。

二、家庭生活质量

家庭是儿童重要的生活场所，良好的家庭环境可以促进儿童身心健康发育，对于小年龄儿童来说，尤其如此。家庭环境因素中除经济状况、父母职业和受教育程度、家庭结构等客观要素外，还包含与"情感联结"更为密切的要素，如家庭氛围、亲子关系、教养方式等，两者相辅相成，共同决定家庭生活质量。

（一）家庭经济状况

家庭收入的高低直接影响到为儿童提供的居住环境、膳食营养水平、社交活动、智力投资等。富裕家庭无温饱之忧，在为儿童提供丰盛食物的同时，也能提供更多的玩具、读物、视听设备、学习用具等，使其生活在丰富环境中，有利于开阔思维、提高想象力，促进身心发展。贫困家庭的父母常为养家而奔波，儿童缺少陪伴，同时由于经济状况差而居住拥挤，卫生条件差，儿童患病后常不能及时医治，阻碍其身心发育。然而，大量研究也显示，并非家庭收入越高，儿童青少年的生长发育越好。例如，在许多富裕家庭，父母忙于工作，无暇关心儿童成长，儿童因缺乏亲情而导致情感淡漠、抑郁、焦虑、敌对，以自我为中心，人际关系紧张的发生率较高。

（二）父母受教育程度

父母受教育程度高通常是家庭 SES 状况中的重要正向因素。他们较重视子女的智力开发和早期教育，注重培养儿童养成良好的饮食和卫生习惯，使生活作息制度较科学合理，对促进儿童青少年的身心健康有积极作用。多数研究认为，双亲文化水平中以母亲的积极影响强度更大，分析原因，母亲常常作为儿童第一养育人，其受教育程度越高，越容易掌握科学知识用于生活实践、越重视子女教育、越注重给予子女感情支持和理解，这些优势对于保障儿童合理营养，促进语言发展、性格形成，建立伙伴关系均具有积极的促进作用。

（三）家庭结构

家庭结构作为重要的家庭环境因素对儿童青少年的体格、行为发育具有显著影响。目前中国的家庭结构以核心家庭为最多，大家庭（与祖父母辈共同生活）居其次，两者合计约占家庭总数的 3/4，再次之为单亲家庭。从整体上看，核心家庭、大家庭的儿童不论体格生长还是行为发育均优于单亲家庭的儿童。离异家庭儿童的学习成绩、自我概念、同伴关系、情绪维持能力等在各类家庭中属最低水平，其成年后大多职业地位和心理幸福指数较低，父母离异对儿童心理健康的影响显而易见。

（四）家庭氛围

家庭氛围主要取决于家庭成员间的亲密程度。在良好、温馨的家庭氛围中，父母之间及父母与儿童之间交流、互动丰富，抚养儿童的观点和方式易达成一致，解决问题民主、和平，有助于培养和鼓励儿童独立思考和解决困难，对儿童犯的过错多能包容、理解，这些对儿童健全人格特质的形成非常具有正性促进作用。研究发现，家庭氛围紧张，如父母经常争吵甚至家庭暴力会阻碍儿童心理健康发展，容易出现情绪多变、社交退缩、问题行为多发。

（五）亲子关系

亲子关系是儿童最早建立的人际关系，是一个持续的互动过程。积极的亲子关系使儿童感受到爱与被尊重,有助于儿童对自己、他人和周围环境产生积极、乐观的认知,对培养早期社会交往具有促进作用,这是将来建立积极的同伴关系、师生关系、乃至婚恋关系的基础。在亲子关系的建立中,与母亲一样,父亲的作用同样重要,父亲对儿童的支持、鼓励和爱护对儿童社会性发展、情感和心理健康均有高度预测性。

(六)教养方式

父母的教养方式对儿童的情绪发展、人格形成、学业成绩、社会适应性等都具有重要影响。在教养过程中,父母的理解、爱护等情感支持有助于培养儿童情绪稳定、探索欲强、有同情心等健康、积极的心理特征;过分干预、过度保护,则可促使他们变得内向、情绪不稳、胆小怕事;父母采用拒绝、否认、惩罚等养育方式,甚至使用暴力,易使儿童形成残暴、缺乏同情心、反社会倾向等个性特征。许多研究证实,父母在意识到自己抚养儿童存在的问题后,转而给予更多的关心和爱护、更少的忽视和惩罚时,子女已形成的焦虑、抑郁、敌对、偏执、人际敏感等问题将随之减轻,自尊、独立、良好的社会交往能力将逐步提高。

家庭环境测量(family environment measure)是一项衡量家庭质量的技术,已逐步在中国一些地区推广、应用。其基本假设是:来自家庭的各种生物、非生物因素可通过对种类的归纳,以定量方式表示,成为对儿童认知-心理-行为发展的预报因子。例如,可对测定结果作聚类分析,把对生长发育有重要影响的家庭因素聚成若干类别,如父母素养、教育消费、学前教育、家庭氛围、教养方式等,加上情绪、个性、性格、行为、意志等非智力因素,再按这些类别制定出分量表,组成《儿童家庭环境量表》,附有评分-转换系统,结果以家庭环境商数(home environmental quotient,HEQ)表示。实践表明:这类量表可用来早期发现并筛检出可能发生认知、行为问题的高危儿童,从而针对其所在家庭的不良环境因素,制定有针对性的干预策略和措施。

三、文化和教育

社会环境中文化和教育并不是独立的因素,它与政治制度、经济状况、社会福利、法律法规等因素相互重叠渗透,共同影响儿童青少年身心健康发展。广义上,文化和教育覆盖社会主义精神文明的所有层面,狭义的概念特指精神创造活动及其结果。教育是在一定社会背景下发生的培养个体独立思考、创造社会价值、实现社会化的实践活动,常常特指学校教育。据此儿童青少年年龄特点,教育可分为早期家庭教育,学校教育,以及除家庭、学校教育之外的社会教育。①家庭教育:是个体人生教育的基础和起点,是一种潜移默化的教育,直接影响着个体健康状况和今后进入社会后与人交往、适应社会的能力。它包含家庭因素的诸多方面,如家庭教育投入,父母对子女教育的态度、父母期望,家庭的文化氛围等。众多研究表明家庭中母亲的文化程度及教养能力对儿童早期发展意义非常重要。②学校教育:包括幼儿园、小学、中学、大学教育,是儿童青少年在学校期间接受计划性指导,较系统地学习科学文化知识的过程。同时也是社会行为规范、道德标准,以及积极人生价值观塑造的过程。良好的学校教育是培养德智体美劳全面发展优秀人才的保障,但由于经济发展的不平衡导致城乡间、地区间教育资源分布不均、民办教育监督不力、教育功利化、教师素质低下等问题的存在严重影响儿童身心发展。落后和偏远地区学校教育中普遍存在办学条件差,师资短缺,教学理念落后等一系列问题。③社会教育:是指家庭、学校之外,对儿童身心发展造成影响的一切因素,如广播传媒、图书资料、新闻、信息、社会风气等。社会教育是对学校、家庭教育的重要补充,影响着儿童生活的各个方面。

四、现代媒体和娱乐方式

玩具和读物是陪伴儿童青少年成长过程中不可或缺的传统娱乐方式,它们在带给儿童青少年身心愉悦同时,也在潜移默化地发挥着积极的辅助教育作用。随着网络技术的飞速发展,现代媒体已和人们的日常生活息息相关,成为重要的信息来源和娱乐方式。现代媒体主要指电视和网络,儿童青少年是现代媒体的主要消费群体。一方面,要鼓励他们利用这些媒体带来的信息和学习机会;另一方面,又要科学地引导他们做到理性、适时、适度使用。

(一)电视对儿童青少年的影响

1. 看电视的时间   过度沉湎于看电视可能造成以下危害:①影响与父母及家人的互动、沟通,不利于语言发育、情绪和认知发展;②减少体力运动时间,不利于儿童青少年体格和体能发育;③限制思维活动范围,影响思维能力、个性发展、社会适应和社会交往能力;④长时间静坐导致近视、肥胖发病率增高。美国儿科学会建议:2岁以下婴幼儿不应看电视;2岁以上每天不应超过2小时;每看电视30分钟应闭上眼睛做短暂休息,向远处眺望,或做些伸展运动等;对所有儿童青少年,严格限制看电视时间都应作为一项具体措施纳入体重控制规划。

2. 电视的内容   心理学家发现,电视频道的选择对儿童青少年心理行为发育的影响非常显著。那些经常观看有关探索和发现、科普知识、地理历史频道的儿童,具有较广的知识面,较强的理解能力,其智力、反应能力、想象力和创新能力等都会获得良好发展。相反,如果对电视内容不加以选择,经常看不适宜儿童观看的电视节目如离婚、暴力、犯罪、谋杀等,则会对其心理发展造成不良影响。这些电视内容不仅会分散儿童青少年对学业的关注,影响学业成绩,甚至会助长学校暴力及诱发其他危险行为(如酗酒、吸烟、吸毒、性行为等)。

研究新知   使用网络也可以成瘾

2015年,四川大学华西医院精神卫生中心5位研究者合著的一篇关于"网络成瘾"的meta分析文献发表于《成瘾生物学》杂志。作者对发表于2000年1月至2013年9月期间有关网络成瘾的高分辨功能磁共振(functional magnetic resonance imaging,fMRI)研究结果进行分析,结果显示,互联网游戏成瘾(internet gaming disorder)者的双侧额内侧回、左右扣带回、颞叶内侧回、左梭状回等脑区激活明显。由于这些脑区大多位于前额叶,因此,前额叶功能障碍可能是网络成瘾的神经生物学基础。由于前额叶同时参与构成边缘系统多巴胺奖赏回路,该Meta分析结果也为行为成瘾的存在提供了佐证。该研究为目前为止唯一的一篇关于网络游戏成瘾fMRI研究的系统综述,研究结果对于较深入理解网络成瘾的认知和行为障碍具有指导价值,同时,对于网络成瘾的治疗及疗效评估也具有一定指导价值。

网络成瘾症(Internet addiction disorder,IAD)最初是由美国临床心理学家伊万·戈德伯格(Ivan Goldberg)博士在 1995 年参照《美国精神疾病分类与诊断手册》DSM-Ⅳ中关于药物成瘾的判断标准提出的。1998 年,美国匹兹堡大学心理学教授金伯利·杨(Kimberly Young)博士于根据 DSM-Ⅳ对病理性赌博的判断标准中发展出病理性互联网使用(pathological Internet use)的表述,突出了网络成瘾是上网行为冲动失控,并无成瘾物质参与的行为成瘾特征。

网络成瘾会导致青少年认知功能、情绪情感、行为表现严重偏离正常,发展到后期,网络成瘾者往往完全沉溺于网络的虚幻世界中,脱离人群、脱离社会,甚至失学,严重影响社会功能。调查显示,网络成瘾在中国 13~17 岁青少年网民中的发生率高达 17.1%,对这些青少年来讲,称网络为"电子海洛因"毫不为过。

(引自:Meng Y 等,2015)

(二)网络使用对儿童青少年的影响

互联网提供了获得信息和学习的平台,儿童青少年可以利用网络查阅信息、学习新知识、通过网络进行人际交流、开展网络调查、网络创作等。在某种程度上,互联网显著拓宽了儿童青少年的思路、交往和视野。然而,网络是把"双刃剑",在给人们带来诸多便利的同时,也带来一些负面影响。在青少年群体中,沉湎于网络游戏,或导致网络成瘾,已成为日益突出的社会难题。长期沉湎于网络,可产生以下危害:①严重影响睡眠、体育锻炼和其他活动,导致身体素质下降;②长时间注视电脑屏面和手机屏幕,眼部肌肉得不到放松与调节,加之屏幕亮光对眼部的长时间刺激,易导致眼睛出现干涩、模糊和视力下降,轻者引起近视,重者导致视网膜脱落等;③沉迷于网络虚幻世界,导致自我个性迷失,人际交流能力弱化,养成孤僻、内向的性格;④网络上许多不健康信息会误导儿童青少年,使他们不思进取,变得易怒、冲动、攻击性强,导致健康危险行为(如吸烟、饮酒、暴力、性侵犯等)高发。鉴于上述分析,使用网络如何做到"趋利避害"?这需要家长、学校和社会共同努力,在指导和监督青少年科学、合理使用网络的同时,加强网络信息和安全管理,营造健康的网络环境。

(三)玩具和读物对儿童少年的影响

1. 玩具 鲁迅先生曾说,"游戏是幼儿工作,玩具是幼儿天使"。玩具作为简单知识的物质载体,就像一本无字的教科书,为儿童开启认知启蒙之窗。通过对玩具的触、摸、拿、听、看等可以训练儿童的感知觉、注意力、手眼协调、肌肉运动等,非常有助于促进儿童认知功能发育。例如,2~3 岁幼儿选择拼搭积木玩具,可以增加儿童灵活性及持久性,帮助空间感知发展,激发创造思维能力及独立思考能力。此外,作为探索世界的方式之一,玩具可以帮助儿童认知周围环境、丰富生活经验、激发情绪情感,有助于培养良好性格和社会适应能力。根据功能定位,玩具可归纳为 4 类:①感觉运动类玩具,如各种球类;②表征性玩具,如"玩玩家"中模拟实际生活物品;③建构性玩具,如积木、拼图等;④移行性玩具,如三轮车、溜冰鞋。

对儿童来说,好的玩具应具备趣味性和教育性的统一。家长对玩具的认知和选择,以及是否和儿童互动玩耍,对玩具的教养功能起着决定性的影响。研究发现,父母受教育程度与玩具的选择具有显著的相关性,父亲受教育程度主要影响儿童不选择某种玩具,而母亲受教育程度在儿童选择和不选择某种玩具上都有所表现。

2. 读物　传统意义上的读物多指书籍,书籍读物是"信息和知识"的物化载体,它是儿童青少年成长教育中的重要媒介之一。好的书籍如同儿童青少年身边的良师益友,帮助启蒙智慧、体验情感和增加知识。美国心理学界的一项调查发现,44%的天才男童和46%的天才女童是在5岁前开始培养并建立阅读习惯的。研究证实,儿童早期阅读可以刺激儿童智力、语言、情感、社会性等多方面的发展。①对语言发展具有促进作用:喜欢阅读并有丰富阅读经验的儿童在语言表达的词汇量、流畅性、积极性和听的能力等方面都显著优于不喜欢或者缺乏阅读经验的儿童;②对情绪发展具有促进作用:绘本阅读中儿童可以辨识各种情绪,阅读中儿童能够学会理解和培养自信、乐观、勇敢、宽容、感激、诚信等良好的情感,学会关心周围的人和环境,阅读还可以帮助儿童以流利语言表达自身感受和情绪;③对幼儿想象力的发展具有促进作用:绘本图文并茂的画面会使儿童产生美的感受,带来精神的愉悦和快乐体验,从而启发儿童的想象力,是幼儿想象力的一个重要起点;④对社会性行为发展具有促进作用:研究发现儿童透过浅显易懂,蕴意深远的绘本可以一点一滴去建构个人的"多元文化"知识和观念,绘本阅读可加速儿童社会化进程;⑤对幼儿心理辅导和治疗的特殊作用:有研究认为,受到家庭虐待和忽视的幼儿通过绘本阅读能够和书中人物、情景产生共鸣,能激励儿童探究自己感情,使其明白发生在自己身上不公正待遇并非他们自身犯错所致,有助于儿童心理健康的培养。

随着电子科技的飞速发展,电脑、手机、Pad的普及,日益增多的电子读物正占据和排挤着传统的课外读物。有学者质疑这些电子读物可能会影响儿童青少年对文字阅读的兴趣、思索和理解。鉴于目前的研究有限,还很难得出确切的结论,现阶段慎重起见,国家教育部门应对此大力重视,加大电子读物的管理,鼓励开展深入的专项研究以探讨传统阅读和电子阅读对儿童认知功能发育影响的区别和各自的利弊。

（李生慧）

第四节　行为生活方式因素

生活方式(life styles)是指人们在一定社会文化、经济、风俗、家庭等因素的影响下而形成的一系列日常生活习惯和生活模式。行为(behaviors)表现为其具体外显,主要包括饮食、运动、睡眠、娱乐、消费、社会交往等。行为生活方式是影响儿童青少年健康的重要因素,本节重点介绍饮食、体育锻炼、睡眠对儿童青少年生长发育的影响。

一、饮食行为

饮食行为是指受有关食物和健康观念支配的人们的摄食活动,包括摄入食物的种类、数量、频率、方式以及选择、购买、食用地点等。饮食行为与食物本身特征、个体心理和生理及社会环境等多种因素有关。儿童少年期健康饮食行为不仅保证其生长发育对营养素的需要,促进体格和智力发育,而且会持续至成年期并对成人饮食行为的建立及其健康状况产生深远影响。随着社会经济发展和生活方式改变,中国儿童少年膳食结构不合理、不吃早餐、在外就餐、身体活动不足、饮酒、吸烟等不健康行为和生活方式对健康的影响日益突出,导致许多慢性非传染性疾病发病低龄化。因此,在儿童少年期养成健康的饮食行为习惯对个体身心发育尤为重要。

健康的饮食行为取决于正确的营养膳食认识。营养作为生长发育最重要的物质基础,对促进儿童少年机体健康具有重要意义。合理膳食应保证人体所需的蛋白质、脂肪、碳水化合物、膳食纤维、维生素、矿物质、水等营养素的合理摄入。儿童少年每天应保证300~500g粮谷类的摄入,使碳水化合物所供能量占到总能量的55%~65%;食用足量的鱼、禽、蛋、奶、豆类,以保证优质蛋白质、必需脂肪酸和矿物质的摄入充足;增加新鲜蔬菜、水果的摄入,以满足机体对膳食纤维、维生素等营养素的需要。此外,在充足营养摄入的基础上,鼓励参加体力活动,增加户外活动时间,建议每天至少活动60分钟,保持体重适宜增长。只有充分认识合理营养膳食的重要性,才能培养健康饮食行为并坚持下去,从而保障身心健康发育。

儿童少年应按时进食一日三餐,做到早中晚三餐的能量比为3∶4∶3。值得一提的是,营养充足的早餐不仅可保障儿童少年能量和营养素的足量摄入,还可防止超重和肥胖的发生发展。为保证机体上午紧张学习所需能源,中小学生的早餐中应含一定量的碳水化合物。不吃早餐或吃早餐但营养不充足,不仅会降低上午的学习效率,影响其学习认知能力,而且会导致体能降低,影响儿童少年的身体健康。一般而言,营养充足的早餐应包括谷类食物、动物性食物、奶类或奶制品及蔬菜水果。

培养健康饮食行为,应做到不偏食,不挑食,不暴饮暴食,避免盲目节食并合理选择零食,减少在外就餐频率。适当、适时、适量地吃零食可为儿童少年提供生长发育所需要的部分能量和营养素,补充正餐的营养不足;但不合理的食用零食将会对儿童少年健康发育带来危害。零食提供的营养素不如正餐食物中的营养素均衡、全面,而且零食中碳水化合物、盐和脂肪等含量一般高于正餐。经常食用零食影响正餐的摄入,会导致体重增加、营养素摄入不足等问题。目前,快餐已成为儿童少年一种普遍的饮食行为,其消费频率呈明显上升的趋势。在外就餐普遍存在膳食结构不合理的情况,在外就餐者的膳食能量摄入高于在家就餐者。儿童少年长期在外就餐会摄入过多能量,增加肥胖发生风险。在外就餐应控制能量的摄入,食物应多样,选择低脂、低糖、低盐膳食,多吃膳食纤维、维生素和矿物质含量高的蔬菜水果,少吃香肠、腌肉等加工类食品。

扩展阅读 学龄儿童平衡膳食模式

2016版《中国居民膳食指南》的覆盖人群为2岁以上,并对0~6个月婴幼儿、7~24个月婴幼儿、学龄前儿童、学龄儿童这些特定人群的膳食选择提出补充指导。2岁即应开始养成与成人一致的平衡膳食生活方式,所以在一般人群膳食指南中提出的6条核心推荐(食物多样,谷类为主;吃动平衡,健康体重;多吃蔬果、奶类、大豆;适量吃鱼、禽、蛋、瘦肉;少盐少油,控糖限酒;杜绝浪费,兴新食尚)同样适合2岁以上所有健康儿童。

为了更形象地展示学龄儿童膳食指南关键推荐内容,根据儿童平衡膳食模式的合理组合搭配和食物摄入基本份数,制定了适用于所有儿童的"中国儿童平衡膳食算盘",其食物分量适用于中等身体活动水平下 8~11 岁儿童。算盘用色彩来区分食物类别,用算珠个数来示意膳食中食物分量。算盘分 6 层,从上往下依次为油盐类、大豆坚果奶类、畜禽肉蛋水产品类、水果类、蔬菜类、谷薯类。黄色表示谷物,每天应该摄入 5~6 份;绿色表示蔬菜,每天 4~5 份;蓝色表示水果,每天 3~4 份;紫色表示动物性食物,每天 2~3 份;香槟色表示大豆坚果奶制品,每天 2 份;红色表示油盐,每天 1 份。儿童挎水壶跑步,表达了鼓励喝白开水,不忘天天运动、积极锻炼身体的推荐。详见图 6-4。

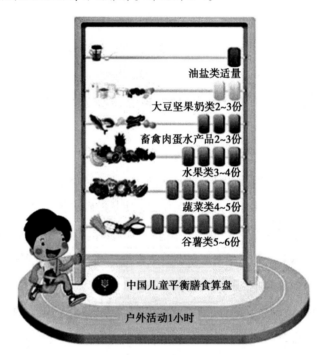

图 6-4

中国儿童平衡膳食算盘

(引自:中国营养学会 . 中国居民膳食指南 2016. 北京:人民卫生出版社,2016)

二、体育锻炼

体育锻炼(physical exercise)是运用各种体育手段,结合日光、空气、水等自然力和卫生措施,以发展身体,增进健康,增强体质,娱乐身心为目的的身体活动过程,是儿童少年主要体力活动的形式。在静坐少动的生活方式盛行的今天,体育锻炼更是促进儿童少年身心健康的重要因素。

(一)体育锻炼对身体健康的影响

1. 对新陈代谢的作用　机体在运动时,体内新陈代谢及能量的消耗显著增加,分解代谢(异化过程)加速。同时,在合理的营养支持下,合成代谢(同化过程)亦相应增强,体内营养物质逐渐积累,形成"超限恢复",进而促进机体生长发育。适当的体育锻炼还能改善儿童少年的消化吸收功能,增进食欲。

2. 对肌肉、骨骼及关节的作用　体育锻炼可促进肌肉、骨骼生长,使瘦体重增加,体脂肪减少。运动还可增加骨骼压力,改善骨小梁排列,使骨骼增粗、骨质坚实,并刺激骨骺,促进骺板软骨细胞成骨,进而加快骨骼生长。坚持体育锻炼,还可使关节韧带变得坚韧、关节更灵活。此外,室外锻炼时,日光照射能促进体内维生素 D 的合成,也有益于骨骼的生长。经常参加锻炼的儿童少年,身高往往超过不锻炼或很少锻炼者。

3. 对循环系统的作用　体育锻炼可使心脏供血改善,容量增大,心肌增厚,静态心率减慢,心功能储备提高。此外,运动时对物质及能量的利用增加,可减少脂类代谢产物在血管壁的沉积,提高血管壁的弹性,起到预防成年高血压及冠心病的作用。

4. 对呼吸系统的作用　人体在运动时耗氧量增多,肺通气量、肺容量和血红蛋白增加,故长期锻炼可使呼吸肌发达,胸围增大,呼吸功能增强。经常锻炼可显著降低呼吸道感染的风险;体质较差的儿童少年经锻炼后肺功能也可得以改善。

5. 其他　体育锻炼能有效调节内分泌系统,刺激多种激素的分泌。儿童少年体育锻炼时,血液中生长激素出现类似深度睡眠时的脉冲式分泌。体育锻炼还可显著增加性激素的分泌,通过对神经内分泌轴的反馈,加速下丘脑促性腺激素释放激素分泌,促进青春期发育。经常体育锻炼可加强神经系统活动,使兴奋与抑制过程增强,提高神经活动的平衡性和灵活性,增加身体各部分协调性。体育锻炼时,环境中的空气、日光、水分等因素反复刺激身体,可增强机体对外环境改变的应激和适应能力,提高免疫功能。同时,体育锻炼后,儿童少年精神饱满、思想敏锐,灵敏性及应急能力增强,有助于学习效率的提升。

过重的运动负荷可造成机体的免疫功能暂时下降,骨骼、关节及肌肉易受损伤。因此,根据儿童少年的年龄、性别、健康状况等特点,合理安排运动项目并严格控制运动强度和时间尤为重要。加强体育锻炼必须与卫生保健密切结合,在科学指导下进行,及时补充膳食能量和营养素,以达到促进发育、增强体质的目的。

（二）体育锻炼对心理健康的影响

体育锻炼有利于全面提高儿童少年心理素质,促进其个性发展。体育锻炼可调节情绪状态,有助于儿童少年情绪稳定,形成开朗性格,还可显著增强其自尊心和自信心,并培养知难而进的意志品质。同时,运动为儿童少年人际交往提供了最自然的方式,在运动中相互交流、合作,有助于提高其待人接物、协调配合能力,还可培养其在社会生活中的责任感、义务感,灵活调节自身行为,以更好地适应社会生活。

三、睡眠行为

睡眠在消除疲劳、机体复原及记忆的维持和巩固中发挥重要作用,被形象地称为"脑的营养剂"。此外,优质、充足的睡眠对于维持人体代谢和免疫平衡同样十分重要。对于处于生长发育期的儿童青少年来说,睡眠还同时具有促进体格和神经行为发育的作用。1998—2005 年,上海交通大学医学院沈晓明课题组在全国范围内开展了样本量为 30 250,覆盖 0~18 岁各个年龄段儿童睡眠状况及相关影响因素的系列流行病学研究,填补了中国儿童睡眠状况基本资料的空白。该研究结果显示,中国小学生的平均每日睡眠时间为 9 小时 10 分钟,初中生为 8 小时 6 分钟,高中生为 7 小时 9 分钟,低于《中小学生一日学习时间卫生标准》(GB/T17223—2012)规定的小学生每日睡眠时间,即"一二年级不宜少于 10 小时,三至六年级不宜少于 9 小时"。随着睡眠研究的深入,有关睡眠对人类

健康的重要性不断受到关注,为确定生命每个阶段到底需要多长时间的睡眠,美国全国睡眠基金会
(National Sleep Foundations,NSF)成立了一支由睡眠学、解剖学、神经学、儿科学、老年医学和妇科专
家组成的研究团队,历时两年,该团队于 2015 年对各年龄层人群提出新的睡眠时间建议(表 6-3)。
对照该建议,中国 GB/T17223—2012 提出的中、小学生睡眠时间标准明显偏少。

表 6-3　美国睡眠基金会各年龄段睡眠时间建议(2015 年)

年龄范围	建议睡眠时间
0~3 个月	14~17 小时
4~11 个月	12~15 小时
1~2 岁	11~14 小时
3~5 岁	10~13 小时
6~13 岁	9~11 小时
14~17 岁	8~10 小时
18~25 岁	7~9 小时

培养健康的睡眠习惯,除需要充足的睡眠时间作为保障外,还需要养成定时就寝、定时晨起的规
律睡眠作息习惯。同时还要从制度上保障学校早上上课时间各地因地制宜,不同地理经度地区的学
校可灵活地决定不同季节特别是冬春季上午上学时间。

(李生慧　马　乐)

【思考题】

1. 结合老师讲解,试分析图 6-1 所反映的遗传和环境对儿童智力发育的影响。
2. 讨论分析引起我国南北方儿童少年身高差异的原因。
3. 以"铅暴露"为例,阐述儿童对环境有害物质的特殊易感性。
4. 查阅文献,分析造成我国儿童少年肥胖率增高的原因,任选"饮食、运动、睡眠"三因素之一,论述其在儿童青少年肥胖发生中的作用及可能机制。

第七章

生长发育调查与评价

（Growth and Development Investigation and Appraisal）

【学习聚焦】 定义生长发育调查与评价,了解生长发育调查设计、生长发育测量技术和生长发育调查质量控制及伦理学原则,描述生长发育评价的内容与目标及参考标准,识别生长发育的现状正常值、理想正常值及生长发育标准,解释中国儿童生长标准与 WHO 标准的差异,讨论离差法、百分位数法、Z 分法评价生长发育水平或等价的异同点,理解生长发育速度评价、发育匀称度评价和发育年龄评价的应用范围。

儿童少年身体在完全发育成熟前,一直处于不断生长发育的动态变化过程中。生长发育主要受内在的遗传基因控制,同时又受到各种环境因素的影响。如果环境适宜,生长发育会沿着遗传决定的轨迹进行;但是当机体遭遇疾病或处于不良环境条件如营养不良或过度、养育不当、不良环境等状况时,生长发育会出现迟缓、停止或者超前、加速等偏离潜在轨迹的情况。生长发育调查是研究生长发育规律的基础,也是分析生长发育影响因素的手段;生长发育评价关注儿童少年生长发育水平、速度和身体匀称度,分析群体儿童少年变化与差异,成为筛查生长发育异常,全面评价健康状况的重要工具。

第一节 生长发育调查

生长发育调查是运用科学设计和方法对个体或群体儿童少年的生长发育状况进行观察和测量,以研究生长发育的规律和影响因素。将所获得的测量数据进行统计学分析和处理,可以研究和制定儿童体格发育的评价标准、规划儿童卫生保健措施,为客观、准确地评价儿童生长发育水平和营养状况提供科学依据。

一、生长发育调查设计

生长发育调查是对儿童某个特定的阶段生长发育水平和变化,能够回答未来的趋势等基础性问题。根据不同的调查目的,生长发育调查有多种设计。

（一）横断面设计

横断面设计（cross-sectional design）指在某一时间段内,选择特定的地区、有代表性的对象即不同年龄阶段的儿童少年,针对特定的指标,进行一次性的群体大规模的调查。例如,中国全国学生体质健康调研是一项针对全国 31 个省、自治区、直辖市的 7~22 岁的在校学生进行的横断面调查。在该调查中,每个项目地区一般在调查年的 9~11 月份期间,每个年龄段抽取有代表性的样本,针对身体形态、生理功能、运动能力、健康状况 4 个方面的 24 项指标进行测量和调查。中国由此获得全国学生群体体格、体能多指标发育水平资料,成为了解和分析儿童少年生长发育水平、特点、地区和民族间差异以及制订国家级生长发育标准等的基础资料。横断面调查规模可大可小,一般耗资相对少,可以在短期内获得大量的数据资料,相对容易实行,是生长发育调查的主要方法之一。正因为横断面调查要求在短期内完成大规模的调查,所以在调查前应有周详的调查方案,选取的指标要少而精;调查对象应根据调查目的确定,明确界定个体的社会人口属性(如民族、地域、经济状况等),并采取适宜的抽样方案,如多阶段、分层随机整群抽样;参与的测试人员较多,要经过培训掌握统一的检测方法和技术规范后方可进行调查。

（二）监测设计

监测设计（surveillance design）指对某地区、某群体的生长发育指标的连续收集、整理、分析过程,是生长发育调查另一重要类型。

1. 明确监测目的 针对意义重大的公共卫生问题,或对政府决策有重大影响的课题,如超重/肥胖流行状况、视力及影响因素变化趋势、青少年健康危险行为监测等。

2. 确定监测人群 可在学校、社区、医院等不同基础上对学龄儿童少年进行人群监测（population-based surveillance）。被监测者不是同一批研究对象,但其来源和抽样框架应保持稳定,以便连续观察。

3. 稳定监测方法 监测的基本体系要稳定,指标应简便、易行,可稳定测量,并应有明确定义。

4. 保证质量控制 有严格且可操作性强的质量控制措施,保障结果的可比性。

5. 结果反馈与应用 分析结果应及时反馈,以便参与监测的单位及时了解自身工作状况和存在问题,以利于改善。教育和卫生行政部门应根据监测结果及其影响因素,及时制订和调整干预策略措施。社会也要将儿童少年生长发育监测结果用于日常社会生活。

上述的每 5 年一次的中国全国学生体质健康调研也是监测设计,它通过在选定的相同的中小学和大学（作为监测点校）,对在学学生运用相同的方法进行人体测量、生理功能测定、体能测试和健康体检等技术,获得特定年份 7~22 岁儿童少年的体质健康资料。由于监测点校的学生构成相对稳定,其每 5 年一次的结果可以反映中国儿童少年体质健康动态变化;在更长的范围内,可以评价中国儿童少年生长发育的长期趋势。

（三）纵向设计

纵向设计（longitudinal design）也称随访设计（follow-up design）,是在一段时间如几年乃至终生对同一批儿童少年的个体进行反复观察的研究设计。通过追踪设计可以获得关于同一些个体的前后一贯的资料,能系统详细地了解儿童少年生长发育的连续过程和量变质变过程的规律;能揭示早期的经历（不良环境、营养不良等）与后来生长发育结果之间的因果关系,这些是横断面设计所不能研究的,但追踪设计耗时长,花费大,样本易流失是其不容忽视的缺点。追踪设计和监测设计的区别则在于前者是对同一个个体进行反复的生长发育测量和评价,后者是对同一个地区或学校内的儿童少年进行生长发育测量与评价。

例如,在某 6 岁儿童的队列中,研究者通过评估 6 岁时的身高、体重并计算体质量指数（BMI）,每隔两年测量 BMI 并追踪至 20 岁,结果发现,6 岁女童肥胖与月经初潮年龄前提相关联,男女儿童 6 岁时肥胖,则有 65.8%的人在 20 岁时继续肥胖,而 6 岁体重正常则只有 5.6%的人在 20 岁评定为肥胖。

（四）序列设计

序列设计（sequence design）是对不同年龄组的儿童少年进行横向调查,然后在间隔一定时间后,对同一批儿童少年进行一次或多次重复调查,从而构成追踪性研究。因此,序列研究将横断面和追踪调查两种方法结合,以克服追踪调查所需年限太长、样本易流失等缺点。例如,可对 6、9、12、15 岁四组学生同时进行 3 年（4 次）追踪调查。6 岁组追踪到 9 岁,9 岁组追踪到 12 岁……,由此在 3 年内获得 6~18 岁期间的生长资料,节约了时间和工作量。该方法尤其适用于那些体检制度完善的学校,在当地学校卫生保健所统一部署下,结合年度体检进行;从上述年龄起始,3 年内样本很少丢失。但该方法仅具部分追踪性质,所获生长速度数据近似的。应特别注意在 9、12、15 岁年龄组会出现的两组同年龄不同对象叠合而造成的差异,应利用正确的统计方法加以修匀,将误差控制在合理的范围内。见图 7-1。

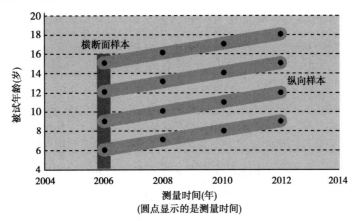

图 7-1

序列设计示例

（注：在 2006 年的横断面调查中,分别对 6 岁,9 岁,12 岁和 15 岁儿童进行测量,然后同时对 4 个年龄组儿童参与者进行纵向追踪）

二、生长发育测量技术

生长发育调查内容广泛,包括人体形态、功能、生理及心理行为等多方面。调查应根据调查目的选择少量有针对性、能说明生长发育状况的指标。指标的精确度应较高、准确性较好,测定相对简便,并能较方便地将结果进行比较和评价。而指标的获得依赖于一定的测量技术。常用的生长发育测量技术主要有以下几类：

（一）人体测量

人体测量（anthropometry）指对人体有关部位长度、宽度、厚度和围度的测量。人体测量是评价儿童身体匀称度、大小和成分的最简便、经济无损的方法;可反映儿童健康和营养状况。

最常用和最基本的人体测量指标是体重和身高。此外,还有代表身材长度的指标有坐高、手长、足长、上肢长、下肢长等;代表身体宽度的指标有肩宽、骨盆宽、胸廓横径、胸廓前后径、指间距等;代表身体围度的指标有头围、胸围、上臂围、大腿围、小腿围、腰围、腹围等。

（二）体能测试

体能测试（physical fitness test）是采用医学手段检测机体在日常体力活动或运动中的功能，包括身体成分、心肺耐力、肌力肌耐力和柔韧性四个方面的测试。

1. 身体成分　即人体组成成分，用来描述人体中脂肪、骨组织和肌肉组织占人体总质量的百分比。包括体质指数、皮褶厚度、生物电阻抗分析等。

2. 心肺耐力　心、肺及循环系统能够有效地为肌肉提供足够的氧气和养分的能力。心肺功能的强弱直接影响全身器官和肌肉的活动，是体能与健康关系最重要的内容，直接指示人的生理状况，反映心血管系统与呼吸系统在长时间体力活动中耗氧情况，以及长时间的剧烈运动能力。例如：肺活量、心率、脉率、血压；20米跑、3分钟阶梯测试。

3. 肌力肌耐力　肌力是人体的每块肉和肌群都能得到均衡、适度的发展，以满足身体正常生活和工作需要的能力。肌耐力是指肌肉或肌群在一定时间内进行多次重复收缩或维持一定用力状态的持久能力。包括平衡能力、肌肉骨骼的健康功能状况，需要特殊肌肉或一组肌肉收缩产生力量或阻力，以及长时间维持最大收缩力（耐力）。例如：握力、背肌力及立定跳远。

4. 柔韧性　人体关节活动幅度以及关节韧带、肌腱、肌肉、皮肤和其他组织的弹性和伸展能力，即关节和关节系统的活动范围。例如：屈体前伸测试、肩力量测试等。

（三）智力测验

儿童智力测验主要通过心理测验量表来获得有关儿童智力水平和能力特点等信息，为诊断儿童智力发育异常提供依据。依其作用和目的又可分为筛查性和诊断性量表。筛查性测验包括丹佛发育筛查测验、绘人试验、图片词汇测验和学前儿童能力筛查（简称"50项"）等，特点是简便快速，可以大致筛出正常与异常（可疑）儿童，但不能判断儿童异常的程度。如果筛查测验异常或可疑，需要重复测试，结果仍为异常或可疑，应进行诊断性测验。诊断性测验方法包括贝利婴幼儿发育量表、Gesell发育量表、斯坦福-比奈量表、韦氏学前儿童智力量表和韦氏儿童智力量表等。诊断性测验量表测试内容全面而复杂，测验结果能较精确和客观地反映受试者的心理行为发育水平，可作为评价儿童发育水平的重要依据之一。要注意的是每个量表适用的年龄不同，另外筛查性和诊断性测验结果均不能作为病因诊断。

（四）行为评定

行为评定（behaviour rating）是通过观察、检查、量表等方法对个体行为问题作出评价，以尽早开展问题矫治，对保证儿童身心健康发展有重要意义。目前儿童行为评定使用较多的是标准化的评定量表，如儿童适应性行为量表、Conners儿童行为量表、Achenbach儿童行为量表等，通过他评或自评的方式进行评价。前者多由父母、教师和其他知情者及监护人填写，后者由有独立理解能力的学龄儿童或青少年自行评价。评定量表由统一的项目组成，每个项目都具有标准化的评分系统，总分或因子分通过查相应的常模（即标准）或划界值，作出是否有行为问题的界定。多数量表可评定儿童多项行为或行为问题，如Conners儿童行为量表（父母问卷）通过48个条目，用于评定品行问题、学习问题、心身障碍、冲动、多动和焦虑六个儿童常见的行为问题。少数行为评定量表只评定儿童单项行为，如Conners多动指数主要用于评定儿童多动行为。

三、生长发育调查应用

生长发育调查种类繁多,内容多样,不同的设计方案,具有不同的应用价值。

(一)描述水平

生长发育调查有助于了解群体儿童青少年的生长发育现状及个体儿童所达到的水平,且在筛查和诊断生长发育障碍,评价营养和生活环境等因素对生长发育的影响,提供保健干预措施等方面具有重要的意义。例如,2015 年九市城郊 7 岁以下儿童体格发育调查显示 5~5.5 岁年龄组,男童体重、身高分别为 20.17kg、113.6cm,女童体重、身高分别为 19.29kg、112.5cm,已明显超过了世界卫生组织颁布的同性别、同年龄儿童生长标准,说明我国儿童营养和健康状况处于较好的状态。国家实施的一系列惠及亿万儿童的公共卫生干预措施,对改善儿童营养和健康状况发挥了重要作用。

(二)反映动态

对同地区、同人群进行连续多次的调查可以追踪儿童少年的生长发育动态变化,分析生长长期趋势。上述例子中,男童体重、身高较 10 年前分别增长 0.99kg、1.7cm;女童增长了 0.89kg 和 1.8cm,呈现身高、体重增长的长期趋势。儿童生长发育的规律性和特点也是在对其生长发育全过程进行连续追踪观察才揭示的。例如:从胎儿到青春期结束,身高、体重有两个生长突增期。

(三)评价队列效应

队列效应(cohort effect)又称为同辈效应,指某群体与其他不同年龄段群体之间的差异是由这个群体成长时相似的文化背景、社会风俗、价值观、经历、受教育程度、生活习惯等影响造成的,而不是由真正的心智上的发展引起的。即不同出生队列因为经历不同的时期,其生理以及心理健康发展状况可以反映出相应阶段的社会变化与时代特征。比如,近 100 年来有许多关于认知功能的年龄相关差异的报告,多数横断面调查表明智力测验成绩的年龄趋势从成年早期开始单调下降,而纵向研究则提示智力要在生命后期才开始下降。两类研究描绘出的年龄趋势迥然有别,主流解释是横断面调查忽视了各年龄组在生长、生活背景方面的差异及其对智力发展的影响。从中可知相对于横断面调查,队列研究超越了仅仅作为一个基本时间变量的含义,承载了更多测量社会、经济发展等环境因素的功能。因此,研究健康随出生队列的变化可以提供更多健康外在决定因素的信息。

(四)制定参考标准

评价需要标准,标准的制定基于大样本调查建立的正常值的基础上。但以往常用的"标准"实际是指正常值(reference)或称常模(norm),两者都可用于评价,但是性质不同。

1. 正常值的建立　建立正常值应先通过大样本调查,取得生长发育指标的实测数据;经统计学处理,分性别、年龄计算各指标的统计量(如均数±标准差或百分位数值)。正常值有两类:现状正常值(status norm)和理想正常值(ideal norm)。前者的样本来自本地区中等水平的人群,只剔除那些因慢性疾患或残障而对生长发育有明显不良影响的个体。它反映本地区、本人群的真实情况,也是干预目标。"理想正常值"要求较高。例如:对象都应是足月正常体重新生儿;自幼生活在适宜环境,营养充分,无慢性病史,有良好生活条件和卫生服务;该环境下成长的个体,生长水平高,生长潜力得以充分发挥。很明显,理想正常值高于现状正常值,一旦建立,能长期使用。然而,我国目前还难以像欧美国家那样找到"理想人群"。伴随经济高速增长,不同群体儿童都经历着迅猛的长期趋势,加之我国地域辽阔、民族众多,不同地区的地理生态、社会环境差异大,故建立现状正常值更为现实。该正常值有时段性,受长期趋势影响,应每5~10年修订一次。

2. 生长发育标准　标准(standard,criterion)可看成正常值的一部分,但须符合更严格的技术条件。标准的制定样本应尽量接近"理想人群",排除明确的不良环境因素。

在中国,制定全国性评价标准可便于采取同一把"尺"进行横向或纵向比较。但由于中国是一个多民族国家,有些民族受种族遗传影响大,可为他们制定单独的正常值;但在全国范围内进行跨地区、多民族比较时应使用统一标准。各地可根据自身需要,建立省级(地区性)正常值,以便灵敏反映本地区不同群体间的差异和不同年代间的变化趋势,但其不能取代全国统一标准,以免造成混乱。

有条件地区可同时使用国际通用标准和国内标准,在进行跨国、跨文化比较,可利用后者矫正前者存在的问题。利用国际标准分析人群中间的差异时,着重考虑种族遗传因素而非社会经济差异。国际标准通常适用于群体差异较小的儿童期(尤其是婴幼儿和学龄前期),青春期开始后种族遗传影响将增大,故以本国标准更为适用。

尽量使用先进的统计方法(如LMS法),使选定的界值点(cut-offs)尽量精确。

凡能称之为"标准"的正常值,其界值点都应有临床症状为依据。例如,WHO推荐的身高别体重(weight for height)标准,营养不良界值点以显著增高的死亡率为依据。中国建立的学龄儿童青少年BMI,胸围等超重肥胖筛查标准,均以代谢综合征等疾病危险因素为依据。用来评价生理功能,运动素质水平的标准,应根据这些指标的受损程度为界值点制定依据。凡能符合上述条件的标准,尽管建立在现状正常值的基础上,其灵敏性、特异性和稳定程度都较高。

扩展阅读　LMS法

LMS法(LMS method)由英国学者蒂莫西·科尔(Timothy Cole)1992年利用Box-Cox把握度转换消除偏斜度理论的基础上,创建并首先应用于儿童生长发育评价,适用于所有人体测量数据的分析和标准测定。在用LMS法构建标准百分位数曲线过程中,通过规范的计算即可方便地将个体测量值转换成标准差得分(Z值),此时的百分位数与Z值都不再受正态分布的限制。LMS法的评价指标一方面仍沿用百分位数、Z值等参数,结果容易解释;另一方面对百分位数法、Z分法进行了革命性的改进,由此提高了指标的科学性、可比性且不依赖资料分布的正态性,因此成为目前世界各国制定生长发育评价、营养问题筛查标准的主要方法。近年来LMS法在我国的研究进展迅速。

LMS法核心变量有三个:①L,将数据转化为正态Box-Cox的把握度,即用于转换数据的幂值,通过把握度L的转换,非正态分布资料完全转换为正态;②M(median),即中位数或P_{50};③S,变异系数,即倾斜度。在大样本参照人群中可很快地算出各性别-年龄组某指标的实测值分布,由此将其转换为正态把握度L,中位数M和变异系数

S,且这三个参数随年龄而平滑变化。由此进一步计算男女所有年龄组的 L、M、S 值,再利用三次样条函数方式进行曲线的平滑、拟合,从而分布得到以年龄为自变量的 L、M、S 三条曲线,包含所有性别-年龄组所有百分位数的信息。这样,就可通过读取某性别-年龄组的 L、M、S 值,依据公式计算该组任何一个百分位数或 Z 值。因为在拟合 L、M、S 曲线过程中,已进行平滑处理,故所得百分位数和 Z 值都无需任何修匀就已成为平滑曲线。根据上述原理,不难看出,LMS 法在应用上的两大优势:①只要参照人群的数量达到要求制成的正常值或标准不仅可精确到个位(如 P_3、P_{10}),甚至可根据需要精确到小数点后一位(如 $P_{97.7}$);②只要样本足够大,相邻的曲线值就不会交叉、颠倒甚至重叠,从而使所定"标准"精确性显著提高。如图 7-2 是依据 LMS 法绘制的 6~18 岁中国男童 BMI 的百分位曲线图。

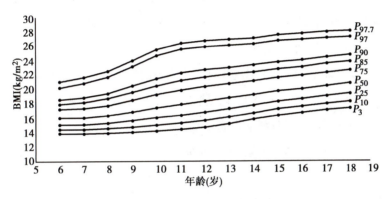

图 7-2

6~18 岁中国男童 BMI 百分位数曲线图

(引自:张楠,2016)

四、生长发育调查质量控制

无论开展何种调查,实施前都应该制订周密的调查计划,以尽量减少偏倚的产生,使获得的资料能准确真实地描述儿童的生长发育状况。

(一)调查实施细则

1. 检测仪器和方法　为保证检测数据准确可靠,检测仪器应精确,检测方法应统一。正式检测前应按规定的精确度、灵敏度,对仪器进行检修、校准。为有效控制人为误差,应要求现场测试人员按统一方法、步骤操作。测试前对人员进行严格培训,考核达到规范要求后方可参加检测。追踪调查应自始至终使用同一方法和同种仪器。

2. 检测时间　许多生长指标有昼间生理变化。如身高,早晨最高,一天活动后因椎间盘受重力压缩、脊柱弯曲加大、足弓变平等因素影响,傍晚时身高可降低 1~2cm;体重则会因进食、饮水、排便、出汗、运动等原因而变化;功能指标的昼间变化也较大,清晨血压较低,心率脉搏较慢,午后可明显升高,运动后或情绪紧张时增高、加快。因此,追踪调查时个体的前后测量时间应相对固定,如限定为上午或下午。横断面调查样本量大,需全天测试,应合理安排各年龄组检测时间,尽可能将同一年龄样本均匀分配在上下午,缩小不同年龄组因检测时间不同而造成的人为误差。安排现场检测时间应考虑季节、生活制度等对生长发育的影响。我国地域辽阔,各地地理气候、生活习惯相差悬殊,一般以 5~6 月或 9~10 月统一测试为宜。此时天气较暖,便于穿脱衣服,且避开考试、假期等生活制度变化的影响,也便于学校安排测试现场。

3. 年龄   年龄是生长发育统计中的重要指标,须严格统一,否则所得结果难以比较。儿童期生长发育快,如果身高按一年增长 6cm 计算,相差半岁就是 3cm,误算两个月也有 1cm 之差,因此统一年龄的计算非常重要。各国的年龄算法不完全一致,中国按实足年龄来算,系根据测试时的年月日和出生年月日之差计算年龄,如满 8 岁到差一天满 9 岁,一律记为 8 岁,若只知虚岁和阴历,需先查阴阳历对照表再计算实足年龄。国外也有按 7 岁半到 8 岁半的前一天为 8 岁的计算方法,在对不同国家的资料进行比较时,要注意各国间年龄计算方法的差异。

4. 技术培训   测试前严格培训测试者,考核达到要求方可上岗。正式调查前安排小规模预调查,一方面检验调查设计的合理性,发现问题及时纠正;另一方面使调查者熟悉、掌握检测程序和步骤,明确自身职责,保证检测结果准确性。

5. 检测程序   安排周密合理的检测流程是完成调查的重要条件。现场各检查室应合理配置,有明显标识。各项目按规定顺序流水作业,以免漏测。血压、脉搏、心肺听诊等项目宜安排在安静场合进行。检测前有足够的休息时间;测量体重前排空大小便;由外面进入室内时,应至少适应 30 分钟才检查视力。素质(尤其耐力素质)测试通常安排在最后进行。

(二)质量控制

1. 人员检验   为避免给受检学校增添不必要麻烦,人员测试检验通常在检测队内部进行,根据实际需要选择以下内容:①结果一致性。两人一组,分别测试 5~6 人并记录,通过比较误差,分析原因。②前后一致性。同一测试者测量 5~6 人,时隔 7 天再次测试,比较前后两次误差并分析原因。③"标准"一致性。例如以某仪器(如身高测量计)为准,测试 5~6 人并记录结果。多名测试者将自己的测试结果与其比较,比较误差并分析原因。

2. 现场检验   现场检验是质量控制的核心环节,应由业务能力强的专业人员担任主检,主要任务是:①逐一核对调查表,检查项目填写结果,发现缺、误、疑数据后令测试者补填、补测或重测;②审视各检查、测试项目是否按规定方法进行,书写是否合乎规定,字迹是否清楚;③每日至少抽取 5~10 张卡片,对生理变异小的形态指标进行复测,通过分析复测卡片计算检测误差发生率。见公式 7-1。

$$P = \frac{\Sigma n}{AN} \times 100\% \qquad (公式\ 7\text{-}1)$$

式中,P 表示检测指标的误差发生率;Σn 为复测卡片中检测误差超过允许范围的项次数;A 为检测指标数的总和;N 为复测卡片数。若 $P>5\%$,应及时分析原因并采取措施改进;对超过允许误差范围的指标进行复测,对检测值加以改正。若 $P>20\%$,提示检测质量很差,当天全部检测数据无效,须重测。

3. 逻辑检验   数据运算前,应使用计算机,按调查设计要求逐项进行逻辑检验。剔除不符合条件(如年龄、民族、健康状况)、缺项、字迹无法辨认或有明显逻辑错误的受试者资料,直到数据全部符合要求,再进行统计运算。

五、生长发育调查的伦理学

伦理道德是进行生长发育调查过程中不可或缺的一部分,生长发育调查离不开伦理道德的指引,也体现着伦理价值和道德追求。在生长发育调查过程中应遵循相应的伦理原则。

1. 伦理审批　向当地(或高校)伦理委员会提交申请报告,介绍研究目的、内容,提供相应保证(无伤害、尊重和保护个人隐私),批准后方可实施。

2. 知情同意　以口头或书面(尤其人群干预试验)形式,取得对象(14 岁以下儿童征询家长意见)的参与承诺。

3. 儿童少年的禁忌　凡对实验对象可能造成伤害的试剂或药品(如放射性核素)不得用于儿童少年。

4. 正确对待对照组　以强化铁防治贫血实验为例,对照组除不添加铁外,其他待遇(如相似的营养辅食、营养教育等)应与实验组一致。明知对照组也存在贫血等不利生长的因素,但为取得显著的干预效果,而故意压低这些待遇,是不道德的科研行为。

第二节　生长发育评价

生长发育评价(appraisal of growth and development)是把儿童少年各项生长指标的实测值与参考标准进行比较,以分析儿童少年生长发育水平、变化和个体差异,分析发育的趋势等。生长发育评价也可从群体的视角评价其现状,计较人群、地区及年代差异,分析社会经济发展对儿童少年生长发育的影响,评价儿童少年卫生服务的效果。

一、生长发育评价的内容与参考标准

(一)生长发育评价内容与目标

儿童少年处于快速生长发育阶段,身体形态、体能、心理、行为等各方面都在不断变化,因此对儿童的生长发育评价也包括较多的内容,如体格生长评价、体能发育评价、性发育评价、行为发育评价、智力发育评价等。由于各评价内容有一定的倾向性,目前没有一种评价能完全满足对个体、群体发育进行全面评价的要求,因此须针对评价目的选择适宜的评价内容。而任何一个生长发育评价都有三个层面的目标:①生长水平了解个体、群体儿童少年的生长发育现状,与同性别同年龄的标准相比处于什么水平;②生长速度关注儿童少年的生长发育趋势;③匀称度分析儿童少年的发育是否均衡协调。

中华医学会儿科学分会建议的儿童体格生长评价流程,充分体现了生长发育评价的目标。首先,通过生长发育调查测量及了解儿童生长发育情况,参照标准对儿童的生长水平进行评估,以发现高危儿童;筛查为高危儿童,需进一步进行生长速度与匀称度评估并结合临床资料(病史、体格检查)做初步诊断;针对相应的诊断选择实验室方法检测或转诊(图 7-3)。

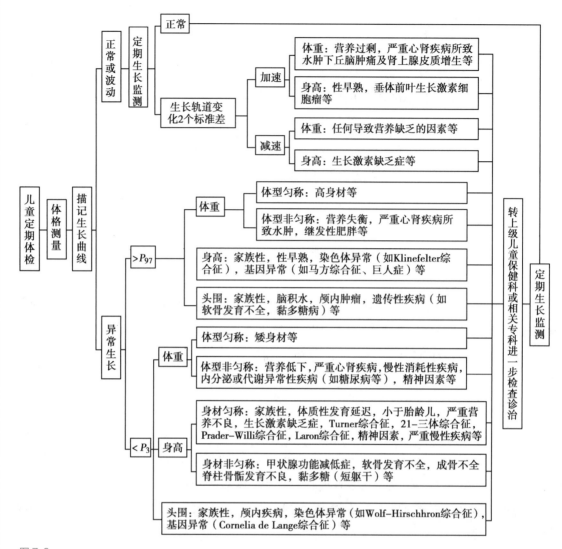

图 7-3

儿童体格生长评价流程

（引自：中华医学会儿科学分会儿童保健学组，2015）

（二）生长发育参考标准

标准是评价儿童个体与群体生长发育状况的必备资料，是生长发育的重要内容，也是儿童少年卫生工作者了解、分析个体和群体生长发育状况的经常性工作之一。

目前，中国采用的儿童生长标准是 2005 年国家研究制定的 0~18 岁儿童的生长参照标准和生长曲线。该标准基于 2005 年九市城市及郊区 7 岁以下儿童体格发育调查和全国学生体质与健康调研(7~18 岁)数据。9 市儿童体格发育调查始于 1975 年，每隔 10 年在北京、哈尔滨、西安、上海、南京、武汉、广州、福州、昆明这 9 大城市进行同样方法的调查，至今已有 5 次调查。全国学生体质健康调研于 1985 年开始，每隔 5~6 年开展一次，至今已进行 7 次。

在国际上，通用的儿童生长标准是 WHO 儿童生长标准。WHO 儿童生长标准由两部分组成，即 2006 年公布的 5 岁以下儿童的生长标准及 2007 年公布的 5~19 岁生长参照值。5 岁以下儿童的生长标准包括 0~24 月龄人乳喂养婴幼儿的纵向生长数据与 18~71 月龄儿童的横断面调查两部分资料,是 1997—2003 年 WHO 在巴西、加纳、印度、挪威、阿曼苏丹国和美国 6 个国家进行研究获得。5
岁以上儿童的国际生长参照值则是以美国营养调查数据为蓝本,由美国国家健康统计中心(NCHS)
制定的标准,为 5~10 岁儿童的体重、5~19 岁儿童青少年的身高及 BMI 提供了评价参照值。

中国儿童生长标准与 WHO 标准相比,5 岁以下儿童生长差别较小,甚至中国标准略高于 WHO
标准;但学龄期,尤其是青春期开始后儿童身高、BMI 等指标出现较大差异,尤其是界值点百分位线
(高百分位线及低百分位线),中国相对略高的界值点百分位线可能有利于早期筛查生长异常的儿
童。因 WHO 筛查 5 岁以下群体儿童的营养不良率低于中国标准,评价 5 岁以下群体儿童的生长建
议采用 WHO 生长标准。而随着年龄的增长,种族差异对儿童生长的影响可能逐渐明显,若沿用国
外的标准评价中国学龄儿童和青少年的生长时需要谨慎解释结果。

二、生长发育水平评价

将某一年龄时点所获得的某一项体格测量值与标准值比较,得到该儿童在同年龄、同性别群体
中所处的位置,即该儿童生长的现实水平。生长发育水平评价简单易行、直观形象,能较准确地反映
个体或群体儿童所达到的生长发育水平,但不能反映儿童的生长发育变化过程或"轨道"。常用的
生长发育水平评价的方法为离差法、百分位数法和 Z 标准差法。

(一)离差法

1. 评价原理　离差法(deviation method)是用标准差(s)与平均值($\bar{x}$)表示样本调查值的分布,
适用于正态分布的资料。以均值($\bar{x}$)±标准差(s)来表述。$\bar{x}\pm s$ 包括样本的 68.3%,$\bar{x}\pm 2s$ 包括样本的
95.4%,$\bar{x}\pm 3s$ 包括样本的 99.7%。一般以 $\bar{x}\pm 2s$ 为正常范围。

离差法是评价个体、群体儿童少年生长发育水平和现状较常用的方法之一,主要有等级评价法
和曲线图法两种。

2. 等级评价法　等级评价法(rank value method)是利用标准差与均值的位置远近划分等级,可
以是三分法、五分法或七分法。国内最常用的是五等级评价标准(表 7-1)。

表 7-1　生长发育评价的五等级划分

等级	离差法	百分位数法
上等	$>\bar{x}+2s$	$>P_{97}$
中上等	$>\bar{x}+s \sim \bar{x}+2s$	$>P_{75}$
中等	$\bar{x}\pm s$	$P_{25} \sim P_{75}$
中下等	$<\bar{x}-s \sim \bar{x}-2s$	$<P_{25}$
下等	$<\bar{x}-2s$	$<P_3$

评价个体时,将个体发育指标的实测值与同年龄、同性别相应指标的发育标准比较,以确定发育
等级。评价群体时,可将两个班或两个学校的所有个体先按标准,逐个划入不同等级,再计算各等级
人数及构成比。小年龄群体内个体差异小可简化成上、中、下三个等级。表述评价结果时,应突出分
布在"上""下"中的比例来显示差异,利用统计学方法确定差异是否具有意义。本法反映出的群体

差异不受群体内部成员的性别、年龄差异限制,因为所有个体都分别按自身对应的性别-年龄正常值事先确定。使用中注意:①应正确理解等级划分的含义,如身高五等级可理解为"上中上、中、中下、下"等;若体重评定为"上",则不宜理解为最好,因为其中有不少个体可能是肥胖者;②个体实测值在 $\bar{x}\pm2s$ 范围内,视为正常;在 $\bar{x}\pm2s$ 外不能够轻易判断为异常,需要连续观察,结合临床检查,慎重下结论。等级评价法方便快捷,适用于基层,但也有不足:①其正常值建立在指标的群体分布呈"正态"的假设基础上,所以对一些偏态分布指标(如体重、BMI)的评价不够精确;②结果只能针对单项指标,无法全面反映个体发育的匀称程度;③不能直观反映动态变化。

3. 曲线图法   曲线图法(curve method)是对离差法原理的另一种实际应用。先按视作为评价"标准"的某指标的 $\bar{x}$、$\bar{x}\pm s$、$\bar{x}\pm2s$ 值分别标示在性别-年龄组坐标图上(该指标为纵坐标,年龄为横坐标),然后将各年龄组位于同一等级上的各点连成曲线,即制成该指标的发育标准曲线。如图 7-4 所示。

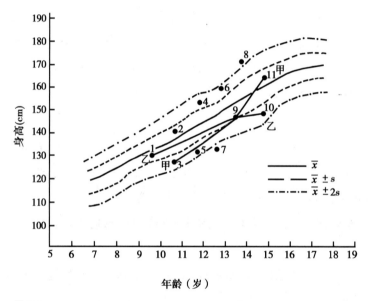

图 7-4

2005 年中国 9 市 6~18 岁男生身高发育标准曲线图

将个体连续几年的实测值直接点在曲线图的相应位置上连成线,既能观察该个体生长现状又可分析其动态发育趋势。以身高为例,数值在 $\bar{x}\pm s$ 内者(图 7-4 中的 1、2)属于中等;$\bar{x}+s\sim\bar{x}+2s$ 内者(图 7-4 中的 4、6)属于中上等;$\bar{x}-2s\sim\bar{x}-s$ 内者(图 7-3 中的 3、5)为中下等;>$\bar{x}+2s$ 以上(图 7-4 中的 8)为上等;而<$\bar{x}-2s$ 以下者(图 7-4 中的 7)为下等。注意 $\bar{x}\pm2s$ 外者,不能简单评价为异常,应连续观察其发育动态,以发现是趋于上升(图 7-4 中的甲 3-9-11)还是趋于恶化(图 7-4 中的乙 1-9-10)。曲线图法使用简便、结果直观,可针对个体,也可比较群体;缺点是需要分男女,事先准备好针对不同指标的分年龄图。

同理,通过对同一年龄组儿童少年不同年代的发育均值比较,可分析长期趋势。

(二)百分位数法

1. 评价原理   百分位数法(percentile method)是将某一指标(如体重,身高)不同个体的测量值按从小到大的顺序排列,分为100个等份,每一等份即代表一个百分位的值。个体的测量值处于参考人群的百分位数,则反映该个体的发育水平。百分位数法适用于正态或非正态分布的调查资料。当变量呈非正态分布时,百分位数(P_n)能更准确地反映所测数值的分布情况,一般采用P_3、P_{10}、P_{25}、P_{50}、P_{75}、P_{90}、P_{97}为主要界值点(表7-2)。

表7-2 7~18岁汉族乡村女生身高百分位数(中国,2010)

年龄(岁)	P_3	P_5	P_{10}	P_{25}	P_{50}	P_{75}	P_{90}	P_{95}	P_{97}
7.0	111.8	131.1	115.2	118.6	122.8	126.8	130.2	132.6	134.2
8.0	116.8	118.2	120.3	124.0	128.0	132.2	136.0	138.2	140.0
9.0	121.0	122.5	125.0	129.0	133.3	138.0	142.3	145.0	146.9
10.0	126.6	128.0	130.5	134.6	139.5	144.7	149.1	151.6	153.1
11.0	131.2	133.0	135.5	140.1	145.2	150.5	155.2	157.9	159.5
12.0	136.3	138.4	141.4	146.0	151.1	156.0	160.0	162.3	164.0
13.0	143.0	144.5	146.9	150.8	155.1	159.0	162.5	164.7	166.2
14.0	146.0	147.3	149.3	152.8	156.8	160.5	164.0	165.8	167.1
15.0	147.2	148.4	150.7	154.1	157.7	161.3	165.0	167.0	168.2
16.0	147.8	149.1	151.0	154.4	158.0	162.0	165.2	167.5	169.0
17.0	148.1	149.5	151.5	154.5	158.5	162.2	166.0	168.2	170.0
18.0	148.0	149.5	151.4	154.6	158.5	162.0	165.8	167.8	169.6

(引自:中国学生体质健康调研报告,2010)

当变量呈正态分布时,百分位数法与离差法相应数值相当接近,如P_{50},即中位数(M),正态分布是与均数一致;P_3~P_{97}之间包括94%的样本人数为正常范围,接近于$\bar{x}\pm2s$(95.4%)的样本人数,但主百分位线P_3、P_{25}、P_{75}、P_{97}与离差法的$-2s$、$-s$、s、$2s$仍不完全对应,见图7-5。

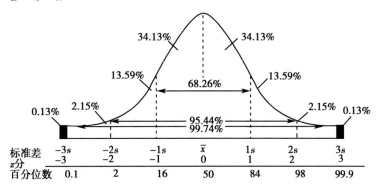

图7-5

离差法与百分位的关系

2. 评价方法 百分位数法有多种表示方法,以等级评价法和百分位数曲线图法使用最广泛,制作原理、过程与离差法类似,但基准值(P_{50})和离散度(P_3、P_{25}、P_{75}、P_{97}等)均以百分位数表示。其优点是无论指标是否呈正态分布,都能准确显示其分散程度。

(1)等级评价法:将参照值用百分位数进行区间分级,如<P_3、P_3~P_{25}、P_{25}~P_{75}、P_{75}~P_{97}、>P_{97}分别相当于"下""中下""中""中上"和"上"(表7-1)。实测值和百分位数法制定的生长发育等级对应即可评价实测值所在的等级。百分位数法比离差法制定的生长发育等级评价法更为灵活,可以通过对其调整(如将界值点 P_3 更换为 P_5 或 P_{10},P_{97} 更换为 P_{95}、P_{90} 等)以提高和后者的一致性。

(2)曲线图法:图 7-6 是中国 0~18 岁男童坐高百分位数曲线图,评价时只需要找到个体坐高在图上的位置,根据所处范围描述结果,即可评价发育现状。本方法形象直观,反映发育水平准确,便于动态观察。评价群体儿童时,可单用某指标的 P_{50},或配合 P_{10}、P_{25}、P_{75}、P_{90} 等少量曲线,比较同时期不同群体的发育水平差异或比较同群体不同年代的变化趋势。对发育水平处于 P_3 和 P_{97} 以外者应重点追踪,比较它们在图上的变化,配合临床检查,有助于对营养不良、超重/肥胖、发育性疾病的筛查和诊断。尽管百分位数可较准确区分群体内的分散状况,但它无法从根本上克服指标偏态分布的缺陷。百分位数法和离差曲线图一样,制定标准必须有较大的样本量,否则所建曲线的两端(P_3、P_{97})摆动较大,影响评价的准确性。

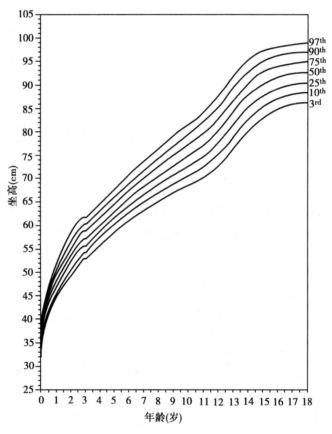

图 7-6

0~18 岁男童年龄别坐高百分位数曲线图

(引自:Qin ZY,2015)

(三)Z 分法

Z 分(Z score)即标准差分(Z standard deviation score),计算方法如公式 7-2。

$$Z = \frac{(x_i - \bar{x})}{s}$$

(公式 7-2)

式中,x_i 指个体某指标(如头围)实测值,$\bar{x}$ 为本群体均值,s 为标准差。Z 分法(Z score method)是一种特殊类型的离差法,它以 0 为中心,用偏离该年龄组标准差的程度来反映生长情况,即将个体的测量值转换成 Z 分,由 Z 分可确定其发育等级。如果儿童个体的 Z 分在 $-1\sim1$ 评价为中等,$1\sim2$ 为中上等,$-1\sim-2$ 为中下等,>2 为上等,<-2 为下等。当资料呈正态分布时,Z 分和百分位数之间存在着对应关系(图 7-4)。和离差法类似,Z 分法可以划分成不同的等级进行等级评价,也可以画成曲线图再评价。

Z 标准差法的转换过程,决定其具有以下优点:无论男女,年龄多大,使用什么指标,它在该群体中的位置都以 Z 值来表示;Z 值没有单位,离均值越近,越接近 0;离均值越远,值(+或-)越大。由此方便了个体、群体间的横向比较,以及同一个体、群体不同年代的纵向比较,而无需考虑性别、年龄、不同指标等因素,使应用潜力显著拓展。如,A 群体 7 岁,体重均值 22.7kg,B 群体 8 岁,体重均值 24.9kg。初看 B 群体平均水平显著高于 A 群体;实际上两者的 Z 分均在 $0\sim+1$ 范围,属同一水平,仅程度略有差异。又如个体 C,3 个月时身长为 46.5cm,低于 P_3;9 个月时 65cm,仍低于 P_3,似无变化,但两阶段 Z 分分别为 -0.23 和 1.01,可见 C 身长在 6 个月内显著改善。

离差智商就是 Z 分实际应用的表现,其是以某人在同年龄组中的相对位置来代表此人的智力水平。公式如 7-3 所示:

$$IQ = 100 + 15 \times \frac{得分-均值}{标准差}$$
(公式 7-3)

离差智商是在算出 Z 分后再将每一年龄组的得分均值则为 100,标准差为 15,便于理解和比较,解决了早期的智商(智龄/实际年龄)分布标准差不稳定,不同年龄间无法比较的问题。

在运用 Z 分法时应注意:原始资料转换为 Z 分是线性转换,不会改变分布形状和数据的位置次序。换言之,Z 标准差法并未从根本上摆脱正态分布要求的束缚。如果原始资料不符合正态分布的要求,则要先进行正态化处理(如 LMS 法),再转换为 Z 分。

国际纵览　儿童营养不良的评定

为了在世界范围内不同国家和地区的儿童营养不良患病率可相互比较,联合国儿童基金会(UNICEF)推荐应用 WHO 标准,同时建议以个体测量值低于 WHO 标准的中位数(M)两个标准差以下作为中重度发育迟缓、消瘦、低体重和慢性严重营养不良的判定标准。

1. 低体重　精确计算实足年龄,精确测量体重,查 WHO 年龄别体重参考标准,以当前体重低于 WHO 年龄别体重的 $M-2s$ 判定为(中重度)低体重(low weight)。

2. 发育迟缓　精确计算实足年龄,精确测量身高,查 WHO 年龄别身高参考标准,以年龄别身高小于参考人群的 $M-2s$ 判定为(中重度)发育迟缓(stunting)。

3. 消瘦　精确计算实足年龄,精确测量身高和体重,查 WHO 身高别体重参考表中,以身高别体重小于 WHO 标准的 $M-2s$,判定为(中重度)消瘦(wasting)。

4. 慢性严重营养不良　当个体儿童年龄别身高和身高别体重均低于参考人群 $M-2s$

时,评定为慢性严重营养不良慢性严重营养不良(severe chronic malnutrition),以反映当前和过去均存在营养不良。

后三种营养不良的评价总结见表 7-3。

表 7-3　3 种生长发育偏离的判断

年龄别身高	身高别体重	
	$\geq M-2s$	$< M-2s$
$\geq M-2s$	正常	消瘦
$<M-2s$	生长迟缓	慢性严重营养不良

三、生长发育速度评价

生长速度(growth velocity)是对某一体格生长指标进行定期连续测量(纵向观察)后所获得的该项指标在某一时间段中的增长值,多数用年增长表示。

生长速度是反映生长发育的重要内容,常用指标有身高、体重、头围(3 岁以下)等,其中身高最常用。遗传、环境对机体产生的影响,可通过生长速度的加快或减慢来反映。即使同年龄、性别的个体,生长速度差异也很大,尤其在青春期突增阶段。

(一)群体生长速度评价

生长速度评价大多用于群体,原因在于作为其判断标准的正常值,主要建立在群体横断面调查的基础上。以身高为例,主要有两项指标:①年增长值(annual increment),由群体两连续年龄组的身高均值相减而得。如将 8 岁组和 7 岁组平均身高相减得 7 岁组年增长值。②年增长率(annual increment rate),将年增长值除以身高基数即得年增长率。不同年龄群体基础身高均值不同,而身高年增长值必然受其基数牵制。因此,身高基数不同者,增长值可相同但含义不同;基数越小,生长速度越快。两者相除后,应利用公式 7-4 变为相对数(年增长率)才能进行比较。

$$V_t(\%) = \frac{H_{t+1}-H_t}{H_t}\times100\% \qquad (公式 7-4)$$

上式中,V_t 为年增长率;H_t 为前一岁组身高均值(身高基数);H_{t+1} 为后一岁组身高均值。然后再利用下列二项二次平均法公式(公式 7-5)来计算修匀值。

$$V_r = \frac{(a+b)/2+(b+c)/2}{2} = \frac{a+2b+c}{4} \qquad (公式 7-5)$$

上式中,b 为修正后该年龄组年增加百分率;a、c 分别为 b 上下相邻年龄组的年增长率。修匀处理后,原各年龄组因数值高低不齐而模糊的趋势变得明晰,凸显代表性。通常使用上下相邻两年龄的年增长率可计算各年龄的年增长率修匀值,但无法取得最小、最大两年龄组的年增长率修匀值。应注意儿童不同季节生长速度不同,所以所有指标各年龄生长速度的正常值都应以一整年的值表示,且起始月份完全一致。

表 7-4 是以城市男生为例,根据横断面资料所计算的性别-年龄组指标均值、年增长值、增长率

和修匀值。据此绘制曲线图并修匀;将修匀值/修匀曲线和标准值/标准曲线比较,判断生长速度及其变化。

表 7-4 提供了中国 7~17 岁城市男生身高生长速度标准曲线的相应构成元素。应用时可根据收集的群体资料,计算各年龄组均值、年增长值和年增长率,绘制曲线图并修匀;得修匀值/修匀曲线,再将样本群体的标准值/标准曲线和作为标准的标准值/标准曲线进行比较,即可评估该群体的身高生长速度。

表 7-4　2010 年中国汉族城市 7~17 岁男生身高年增长值和年增长率

年龄(岁)	$\bar{x}$(cm)	s(cm)	年增长值(cm)	年增长率(%)	修匀值(%)
7~	126.90	5.82	5.25	4.14	–
8~	132.15	5.89	5.29	4.00	3.95
9~	137.44	6.33	5.01	3.65	3.82
10~	142.45	6.85	5.69	3.99	3.94
11~	148.14	7.86	6.09	4.11	4.27
12~	154.23	8.61	7.48	4.85	4.27
13~	161.71	8.21	5.28	3.27	3.30
14~	166.99	7.28	3.02	1.81	1.94
15~	170.01	6.60	1.47	0.86	1.00
16~	171.48	6.25	0.76	0.44	–
17~	172.24	6.19	–	–	–

(根据 2010 年中国学生体质与健康调研报告结果计算)

(二)个体生长速度评价

个体的生长速度评价最常用的方法是生长监测图(growth monitoring profile),所用的正常值标准应以追踪性资料为基础建立。以身高为例,将某个个体身高的连续测量值绘制在生长监测图上,通过观察其生长速度的变化动向,以判断一个儿童在一段时间内生长的状况即生长趋势,结果以正常、下降、缓慢(增长不足)、加速来表示。有经验的专业人员也可采用与群体生长速度评价同样的方法,以来自横剖面调查的年增长值来衡量,但作用仅限于对生长迟滞等异常的初筛。

四、发育匀称度评价

匀称度为体格发育的综合评价。儿童体格生长发育过程中各项体格生长指标间存在一定的联系,可用回归分析方法研究部分体格生长指标的相互关系。

(一)体型匀称度

实际工作中采用体重/身高(身长)表示体型发育的比例关系,即代表一定身高(身长)的相应体重增长范围。将体重/身高实际测量值与参照人群值比较,结果以等级形式表示。体型匀称度也可用指数法,即将两项或两项以上指标联系起来用数学公式表示人体各部分之间的比例和相互关系,来判断儿童体型匀称度。

1. 身高体重指数　又称克托莱指数(Quetelet index),表示单位身高的体重,体现人体充实度,

也可反映营养状况。指数均值随年龄增长而逐渐增大,女性 19 岁、男性 21 岁后趋于稳定。计算公式见公式 7-6:

$$身高体重指数 = \frac{体重(kg)}{身高(cm)} \times 100\% \tag{公式 7-6}$$

2. 身高胸围指数　反映胸廓发育状况,亦可从横截面反映躯干体型。其均值在突增高峰前随年龄增长而下降,突增高峰时最低;突增高峰后再次随年龄增长而上升,成年后趋于稳定。计算公式见公式 7-7:

$$身高胸围指数 = \frac{胸围(cm)}{身高(cm)} \times 100\% \tag{公式 7-7}$$

3. 体质量指数　体质量指数(body mass index,BMI)常称之为体重指数或体块指数,表示每平方米身体面积所包含的体重,即该面积下所涵盖机体组织的平均密度或可理解为身体匀称度。该指标不仅敏感反映身体充实度和体型胖瘦,且受身高干扰小,与皮脂厚度、上臂围等营养指标的相关性较高。被广泛用于建立营养不良、超重/肥胖的筛查指标。我国建有"学龄儿童 BMI 超重、肥胖筛查标准"和"学龄儿童营养不良筛查(WS/T 456—2014)"用于筛查儿童少年的超重、肥胖和营养不良。18 岁后与成人筛查标准接轨,≥24 超重,≥28 肥胖。计算方法见公式 7-8。

$$BMI = \frac{体重(kg)}{[身高(m)]^2} \tag{公式 7-8}$$

婴幼儿体质量指数用 Kaup 指数来表示,其含义与 BMI 相同,表示每平方厘米身长的重量,减少了身长的影响,是反映婴幼儿体格发育状况和营养水平的一个较实用的指标,而且它能够较好地反映儿童机体脂肪总量及脂肪分布情况。计算方法见公式 7-9。

$$Kaup 指数 = \frac{体重(kg)}{[身长(cm)]^2} \times 10^4 \tag{公式 7-9}$$

4. 劳雷尔指数　劳雷尔指数(Rohrer index)是每立方厘米身体的重量。它通过肌肉、骨骼、脂肪、内脏器官的发育综合反映人体单位体积充实度,可作为营养指数。劳雷尔指数均值曲线呈"V"字形,5 岁后随年龄增长而上升,能较敏感反映体型胖瘦。缺点是受身材高矮影响大,如男、女 12 岁左右有一次交叉,交叉前男大于女,交叉后女大于男;据此判断营养状况有明显不合理处。计算方法见公式 7-10。

$$Rohrer 指数 = \frac{体重(kg)}{[身高(cm)]^2} \times 10^4 \tag{公式 7-10}$$

(二)身材匀称

以坐高(或 3 岁前儿童顶臀高)/身高(3 岁前儿童身长)的比值(sitting height/height ratio,SH/H)或躯干/下肢(trunk-leg ratio)来反映下肢发育状况。从婴儿期的 0.68 逐渐下降至青少年的 0.52,提示青春期前下肢较躯干生长快,SH/H 与身高有显著的负相关关系。用坐高、身高的测量值计算比值与参考人群比值比较,实际比值≤参照人群值为身材匀称,实际比值>参照人群值为不匀称。身材匀称的评价结果可帮助诊断内分泌及骨骼发育异常疾病。

五、发育年龄评价

发育年龄（development age）又称生物年龄（biological age）或生理年龄（physiological age）。发育年龄评价（developmental age appraisal）指用某些身体形态、生理功能指标或第二性征指标的发育水平及其正常变异，制成年龄标准，评价个体发育状况的方法。受遗传、环境因素共同影响，不同个体的发育速度、成熟程度各不相同；其身材大小、高矮、生理功能完善程度、心理发展水平等差异也很大。单纯使用实足年龄（chronological age）很难准确反映发育程度和水平。评价发育年龄，则可提供一个辅助性生物依据，在儿少卫生、儿童保健、临床医学、体育学、心理学、法医学等专业广泛应用。

（一）形态年龄

形态年龄（morphological age）是用一般群体某形态指标发育状态制成标准年龄，将个体的该形态指标与标准比较来评价，较常用的有身高年龄、体重年龄等。优点是使用简单，结果明确。身高年龄实际应用最多，如男孩实足年龄 12 岁，但其身高发育水平和身高年龄标准的 13 岁男孩相同，可评价其身高年龄为 13 岁。要注意的是单项形态指标仅反映全身发育的一个侧面；身高虽高，骨骼成熟度不一定也高，加之指标个体差异大，单独评价效果常不理想，只在衡量该指标的发育提前或滞后状况时有一定提示作用。

（二）第二性征年龄

第二性征年龄（secondary sex characteristic age）用第二性征发育指标制成的标准年龄，根据个体的第二性征发育程度与其比较来评价。女性常用指标有乳房、腋毛和阴毛；男性常用指标有睾丸容积、阴毛、喉结和变声等。按中位数、众数法、半数出现年龄等方法分别建立单项指标或综合分度的评价标准。若个体的发育水平较其年龄标准高，属提前；反之，则相对落后。第二性征年龄的评价只适用于青春期。

（三）齿龄

齿龄（dental age），全称为牙齿年龄，按儿童牙齿的发育顺序制成标准年龄，反映个体的发育状况。评价方法有两种：①以牙齿萌出数量和质量来反映发育水平，适用于对 6 个月～13 岁这一生长旺盛阶段的发育水平进行较粗略的临床评价。一般 6 个月左右乳牙萌出，2 岁半 20 个乳牙全部萌出，6、7 岁开始脱落；恒牙 5 岁左右萌出，13 岁前后（除第三磨牙外）出齐。尤其乳牙牙龄，其萌出早晚与营养、骨骼、言语、动作、心理、智力等发育关系密切，在早期发育评价中有实用价值。②利用 X 线摄片法，从第 1 颗牙（乳切牙，胎儿第 5 个月）钙化开始，到最后一颗恒牙（第 3 恒磨牙，18～25 岁）完成钙化的全过程，划分成不同阶段以反映牙齿发育水平和速度。该方法准确可靠，在探讨儿童少年颌面发育与身心健康的关联性研究中有较大应用价值。

（四）骨龄

骨龄（skeletal age）是骨骼年龄的简称，指骺及小骨骨化中心出现的年龄，以及骺与骨干愈合的年龄。骨龄是反映个体发育水平和成熟程度的精确指标，能客观反映出生到成熟各阶段发育水平。根据儿童少年骨骼钙化程度与骨发育标准进行比较可评价其发育年龄。各种发育年龄中骨龄应用最广泛,在探讨生长发育特征、判断发育障碍性疾病、运动员选材、预测月经初潮年龄或儿童成年身高等方面都有重要作用。

判断骨龄主要利用 X 线摄片。通过观察儿童少年手腕部各骨化中心的出现、骨块的大小、外形变化、关节面的出现及干骺愈合程度等,并和作为正常值的"骨龄标准"比较,即可判定个体的骨龄。

理论上,人体各部分骨骼均可用于判定骨骼的成熟程度,但以手腕部最为理想(图 7-7)。主要优点是:①手、腕骨数目、种类和形状多样,包括长骨、短骨、不规则骨和籽骨,对全身骨骼有很好的代表性;②手、腕骨的继发性骨化中心的出现及掌指骨、尺桡骨的干骺愈合有明显的时间顺序,不同发育阶段间界限明确,易发现差别;③拍片方便,投照条件易控制,受检者接受 X 线剂量小,对保护儿童少年健康有利。

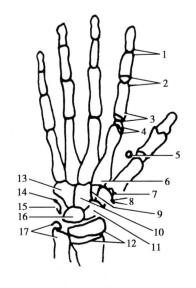

图 7-7
手腕部 X 线片骨化中心和骨骺愈合示意图
1. 第 2 指骨远端干骺愈合   2. 第 2 指骨中端干骺愈合   3. 第 2 指骨近端干骺愈合   4. 第 2 掌骨远端干骺愈合   5. 拇指内侧种籽骨   6. 第 2 掌骨近端   7. 第 1 掌骨近端干骺愈合   8. 大多角骨   9. 小多角骨   10. 头骨   11. 舟状骨   12. 桡骨远端干骺愈合   13. 钩骨   14. 三角骨   15. 豆骨   16. 月骨   17. 尺骨远端干骺愈合

(汪之顼)

【思考题】
1. 讨论生长发育的"正常值"的制定过程及适用性。
2. 结合本章内容,试评价两个集体儿童的生长发育情况。
3. 若要组织本地区儿童少年的生长发育调查,讨论并制订出一个调查计划提纲。

第二篇

儿童少年健康问题及其疾病预防控制

第八章

儿童少年健康问题和健康促进策略

（Health Status and Health Promotion Strategies in Children and Adolescents）

【学习聚焦】 定义儿童少年健康维度和指标体系，了解儿童少年疾病谱变化过程，描述当前儿童少年主要健康问题及社会变革给儿童健康带来的新问题；阐述人体功能水平和慢性病危险因素的生命历程变化规律，说明在生命早期开展健康促进的重要意义；讨论一系列健康促进重要策略在儿童少年人群中的运用方式。

随着社会的不断发展，人们对健康的要求越来越高，儿童少年健康的评价指标体系也得到不断发展。过去五十年，儿童青少年人群的疾病谱发生明显变化，社会发展与转型又带来了新的健康问题。从整个生命历程来看，儿童少年时期的健康发展至关重要。近十几年发展起来的全生命周期保健、生命初始 1000 天、健康社会决定因素工作框架以及将健康融入所有政策等，为促进儿童少年健康、预防和控制儿童少年常见病和慢性病带来了全新思路。

第一节 儿童少年健康问题

准确评估儿童少年健康状况和变化趋势，掌握社会变革给儿童少年健康带来的新挑战，是制定儿童少年健康促进干预措施、规划和政策的前提。

一、衡量健康的维度和指标体系

早在 1948 年，世界卫生组织（WHO）提出了从生理健康、心理健康和社会健康三个维度衡量健康。近年来，WHO 还强调健康应包含一定的文化素质和道德品质，即所谓的道德健康。这是生物-心理-社会医学模式在健康概念中的具体体现。

（一）身体健康

身体健康是评价儿童少年健康状况最基本和最重要方面，内容包括体格发育、生理功能、运动能力以及日常生活自理能力。

1. **体格发育** 常用指标有身高、体重、坐高、头围、胸围、臀围、肩宽、骨盆宽、皮褶厚度等，可通过人体测量学方法准确测量。

2. **生理功能** 常通过检测心血管功能、肺功能和肌肉发育等进行评价。如心血管功能指标有脉搏、心率、血压等；肺功能指标有肺活量、呼吸频率、肺通气量等；肌肉力量指标有握力、背肌力等。

3. 运动能力　包括力量、速度、耐力、灵敏性、柔韧性、平衡和协调能力等,可通过 50m 跑、800m 或 1000m 跑、立定跳远、跳高、引体向上、坐位体前屈等运动项目测量结果体现。

4. 日常生活自理能力　指在生活中自己照料自己的行为能力,包括洗漱、穿衣、如厕等基本生活技能。

(二)心理健康

心理健康作为评价儿童少年健康状况已日益受到重视,心理健康对身体健康有重要影响。心理健康的评定指标可包括以下四个方面。

1. 心理/精神症状和行为表现　通过标准化的心理卫生评定量表,可从知情者或自己两个方面来评定,如焦虑、抑郁、恐惧、人际关系不良等情绪问题以及违纪、攻击、偷窃、逃学、不听管教等行为问题。

2. 认知功能　通过感知、注意、记忆、思维等心理功能测试获得。

3. 智力和个性　通过标准化的智力测验和个体测验进行。如适用于 6~16 岁的"中国韦氏儿童智力量表(C-WISC)"可综合评价儿童少年智力结构特征。

4. 主观幸福度　儿童少年主观幸福度、生活满意度也是心理健康评定指标之一,因为主观感觉可能比他人评价更能反映心理状态,更好地反映心理因素对健康的影响。

(三)良好社会适应

社会适应是一种心理适应或人格适应,是个体内在的心理系统对外在社会环境变化的应对过程,它是一个动态的变化与调节过程。良好社会适应通常指一个人的心理活动和行为,能适应当时复杂的环境变化,为他人所理解,为大家所接受。目前适用于评定儿童少年社会适应量表还在探讨中,可从儿童少年校内人际关系、学习适应、日常适应和挫折耐受力等方面研究适用和可行的指标。

(四)道德健康

道德健康最主要的是不以损害他人利益来满足自己的需要,有辨别真伪、善恶、荣辱、美丑等是非观念,能按社会认为规范的准则约束、支配自己的行为,能为人类的幸福作贡献。目前,国内对学生道德品质的评价多停留在经验性的描述上,还缺少有效的科学评价工具。可从学生道德品质形成的规律出发,考虑道德品质结构的完整性,围绕学生的道德认知、道德情感、道德意志、道德行为习惯等方面来制定学生道德品质评价的各项指标。

二、儿童少年健康问题

新中国成立初期,中国婴幼儿死亡主要原因是急性传染病(如天花、霍乱、黑热病、鼠疫等)、腹泻和严重营养不良。20 世纪 80 年代以后,随着经济发展,生活水平提高,中国儿童少年的健康问题发生明显变化,疾病谱和死亡谱已转向非传染性疾病为主。

(一)当前儿童少年主要健康问题

1. 伤害成为儿童少年第一位死因　随着世界各国对传染病和常见病的有效控制,伤害已经成为儿童少年第一位死因,也是目前世界各国威胁儿童健康及生命的重要公共卫生问题之一。据美国

CDC 资料,2013 年 1~24 岁人群中非故意伤害导致的死亡居首位,占 1~9 岁儿童总死亡的 31.7%,10~24 岁青少年的 39.5%;自杀是导致 10~24 岁青少年的第 2 位死因,占 16.8%。

在中国,伤害已经成为 0~14 岁儿童的首要死亡原因,每年有近 5 万名 0~14 岁儿童因伤害死亡,其中溺水和道路交通伤害是主要死因;跌落、动物咬伤和交通意外伤害是引起儿童伤害的主要原因。近年来,建筑、装饰和家居材料等引起的化学性和放射性污染问题对儿童健康伤害应引起关注;学校"毒橡胶跑道"事件更应引起重视。有关儿童伤害的定义、分类和流行病学特征等详见第十三章第二节。

2. 心理行为问题日益突出　随着社会经济的快速发展、城市化进程加速、生活方式改变、竞争压力增加,儿童少年群体中的心理行为问题和精神疾病的发生率呈逐年增高趋势,心理健康问题日益突出。

2011 年全球心理健康研究报道,世界范围内心理健康问题影响 10%~20% 的儿童少年,尤其在低收入和中等收入的国家,神经精神疾病已经构成健康相关负担的主要原因,占生命前 30 年期望寿命损失的 15%~30%。自 20 世纪 80 年代以来,中国儿童少年心理卫生工作开始受到普遍重视。同期对我国 22 个城市 4~16 岁儿童少年进行调查,发现行为问题检出率高达 12.97%。2006 年《中国儿童生存与发展》报告显示,中小学心理问题检出率为 21.6%~32.0%;其特征是男孩高于女孩,青春期高于童年期,大城市高于乡村。儿童期出现的心理行为问题易在青春期症状加重,更易在面临社会角色重大变化(如升学高考)时,遭遇适应性困难,导致严重精神障碍。因此,儿童期心理-行为问题和多数在青春期开始表现的精神障碍已受到全社会的关注。

3. 肥胖和近视成为影响儿童少年健康的常见疾病

(1)肥胖:肥胖给儿童少年带来的近期和远期身心健康问题将影响生活质量和预期寿命,已经成为世界各国关注的重要公共卫生问题。

据美国 CDC 报道,1974—2004 年的 30 年间,2~19 岁儿童少年超重和肥胖率分别从 10.2% 和 5.2% 升高到 16.5% 和 17.1%;但从 2005—2012 年期间,儿童少年超重和肥胖率没有继续增加,并呈某些下降趋势。2012 年美国 2~19 岁儿童少年平均超重率为 14.9%,肥胖率为 16.9%。

中国 7~22 岁学生平均超重和肥胖率 1985 年仅为 2.1% 和 0.5%,学生超重肥胖率处于世界较低水平;2000 年达到 7.4% 和 4.1%,15 年间超重增加率为 252%,肥胖增加率达到 720%。2010 年中国 7~22 岁学生平均超重率为 10.9%,肥胖率为 7.6%。因此,我国学生超重和肥胖率继续增长明显。近 10 年来,农村男女生超重和肥胖的增长速度加快已经超过城市,值得关注。近年来,关于儿童肥胖"早期发育编程"学说的研究提示儿童肥胖预防应从母孕期开始。

(2)近视:儿童少年近视发病率在世界范围内都在增高,但在中国及部分东亚国家的增长速度加快,青少年是近视的高发群体。

世界各国儿童少年近视率为 20%~40%。2008 年澳大利亚 12 岁儿童近视率为 11.9%;2010 年英国 10~11 岁儿童近视率为 3.4%;英格兰儿童近视率 6~7 岁为 9.4%,12~13 岁为 29.4%;美国 6~7 岁儿童近视率为 4.5%,12 岁为 28%。有专家预测,2050 年全球人群近视率从 5 岁开始将随年龄进一步快速升高,24 岁以后才可相对平稳(图 8-1)。

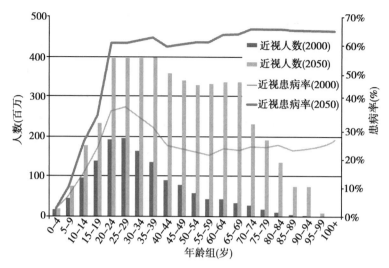

图 8-1

2000—2050 年全球不同年龄组近视患病情况

（引自：Holden BA 等，2016）

目前，中国儿童少年近视总人数居世界首位。1991—2000 年学生近视率升高较为缓慢，从 2000—2010 年的 10 年间，学生近视率快速升高。2010 年中国学生体质与健康调研结果显示，近视检出率 7~9 岁小学生为 30.07%，10~12 岁小学生为 47.58%，13~15 岁初中生为 65.59%，16~18 岁高中生为 76.99%。值得关注的是低年龄组学生和乡村学生近视率增长迅速。最新研究显示，增加儿童少年户外运动时间可能是预防和控制近视发生最经济和有效的手段之一。

4. 慢性疾病低龄化日渐突显　既往少见于儿童少年的成人期慢性疾病如高血压、高血脂、高尿酸血症及代谢综合征等在儿童少年中呈增高趋势。

1999—2006 年美国健康与营养调查报道，12~17 岁青少年高血压检出率为 3.3%，高尿酸血症检出率为 34%；2001—2006 年美国 12~19 岁青少年代谢综合征患病率为 8.6%。2010 年世界范围内 2~19 岁儿童少年代谢综合征患病率为 1.2%~22.6%。2012 年加拿大 12~19 岁青少年代谢综合征患病率为 3.5%。

2002 年中国居民营养与健康调查报道，15~17 岁儿童青少年代谢综合征患病率为 3.7%。2012 年中国儿科代谢综合征工作组报道，代谢综合征在 7~16 岁青少年中的平均发病率为 2.4%。同年我国 6 城市 6~13 岁儿童高血压检出率为 10.8%，超重和肥胖儿童高血压患病危险分别是正常体重儿童的 2.7 和 6.0 倍。因此，早期预防肥胖可有效降低成人非传染性慢性疾病在儿童少年中的高发。

5. 其他　伴随长期趋势，儿童少年身材日益高大化，体能理应相应提高。然而，"全国学生体质健康调研"结果显示，自 1985—2010 年，中国儿童少年部分体能指标如肺活量、50 米跑、耐力跑、引体向上（男生）、仰卧起坐（女生）等指标趋于停滞或下降趋势。2008 年以来，肺结核、乙型肝炎、痢疾、猩红热、甲型肝炎、流行性腮腺炎、感染性腹泻、风疹、手足口病等成为学生中报告发病较多的传染病。近年来，新发传染病对儿童少年健康造成了新的威胁，如艾滋病、重症急性呼吸综合征（SARS）、人禽流感和新型流感病毒等。因此，加强学生体育锻炼、积极预防各种传染病对促进儿童少年健康具有重要意义。

扩展阅读　中国儿童少年健康改善

1. 婴儿死亡率和5岁以下儿童死亡率持续下降　2010年全国婴儿死亡率和5岁以下儿童死亡率分别为13.1‰和16.4‰,比2000年下降了59.3%和58.7%。2015年全国婴儿死亡率为8.1‰,5岁以下儿童死亡率为10.7‰,两项指标进一步下降,已提前实现了联合国千年发展目标。

2. 儿童生长发育水平不断提高　2002—2012年的10年间,中国城市儿童少年男性身高平均增加2.3cm,体重平均增加3.6kg;女性身高平均增加1.8cm,体重平均增加2.1kg。农村儿童少年男性身高平均增加4.1cm,体重平均增加4.7kg;女性身高平均增加3.5cm,体重平均增加3.4kg。农村儿童少年身高体重增长率明显高于城市。

3. 儿童营养状况不断改善　2002-2012年的10年间,儿童少年生长迟缓率由6.3%下降为3.2%。6~11岁儿童贫血率由12.1%下降为5.0%。1990-2010年,5~14岁儿童少年营养不良导致的死亡率明显下降。如蛋白质能量营养不良造成的生命损失年(year of life lost,YLL)由21.30/10万人年下降为3.66/10万人年,20年间下降率为82.82%。缺铁性贫血造成的YLL由7.93/10万人年下降到1.54/10万人年,20年间下降80.59%。碘缺乏造成的YLL由0.42/10万人年下降到0.16/10万人年,20年间下降61.91%。

(引自:①国家卫生计生委.中国居民营养与慢性病状况报告(2015);②葛辉,等.2010年中国营养缺乏性疾病负担及20年间的变化规律.中华疾病控制杂志,2015,19(6):609-613)

(二)社会变革与中国儿童少年新的健康问题

自20世纪80年代以来,随着中国经济发展、城市化进程加速,社会人口流动规模不断扩大。流动的主要形式是从农村到城市,以20~50岁中青年人为主,由此产生了跟随父母一起流向城市的流动儿童或留着家乡的留守儿童。这一群体儿童少年的数量还在不断增加,其身心健康问题日益成为社会关注的焦点。

1. 城市流动儿童　流动儿童是指0~14周岁随父母或监护人在流入地暂时居住半年以上的未成年人。2010年全国第六次人口普查数据显示,当前中国流动人口数量已达2.6亿,其中流动儿童人数已经达到2000万。流动儿童面临一些健康问题。

(1)各种传染性疾病发病风险增高:因乡村妇幼保健覆盖不足,该人群计划免疫接种率和建卡率较低。加之流动儿童的生活环境相对不稳定,经常流动、营养状况较差等原因,使其感染和传播各种传染性疾病的风险增高;这也对常住儿童健康造成威胁。

(2)营养性疾病检出率高:流动儿童由于生活、居住及经济和卫生条件较差,生长迟滞、消瘦、腹泻、贫血、佝偻病、蛋白质-热能营养不良等疾病检出率通常高于户籍儿童。

(3)心理压力大:从农村到城市,生活和学习环境的改变,使流动儿童较难在短期内适应城市生活,经常会感到孤独、寂寞、封闭、自卑。常因在生活中自然表现出的乡村行为方式得不到同伴认同,难以融入集体,产生被孤立、被抛弃感,缺乏集体认同感。社会歧视使流动儿童心理压力剧增,容易形成各种心理障碍。

(4)健康危险行为多:由于多种原因及生活条件限制,多数流动儿童少年受教育程度不高,使其吸烟、饮酒、物质滥用等健康危险行为增高;一些流动少年缺少性与生殖健康相关知识、自我保护意识薄弱,未婚同居或婚前性行为发生率较高,使其面临着性传播疾病感染、非意愿妊娠、人工流产等一系列生殖健康问题。

2. 农村留守儿童　农村留守儿童是指居住在农村、年龄 18 岁以下、父母一方或双方外出务工的儿童。根据中国 2010 年第六次人口普查资料推算,全国有农村留守儿童 6102.55 万,占农村儿童37.7%,这一比例仍在不断增加。许多留守儿童自幼与父母分离,被迫面临"缺失型"的成长环境,在心理健康、社会化、教育等方面都存在着隐忧。

(1)心理健康问题:与非留守儿童比较,留守儿童更容易出现焦虑、孤独、自卑、情感冷淡、自我封闭、缺乏安全感等心理问题。一项在我国 13 省的抽样调查结果显示,4~7 岁的农村留守儿童情绪与行为问题检出率为 43.6%,其中情绪问题 8.3%、品行问题 9.5%、注意缺陷多动 8.7%、同伴交往问题 18.9%。不同性别留守儿童少年的情绪、心理问题表现不同。留守男童更易出现上述情绪与行为问题;而留守女童更易出现恐怖倾向、学习焦虑、情感饥渴、忧郁、悲观、缺乏自信等问题。

(2)社会化和教育问题:父母角色的缺失或弱化极易导致儿童少年出现社会适应性障碍,她们缺乏亲情关怀与情感交流,容易形成暴躁、怨恨和自卑的心理,并有很强的孤独感和不安全感,出现一系列不良行为,如违反学校纪律、考试作弊、沉溺网络等。另外,留守儿童少年由于缺乏父母的监管和引导,喜欢结交相同处境的同伴,容易沾染不良健康行为,如吸烟、酗酒、物质滥用等,偏离正常的生活轨迹,甚至导致违法犯罪如赌博、抢劫的发生。

由于缺乏适当的监管人,尤其当隔代监护者文化水平较低,不能对孩子学习给予很好的监管和指导时,留守儿童的教育成为突出问题。据 2014 年中国青少年研究中心组织实施的"全国农村留守儿童状况调查"结果显示,有 20.4% 的留守儿童自评学习成绩偏下,82.1% 有过成绩下降的情形。留守儿童没完成作业、上学迟到、逃学的比例较高;而不想学习和对学习不感兴趣的比非留守儿童高5.6 和 3.2 个百分点。有 68.7% 的留守儿童曾听不懂老师的讲课内容,有 58.1% 的人在学习上遇到问题没人帮助。因此,留守儿童少年中途辍学现象比较多见。

(3)安全问题:留守儿童伤害的发生受到多种因素影响,除个体特质和环境因素之外,留守的生活状态本身就构成了一个综合的危险因素。如患病后不能得到及时医治;易发生溺水、触电、跌落等非故意伤害事件。留守男女童容易受到暴力侵害、被拐卖的事件发生率较高。

(4)营养相关疾病较高:留守儿童由于缺少父母的日常照料,多数家庭经济条件差,由隔代年老长辈看管,不能按时吃饭或食物单一缺乏营养,使其生长发育迟缓、消瘦、贫血等营养相关疾病发生率较高;尤其母亲外出务工的儿童营养不良发生率更高。但也有部分留守儿童因父母外出务工,定期寄钱改善了家庭经济状况,其营养状况好于非留守儿童。

因此,解决城市流动儿童和农村留守儿童少年面临的各种生活困境和健康问题,最根本措施就是加快户籍制度改革,消除城乡差距。近日,国务院公布《关于进一步推进户籍制度改革的意见》,

决定建立城乡统一的户口登记制度,取消非农户口,切实保障农业转移人口的合法权益。这对渴望真正融入城市的广大农民工来说,无疑是重大利好。这一政策也对改善城市流动儿童和农村留守儿童的健康状况有重要作用。

（贾丽红）

第二节　儿童少年健康的生命历程观

人类如何才能获得长寿? 如何在一生中保持尽可能高的健康水准? 这是千百年来人们孜孜以求的问题。为了诠释这一问题,有必要把生命当作一个连续体,从生命的整个历程和变化规律来考虑,把儿童少年当作这一连续体中的重要环节,承前而启后。就是说要以"生命历程观"来分析儿童少年的健康问题。

一、健康的生命历程观

（一）生命历程观的概念

人的生命包含一系列由某些特殊事件为标志的关键转折点,比如,出生、上学、升学考试、参加工作、离开父母独立生活、建立自己的家庭、成为父亲或母亲、工作的变动或被解雇、慢性病的发作、退休、丧偶或亲人朋友的逝世等。这些生命过程的关键转折性事件与生物学的病理改变和健康决定因素有着非常复杂的交互作用。生命过程的各个阶段组成了人的生命历程(life course)。生命历程观(life course perspective)主张在多学科、多维度的原则下,观察个体所生活的物质和社会历史环境,来考察各种社会经济、社会组织和制度、公共卫生以及社区和家庭环境因素对个体身心健康的影响。该理论强调时间、背景、人的成长和家庭生活的重要意义。

生命历程观作为一个理论模型出现在 20 世纪 60 年代,社会学、人类学、人口统计学和心理学方面的专家纷纷在各自领域开展研究。近年来开始出现多学科交融发展的趋势。

（二）人体功能水平的生命历程变化规律

1. 人体功能水平变化　人体各器官和系统的功能水平(functional capacity),例如肺通气量、肌肉力量、骨量、心血管输出血流量等,在整个生命历程中呈抛物线形状轨迹,先逐渐上升,持续一段高水平状态后,又逐渐下降,如图 8-2 所示。当人体功能水平处于某一失能或残疾阈值之下时,人就不能自主生活,需要帮助和照料。以人体的骨量为例,出生后至青春期,人体全身骨量逐渐上升,青年期的骨量和骨密度达到人生高峰,之后在中老年期出现骨密度缓慢下降趋势,下降到某一阈值后就容易发生骨折。一般来说,对于任何相同年龄的一群人来说,其功能水平不是完全一致的,而是人与人之间的功能水平存在个体差异性,有一定的变异范围。这个变异范围在出生前后还相对较小,但随着年龄增加越来越大。这就提示,如果能在生命早期做好足够的健康功能储备,即使在中老年期与他人保持同样的速度下降,也会在同龄人中相对具有较高的身体功能水平。因此,针对儿童青少年时期的健康促进工作,可以为生命全程健康奠定良好的基础。

2. 生命历程的健康促进　若将人的生命全程划分成三个不同的阶段,即生命早期、中年时期和

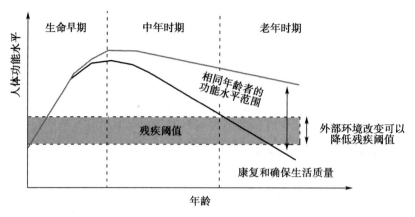

图 8-2
人体功能水平的生命全程
（引自：WHO/HPS，Geneva 2000）

老年时期，如图 8-2 所示，为了提高整个生命历程的健康水平，延长人的健康寿命，提高老年生活质量，应该从生命早期就采取必要的健康促进措施。

（1）生命早期：生命早期包括围生期和婴幼儿期、青少年期，促进这一时期的生长和发育，可以使个体的生理和心理功能水平尽可能地到达高位。

（2）中年时期：人体功能水平通常在中青年时期达到并维持高位，然后出现缓慢下降的过程。因而，这一时期应将人体功能水平尽可能地维持在高位。

（3）老年时期：人体功能水平在老年时期快速下降，因而这一时期应尽可能地减少其下降速度，让人能够享有足够长的健康寿命，自主生活，减少残疾和失能的困扰。

（三）生命历程中的慢性病危险度长期累积现象

慢性病发生与发展以及人体的生理功能改变是由于危险因素长期累积接触的结果。基因、母亲孕期以及婴幼儿期的营养状况、家庭环境和社会关系的影响、个人的生活习惯和成年期的工作环境等对人一生的生理功能和精神心理等健康状况都有长期的影响。一些致病因素长期作用于人体，使重要组织和细胞发生病理改变，这种改变在致病因素的持续作用下往往多因相连、多因协同，使致病效应累积并超过机体的再生或修复能力，终于从代偿发展为失代偿，造成重要器官功能失调产生病理或临床症状，甚至死亡。

2002 年，世界卫生组织非传染性疾病预防和健康促进司提出慢性非传染性疾病预防的生命历程策略，从图 8-3 可以看出，慢性非传染性疾病的累积危险度随年龄增长逐渐增多，并且，危险作用可以发生在生命全程的所有阶段。虽然慢性病的积累危险度在成年后快速增高，但这是从生命早期阶段逐渐积累的结果。

二、儿童少年健康危险因素的生命历程观

儿童少年时期具有承上启下的作用，审视儿童少年健康状况和各种健康危险因素在生命全程中的地位、作用和影响因素，可以更好地认识这一阶段的重要性，即儿童少年健康状况受胎儿期和婴幼儿期健康状况和诸多因素的影响，他们的当前的健康状况和所处的生活环境也将对成年期健康结局

产生深远影响。

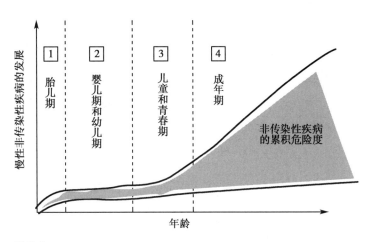

图 8-3

整个生命历程中的慢性非传染性疾病累积危险度（编译自：WHO.Life course
perspectives on coronary heart disease, stroke and diabetes.2002, WHO/NMH/
NPH/02.1）

（一）母亲孕期健康与子女健康的关系

健康和疾病的发育起源（developmental origins of health and disease, DOHaD）学说，又称"DOHaD
理论"，是指人体如果在早期发育过程中（包括胎儿、婴幼儿时期）经历不利因素，比如营养不良或营
养过剩，人体组织器官在结构和功能上将发生永久性或程序性改变，导致成年期的一些慢性非传染
性疾病（包括糖尿病、心血管疾病、肿瘤、代谢综合征、精神障碍、神经性疾病、哮喘、骨质疏松等）的
发生和发展。

20 世纪 80 年代，英国流行病学家戴维·贝克（David Baker）等首先通过流行病学研究，发现曾
经存在宫内发育迟缓、体重偏低、身长偏短、头围偏小等问题的婴儿与正常婴儿相比，成年后更容易
罹患高血压、冠心病、2 型糖尿病和骨质疏松等慢性疾病。后续的许多流行病学调查显示，胎儿宫内
生长发育状况与某些成人疾病的发生存在一定的关系。例如，二次世界大战期间经历区域性饥饿的
孕妇所产后代，相比未经历者所产后代，在成年期患心血管病、糖尿病等疾病的概率增加。由此推
测，母体孕期营养缺乏可能是某些成年期疾病的病因所在。这些研究结果，奠定了成人疾病的胎源
假说（hypothesis of fetal origins of adult disease, FOAD）的基础。该假说认为，胎儿宫内不良反应使其
自身代谢和器官的组织结构发生适应性调节，如果营养不良得不到及时纠正，这种适应性调节将导
致重要的机体组织和器官，包括血管、胰腺、肝脏和肺脏等，在代谢结构上的永久性改变，进而演变为
成人期疾病。

渐渐地，人们发现成年期疾病与出生后特别是婴幼儿时期的不良事件也存在关联，即新生儿出生
后的一段时期内对环境变化的敏感期仍然存在。于是，渐渐发展到了 DOHaD 理论。该理论为慢性疾
病的病因机制研究展示了一个全新的视角。胎儿-婴幼儿时期的营养不良与成人后肥胖、糖尿病、高血
压等慢性病发生的关系正是当今的研究热点，并已经从组织器官的"适应性调节"、营养程序化和代谢
编程、节俭基因表型等方面深入解释了生命早期营养不良影响成人后慢性病发生的有关机制。

母亲在孕期的不健康行为也会严重影响子女的健康发展。比如，母亲孕期吸烟或者烟草烟雾暴露会导致提前分娩和婴儿死亡风险增加；吸烟母亲的子女罹患先天性心脏病、唇裂或腭裂的风险有所增高，还会增加婴儿猝死综合征的风险。母亲在孕期饮酒者其子女被医生诊断为发育障碍的比例也显著性增高。其实，除了这些近期危害，已经有证据表明母亲孕期吸烟或者被动吸烟的子代危害可以追踪到青春期甚至青年期。

此外，婴幼儿时期的喂养方式、母亲的身心健康和家庭社会环境也对婴幼儿健康产生重要影响。比如，母乳喂养不但可以降低儿童在婴儿期湿疹、皮炎、哮喘和婴儿猝死综合征等疾病的发生几率，还可以减少其在青少年甚至成人期发生肥胖、糖尿病、淋巴瘤和白血病的可能性，并有助于儿童未来的体格生长、认知能力、社会适应能力、行为、气质和注意力等的正常发育，减少注意缺陷多动障碍的发生。母亲的精神心理健康会影响养育行为，也会对子女的健康产生影响。比如，母亲产后抑郁症的话，可造成母婴连接障碍，母亲可能拒绝照管婴儿，令婴儿发生损伤，并妨碍婴儿的正常生长和发育。

（二）儿童少年时期体格生长发育因素与成年期健康的关系

儿童青少年处于生命发展进程中的重要时期，人体的体格形态和生理功能等都发生着快速而巨大的变化，这段时间的生长发育速度过快或者过慢都会对今后一生的健康带来潜在影响。

例如，儿童青少年时期营养不良或者营养过剩，不仅影响生理机能、智力发育、学习能力和社会交往能力，甚至青春期性发育的时机也会受到影响。有研究表明，儿童期肥胖可以持续到青少年期和青年期，他们成年后的 BMI 及血压会相对较高，左室壁增厚，左室心肌质量增加，提示儿童期单纯肥胖症是成年后心血管疾病的重要危险因素。青春发动时相提前也可能会给儿童甚至其成人后带来许多健康问题，如较矮的成人身高和较大的 BMI、多囊卵巢综合征、代谢综合征、癌症等。

再如，欧美学者在新西兰开展的一项纵向出生队列研究，试图辨别从儿童期开始不同收缩压变化的轨迹图和相关危险因素以及中年早期的心血管转归。研究者们在受试者 7 岁时测量其收缩压，并在11、18、26、32、38 岁时分别再次测量血压。儿童的身高、体重、饮酒和吸烟情况等信息也都在同一时间点进行收集。38 岁时，所有受试者接受心血管危险因素评估，包括总胆固醇、高密度脂蛋白胆固醇和甘油三酯等。结果显示，38 岁时 43.3% 的受试者血压正常偏高，31.6% 处于高血压前期，21.8% 血压正常，4.2% 确诊高血压。高血压患者 7 岁时的平均收缩压也是最高的，此后的各个时间点都处于最高水平（Theodore RF 等，2015）。此外，高血压患者中，男性和有高血压家族史者比例较高，他们也更有可能是低出生体重儿。研究提示，幼年时期的血压轨迹就能预测成年后的心血管结局，有害的血压轨迹可在儿童期开始识别，当然合并各种心血管危险因素的可能性也较高。值得注意的是，超重/肥胖以及吸烟在整个观察期都是升高血压的重要因素，对于血压偏高的人来说尤其如此。上述 4 类受试者的腰臀比、总胆固醇和甘油三酯水平都存在显著差异，高血压前期和高血压患者两类人状况最差。

（三）形成于青少年时期的不健康心理行为问题

儿童青少年时期不仅是培养良好生活和学习习惯的重要时期，也是各种心理行为问题频发的时期。这个时期的健康危险行为可能会持续终身，对成人期的健康构成重大威胁。

1. 青少年健康危险行为的概念　青少年健康危险行为（adolescent health-risk behaviors），是指任何能给青少年的健康和完好状态乃至成年期的健康和生活质量造成直接或间接损害的行为。青少年健康危险行为在表现形式上多种多样，对健康的危害作用也各异，但它们都往往明显地偏离了个人、家庭、学校、社会的期望,容易在一些个体、群体聚集,与个体的健康认知和信念、伙伴关系、家庭因素、学校和社会环境因素等密切相关。近年来,青少年健康行为的报告率逐年上升,不仅直接危及健康和生命,还给家庭和社会带来了严重负担。

全球纵览　行为危险因素的疾病负担

根据 2013 年全球疾病负担研究,在系统分析 188 个国家人群的总共 79 种行为、环境和职业暴露、代谢性危险因素后发现,这 79 种行为和环境危险因素导致了 2013 年 57.2% 的全球死亡、41.6% 伤残调整生命年(DALYs)的丧失。其中,6 个方面的行为和环境危险因素直接导致了超过 5% 伤残调整生命年的减少,分别为:饮食危险因素(1130 万死亡和 24 140 万 DALYs)、高血压(1040 万死亡和 20 810 万 DALYs)、妇幼营养不良(170 万死亡和 17 690 万 DALYs)、吸烟(610 万死亡和 14 350 万 DALYs)、空气污染(550 万死亡和 14 150 万 DALYs)、高 BMI(440 万死亡和 13 400 万 DALYs)。

目前来说,世界不同国家和地区的健康危险因素分布形式存在着一定差异。比如,在撒哈拉以南非洲,对当地妇幼和儿童人群健康构成威胁的危险因素主要是营养不良、不安全性接触、不安全饮用水、卫生设施和洗手行为;而对于那些生活在北非、美洲、中东地区,以及很多高收入国家的妇女来说,过高的 BMI 是重要的健康危险因素,同时,高血压也对大多数中欧、东欧、东南亚国家的妇女健康构成威胁。高血压和烟草使用则是几乎所有高收入国家、北非、中东、欧洲和亚洲地区男性人群的重要健康杀手。

(引自:GBD 2013 Risk Factors Collaborators,2015)

2. **值得关注的青少年健康危险行为种类**　参照美国疾病预防控制中心(以下简称美国 CDC)的青少年危险行为监测系统(Youth Risk Behavior Surveillance System,YRBSS)的分类,以及当前中国青少年健康风险因素的流行现况,以下七类青少年健康危害行为值得关注。

(1)易导致非故意伤害的行为:易导致非故意伤害的行为(behaviors contributing to unintentional injuries)是指那些可引发交通事故伤害、溺水、坠落、烧伤/烫伤等非人为的意外伤害的行为。

(2)易导致故意伤害的行为:易导致故意伤害的行为(behaviors contributing to intentional injuries)主要包括携带枪支、刀具或其他凶器,校内外斗殴,各种自伤和自杀行为,校园欺负/暴力行为,离家出走,以及伤心欲绝、严重的抑郁/失眠等内隐性心理-行为问题等。

(3)物质滥用:物质滥用(substance abuse)主要包括吸烟、酗酒、吸食毒品和滥用其他违禁药物等行为。

(4)网络成瘾:网络成瘾(Internet addiction)是指长时间玩电子游戏机,或过度沉湎于网络世界而不能自拔,并对身心造成一定伤害的现象。

(5)不安全性行为:不安全性行为(unsafe sexual behaviors)主要是指那些易导致性传播疾病和意外妊娠的性行为,包括过早性行为、多性伴性行为、无保护的性行为(如不使用安全套或者避孕措施)、被迫性行为等。

（6）不良饮食和体重控制行为：不良饮食和体重控制行为（unhealthy dietary habits and weight control behaviors）主要包括不吃早餐，牛奶、蔬菜水果摄入过少，碳酸含糖饮料、高热量食物摄入过多，体像（body image）异常，盲目减肥意念，不健康减肥行为（包括限食、不参加体育活动、长时间禁食、催吐等不良体重控制行为）。

（7）体力活动不足和静态行为：体力活动不足（physical inactivity）特指不能够满足现行指南中的中高强度运动量（moderate to vigorous physical activity，MVPA）要求，如缺乏体育锻炼，缺乏户外运动，不愿步行或骑车上学，总是乘电梯上下楼。静态行为（sedentary behavior）则特指坐着姿势下从事阅读、书写、观看、思考、上肢轻微活动等学习或者娱乐过程，能量消耗在 1.5 代谢当量（METs）及以下，（睡眠时大约为 0.9 MET，中等强度运动为 3~6 METs）。2012 年，国际著名的"静态行为研究网络"成员联名提出，要严格区分和规范使用"静态行为"和"体力活动不足"两个概念。

3. 健康危险行为对人体健康损害作用的表现特点　健康的生活方式是促进健康、获得更长的期望寿命的生活方式。它是一种较为持久的行为模式，是社会和文化背景的一种复合表达。不健康生活方式则是一组对健康有害的行为，其对人体的健康损害作用可表现为以下几个特点：

（1）潜伏期长：不良生活方式形成以后，往往要经过相当长的时间才可能发生明显的致病作用。例如，青少年时期形成的不良饮食行为习惯可能影响到成年以后的心血管疾病的发生；肺癌患者的吸烟史大多长达 10 年。潜伏期长的特点使不良生活方式与疾病的关系不易确定，因而要改变它就显得相当困难。但是，反过来又为及时采取干预措施、去除或减少不健康行为的危害作用提供了机会。

（2）特异性差：不良生活行为习惯对健康的影响往往缺乏特异性，表现为一种不健康行为与多种疾病或健康问题有关，以及一种疾病或健康问题与不良生活方式的诸多因素有关。例如，吸烟与肺癌、冠心病、高血压等多种疾病有关；而高血压与吸烟、高盐饮食、缺乏锻炼等多种不良行为生活方式有关。

（3）联合作用：不良生活方式中的多种行为联合作用可使其危害作用大大增强。例如，高盐饮食可诱发高血压，而高盐饮食、吸烟、紧张等因素加在一起，可使高血压的发病危险性变得更大。

（4）广泛存在：吸烟、驾车不系安全带等不良生活行为方式广泛存在于人们的日常生活中，且大多数人习以为常，加上其危害性往往是潜在的、不明显的，因而很容易使人们对其危害性的认识受到限制。

（史慧静）

第三节　儿童少年健康促进策略

从前述的人体功能水平和慢性病危险因素的生命历程变化规律中不难看出，生命早期健康促进的意义是非常大的。除了传统预防医学的疾病三级预防策略，2000 年以后国际公共卫生界提出了一系列儿童青少年健康促进策略。

一、全生命周期保健策略

整个生命历程中发生的事件并不是离散的，而是一个暴露、经历及其相互作用的连续的整合过程。成年期慢性病的发生以及机体的病理性改变均是由于危险因素长期累积的结果。基因、孕期以及婴幼儿期的营养状况、居住和家庭环境和社会关系、生活环境对人生各阶段的生理、心理功能都有着影响。

世界卫生组织 WHO 于 2000 年提出了著名的"全生命周期保健"策略。所谓全生命周期保健（life course care），就是把生命体看作是一个由出生、生长发育、成熟和衰老渐变的周期过程，通过把人生划分为胎儿期和婴幼儿期、儿童少年期、成年工作期和晚年期 4 个明确的阶段，并针对这些不同年龄组的人群在不同的场所（家庭、托幼机构/学校、社区、工作场所）实施连续性预防服务措施，从而保证人生的不同阶段能有效地获得有针对性的预防服务，减少不必要的重复和遗漏，既高效又节省地达到促进人群健康目的。这被认为是保证整个人群健康，促进健康老龄化的最佳途径。

全生命周期保健策略强调，从生命形成之前即孕前至整个生命的各个时期，生长与发育的每一阶段，都是前一阶段的延续、后一阶段的开始，受前一阶段的影响，同时又影响着下一阶段。如果某一阶段的健康发生了问题，产生的不良影响将可能不仅仅体现在当前，亦有可能在下一阶段甚至将来显现。全生命周期保健策略强调自然社会环境和个人行为因素在不同时点对人体健康产生的长远影响，既包括宏观的促进全体人群健康的政策，也包括在微观上的不同场所（如家庭、学校、工作场所和社区等）一些有针对性的保健措施。

该策略特别强调围生期和婴幼儿时期的健康，这是因为，虽然一些不良事件或暴露在生命历程的任何时间点都可能会对个体产生消极影响，但在特定的关键/敏感期如胎儿期、幼儿期等，这种影响会更强烈。生命早期的一些经历会影响一个人未来的健康和发展，像胎儿期编程（如宫内暴露）、代际编程（如母亲的孕前健康状况）这些都是影响婴儿健康和儿童生长发育的因素。不良的编程可能会直接导致疾病，或使个体对疾病更易感。一次短暂的紧张应激对一个积极向上的人生轨迹所产生的影响也许很小，但长期的、多种紧张应激的累积将会通过改变健康相关行为或保健服务寻求行为，而进一步对个体健康和发育产生深刻的影响。

全生命周期保健策略的意义也在于提醒人们，在生命全程的各个关键/敏感时期，明确或强化通过哪些保健和健康促进措施来改善整体健康。例如，怀孕期、婴幼儿期"早期编程"强调的是需要特别关注发育最早期阶段，包括能确保母亲和婴儿都健康的妊娠、儿童健康发育的服务与支持，以及儿童早期阶段的家庭环境等一系列干预措施；在青春期要着重避免和减少不健康的饮食、体力活动缺乏、肥胖、吸烟和饮酒等不健康行为的形成，提供适宜的青少年健康保健服务。

二、生命初始 1000 天

生命初始 1000 天（the first 1000 days）是联合国提出的一项旨在改善儿童生命早期健康的行动计划。其理论基础是建立在 DOHaD 理论之上，它强调了胎儿期至出生后 2 岁这一期间健康的重要性。因为这一时期的营养，不仅关系到胎婴儿期的体格发育和神经系统发育，而且可能关系到成人后的健康。成年期肥胖、糖尿病、心血管疾病等都与胎儿、婴幼儿时期的营养不良或营养过剩相关联。该策略倡导人们重视生命最初一千天内的健康生长与发育，以减少成年后慢性非传染病的发生，促进并改善人类健康。

"生命初始 1000 天保健"策略尤其体现了对孕妇营养和婴幼儿营养的重视。生命初始 1000 天指从怀孕胚胎形成开始至孩子出生后两周岁生日为止的这段时期。这段时期约为一千天,该窗口期适宜的营养会对一个孩子的成长、未来的学习和摆脱贫困的能力产生深远的影响。目前,营养不良仍然是全球婴幼儿死亡的首要原因,婴儿及两岁以下儿童的营养不良后果特别严重,而且往往是不可逆的。母亲怀孕期间营养不良可能对胎儿的生长发育产生破坏性的影响,孕期营养不良的胎儿在婴儿期的死亡风险相对较高,对认知损伤、身体缺陷和慢性疾病等健康问题产生终生的影响。对两岁以下的婴幼儿而言,营养不良会削弱免疫系统功能,使婴幼儿更容易受到常见的疾病(如肺炎、腹泻和疟疾)的威胁,严重营养不良往往可危及生命。

有证据表明,确保生命最初始 1000 天的营养可以每年拯救超过一百万人的生命,可以显著减少如肺结核、疟疾和艾滋病毒/艾滋病等疾病的经济负担;可以减少个体成年后患各种慢性非传染性疾病(如糖尿病和其他慢性疾病)的风险;可以提高个人的受教育水平和收入潜力;提高一个国家每年的国民生产总值约达 20%~30%。

目前,我国儿童营养仍面临挑战。2010 年,我国 5 岁以下儿童低体重率为 3.6%,生长迟缓率为 9.9%,消瘦率为 2.3%,虽然低于多数发展中国家,但由于人口数量大,营养不良的儿童总量多。此外,2 岁以下儿童贫血严重,儿童超重和肥胖的逐步显现,社会面临营养不良和肥胖的双重负担,儿童营养状况存在明显的城乡和地区差异。为了确保生命初始 1000 天的营养,应确保母亲和婴幼儿获得必要的维生素和矿物质;促进和培养合理、适宜的喂养行为,包括进行母乳喂养和摄取有营养的婴幼儿食品;通过强化食品改善儿童营养不良。

三、基于健康社会决定因素理论的健康不平等改善策略

(一)影响全球健康的“健康不平等”问题

居住于不同国家和地区的人们,其生存机遇截然不同。2010 年,日本和瑞典的人均期望寿命分别为 83 和 81 岁,巴西约为 73 岁,印度约 65 岁,而阿富汗和刚果仅 48 岁,还有其他若干非洲国家的人均期望寿命亦不到 50 岁。作为脆弱人群,儿童、青少年则更是如此,2010 年非洲中西部 5 岁以下儿童死亡率为 143‰,而发达国家的为 6‰,差距达 20 多倍。即便是在同一个国度内,不同人群间的生存机遇也相差很大,一贫如洗的人患病率和过早死亡率居高不下。这是全世界的普遍现象。在各类收入水平的国家中,人们的健康和疾病与社会地位密切相关,社会经济地位越低,健康情况越差。这种不同社会经济特征的人群之间的健康水平差异称为健康不平等(health inequality),已经成为影响全球健康的核心问题。从广义看,健康不平等既包括健康状况差异,又包括获得良好健康状态的机会、条件的差异,即健康不公平(health inequity)。

各国研究表明,如果沿袭传统健康政策模型,单纯强调直接导致疾病的生物原因是远远不够的。造成穷人健康不良、社会地位对人民健康的不同影响,以及国与国之间卫生状况存在明显差异的原因就是,在全球和同一国家内权力、收入、产品和服务分配不均,以及随之造成的日常生活中明显不公平现象,如在获得卫生保健、就读和受教育、工作和休闲环境、居住环境,以及在享受丰富多彩生活的机会上。这种不公平反映在就学质量和环境上,体现在就业性质和工作环境上,并显现在居住环境状况以及所处自然环境的质量上。这些环境的性质决定了不同群体具有不同的物质生活条件、心

理和社会依托及行为举止,进而决定了不同群体受到健康危险因素影响的程度。在健康危险因素上呈现的不公正现象从任何角度看都是非"自然"的现象,是社会政策和规划欠佳、经济安排不公和政策失误掺杂在一起造成的不良后果。社会结构性因素和日常生活环境交杂在一起,构成了健康的社会决定因素,国家内部、国与国之间健康不公平现象在很大程度上均与此有关。

(二)健康社会决定因素

为增进健康,促进健康的平等性与公平性,2005 年 WHO 建立了健康社会决定因素委员会(Commission on Social Determinants of Health,CSDH),致力于影响各国居民健康的社会因素方面开展工作。

1. 健康社会决定因素的概念框架　WHO 健康社会决定因素委员会从影响健康的"原因背后的原因"入手,以实现健康公平为基本价值目标,建立起完整的健康社会决定因素(social determinants of health)的概念框架(图 8-4),这些"原因背后的原因"塑造了人们成长、生活、工作和衰老相关环境的全球和国家基础架构存在的社会等级。

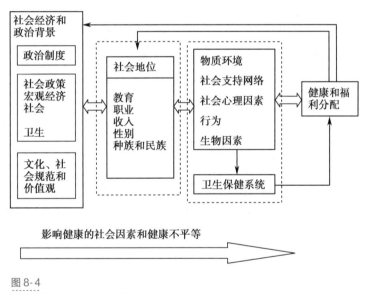

图 8-4
WHO 影响健康的社会因素的概念框架
[引自:郭岩,谢铮. 用一代人时间弥合差距——健康社会决定因素理论及其
国际经验. 北京大学学报(医学版),2009,41:125-128]

2. 决定儿童少年健康的社会环境因素　对于儿童青少年人群而言,社会环境因素可以通过以下两个途径影响其健康。

(1)日常生活环境:儿童青少年时期的各种健康危险因素的暴露程度都与其所处的社会阶层密切相关,包括各种物质生活条件、社会环境和氛围等。不同社会阶层人群拥有不同的物质条件、社会支持和行为选择,甚至生物遗传因素等,这些都决定了他们所接受的健康促进、疾病预防和治疗等卫生服务利用水平,并最终决定是否能够获得或维持健康。

(2)社会结构性因素:包括社会各阶层之间的贫富差距大小,文化、社会规范和价值观,国际和国内的社会政策,国际、不同国家和地区的政治制度等,这些结构性因素从宏观上决定了人们可以获得怎样的生活环境、卫生保健服务利用水平,以及最终的健康状态。

3. 实现健康公平的行动原则　基于以上概念框架,WHO 健康社会决定因素委员会进一步提出了实现健康公平的三项行动原则。

(1)改善日常生活环境:改善人们出生、成长、学习、工作及老年生活环境,避免和减少环境危险因素的暴露,促进健康和康复。

(2)改善社会结构性因素:在全球、国家和地方各级,改变造成那些能够导致不健康环境因素暴露和促进卫生保健服务利用的社会结构性因素,解决权力、金钱和资源分配不公等问题。

(3)提高公众认识:提高公众对健康的社会决定因素的认识,帮助他们理解各种政策和措施的必要性和意义。

 深度了解　WHO 健康决定因素委员会提供的行动策略建议

为实现健康公平,WHO 健康决定因素委员会特别给各国政府提供了一系列具体的政策建议,以供不同政府在决定采取行动策略时参考。

1. 为减少健康不平等和社会分层的政策　包括:①通过税收和公共服务资助,减少收入不平等;②提供卫生、教育和公共交通等方面的免费公共服务;③劳动力市场政策要保证劳有所偿和劳动力发展;④服务及其他社会部门的资源分配和再分配的政策和机制;⑤为女性提供平等机会;⑥保障弱势人群的社会安全;⑦开展儿童福利、早期儿童发展项目,包括儿童营养供应、医生定期检查和学龄前儿童认知发展等,促进学龄前儿童认知发展和推动相关社会活动;⑧发展和推动相关社会活动。

2. 降低弱势人群所受健康危害的政策　包括:①提供健康安全地居住、生活和工作的物理和社会环境;②倡导健康促进和健康生活方式;③对于弱势人群的取暖和做饭用燃料补贴的政策;④对弱势人群的住房补贴。

3. 保护弱势人群的政策　包括:①社会失业保险;②对孕产妇的工作和受教育权利的保护;③对老年人和残障人士的社会保险;④发展社区内的社会支持网络的政策;⑤为贫困家庭的学生提供求学期间和刚工作阶段的特别补助;⑥提供免费的学校午餐。

4. 改善弱势人群在社会、经济和健康等方面不公平的政策　包括:①制定公平的卫生服务筹资和防护政策,避免因病致贫;②对慢性病患者的支持;③保护残疾人的劳动政策;④对疾病和意外伤害的社会防护和收入保障措施;⑤对于弱势人群患者的特别照顾和支持;⑥对弱势群体的康复过程的特别资助。

(引自:健康问题社会决定因素委员会,2008)

四、将健康融入所有政策的策略

随着健康影响因素被不断了解,越来越多的国家认识到了健康社会决定因素的重要性,并且认识到解决这些社会决定因素单靠卫生部门的政策是不理想的,因此考虑将健康纳入所有相关多部门的政策。2013 年 6 月,第八届全球健康促进大会在芬兰首都赫尔辛基举行,大会的主题就是"将健康融入所有政策",很多国家将这一策略运用到了改善居民健康、解决健康不公平、提高公共政策制定能力构建中。在 2016 年 8 月召开的全国卫生与健康大会上,"将健康融入所有政策"被确定为新时期我国卫生与健康工作的重要方针之一。

（一）"将健康融入所有政策"的含义

目前受到广泛认同的有关将健康融入所有政策(health in all policies,HiAP)的概念界定,是 WHO 在第八届全球健康促进大会上做出的,即"将健康融入所有政策"是一种旨在改善人群健康和健康公平的公共政策制定方法,它系统地考虑了公共政策可能带来的健康影响,寻求部门之间的合作,避免政策对公众健康造成不良影响。这是基于这样的一个理念和事实:健康不仅仅是受到卫生部门制定的政策影响,其他部门(如教育、农业、环境等部门)制定的政策也会影响人群的健康。将健康融入所有政策这一理念并不仅仅意味着健康是每项政策的核心,而是强调了为了达到共同的健康目标需要跨部门间的合作。

（二）将健康融入所有政策的行动框架

1. HiAP 运用的六个关键活动　　2014 年 1 月,WHO 在《将健康融入所有政策国家行动框架》报告中指出,各国在将 HiAP 方法用到实践中时,可以进行六个方面的关键活动。

(1)确定 HiAP 的需要和优先活动:主要是开展战略规划,确定优先解决的问题和优先活动;评估对健康、公平性以及卫生体系有影响的相关政策和政治背景;了解限制或促进 HiAP 应用的国情和政府机构的能力;确定监督和执行能力以及需要的人力、财力和技术资源。

(2)构建计划行动:主要是确定 HiAP 的可行策略,确定支持 HiAP 执行需要的结构和流程等。

(3)确定支持性框架和过程:主要是确定管理和负责某一个议题的牵头单位,如贸易、卫生、环境部门;根据现有的议程和规范性框架促进部门间的对话和互动,整合部门间的健康决定因素;建立不同部门均可使用的问责机制。

(4)促进评价和参与:主要是评估政策对健康的影响;找出现有政策或潜在政策可能影响的关键目标群体和社区;找出对政策制定和执行有帮助的人,并倾听他们的观点、想法和建议等。

(5)确保监测、评价和报告:主要是开发评估框架,将监测和评估贯穿整个 HiAP 过程;确立基线情况,建立合适的目标和评价指标;根据达成的时间进度表开展商定的监测和评估活动;分享取得的经验教训为以后的政策方法提供借鉴。

(6)构建行动能力:可以培训专业卫生人员,使他们掌握必需的知识和技能;也可以通过强化公共卫生机构和跨学科研究机构的科研能力,提高对人群健康的研究能力。更重要的是,加强不同部门之间教学和研究合作,构建其他部门的能力;也要通过支持社区成员全程参与 HiAP 过程来构建社区能力。

2. HiAP 与儿童少年健康促进　　儿童少年人群经历了从生命早期到青春期、再到青年期的身心快速发展过程,又生活在由不同家庭、学校、社区、乃至国家制度构成的复杂社会环境中,为了促进儿童青少年人群的健康,多部门协作、多学科知识融合是必然的。上述行动框架为促进多部门合作解决儿童少年人群的超重肥胖、近视高发等健康问题提供了很好的思路。比如,可以建立部门协作机制和问责机制,通过市场准入、产业政策、财税政策等加强产业结构调整和经济增长方式的转变;价格部门要提高烟草税率,取消不利于健康的政策补贴;食品业可以减少加工食品中的脂肪、盐等含量,提倡低脂、低盐、低糖饮食;环境部门应制定实施严格的环境标准;新闻媒体要担负起倡导健康生活的责任;体育部门可以广泛开展青少年健身运动;教育部门更应完善学校健康教育体系等。当然,在这过程中,卫生部门要主动提供科学权威的专业信息,加强与有关部门的协调配合,引导其他部门在制定政策时充分考虑儿童健康发展和健康公平;研究健康影响评价理论和方法,通过培训、交流、开展研究等形式,提高政府和社会各界对健康的社会决定因素的认识。

（史慧静）

【思考题】

1. 结合健康维度及指标体系,谈谈近年来中国儿童少年主要健康问题及预防措施。
2. 基于健康的生命历程观,说明儿童少年时期开展健康促进的意义和保健策略。
3. 讨论将健康融入所有政策纳入儿童少年健康促进行动之中。

第九章

儿童少年常见病

（Common diseases in children and adolescents）

【学习聚焦】 定义儿童少年常见病,描述儿童青少年常见病发生及流行特征,识别儿童青少年常见病发生、发展的影响因素,解释儿童青少年常见病发生、发展与其所处环境的关系,了解儿童青少年常见病防控相关政策,讨论儿童青少年常见病防控策略措施。

儿童少年常见病是影响其健康成长的重要因素之一,不同常见病其发生原因、影响因素、流行特征、防控措施既有共性又有个性。了解儿童少年常见病类型、表现特征、发生原因、流行规律等,对制订防控策略措施具有重要意义。

第一节 概述

儿童少年常见病(common diseases in children and adolescents)是指在儿童少年中发生率较高的一类疾病,其发病与其正处于生长发育阶段有关,亦受到幼儿园和学校集体生活环境的影响。儿童少年常见病的类型、流行特点、危险因素和预防控制措施是本章节的基础内容和重点研究方向。

一、常见病流行特征

（一）常见病类型

儿童少年常见病的类型因国家、地区、种族等而差异明显,世界卫生组织(World Health Organization,WHO)规定的在学校开展学生常见疾病健康项目主要包括艾滋病、性传播疾病、暴力和伤害、意外怀孕、生殖健康、寄生虫感染、营养不良、食品安全、缺乏免疫、口腔健康、疟疾、呼吸道感染、心理疾病、药物和酒精滥用等(WHO,1997)。世界银行和联合国儿童基金会还包括肠道蠕虫感染和微量元素缺乏。

1990年中国国务院批准,国家教育部和原卫生部发布的《学校卫生工作条例》明确要求,应积极做好近视、弱视、沙眼、龋齿、寄生虫病、营养不良、贫血、脊柱弯曲异常、神经衰弱等学生常见病的群体预防和矫治工作。1992年发布的《中国学生常见病防治方案(试行)》,提出了中国学生贫血、龋齿与牙周疾病、营养不良、沙眼、常见肠道蠕虫感染综合防治方案。随着社会经济发展、生活水平提高、医疗条件改善、防控措施加强,儿童少年营养不良、肠道蠕虫感染、贫血、沙眼等明显下降或得到改善;但是由于生活方式转变、体力活动减少、静态活动增加,机体能量摄入与能量消耗不平衡,造成中国中小学生超重和肥胖流行状况日趋严重。因此,中国需要重点防控的重点儿童少年常见病类型呈现出时代特征。

目前,中国儿童少年常见病的类型主要包括以下几个类型:肥胖、视力不良与近视、生长迟缓与营养缺乏病、龋齿和牙周病、脊柱弯曲异常、肠道蠕虫感染等。

(二)中国儿童少年常见病流行特点

1. 发病率基本得到控制的常见病　儿童少年沙眼和蛔虫感染,在全国学校卫生工作者的不断努力下,经过几十年的预防控制,其患病率大幅度下降,发病基本得到控制。如城、乡学生沙眼患病率分别从1992年的15.88%和17.87%,下降到2000年的7.5%和8.0%。城、乡中小学生蛔虫感染率分别从1992年的14.94%和26.60%,下降到2000年的1.1%和6.6%;2014年中国学生体质与健康调研结果显示,7岁和9岁乡村男女学生蛔虫感染率分别为1.8%和1.6%,城市学生蛔虫感染很少能检测出。

2. 患病率居高不下的常见病　中国学生体质与健康调研结果显示,2005年中小学生近视(指筛查结果)的检出率为47.5%,男女童分别为43.4%和51.7%;2014年中小学生近视检出率为57.1%,男女童分别为53.7%和60.5%。2005年至2014年男童近视检出率增长幅度高于女童;中小学生近视增速峰值年龄提前,由2005年的13岁提前至2014年的9岁,城乡男女学生趋势一致。

3. 检出率持续上升的常见病　中国学生体质与健康调研结果显示,中小学生超重肥胖检出率迅速增长,城市男生、城市女生、乡村男生、乡村女生超重检出率分别由1985年的1.13%、1.37%、0.42%、1.53%增长到2014年的17.10%、10.61%、12.58%、8.30%,增长幅度最高达30倍;肥胖检出率分别由1985年的0.21%、0.18%、0.05%、0.07%增长到2014年的11.09%、5.79%、7.68%、4.48%,增长幅度最高达154倍。2005年以来,城市地区学生超重肥胖检出率高于农村,但乡村地区学生超重肥胖年均增长速度超过城市地区,且增长速度差距不断增大。

4. 发展不平衡造成的常见病　在中国,学生营养不良多集中在西南和西北经济欠发达地区,东部地区学生营养不良的检出率较低。2014年中国学生体质与健康调研结果显示,7~18岁儿童少年生长迟缓、消瘦和营养不良的检出率分别为0.76%、9.27%和10.03%,检出率由低向高依次为东部、中部、西部地区;儿童少年低血红蛋白检出率为7.94%(WHO标准),男女童分别为6.19%和9.70%,地区分布由低向高依次为中部、东部、西部。

二、危险因素

儿童少年常见病危险因素复杂、多样,不同常见病发生的危险因素既有交叉又有不同,但主要危险因素可归为三类:遗传因素、环境因素、个体因素。这三类危险因素在学生常见病发生、发展过程中发挥作用的方式不同,作用强度不同,没有一种因素是单独起作用的,均存在交互影响的作用。

(一)遗传因素

遗传因素在儿童少年常见病发生发展中起重要作用,尤其是近视和肥胖的发生、发展与遗传因素有重要关系。双生子研究显示,近视的遗传度为65%~70%;单纯性近视属多基因遗传,患者一级亲属患病率显著高于对照群体。高度近视与遗传关联更直接,多呈单基因遗传(常染色体显性、常染色体隐性、性连锁隐性遗传等),有家族聚集性;部分高度近视也属多基因遗传。肥胖是多基因关联累加的结果,属于多基因遗传。研究结果显示,多种不同类别的基因共同作用导致肥胖的发生,例如影响能量摄入的基因(瘦素基因、*MCR* 基因等)、影响细胞储存脂肪的基因(*PPARγ* 基因)、影响能量消耗的基因(*UCP* 系列基因、*ADRB3* 基因)等。

(二)环境因素

环境因素对学生常见病的影响是目前研究的重点和热点。例如,视近工作时间和强度、视近工作姿势、视近工作环境(采光、照明、课桌椅)等均为学生近视发生的重要危险因素。中国广州中山眼科中心的研究显示,每天 3 小时户外运动有助预防近视,而每天 45 分钟户外活动可延缓近视进程(何明光等,2015)。大量研究表明,环境内分泌干扰物(endocrine disruptor chemicals,EDCs)会干扰机体内脂肪代谢并可能引发肥胖。儿童处于人体的生长发育阶段,对 EDCs 暴露尤其敏感。有研究发现,尿中双酚 A 是一种重要的 EDCs,其与儿童青少年肥胖密切相关,尿中双酚 A 浓度 ≥1.5ng/ml 的儿童青少年发生肥胖的风险是双酚 A 浓度<1.5ng/ml 的儿童青少年的 3.57 倍(Trasande L 等,2012)。家庭环境在促进儿童青少年健康方面起着重要作用,家庭结构、生活环境、家庭经济状况、父母的文化程度、教育方式等均会影响儿童常见病的发生。

(三)个体因素

个体因素在儿童少年常见病的发生发展中起着重要的作用。导致儿童青少年肥胖的个体因素包括膳食摄入、饮食习惯、体力活动等。热量摄入过多或热量消耗不足,造成热量过剩,多余的热量以三酰甘油的形式储存在体内,导致肥胖。日常生活中,儿童少年以静代动的生活方式(如写作业看电视、上网、玩游戏)所占时间大量增加,而体育锻炼、体力活动等动态生活方式时间减少,是导致儿童肥胖流行的主要原因。不良的饮食习惯、不合理的膳食结构以及家庭环境对学生营养不良的发生具有重要的作用。不良的环境卫生以及个人卫生习惯易导致学生蛔虫病的发生。缺乏体力活动和不良的习惯性坐姿易导致学生脊柱弯曲异常。体质孱弱、健康状况差,有早产、低出生体重史的学生易发生近视。青春期突增阶段学习负担加重和不良的学习环境均易导致近视发生。

三、预防控制

(一)健康促进

开展健康促进学校对儿童少年常见病的防治起着重要作用。制定并认真落实学校健康促进政策,将健康促进工作纳入学校卫生工作和学校日常工作中,保证学生获取健康知识和技能,保证学生每天体育锻炼、户外活动的时间,定期组织体检,建立学生健康档案。在学校开展健康促进和健康教育活动,通过不同方式向学生传播常见病基本常识、危害、防治措施的理论和实践。

(二)环境改善

为学生创造良好健康的生活和学习环境是常见病防控的重要环节。在近视防控中,改善照明条件,调整学生课桌椅高度和光源距桌面的距离,注意培养良好的用眼习惯,合理安排学习时间,增加户外活动和锻炼,定期做眼保健操等,能够有效预防近视发生。在肥胖防控中,学校和家庭应共同创造支持性环境,如学校为学生提供能量适宜、营养均衡的午餐,传授运动技能、制定运动处方、提供运动场所等。

（三）健康素养提升

健康素养水平是衡量学校健康教育和健康促进成果的一项重要指标,而提高学生的健康素养对学生常见病的防控具有重要意义。提高学校、老师、家长、学生对常见病的认知程度和防范意识,训练并提高学生对常见病相关危险因素的识别知识和技能,开展学校常见病相关知识和技能的健康教育,帮助学生养成良好的行为习惯和生活方式,进而预防和控制常见病的发生。

第二节　儿童少年肥胖

儿童少年肥胖在全球范围内快速增长,严重地危害他们身体和心理健康,需要根据不同情况开展普遍性预防、针对性预防和干预性预防。

一、肥胖概念

（一）定义和分类

肥胖(obesity)是指在遗传、环境因素交互作用下,因能量摄入超过能量消耗,导致体内脂肪积聚过多,从而危害健康的慢性代谢性疾病。1997 年,WHO 将肥胖简单定义为一种因脂肪堆积而导致的身体不适的疾病。WHO 定义成人肥胖为体质量指数(body mass index,BMI)≥30,成人超重为30≥BMI≥25;中国成人肥胖和超重的 BMI 界值分别为≥28 和≥24。儿童少年处在生长发育阶段,肥胖的筛查不能以此标准(见本节第三部分)。

肥胖按病因可分为原发性肥胖和继发性肥胖。原发性肥胖又称为单纯性肥胖,其发生与遗传、饮食、身体活动、生活方式等有关,儿童肥胖大多属于此类;继发性肥胖是由于其他原发性疾病引起的,儿童肥胖少数属于此类。肥胖按全身脂肪组织分布部位可分为腹型肥胖(abdominal obesity)和周围型肥胖(peripheral obesity)。

（二）危险因素

1. 继发性肥胖　继发性肥胖的病因明确,下丘脑、垂体炎症、肿瘤或创伤;内分泌疾病,如库欣综合征(Cushing syndrome);单基因突变或染色体异常,如瘦素基因突变、普拉德-威利综合征(Prader-Willisyndrome)等。临床上根据病史、体格、实验室和内分泌检查进行单纯性和继发性肥胖的鉴别诊断;继发性肥胖需要先治疗其原发性病因。

2. 单纯性肥胖　单纯性肥胖病因复杂,存在遗传、个体和环境因素的影响及其交互和相互作用。

（1）遗传因素:遗传是影响肥胖发生、发展的重要因素,但不是决定因素,肥胖是多基因的关联、累加结果,属于多基因遗传。研究发现,40% ~ 70% 的 BMI 差异归因于遗传因素(Locke AE 等,2015)。目前已经发现 77 个基因位点与肥胖相关,如最早发现与肥胖相关的瘦素基因。1994 年美国弗里德曼(Friedman)实验室首次克隆 ob 基因(obese gene);后续动物实验研究发现,ob 基因相关产物瘦素可能通过三种途径调节机体脂肪的沉积:①抑制食欲,作用于下丘脑摄食相关中枢,减少摄食;②增加能量消耗,增加活动和耗氧量;③抑制脂肪合成,腹腔注射瘦素后 ob 小鼠体重减轻。

（2）个人因素：在肥胖遗传易感性存在情况下，95%以上的肥胖发生与能量过度摄取和/或能量消耗不足相关的生活方式有关。

膳食摄入，膳食热能过高，摄入能量超过生理功能和生长发育的需求；膳食结构不合理，脂肪供能比增高；食用高能量密度的食物，如油炸食品、奶油制品、含糖饮料等。2005年"中国青少年健康危险行为监测"证实，每周吃3~4次西式快餐的初中生，肥胖检出率是那些每周不到1次者的3.5倍（季成叶等，2006）。

饮食行为，包括不良食品选择倾向（甜食、甜饮料等），不良饮食方式（煎、炸烹饪方式等），不良膳食制度（不吃早餐等），不良食物奖惩形式（吃西式快餐作为奖励）等。高脂膳食致大鼠肥胖动物实验结果显示，高脂饲料组（脂含量27.8%，占总热量供给的52%）中有37%的实验大鼠肥胖；正常饲料组（脂含量7.9%，占总热量供给的20.8%）无肥胖发生（季成叶，2012）。

体力活动，表现为体育活动减少和静态生活时间增加。中国学龄儿童少年营养与健康状况调查报告（2006）显示，中国6~12岁儿童少年经常参加体育活动的比例仅为4.7%；13~17岁为8.1%。（张隽等，2013）研究发现，中国每天看电视7小时以上的学生肥胖的比率是不超过1小时学生的1.5倍。

肠道菌群在肥胖的发生、发展中起着重要作用。肠道菌群可促进能量吸收、调控脂肪的合成和储存、诱导机体慢性低度炎症，最终导致肥胖及后续的代谢障碍。动物实验发现，微生物群落的差异可能是影响肥胖的因素。人群研究也发现，肠道菌群数量和多样性较低的人群更容易出现肥胖、血脂异常等症状，其中肥胖人群的体重会随着时间而继续增长。

（3）环境因素：儿童少年肥胖发生发展的环境因素包括社会环境因素和家庭环境因素。

社会环境因素，传统的健康观念（如"胖是健康，以胖为福"）影响对肥胖防控的认知和具体措施的实施；全球化、城市化带来的膳食快餐化，强大的市场诱惑，媒体对饮食行为的影响等社会环境因素，共同构成"肥胖易感环境（obesogenic environment）"，如表9-1。

表9-1　肥胖易感环境

肥胖易感环境	表现
膳食摄入	膳食能量摄入过多、经常食用能量密度高的食物或膳食
饮食行为	进食快、睡前进食、边看电视边吃零食、不吃早餐、经常在外就餐、经常吃油炸食品、经常吃西式快餐
体力活动	体育锻炼少、坐车上下学、体力型娱乐活动减少、静态活动时间过长（看电视、使用电脑、玩电子游戏等）
生活环境和家庭经济状况	家庭收入增加、父母亲文化程度、交通的便利、方便的购买高能量、高脂肪食物、在外就餐机会的增多、公共运动场所减少、"以胖为福"传统观念文化、高脂肪、高能量食品广告、商业促销行为、大众媒体

（引自：中华人民共和国卫生部疾病预防控制局，2007）

家庭环境因素，研究发现儿童少年肥胖检出率受母亲文化程度等因素影响，文化程度高的母亲更倾向于调整孩子的饮食量，鼓励子女参加体育活动。此外，母亲孕期营养和儿童早期营养状况也是超重肥胖的影响因素。

二、肥胖流行及危害

（一）肥胖流行

儿童少年肥胖在全球范围快速增长。20 世纪 70 年代儿童少年肥胖在美国开始流行,1975—1985 年期间流行加速,6～11 岁肥胖检出率为 6.5%、12～19 岁为 5%;1995 年 6～11 岁肥胖检出率上升到 15.3%,12～19 岁上升到 15.5%(季成叶,2012)。伴随全球化的西方生活方式的影响,发展中国家近 20 年儿童肥胖呈现明显流行趋势,男童肥胖检出率在 1980—2013 年间从 8.1% 上升到 12.9%,女童从 8.4% 上升到 13.4%(Ng M 等,2014)。

中国学生体质与健康调研结果显示,中国儿童少年肥胖检出率在 20 世纪 80 年代很低,90 年代开始超重、肥胖率迅速增加城市、乡村儿童少年超重、肥胖检出率持续增长,乡村儿童少年超重、肥胖检出率年均增长超过城市。北京和天津男童肥胖检出率分别为 18.1% 和 21.2%,接近发达国家中等水平。

 扩展阅读　30 年来中国儿童少年的超重肥胖检出率变化

随着中国经济快速发展、生活水平提高及生活方式转变,学生户外活动、体育锻炼、家务劳动等身体活动的时间越来越少,而做作业、看电视、玩游戏等静态活动时间却在不断增加,造成中国儿童青少年超重和肥胖流行状况日趋严重。自 1985 年以来,中国共进行了 7 次全国大规模的学生流行病学调查,即"学生体质与健康调研"。结果发现,中国 7～18 岁儿童青少年的超重肥胖检出率急剧增加,肥胖检出率从 1985 年的 0.1%,持续上升至 2014 年 7.3%,增长了 72 倍;超重检出率从 1985 年的 1.1%,持续上升至 2014 年的 12.1%,增长了 10 倍。2005 年之前,城市男女童的超重肥胖的年平均增长率高于乡村学生,但 2005 年之后,乡村学生的增长率持续超过城市学生,因此近年来乡村学生的超重肥胖的增长情况需要引起进一步重视。如图 9-1 和图 9-2 所示。

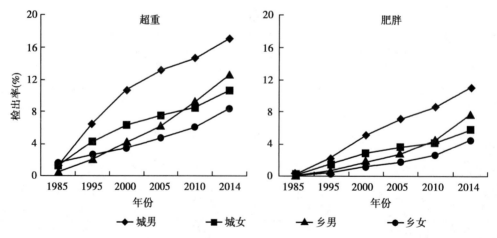

图 9-1

1985—2014 年中国 7～18 岁城乡男女童超重肥胖检出率变化

（据 2014 年全国学生体质与健康调研数据绘制）

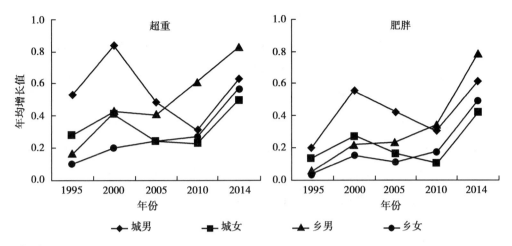

图 9-2

1985—2014 年中国 7~18 岁城乡男女童超重肥胖检出率年均增长值变化

（据 2014 年全国学生体质与健康调研数据绘制）

（二）肥胖危害

儿童少年肥胖因为其体格生长、心理发育和社会适应处于成长过程中的特殊性，不仅对身体健康造成危害，也会产生心理行为问题。儿童少年超重肥胖及其健康危害大多可持续至成年期。

1. 健康危害　儿童少年超重肥胖的健康危害主要有心血管疾病、代谢综合征、2 型糖尿病、非酒精性脂肪肝、早期动脉粥样硬化、阻塞性睡眠呼吸暂停（obstructive sleep apnea,OSA）等（表 9-2）。国内队列研究发现，肥胖儿童成年后患糖尿病的风险是非肥胖儿童的 2.8 倍（Liang Y 等,2015）。同时，肥胖男童血压偏高的风险是非超重肥胖男童的 4.1 倍，肥胖女童风险是 4.0 倍（Dong B 等,2013）。肥胖儿童因大量脂肪堆积在肝脏，形成非酒精性脂肪肝；肥胖程度越重越容易发生脂肪肝。重度肥胖还易患疖肿、黑棘皮病、皮肤褶皱处擦伤等。

表 9-2　儿童少年肥胖的健康危害

危险	表现
心理-行为问题	抑郁、饮食失调症、吸烟饮酒、校园欺负行为、自杀等
心血管系统	高血压、血脂异常、左心室肥厚、早期动脉粥样硬化
呼吸系统	阻塞性睡眠呼吸暂停、哮喘、肥胖低通气综合征
消化系统	非酒精性脂肪性肝病、胆囊疾病
泌尿系统	微量白蛋白尿
内分泌和代谢异常	糖耐量低减、2 型糖尿病、生长和青春期发育及生殖功能影响（假性肢大、肾上腺功能出现提前、男性青春期乳房发育、多囊卵巢综合征）、高尿酸症、代谢综合征/胰岛素抵抗综合征
皮肤及相关改变	黑棘皮症
神经系统	假性脑瘤
骨骼系统	股骨头骨骺滑脱、胫骨内翻（布兰特病）

（引自：中华人民共和国卫生部疾病预防控制局，2007）

2. 心理危害和行为危害

(1)心理危害：儿童少年超重肥胖因其身体臃肿、运动能力较低，对其自尊、个性、社会交往等发展和自我意识的形成产生长期的不良影响；肥胖发生越早，心理压抑越大，严重时会造成儿童少年时期的心理精神障碍，如抑郁和自杀意念等。

(2)行为危害：肥胖儿童少年对外界的感知、注意和观察能力下降，影响其学习效率。有研究发现，超重儿童在阅读和数学能力方面得分低于体重正常儿童，严重肥胖儿童智商评分表现出较低的现象。超重肥胖儿童也存在某些现象和行为改变，如饮食失调症、社会交往能力下降、出现吸烟饮酒及校园欺负行为等，甚至少数肥胖儿童因心理冲突激化，产生自杀意念及行为等。

3. 社会危害

(1)直接成本：对于肥胖控制、治疗所付出的成本。

(2)机会性成本：肥胖相关疾病或过早死亡造成的医疗成本或经济损失。

(3)间接成本：个人和社区的间接(社会)负担，如病假、个人用于减轻体重的花费等。

一项全球性的系统综述发现，肥胖的经济花费占据了国家整体卫生保健花费的 0.7% 至 2.8%（WithrowD 等,2011）。2012 年中国因早死所致的间接经济负担为 4251 亿人民币，其中慢性非传染性疾病占据了 67.1% 的经济负担，与肥胖密切相关的糖尿病和心血管疾病分别占据 1.32% 和 24.93% 的经济负担(杨娟等,2014)。虽然缺乏儿童少年肥胖的经济负担数据，但从成人研究结果推测，儿童肥胖会造成较大的经济负担。

三、肥胖筛查

（一）筛查方法

1. 目测法　通过直接观察个体，判断是否超重、肥胖及其肥胖程度。

2. 身高标准体重法　身高标准体重（weight-for-height）法是 WHO 推荐使用，限于 0~6 岁儿童，2009 年中国发布了《中国 7 岁以下儿童生长发育参照标准》。

3. 体质量指数　体质量指数（body mass index,BMI）是间接反映体脂的理想指标，简便易测，在不同性别、年龄具有良好分辨度，能够进行跨人群（现状）和跨时段（趋势）分析。

4. 腹部脂肪测量　包括腰围（WC）、臀围（HC）、腰臀围比（腰围/臀围，WHR）和腰围/身高比（WHtR）。腹部脂肪在预测肥胖造成的危害及儿科临床应用具有重要意义和应用价值。

（二）儿童少年肥胖常用筛查标准

1. 国际标准　国际上主要使用两类依据 BMI 确定的筛查标准。

(1)NCHS 标准：由美国疾病预防控制中心（CDC）和国家卫生统计中心（National Center for Health Statistics,NCHS）制定，应用性别、年龄别 BMI 生长曲线进行评价，性别—年龄组第 85 百分位数（P_{85}）≤BMI<第 95 百分位数（P_{95}）定义为超重，BMI≥P_{95}定义为肥胖。

(2)IOTF 标准：由国际肥胖工作组（International Obesity Task Force,IOTF）根据中国香港及英美等 5 国的数据制定，确定 2~18 岁儿童少年性别-年龄组 BMI 标准曲线，18 岁超重、肥胖判定界值点确定为 25kg/m² 和 30kg/m²，与成人标准对接。

2. 中国标准　中国主要有儿童少年超重肥胖筛查标准和肥胖类型分类标准。2004 年由中国肥胖问题工作组(WGOC)制定的"中国学龄儿童少年超重肥胖筛查 BMI 分类标准",针对 7~18 岁儿童少年制定了分性别、年龄超重肥胖 BMI 筛查界值(表 9-3),18 岁男女超重、肥胖筛查界值点分别确定为 24kg/m² 和 28kg/m²,与成人标准对接。2010 年 WGOC 建立了腰围界值点标准(WGOC—WC 界值点)(表 9-3),用于区分腹型肥胖和周围型肥胖。实际工作应用时,首先按 BMI 标准筛查肥胖儿童少年,第二步区分腹型肥胖和周围型肥胖。

表 9-3　中国学龄儿童青少年 BMI 超重/肥胖筛查标准和腰围界值点

| 年龄(岁) | BMI 筛查标准(kg/m²) | | | | 腰围界值点(cm) | |
| | 超重 | | 肥胖 | | | |
	男童	女童	男童	女童	男童	女童
7~	17.4	17.2	19.2	18.9	67.8	63.7
8~	18.1	18.1	20.3	19.9	71.6	66.3
9~	18.9	19.0	21.4	21.0	75.5	69.2
10~	19.6	20.0	22.5	22.1	79.1	72.2
11~	20.3	21.1	23.6	23.3	81.7	74.8
12~	21.0	21.9	24.7	24.5	83.4	76.8
13~	21.9	22.6	25.7	25.6	84.4	78.0
14~	22.6	23.0	26.4	26.3	85.0	78.7
15~	23.1	23.4	26.9	26.9	85.6	79.1
16~	23.5	23.7	27.4	27.4	86.2	79.3
17~	23.8	23.8	27.4	27.7	86.8	79.4
18~	24.0	24.0	28.0	28.0	87.7	79.5

(引自:中国肥胖问题工作组,2004;Ma GS 等,2010)

(三)体成分测定

体脂率(body fat percentage,%BF)是指人体脂肪组织占体重的百分比,是比较直观判断肥胖的指标。目前国内外正在制定或试行的标准主要体脂率为核心指标。体脂率的计算是建立在体成分二分法基础上,即体重(kg)是"体脂量(kg)"与"去脂体重(kg)"之和。体脂率与年龄和性别有关,运用体脂率判定肥胖度可参照表 9-4。

测量体脂率常用的方法主要包括:双能 X 线吸收法(dual-energy X-ray absorptiometry,DEXA)、生物电阻抗法(bioelectric impedance analysis,BIA)和皮褶厚度法(skinfold thickness)。

表 9-4　不同性别-年龄组体脂率判断肥胖标准

性别	年龄(岁)	轻度肥胖	中度肥胖	重度肥胖
男童	6~18	20%	25%	30%
	>18	20%	25%	30%
女童	6~14	25%	30%	35%
	15~18	30%	35%	40%
	>18	30%	35%	40%

(引自:叶广俊,1999)

四、肥胖综合防控

儿童少年正处于体格生长发育时期,也是行为习惯和生活方式养成时期,进行超重肥胖预防控制在保证儿童少年健康成长和慢性非传染性疾病早期预防具有重要意义。儿童少年超重肥胖综合防控"预防为主"是核心,从政策、社会、环境等方面为切入点,建立以学校-家庭-社区为主的防控网络,采取政府主导、多部门合作和社会积极参与的防控策略,依据筛查结果及人群分类开展普遍性、针对性和干预性预防的工作实践。

(一)普遍性预防

普遍性预防主要面向全体学生人群,甚至延伸至学前及婴幼儿。普遍性预防主要运用健康教育、健康促进理论,依托建设健康学校、提高学生健康素养的形式,通过制定政策、创建支持环境、社区积极参与、开展健康教育、提供健康咨询和指导,培养儿童少年健康的行为习惯和生活方式。

(二)针对性预防

针对性预防面向体重正常,但明显暴露于肥胖易感环境、存在明显"易感"行为的儿童少年。进行以学生为中心、学校为基础、家长参与的针对性预防,主要预防措施包括:采取平衡膳食、建立良好膳食制度、保持食物多样化、三餐热量合理分配等;培养健康饮食行为,少吃油炸食品、不喝含糖饮料等;积极参加体育活动(每天 60 分钟以上中高等强度体育活动)、减少静态活动时间(每天看电视、玩游戏不超过 2 小时)等;不提倡节食、挑食,不使用减肥药、腹泻等不健康"减肥"方式。

(三)干预性防控

干预性防控主要针对超重肥胖儿童少年。采用以合理膳食和身体活动为基础、以行为矫正为关键、以学校为实施场所,在专业人员指导下进行综合干预。具体措施包括:饮食调整,膳食结构合理,减少脂肪摄入;身体活动指导,坚持规律有氧运动,通过评估调整运动方案;行为矫正,制定行为改变目标,以日记等方式进行自我监督,正向鼓励良好行为,家长以身示范;心理疏导,树立正常的健康观和意识,疏解压抑、自卑、消极心理。

第三节　儿童少年视力不良与近视

视力不良是中国儿童少年患病率居高不下的常见病,其中绝大多数是近视。近 30 年来,中国儿童少年视力不良检出率逐年增长,且严重程度逐年加重,并呈现出低龄化的趋势,表现为城市高于农村,女童高于男童的特点。这种现象可能与经济水平发展、户外活动减少、学习负担加重、使用电子屏幕时间增加等因素有关。因此,定期进行视力检查,改善学习照明条件、培养正确坐姿、养成良好用眼习惯、增加户外活动等是视力不良或近视预防的重要策略措施。

一、视力不良

(一)视力不良概念

视力不良(poor vision)又称视力低下(low vision),是各种原因导致的视力低于一定水平的总称,包括近视、远视和散光等屈光不正和弱视等其他眼病。其示意图见图9-3。

（二）视力不良判定

视力不良筛查采用标准对数视力表,凡站在5m远处左右眼之一视力<5.0即可判定为视力不良。视力不良程度判定依据中国学生体质与健康调研相关标准,分为轻度、中度和重度(表9-5)。

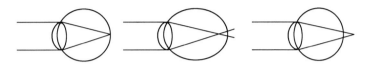

图9-3

正视、近视和远视示意图(从左到右依次为正视、近视、远视)

表9-5　视力不良判定及分类标准

类型	标准对数视力表	国际标准视力表
视力正常	≥5.0	≥1.0
视力不良		
轻度	4.9	0.7~0.9
中度	4.6~4.8	0.4~0.6
重度	≤4.5	≤0.3

注:若以人(受试者)为单位判断视力不良程度,双眼视力不平衡者以视力不良程度高者为准

(引自:中国学生体质与健康研究组,2012)

（三）中国学生视力不良流行特点

中国学生体质与健康调研结果显示,1985—2014年学生视力不良检出率逐年增长(图9-4);2014年7~12岁学生视力不良检出率为45.71%、13~15岁为74.36%、16~18岁为83.28%、19~22岁为86.36%,表现为城市高于农村,女童高于男童(如图9-5)。

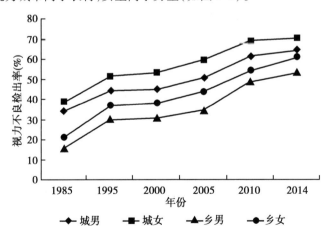

图9-4

1985—2014年中国汉族城乡男女四个群体7~18岁学生视力不良检出率

(据2014年全国学生体质与健康调研数据绘制)

（四）视力不良原因

导致视力不良主要病因包括近视、远视和散光等屈光不正和弱视等其他眼病,近视、远视、散光、

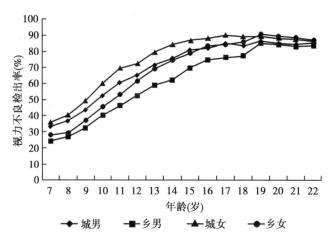

图 9-5
2014 年中国汉族城乡男女四个群体视力不良检出率
（据 2014 年全国学生体质与健康调研数据绘制）

弱视和斜视等发生与眼轴、角膜、晶状体发育及眼睛屈光状态、疾病等有关。

1. 远视   远视（hyperopia）是指无限远（5 米以外）平行光进入眼后，经过屈光系统的屈折，其焦点和成像落在视网膜之后。婴儿出生时眼轴较短，屈光能力较弱，主要呈现远视屈光状态。随着眼轴逐渐发育，眼轴变长，屈光力增强，眼睛逐渐向正视化发展。如果发育不足，眼轴过短，仍然呈现远视屈光状态，所以远视眼实质上是一种发育不良的表现。

2. 散光   散光（astigmatism）是一种不均匀的屈光状态，主要是角膜或晶状体各个经线的弧度不同所致。正常眼球的表面每一条经线和纬线的曲率都是一致的，所以眼球的折光面非常匀称，物体在视网膜的聚像点十分清晰。散光眼角膜表面的经线或纬线曲率不一致，光线经曲度大的部位折射后聚焦于视网膜前，经曲度小的部位折射后聚焦于视网膜之后，造成物像变形或视物不清。散光可分为规则散光和不规则散光两种类型。规则散光系指两个具有最大曲率和最小曲率的径线互相垂直，多由于角膜弯曲异常所致，常为先天性的，可用圆柱透镜矫正。不规则散光系由各径线的弯曲度不一致所引起，见于晶状体弯曲异常以及后天性角膜疾病，如角膜发炎、溃疡等，可用角膜接触镜矫正。

3. 弱视   弱视（amblyopia）是指经过最佳矫正后视力仍然低于正常水平，并且需要排除器质性病变。弱视可分为：

（1）斜视性弱视：由单眼性斜视引起。

（2）屈光参差性弱视：双眼远视性球镜屈光度数相差 1.50 DS（球镜屈光度数，diopters of spherical），或柱镜屈光度数相差 1.00 DC（柱镜屈光度数，diopters of cylinder），屈光度数较高眼形成的弱视。

（3）屈光不正性弱视：主要由双眼高度远视或散光引起，且双眼最佳矫正视力相等或接近，多发生于未配戴屈光不正矫正眼镜的高度屈光不正患者；远视性屈光度数≥5.00 DS、散光度数≥2.00 DC，可增加弱视发生的危险性。

（4）形觉剥夺性弱视：由于屈光间质浑浊、上睑下垂等形觉剥夺性因素造成的弱视。

4. 斜视   斜视（strabismus）是一种视轴分离状态，即注视一目标时，一眼注视目标，另一眼偏离目标，称为斜视。斜视分为共同性斜视和麻痹性斜视两种。共同性斜视指眼外肌和它的神经支配部没有器质性病变而发生的眼位偏斜,在注视任何方向或更换注视眼时,斜视角不变;其原因包括调节性与非调节性两方面:调节性因素,如部分内斜视与远视眼过度调节、过强的集合力有关;非调节因素,如眼外肌解剖异常、精神紧张或抑制等。麻痹性斜视指一条或几条眼外肌发生麻痹,眼球向麻痹肌作用的相反方向偏位导致斜视,眼外肌麻痹由支配眼外肌运动的神经核、神经或眼外肌本身的器质性病变导致;其中,上斜肌麻痹所致的一只眼上斜最为多见,多因先天发育异常引起。

二、近视

(一)近视分类

近视是在不使用调节功能状态下,远处来的平行光线在视网膜感光层前方聚焦。在流行病学调查中,使用最多的近视判定标准是等效球镜度数(spherical equivalent)≤-0.50D。高度近视是等效球镜度数≤-6.0D(即600度及以上)。

1. 按近视的屈光度分类 可分低度(-0.25D~-3.0D)、中度(-3.25D~-6.0D)、高度近视(-6.25D~-9.0D)。

2. 按有无调节因素参与分类 可分为假性、真性、半真性近视三类。若是假性近视,用睫状肌麻痹药前为近视,用药后近视消失,成为正视或远视;若是真性近视,用药后近视屈光度不变;若是半真性近视,用药后屈光度下降,但仍为近视。

3. 按屈光要素的改变分类 可分为轴性和屈光性近视两类。轴性近视(axial myopia)是指晶状体屈折力正常,因眼球前后轴过长而使物体成像在视网膜前而导致的近视。屈光性近视(curvature myopia)表现为眼轴长度正常,但由于晶状体等屈光因素改变而导致的近视,一种原因是角膜或晶状体曲率半径缩短,致使晶状体屈折力过强,使物体成像在视网膜前;还有一种原因是房水、晶状体屈光指数的增高而导致的屈光力增加,形成近视。

(二)近视发生机制

眼轴长度、角膜屈光力、晶状体屈光力是三个重要的、决定是否近视及其严重程度的屈光参数。大部分儿童出生时远视,伴随发育进程,眼轴的变长,晶状体、角膜弯曲度逐渐变平,使眼睛屈光能力变强,发展为正视,这一过程称之为正视化(emmetropization)。正视化在多数人群中6岁左右完成(东亚人群最为典型),少数人群正视化过程可延至青春期早期。正视化完成后,角膜曲率基本不再变化,但是眼轴长度却可以继续增长,构成了近视形成的生理基础。与此同时,晶状体调节能力的下降过程与近视发展密切相关。刚开始读写的儿童,由于晶状体调节能力很强,读书时眼睛与书的距离(简称眼书距离)只有5~6cm也能看清楚,此时儿童为使书上的字或图能被清晰辨识常不由自主把书放得很近。随着年龄增长,晶状体弹性逐渐减弱,调节能力逐步下降;若不及时纠正儿童近距离读写习惯,加之学习时间过长、光照条件不良等因素,可使眼睛经常处于高度调节紧张状态,即使在看远处时睫状肌仍然处于收缩状态,引起悬韧带放松、继而晶状体的屈光力过强,形成近视。这种因过度视近工作而形成的近视称为调节紧张性近视,属功能性改变,常称为假性近视(pseudo myopia);若立即采取积极的视力保护措施,纠正不良的用眼习惯,放松睫状肌,视力可恢复正常。如果依然不注意用眼卫生,可引起眼球充血、眼压增高,眼球壁的弹性下降,进而刺激眼轴伸长,形成轴性近视,属于器质性(不可逆变化),常称为真性近视。儿童少年由于视近工作时间过长,往往调节紧张性近视与轴性近视并存。

 深度了解　　近视发生发展的影响因素

视近工作时间过长、不良采光及照明环境、不良用眼习惯,是导致青少年近视发生发展的主要原因。但是,近视作为遗传、环境因素的交互影响结果,影响其发生发展的因素非常复杂。

1. 遗传因素　双生子和家系研究研究结果显示,近视遗传度为 70%~80%,这可能与家系和同卵双生子中具有相似的环境有关(Williams KM 等,2016)。单纯性近视(中、低度近视)属多基因遗传,高度近视(6.0D 以上)多呈单基因遗传(常染色体显性、常染色体隐性、性连锁隐性遗传等),也有部分高度近视者属于多基因遗传。两项有关近视易感基因的全基因组关联研究(genome-wide association studies,GWAS),分别发现了 24 个和 22 个与近视有关的基因位点,有 16 个基因位点是相同的;但前者发现的 24 个基因位点目前也只能解释人群中 5% 的近视变异。另外,当前发现的近视易感基因和教育程度(近视的最重要危险因素之一)存在较强的交互作用(Williams KM 等,2016)。

2. 环境因素　动物实验证实,环境因素对于后天获得性近视的发生有直接作用。限制猴的视觉空间(只让其长期注视近物)可引起实验性近视。流行病学研究表明,教育与近视的发生显著相关,东亚国家近视患病率居全球之首,其重视教育的程度也是全球首位的。国内研究表明,重点学校的近视患病率明显高于非重点学校。研究表明,户外活动时间是近视发生发展的重要保护性因素,户外活动对近视的保护作用最重要的是户外时间长短,而非参加的具体运动类型,其因果关联得到随机对照试验研究的证实(He MG 等,2015)。

3. 体质健康因素　体质弱、健康状况差、早产儿、低出生体重儿等个体眼球壁发育不良,韧性不足,易致眼轴变长;青春期突增阶段是近视程度加重的关键期,性发育越早的青少年,近视发展越快。

(三)近视流行特点

2010 年全球约有 19.5 亿人患有近视,占世界总人口的 28.3%,其中高度近视 2.77 亿;2020 年全球估计有 26.2 亿患有近视,将占世界总人口的 34.0%,其中高度近视 3.99 亿。东亚和东南亚地区是近视患病率最高的地区(Holden BA 等,2016)。

中国儿童少年近视患病率是世界上最高的国家之一,近视检出率随年龄、学龄而上升(图 9-6),学龄影响比年龄更大。近视程度在青春期(自小学高年级至高中)进展加速。近年来近视发生年龄有明显提前趋势;城市高于乡村,但乡村学生的近视率增长更快;女童高于男童,汉族高于少数民族。

三、近视预防控制

(一)近视预防

1. 加强学校预防近视工作　学校应加强预防近视的健康教育,每年进行 2 次定期视力检查,做

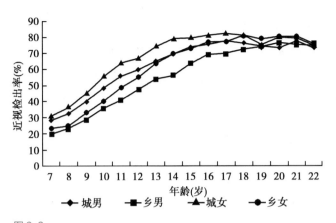

图 9-6

2014 年中国汉族城乡男女四个群体疑似近视检出率

（据 2014 年全国学生体质与健康调研数据绘制）

到早诊早治;改进教育制度,减少作业量、减少近距离读写时间和强度;保障体育课、课间操、课外锻炼、户外活动时间和质量;改善教学设施,教室、黑板、课桌椅、采光照明设置均应符合卫生标准;定期调换（左中右或前后）学生座位,随时提醒学生坐姿,课本的纸张要求和印刷应规范,字体清晰,大小适当。学校食堂要为学生准备营养健康的食物,均衡膳食,合理搭配,保证钙、锌、铬微量元素的摄入。

2. 培养良好用眼习惯 培养学生正确读写姿势,包括保持一定的眼书距离,写字时手握笔处离笔尖一定距离,胸前和桌近缘保持一定距离;读写 1 小时左右休息,眼睛眺望远处;在舒适的光线下读写;不躺卧看书,不走路或在震动的车中看书;不长时间观看手机、游戏机、电脑、电视等电子屏幕;保证足够的睡眠,使眼睛充分休息。

3. 创造良好的生活环境 家长应积极参与近视防治,包括:督促孩子积极参加户外活动或做眼保健操,防止眼睛过度疲劳;尽量减少给孩子增加课外读写负担;改善照明条件,宜用日光灯,若用15W 灯管,和桌面、书本的距离为 50～70cm;若用 30～40W 白炽灯,灯管距离桌面、书本距离应为100～170cm;光线从左前上方射入,不被于或身体遮挡;注意饮食营养,保持充足睡眠;正确放置电视机,距离应为电视屏幕对角线的 5 倍,高度以电视屏幕稍低于双眼水平视线为宜;晚上看电视宜有较暗室内灯光陪衬,使眼睛适应电视的明暗对比;灯光不要直射在屏幕上,以免眩光。

4. 认真做好眼保健操 该保健操通过按摩眼周穴位,引发刺激,增强眼局部血液循环,解除眼内肌的调节性痉挛,消除眼力疲劳,有实际预防作用。做操时集中注意力,闭眼,肌肉放松;认真按摩穴位,手法轻柔,速度均匀,以感觉到酸胀为度。

5. 积极参加户外互动,亲近阳光 每天尽可能保证 40 分钟以上的户外活动时间。户外较强的光照强度可以促进视网膜多巴胺的释放,抑制眼轴的延长,延缓近视进展。户外的光成分以短波的蓝、绿光为主,对视力具有保护作用,而室内的光中长波的红光成分较多,可促进眼轴伸长,加快近视进展;户外具有开阔的视野,可以减轻眼调节负荷,放松睫状肌,预防和控制调节紧张性近视。

6. 加强围生期保健 减少早产儿、低体重儿的发生。

（二）近视矫正

1. 及时检查 发现儿童少年有视力不良迹象时,应尽快去医院眼科充分散瞳验光,以确定视力低下性质;不要盲目去眼镜店配镜,避免近视过早固化。

2. 合理配镜　在近视眼前加适度凹透镜,可使远处平行光进入眼球前变为散射光,在视网膜上重新准确成像。配镜前需要进行他觉验光法(睫状肌麻痹状态下),包括散瞳检影验光或散瞳电脑验光。儿童期、青春早期应增加配镜频次,不能过度矫正。

3. 抗胆碱能药物　使用阿托品制剂眼药水,可抑制睫状肌收缩,解除调节痉挛,达到使晶状体变扁平,屈折力降低,减轻近视的目的,对于假性近视有一定效果。该药物还有扩张血管、改善眼部血液循环的作用,有助于改善眼睫状肌的痉挛状况。

4. 手术治疗　准分子激光原位角膜磨镶术是手术矫治近视的方法,主要适用于 25 岁以上成年人,而不适用于儿童少年。儿童少年发育尚未成熟,角膜厚度受限,故术后回退率很高,相隔时间越久远越明显。

第四节　儿童少年营养不良和缺铁性贫血

蛋白质-热量营养不良(protein-energy malnutrition,PEM)是全球重大公共卫生问题。营养不良通过直接(饿死)或间接(各种传染病和非传染病)危害,导致大量婴幼儿死亡;即使生存下来的患儿,也表现出体格发育滞后,青春期迟迟不出现,其生理机能、智力、学习能力的受损将延续到成年,对劳动能力、生活质量产生终身有害影响。

一、营养不良

营养不良(malnutrition)是指由于营养不足、疾病等原因造成儿童少年生长发育水平显著低于同性别同年龄人群的一种疾病。主要有两种表现生长迟缓(stunting)和消瘦(wasting)。

（一）营养不良发生原因

儿童少年营养不良发生的原因比较复杂,与营养素摄入不足、膳食结构不合理、不良饮食习惯和疾病造成影响等因素有关。随着社会经济发展和物质生活不断提高,影响儿童少年营养不良发生的因素也在不断变化。

1. 营养素摄入不足　儿童少年对热能、优质蛋白质的需求若得不到足量供应,将导致营养不良发生。营养素相对不足也应特别关注,目前中国城乡儿童少年生长长期趋势明显、身高增长迅猛,体重即使增幅正常,但比较身高增长而表现出相对不足,而被筛查为消瘦,即暂时性营养不良。

2. 疾病　影响儿童少年常见疾病,如肠道寄生虫感染,肺结核、肝炎、胃病等主要脏器慢性疾病,都可导致食欲下降、消化吸收不良、营养素大量消耗,是造成营养不良的最常见疾病。

3. 膳食结构和饮食习惯　不良膳食食物种类单一,结构不合理;一日三餐热量、营养素搭配不合理;饮食习惯不良,尤其早餐重视不够,偏食、挑食、经常吃零食等;膳食结构不合理、饮食习惯不良导致营养素摄入不平衡或不足,是营养不良发生的重要影响因素。

4. 早期生长潜力未充分发挥　婴幼儿阶段是决定成年身高的关键时期,儿童身高(身长)增长的最大潜能时期是在 6 个月至 3 岁期间。婴幼儿时期身长落后的儿童,尽管在青春期突增的前一、两年增幅较大,但青春期生长时间较短,对成年身高贡献不大。青春期身高增长总体幅度与婴幼儿时期形成的生长调节机制有关。

5. 体像认知和心理因素 影响青春期少女在不健康信息误导下形成错误的体像认知和审美观,片面追求"体型美",而盲目节食,或采取各种不健康的减肥措施;长期精神紧张或者压力过大,可造成肠胃功能紊乱,影响食欲。体像认知错误和不良心理因素已成为目前中国儿童少年营养不良发生的主要原因。

（二）营养不良流行

WHO《世界营养行动计划》(2002)指出:发展中国家平均每10个儿童有4个营养不良;0~14岁儿童营养不良率,拉丁美洲为43%,南亚为54%,西非为57%,东非为59%,非洲撒哈拉以南地区(受战乱和艾滋病蔓延影响)高达66%。中国曾是全球儿童营养不良最高发的国家之一,新中国成立初约50%的儿童营养不良,其中约30%为重度或极重度营养不良,此后营养不良率持续下降,近30年间下降幅度最大。中国7~18岁学生营养不良检出率从2010年的12.6%下降到2014年的10.0%,其中生长迟缓(长期性营养不良)从1.2%下降到0.8%;营养不良检出率男童高于女童、乡村高于城市、西部地区高于中部和东部。因此,学生营养不良的重点防控人群在乡村,尤其是西部贫困乡村地区。

（三）营养不良预防控制

营养不良预防控制应针对中国儿童营养摄入相对不足、膳食结构不合理等,采取家庭、社区和学校相结合的营养知识、行为习惯、生活方式宣教,帮助青少年建立正确的体像观,培养良好的饮食习惯和生活方式。

 研究新知 重度营养不良对后期慢性健康结局的影响:一项队列研究

来自伦敦大学学院全球健康中心娜塔莎·莱利维尔德(Natasha Lelijveld)等通过7年追踪随访来自马拉维的352名曾在医院接受过严重营养不良治疗的幸存儿童与217名其同胞和184名按年龄性别匹配的社区对照儿童比较两组儿童的人体测量指标、体成分、肺功能、体质健康水平、非传染性疾病的血液标记物等指标的差异时发现:与对照组相比,曾患有重度营养不良儿童的小腿长、上臂围、小腿围和臀围均显著低于对照组。但没有观察到肺功能、血糖、糖化血红蛋白、唾液皮质醇、坐高和生活质量等指标的差异。表明重度营养不良对远期健康结局有不良影响,而赶上生长、心血管代谢和肺功能等指标的发育潜力接近完全恢复。如图9-7所示。

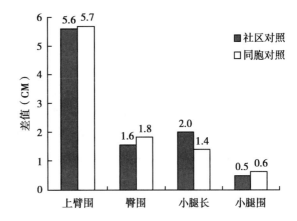

图9-7

重度营养不良幸存儿童组各指标分别与社区和同胞对照组的差异比较

（引自:Lelijveld N 等,2016）

二、缺铁性贫血

缺铁性贫血(iron-deficient anemia)是由于体内不同程度铁缺乏引起的以小细胞、血红蛋白(hemoglobin)低下为主要特征的一类贫血症状。中国儿童少年贫血中90%以上属于缺铁性贫血。患者因血红蛋白含量低引起血液携氧能力下降,而对体能、学习能力、疾病抵抗力等造成严重不利影响,被WHO列为四大营养缺乏性疾病。

(一)缺铁性贫血发生原因

缺铁性贫血是微量营养素缺乏病,儿童少年处于快速生长期,因体内需求量大和额外丢失等原因,容易发生缺铁性贫血。

1. 体内需求量大　儿童少年生长发育旺盛,尤其青春期生长突增以及组织代谢的氧需求和女童月经周期等铁的需求量很大,如青春期每天对铁的需求量比成年人多60%以上。若不注意饮食中多增加动物性铁的摄入,很容易发生缺铁性贫血。

2. 铁的额外丢失

(1)月经不调性失血:发生在女童初潮后的2~3年内,占12~15岁的13.2%,其中2/3表现为月经量过多,每次失血量约85ml(中位数),显著高于成年妇女的平均月经失血量(约50ml),月经不调性失血的严重程度是儿童少年铁额外丢失的首位原因。这些少女若铁的摄入量长期低于1.5mg/d,加上生理丢失量0.8mg,可引起缺铁性贫血。

(2)外伤:外伤是引起急慢性失血的常见原因。儿童少年活泼好动,锻炼、玩耍和活动中容易因意外事故而发生急性创伤性失血。而慢性失血多见于反复出鼻血、直肠息肉等原因。青春期少年鼻黏膜下的海绵状血管窦发达,血管丰富,轻微碰撞(甚至打喷嚏)即可引起鼻出血,反复发生也可引起缺铁性贫血。

(3)疾病:儿童少年常见的胃十二指肠溃疡易导致急慢性消化道反复出血可引起贫血;胃酸缺乏、服用抗酸性药物均不利于铁离子的释出与吸收。此外,肠道蠕虫感染、慢性腹泻常可引起慢性失血而发生缺铁性贫血。

(4)环境污染:铅、苯、镉等中毒可大量破坏体内红细胞造成慢性失血。

(二)缺铁性贫血流行特点

儿童少年、婴儿、孕妇和老年人是贫血的四大易感人群。20世纪70年代首次全国儿童贫血调研结果显示,城、乡中小学生贫血患病率分别为37%和45%。随着社会经济快速发展,物质生活水平提高,以及贫血防治工作的成就,中国居民贫血患病率持续下降,特别是1995年以来低年龄组小学生和青春期少年这两大易感人群的下降幅度最大。1991年7岁城男、城女、乡男、乡女四类学生群体贫血的检出率分别为35.4%、37.8%、40.1%和43.1%,2014年分别下降到7.02%、7.54%、10.38%和10.91%;12岁学生分别从24.0%、35.2%、23.8%和28.7%下降到6.41%、9.25%、7.03%和11.88%。乡村学生贫血检出率高于城市,女童高于男童。如图9-8所示。

(三)缺铁性贫血预防控制

1. 一般治疗　轻度贫血儿童少年应合理膳食、注意营养,增加富铁性食物的摄入,如动物肝

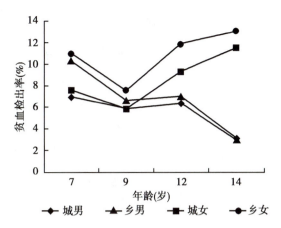

图 9-8
2014 年中国城乡男女中小学生部分年龄组贫血检出率
（据 2014 年全国学生体质与健康调研数据绘制）

脏、血等,注意食物搭配,促进铁吸收,摄入富含铁元素的食物时可增加摄入富含维生素 C 的食物来促进铁吸收;尽量纠正偏食、挑食及过度节食等不良饮食习惯;同时加强护理,防治身体抵抗力下降。

2. **去除病因**　饮食不当者应纠正不合理的饮食习惯和食物组成,有偏食习惯者应予纠正。如有慢性失血性疾病,如钩虫病、胃十二指肠溃疡、月经失调等,应开展有针对性的积极治疗。

3. **铁剂治疗**　在医生监督下合理补充铁剂可使血红蛋白尽快恢复正常,铁储备得到补充。口服铁剂主要有硫酸亚铁、富马酸亚铁等,同服维生素 C 可促进肠道铁吸收。

4. **防治结合的综合措施**　儿童少年缺铁性贫血发病率高、治疗容易且复发率高,同时儿童少年缺铁性贫血容易预防。因此,生活中可采取以下措施来预防缺铁性贫血的发生:主食多吃粗面粉,面粉中的铁含量高于大米;膳食中增加各种肉类、动物肝脏等富含动物性铁食物的摄入,这些食物含铁量高且肠道吸收率高;多吃富含铁的植物性食物,如豆腐、芝麻、绿叶蔬菜、木耳。海带等均富含铁元素;饭前鼓励儿童青少年生吃西红柿、喝橙汁,充分发挥维生素 C 促进铁吸收的作用;正餐外选用铁强化食品,如强化奶粉、铁饼干和猪血饼干等。

第五节　儿童少年其他常见病

龋齿和牙周疾病、脊柱弯曲异常、肠道蠕虫感染等也是儿童少年常见疾病,在儿童少年时期进行有针对性的早期预防和干预,可有效降低龋齿和牙周疾病、脊柱弯曲异常、肠道蠕虫感染等患病率。

一、龋齿和牙周病

（一）概念

龋齿(dental caries)是牙齿在身体内外因素作用下,硬组织脱矿,有机质溶解,牙组织进行性破坏,导致牙齿缺损的儿童常见病。患牙不能自愈,只能靠牙科充填治疗。患龋齿后不仅因牙痛而影响食欲,干扰咀嚼、消化和吸收,导致营养缺乏,且伴随龋病发展,可引发牙髓炎、颜面蜂窝织炎、根周脓肿、齿槽溢脓等严重口腔疾病。龋齿作为慢性感染灶,还可通过变态反应引发风湿性关节炎、心内膜炎、肾炎等全身性疾病,严重危害健康。龋齿、牙列不齐等还损害个人形象,影响心理健康。

牙周病(periodontal disease)指发生在牙周组织(包括牙龈、牙周膜、牙槽骨、牙骨质)的疾病,凡牙周组织在机体内外因素影响下发生的改变,如牙龈炎、增生或萎缩、牙周膜充血、水肿、退行性变,牙槽骨破坏性吸收、牙骨质沉积受阻等都属于牙周病。牙周病主要可分为两大类:一是牙龈病(gingival diseases),累及牙龈组织;二是牙周炎(periodontitis),不仅存在牙龈炎症,而且波及深层组织。儿童少年中常见的有儿童牙龈病、青春期龈炎和青少年牙周炎。

（二）发生原因

1. 龋齿

（1）龋齿病因假说:龋齿是多因素作用下的慢性感染性疾病,20世纪70年代,美国医生厄内斯特·纽布仑(Ernest Newbrun)在美国医生保罗·凯斯(Paul Keyes)提出的"细菌、食物、宿主"的"三联因素论"的龋病发病机制理论基础上,将致病因素归纳为细菌、食物、宿主和时间共同构成的"四联致病因素"模式(图9-9)。该模式中各因素环环相扣,生活行为方式在其中发挥核心作用。

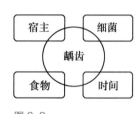

图9-9
龋齿的四联致病因素

（2）四联致病因素描述:细菌和菌斑——龋病过程中,细菌是重要致病生物原。某些因素使口腔中致病菌发生异常变化,导致口腔平衡失调,失控的细菌及其毒素会使牙齿发生慢性病理性损害。主要致龋菌有变形链球菌、远缘链球菌等。

宿主因素——牙列不齐、釉质发育不良、抗酸能力弱等都是易发龋的条件。唾液是牙的外环境,调节口腔微生态平衡,通过其组成、流量、流速和缓冲能力等起抑菌和再矿化作用。

食物因素——合理的膳食结构,可显著减少细菌的致龋作用,增强牙的抗龋力,而不良饮食行为和口腔卫生习惯会增加患龋率。

时间因素——龋齿是慢性硬组织破坏性疾病,菌斑在牙表面的滞留时间、菌斑内酸性产物的持续时间越长,发生龋齿的危险性越大。反之,唾液缓冲系统能维持口腔中性环境的时间越长,越有利于抑制龋的发生。

2. 牙周病 牙周病是多疾病因素的综合作用结果,其机制比龋齿更为复杂,通常由细菌、宿主和环境三方面条件决定:在局部因素(如牙石、食物嵌塞、牙合创伤等)促进下,细菌堆积增加,侵袭力加强;全身因素(如遗传、吸烟、营养不良等)则起到促进作用,会降低宿主的防御力、修复力,加重牙周组织的炎症反应和破坏作用。儿童青少年各种不良生活习惯,如口呼吸、磨牙症和紧咬牙、吐舌、单侧咀嚼、牙签剔牙缝等都可能在牙周病病程中发挥重要作用。

（三）流行特点

中国学生体质与健康调研结果显示,2005—2014年间中国儿童少年乳牙、恒牙龋失补率均呈显著增长趋势,小学生乳牙龋患状况严重,如14岁城市男童、城市女童、乡村男童、乡村女童恒牙龋失补率分别增长了7.25%、15.06%、7.48%、10.63%(图9-10、图9-11)。乡村学生的乳牙龋失补率高于城市学生,而龋补率却低得很多,乡村的防龋工作力度还需加强。同时,在龋失补构成比中,龋失率较高而龋补率较低,仍是学生防龋工作的薄弱环节。

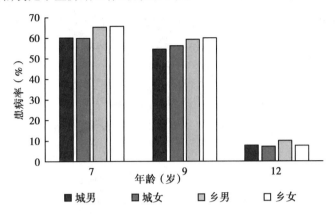

图9-10
2014年中国7、9、12岁学生乳牙龋患率
(据2014年全国学生体质与健康调研数据绘制)

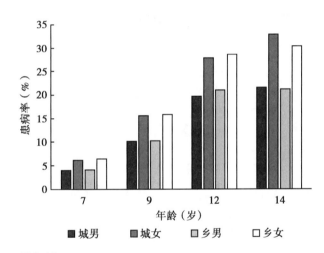

图9-11
2014年中国7、9、12、14岁学生恒牙龋患率
(据2014年全国学生体质与健康调研数据绘制)

　　儿童少年是牙周病防治的重点人群。牙龈炎从5岁即可发生,并伴随年龄增长,患病率逐步上升。第三次全国口腔流行病学调查结果显示,12岁儿童牙龈出血、牙石的检出率分别为57.7%和59.0%,男童牙周病患病率高于女童。

研究新知　　肥胖儿童中的牙龈炎和胰岛素抵抗

　　众所周知,成人肥胖与牙周病密切相关。然而在儿童少年中,由于牙周病发生概率较低,短期危害不明显的特点而经常被忽略,儿童肥胖症与牙龈炎、胰岛素抵抗的关系也尚不明确。如果不及时进行有效预防治疗,儿童少年期牙周病可能会发展为成人期严重的慢性牙周疾病,对个人健康造成极大损伤。肥胖儿童通常同时患有其他代谢组分的异常,如血脂异常、胰岛素抵抗等,这些因素可能会促进牙周病进程中的炎症反应。

为了探讨肥胖与牙周病的关系以及口腔卫生、系统性炎症和碳水化合物摄入在其中的中介作用，一项包含了5914名样本的追踪调查在巴西开展。口腔健康状况在720名24岁有代表性的样本中进行评估。肥胖、腰围和15～23岁之间与肥胖相关的事件数是主要的风险暴露。项目对口腔卫生、C-反应蛋白水平和碳水化合物消耗的中介效应影响也进行了评估。结果显示，肥胖的人更容易有大于等于两个牙齿的牙龈出血。然而在调整混杂因素后，其相关性消失。肥胖受试者呈现结石的风险提高10%。15至23岁之间肥胖相关事件数与牙结石相关，而牙周袋与肥胖无关。全身性炎症和口腔卫生可能是肥胖与牙龈炎间的中介变量。

一项在90名健康的阿根廷儿童少年中开展的研究表明，肥胖儿童牙龈炎患者明显多于超重者（$P<0.05$），肥胖儿童中同时患有牙龈炎和胰岛素抵抗的患者显著多于超重人群（$P<0.01$）。脂肪组织中炎症细胞因子的分泌会导致胰岛素敏感性降低，与牙周病发生发展密切相关。因此，在评估儿童少年肥胖症的并发症时，口腔健康也是不可或缺的重要部分，儿童肥胖症的治疗包括医疗和口腔保健人员的协同作用。

（引自：de Castilhos ED 等，2012）

（四）预防控制

龋齿和牙周病预防控制，主要是加强健康教育提高口腔保健知识，定期检查、早期诊断、控制牙菌斑，注意饮食卫生、增强宿主抗龋力。

1. 加强口腔保健　定期检查、早期诊断中国某经济水平较高地区研究结果显示，58%的城市和80%的农村儿童少年1年内没看过牙医，超过70%家长认为儿童的牙齿没有问题。因此，龋齿和牙周病预防控制应做好早期预防、诊断和治疗，关键是提高儿童和家长的口腔保健意识，定期口腔检查是确保早期发现龋患的最重要途径。

2. 控制牙菌斑　有效控制菌斑是预防龋齿的关键途径。方法有机械法（如刷牙、牙线等）、化学法（化学制剂、抗生素等）、免疫法（人工接种、特异性抗体等）等。

3. 注意饮食卫生，增强宿主抗龋力　易致龋食物是四联致龋因素中的重要环节，限制糖的摄入对控制龋病有良好效果。氟化物可以增强宿主抗龋能力的，WHO推荐的窝沟封闭是重要的防龋措施之一。使用窝沟封闭剂将点隙裂沟封闭，可隔绝口腔致龋因素侵害，发挥屏障作用，窝沟封闭的最佳时机为牙齿完全萌出。

4. 加强健康教育　儿童及家长口腔健康知识知晓率、口腔健康行为形成率均较低。第三次全国口腔流行病学调查结果显示，仅有10%的家长知道窝沟封闭的防龋作用，仅有24.5%的5岁儿童家长知道含氟牙膏对牙齿有益处。全国5岁儿童每天刷牙2次的占22%，12岁儿童每天刷牙2次的占28%。因此，应将口腔保健教育纳入健康教学计划，同时应开展覆盖家庭、学校的全民社会健康教育。

5. 健全学校口腔疾病防治网　中国学校口腔保健工作基础薄弱，防龋任务十分艰巨。针对各地实际情况,合理规划,逐步建立、健全学校口腔保健网,以便在普查普治、健康教育等方面发挥积极作用,还应大力推广氟化防龋、窝沟封闭等主动预防措施。

6. 诊断牙周病的专门防控措施　防治牙周病的基本目标是早期发现、消除炎症,保护牙周组织,并坚持自我控制菌斑,以阻止细菌对牙周组织的破坏。在上述加强学校口腔健康教育、控制菌斑、定期口腔保健等防龋措施基础上,及时充填龋洞,治疗食物嵌塞,建立适宜的咬合关系,纠正儿童少年牙齿咬硬物、口呼吸、吸烟等不良习惯,还应尽早接受龈下刮治等口腔治疗,必要时配合全身抗生素治疗。

二、脊柱弯曲异常

脊柱弯曲异常(vertebral column defects)是脊柱弯曲超出了正常生理范围。按成因和性质可分为先天性(如先天性脊柱发育不良等)和后天性;后天性又分为姿势性和病理性两类,姿势性可分习惯性(功能性)和固定性,病理性分特发性(原因不明)和继发性(如结核、外伤等)。儿童少年脊柱弯曲异常绝大多数属于姿势性,主要表现有脊柱侧弯、后凸(驼背)、前凸、平背(直背)等。

(一)发生原因

1. 习惯性姿势　不良站姿,造成身体重心习惯性偏向一边,形成肩一侧高一侧低;站立时伸颈、挺腹、单侧髂骨突出等姿势。不良坐姿,坐立身体偏斜,歪头写字,过分靠近桌子;身体前弯,腰部塌陷等。不良走姿,走路时上身左右晃动,双肩前倾,垂头含胸,勾肩搭背等。儿童少年脊柱周围肌肉、韧带尚未发育成熟,较为薄弱,长期姿势不良会造成双侧肌肉紧张度不平衡,引起椎间盘软骨变形,使脊柱弯曲程度逐渐加重,致胸部变形。

2. 桌椅高矮不适合　桌椅高度相差太大(桌过高、椅过矮)会导致坐姿不正,是引起学生脊柱弯曲异常的重要原因。

3. 体力活动缺乏　体育锻炼和体力活动既有利于学生舒展身心、消除疲劳,也有助于通过身体活动纠正体姿,减少不良姿势的持续时间。研究显示,"以静代动"的生活方式导致学生脊柱弯曲异常检出率显著上升。

4. 营养和体质因素　营养不足、体质孱弱的儿童少年,骨骼肌得不到充分发育,在同样条件下更容易发生脊柱弯曲异常。17.8%的较低体重、营养不良者发生脊柱弯曲异常,高于营养良好者的6.8%;可能与其骨骼钙化程度高、肌肉韧带较强健等因素有关(Nóbrega da Silva V等,2014)。

(二)流行特点

我国国内对于脊柱弯曲异常的调查与治疗始于20世纪70年代,但由于检查方法、调查对象年龄构成不统一,结果受检查者主观影响很大,因此各地报道的数字存在较大差异。1995年,田纪伟等对上海市徐汇区7157名小学生采用目测试验和云纹照相术结合,测得脊柱侧凸发生率为6.83%(田纪伟等,1995);2004—2005年泉州市对21 668名中小学生的测量中,按《儿童少年脊柱弯曲异常的粗筛》(GB/T 16133—1995)确定其中脊柱弯曲异常发生率为2.15%(曾晓东等,2005);2016年襄阳市区使用更新后标准《儿童青少年脊柱弯曲异常的筛查》(GB/T 16133—2014)对 2054 名 7~17 岁中小学生进行脊柱弯曲异常筛查和问卷调查,脊柱弯曲异常检出率为 4.92%(邓万霞等,2016)。中国儿童青少年脊柱弯曲异常发生率至今没有全国性、大样本数据,但局部地区小样本调查结果提示,依据国家标准判定的脊柱弯曲异常发生率近年来逐渐升高。

（三）预防控制

1. 加强健康教育 积极宣传脊柱保健知识和意识,加强儿童少年、家长、教师对脊柱保健的重视,培养学生良好的坐、立、行姿势,提高儿童少年对形体美的关注和追求。

2. 保证足够体育锻炼和体力活动 树立"健康第一"的观念,保证学生有充足的时间参加体育活动,如双杠、平衡木、跳箱、垫上运动、体操等能加强腰、背、腹、肩部肌肉、起到脊柱保健作用的运动。

3. 调整桌椅高度 学校应按照《学校课桌椅功能尺寸及技术要求》(GB/T 3976—2014)为学生提供合格的课桌椅,并在每学期期末、开学时定期检查,及时调整,提高课桌椅的合格率。

4. 定期筛查,早期发现 我国现行的筛查标准是《儿童青少年脊柱弯曲异常的筛查》(GB/T 16133—2014),建议按照最新的标准对儿童青少年脊柱弯曲进行定期筛查,从而及早进行矫正。

5. 脊柱弯曲异常矫正 对于功能性脊柱弯曲异常的儿童少年,通过加强体育锻炼、纠正不良姿势、增加营养的措施即可自行矫正,不需治疗。对于病理性脊柱弯曲异常者,需先治疗其原发疾病和脊柱外结构畸形,再对脊柱进行矫正。

三、肠道蠕虫感染

肠道蠕虫感染(intestinal helminth infection)是蠕虫寄生人体而引发感染性寄生虫病。肠道蠕虫感染高发于发展中国家尤其是农村地区,常见蠕虫有 40 余种,儿童少年以蛔虫和蛲虫感染最常见,感染率最高。

（一）发生原因

1. 不良卫生环境 肠道蠕虫感染主要是由人接触被蠕虫污染的环境引起,用未经处理的人粪做肥料,随地大小便,均可造成蛔虫卵和钩虫卵的环境性污染,如通过家畜、家禽、苍蝇携带、播散;随灰尘飞扬,被鼻咽部吸入、咽下而感染。

2. 不良个人卫生习惯 由于蛔虫和蛲虫等感染人体主要经口吞入感染期虫卵引起,不良卫生习惯可增加人感染蠕虫的几率。不剪指甲,没有洗手习惯,喝生水,生吃未洗净的瓜果蔬菜,把手指放在口里吮吸等不卫生习惯,可将通过被虫卵污染的泥土、瓜果、蔬菜导致蛔虫感染。

（二）流行特点

感染度(infectious degree)是指每克粪便中所含蛔虫卵数,可评价蛔虫感染的严重程度。轻度:1~1000 个蛔虫卵;中度:1001~5000 个蛔虫卵;重度:5001~19 000 个蛔虫卵;极重度:19 000 个以上蛔虫卵。通常感染率越高的地区感染程度越高。中国儿童蛔虫感染以轻度占绝大多数,中度较少,重度以上极少。2001—2004 年开展全国人群重要寄生虫病现况调查显示,0~9 岁感染率为

17.32%,10~14 岁为 16.69%;2006—2010 年国家级 22 个监测点监测结果显示,3~12 岁儿童蛲虫感染率分别为 10.01%、9.68%、7.41%、6.96% 和 6.57%。

（三）预防控制

1. 改善环境卫生，消除传染源　大力加强学校、社区环境卫生,及时处理污物,消灭蚊蝇滋生地,切断传播途径。通过口服驱虫药物、外用驱虫软膏等方法消除病源,可有效降低蛔虫患病率和感染度。乡村地区要大力进行改厕,推广堆肥、沼气池等粪便无害化处理,将粪便虫卵杀死后再作肥料使用。

2. 加强粪便管理，改善环境设施　搞好社区、学校、家庭环境卫生,加强粪便管理,杜绝虫卵环境污染,是预防儿童肠道蠕虫感染的关键。乡村应大力推广卫生厕所,利用粪尿混合贮存、沼气化粪池、高温堆肥法灭卵等方式作粪便无害化处理。

3. 开展健康宣教，培养良好卫生习惯　开展预防蠕虫感染宣教活动,提高学生和家长自我防治意识和卫生技能,养成良好饮食、个人卫生习惯。针对蛲虫经口感染的特点,从严把住"病从口入"关,避免交叉感染、重复感染。

（马 军）

【思考题】

1. 结合自己的实际经历,描述身边的、常见病的易感环境。

2. 现在你作为学校卫生工作者,你是按照什么程序判断儿童肥胖的。

3. 试析儿童少年近视的发生发展过程中遗传和环境因素的关系,讨论影响近视发生发展具有重要公共卫生意义的因素。

4. 随着社会经济和物质生活水平的不断提升,我国儿童少年的缺铁性贫血率从快速下降转为缓慢下降乃至进入平台期,请分析儿童少年缺铁性贫血率不再继续下降的原因及其应对措施。

5. 结合理论学习和生活经历,分析当前对儿童少年龋病预防的有效措施。

6. 假如你是一所中学的校医,你所在的学校近期出现了多例蛔虫感染的患者,现学校要求调查学生群体中肠道蠕虫感染现状,请你设计调查方案（包括调查目的、对象、调查程序及方法等）。

7. 查阅标准《儿童青少年脊柱弯曲异常的筛查（GB/T 16133—2014）》,试叙述脊柱侧弯的筛查流程。

第十章

儿童少年慢性病

（Chronic Diseases in Children and Adolescents）

【学习聚焦】 定义慢性病、儿童慢性病，描述儿童少年哮喘、糖尿病、高血压和肿瘤的分类，解释哮喘、糖尿病、高血压和肿瘤的病因及影响因素，识别儿童少年血压监测和高血压筛查标准，说明各类儿童少年慢性非传染性疾病的流行趋势，讨论各类儿童少年慢性非传染性疾病的早期预防措施。

慢性非传染性疾病（noninfectious chronic diseases，NCDs）简称慢性病，它不是特指某种疾病，而是对一类起病隐匿，病程长且病情迁延不愈，缺乏确切的传染性生物病因证据，病因复杂，且有些尚未完全被确认的疾病的概括性总称，主要以高血压、糖尿病、恶性肿瘤等为代表的一组疾病。儿童慢性病（childhood chronic conditions，childhood chronic diseases）通常是指发生与童年时期的持续3个月以上的疾病和损伤，常见的有哮喘、糖尿病、高血压、恶性肿瘤、癫痫等。儿童慢性病严重影响儿童少年学习和生活质量，且医疗费用极其昂贵，增加了社会和家庭的经济负担，需要早期预防和干预。

第一节 儿童少年哮喘

哮喘（asthma）为一种异质性疾病，常以慢性气道炎症为特征，包含随时间不断变化的呼吸道症状病史，如喘息、气短、胸闷和咳嗽，同时具有可变性呼气气流受限。儿童少年哮喘是常见的慢性呼吸系统疾病之一，目前患病率处于较高的水平且呈上升趋势，儿童哮喘的防治形势依然严峻。

一、哮喘的分类

哮喘迄今为止，尚无统一分类标准，主要依据病因来源分两类。

1. 外源性哮喘（特应性哮喘） 通常发生于特应性人群，有其他过敏性疾病史，有较明确的环境变应原；暴露于高水平的特定致敏原（如花粉、草等）时出现哮喘症状；发作有明显季节性，故又称季节性哮喘，常有哮喘家族史。

2. 内源性哮喘 主要发生于非特应性患者；一般无哮喘家族史、过敏性疾病史，也无明显的季节性。运动和病毒感染是最常见的诱发因素；发病年龄较晚，女性较多见。

二、哮喘的流行现状

儿童少年哮喘具有较高的发病率。在美国，儿童少年哮喘是最常见的急诊就诊、住院和缺课原因,据统计每年有 867 000 次急诊就诊,166 000 次住院和 1010 万个缺课日。近年来尽管哮喘的管理和药物治疗已有很大的改进,但全球儿童少年哮喘的患病率仍然处于较高的水平且呈上升趋势。由于哮喘定义的不统一,不同国家哮喘患病率介于 1%~16% 之间。一项有关儿童哮喘患病率的大型国际性研究发现,在 56 个国家儿童哮喘的患病率相差约 20 倍,范围介于 1.6%~36.8%。1993 年,美国国立心肺血液研究所与世界卫生组织(WHO)合作起草了"全球哮喘管理和预防策略"的报告,同时推行全球哮喘防治创议(Global Initiative for Asthma,GINA)。2014 年 GINA 报导全球哮喘人数预计 3 亿人。WHO 全球疾病负担研究表明全球由于哮喘丧失的伤残调整生命年(disability-adjusted life years,DALYs)数目估计每年达到 0.138 亿,占全球疾病负担的 1.8%。2000—2003 年全球 13~14 岁儿童哮喘的患病达 50%,其中中国儿童哮喘患病率为 1.8%。

中国内地 1988—1990 年和 2000—2001 年由全国儿科哮喘协作组对全国范围内 27 个城市 0~14 岁儿童少年哮喘流行病学调查显示,城市儿童少年哮喘患病率由 0.11%~2.03% 上升至 0.25%~4.63%,10 年上升了 60%。1999 年、2000 年、2010 年全国包括北京、天津、上海、重庆、哈尔滨、沈阳等 16 城市儿童少年哮喘患病率 20 年对比研究结果显示三次调查患病率分别为 0.96%、1.66% 和 2.38%,多数城市儿童少年哮喘患病率显著上升,0~14 岁儿童少年哮喘总的患病率较 10 年和 20 年前分别上升了 43.4%、147.9%,且儿童少年哮喘的起病年龄有所后移,但儿童哮喘发作的诱因未见显著的变化。

不同国家、不同地区儿童少年哮喘患病率有较大差异,导致其差异的因素可能有:种族因素、居住地地理生态特点、气候、经济状况、环境污染等,而哮喘的患病率则与都市生活相关。在美国,哮喘的发病率和死亡率在非洲后裔的美国儿童中尤其高,美国黑人哮喘的住院率和死亡率比美国白人高出 3 倍。居住在美国穷人区的少数民族,由于生物、环境、经济和社会心理的综合风险因素,导致严重哮喘发作的可能性增加。儿童少年哮喘在现代化大都市尤其常见,而且与其他过敏症有很大的关联,居住在发展中国家的农村地区(如非洲、中国、印度的农村)和一些农牧地区(如德国、奥地利、瑞士、芬兰),哮喘发生的可能性减少。儿童少年哮喘患病率有显著的性别差异,全国儿童哮喘防治协作组 1990 年调查显示男女哮喘患病率之比为 1.67:1,2000 年则为 1.7:1。

三、哮喘病因及影响因素

哮喘的病因错综复杂,是遗传(患者的特应性体质)和诸多生活环境因素交互影响的结果。

(一)遗传因素

遗传是哮喘发生的关键因素之一。哮喘是易感者的基因表达、个体免疫状态、精神状态、内分泌和健康状态协同作用。有研究报道显示,哮喘患儿近亲中各类过敏性疾病患病率达 23%~83%,远高于对照组(Schwartz DA 等,2003)。中国学者也通过流行病学调查证实,哮喘患儿一、二级亲属中过敏性疾病的患病率较正常组明显高,认为哮喘是一种多基因遗传疾病;单个基因对表型的影响较弱,而多个基因有显著的累加效应。双生子研究显示,哮喘遗传度为 60%~70%,属高遗传度疾病。家系研究提示,家中的哮喘患者人数越多,子女患哮喘的可能性越大,患者的哮喘症状往往也越重。

(二)环境因素

引发哮喘的环境因素很多,包括变应原、病毒感染、刺激性气体、运动、食物和气候等。

1. 变应原　变应原(或称致敏原、过敏原、变态反应原等)作为一组有变应性的抗原,是哮喘发生、发展的关键因素。变应原主要分吸入性、食物性两大类,与哮喘直接有关的主要是前者,大多借助空气传播,吸入后对气道产生持续性刺激,导致气道发生慢性、变应性炎症。吸入性变应原按其场所分室内过敏原和室外变应原两种。室内过敏原包括尘土、尘螨、病毒、细菌、真菌等;含大量变应原的宠物唾液、皮毛、皮屑、尿液;蟑螂的躯体、皮屑、粪便、虫卵和分泌物等。室外变应原主要是花粉和真菌。易感者(过敏体质儿童)在一定地区、季节吸入某些花粉,可导致哮喘的季节性发作和加重。每种花粉所引起的哮喘发作期限,视花粉期的长短而定。全球气候变暖趋势,导致开花季节提前并延长,显著增强了花粉过敏引起的哮喘发生率。这些花粉(风媒花粉)有各种树木花粉和草本花粉等,共同特征是体积小、抗原性强。食物性变应原主要来源于生活环境中的抗原物质,致敏成分为蛋白质和多糖。

2. 呼吸道病毒感染　该感染诱发的气道炎症,是引起哮喘患者气道高反应性的重要原因。5岁以下小儿因此而诱发的哮喘达30%~42%,而在婴幼儿期达90%。在不同年龄引起哮喘的病毒种类不同,婴幼儿以呼吸道合胞病毒、副流感病毒、腺病毒为主,在学龄期以鼻病毒、流感病毒、副流感病毒、肺炎支原体等更常见。

3. 气候变化　气温、气湿、气压的变化等,对哮喘发作都有诱发作用。在温差变化大、湿度大、气压低的地区,哮喘发病率明显升高。气温突然变化如同一种强刺激,对有气道慢性炎症及气道高反应的患儿,就像吸入刺激性气体那样,会诱发哮喘。在中国江南地区(平均气温21℃左右,空气湿度高),半数左右的哮喘患儿,其发作时间集中在4月下旬至5月,9月下旬至10月,均为季节交替敏感期。伴随冷热空气交替,气温频繁变化,患儿可因呼吸道黏膜干燥而引起哮喘发作。气压变化对哮喘发作也有影响。气压过低,引起支气管黏膜细小血管扩张,分泌液增加,支气管管腔狭窄,平滑肌痉挛。各种变应原不易扩散,易被机体吸入,引发哮喘。

4. 空气污染　在空气严重污染地区,工业烟雾、光化学烟雾都能激发支气管收缩,诱发气道高反应性、增加变态反应;臭氧、氧化氮、酸性烟雾和颗粒等,与哮喘症状的加重明显相关。现代化建筑可减少室内空气流动,增加室内污染物负荷;地毯和有垫家具等,有助于螨虫的繁殖;建筑材料和家具大量使用泡沫塑料、胶水、压缩板等有机化合物(含甲醛),均可激发哮喘。

5. 食物　许多哮喘患儿对鱼虾、腰果等食物过敏;一些食物添加剂,如亚硫酸盐、防腐剂等,与重症哮喘的发作和死亡有关。大量研究证明,母乳喂养可减少哮喘发生;母乳中丰富的分泌性免疫球蛋白 A 能增进婴儿黏膜上皮的抗感染能力,有助于减少病毒性哮喘的发生。

6. 其他因素　较常见的物质如金首饰、香水等。还有少数小儿对音响、电视、微波炉、电脑等产生的电磁辐射调节功能尚不完善,可诱发过敏性哮喘。越来越多的研究证据表明,肥胖症也是哮喘的危险因素之一,而且中心性肥胖儿童患哮喘的风险更大。

四、哮喘的预防控制

1. 哮喘三级预防　2014 年 GINA 对哮喘预防提出如下建议:①极端过敏者宜迁居平均气温较低、温差变化较小而较干燥的地区;②成人重症患者宜改换职业,脱离高易感环境;③症状明确者早期吸入糖皮质激素并长期使用,实现临床痊愈;④避免哮喘发展为气道重塑性不可逆状态。

针对哮喘的各类干预措施都应以三级预防网络为基础进行。一级预防是以早期预防为主,避免接触可致敏性物质,消除一切可导致哮喘发生、发展的高危致病因素;从母孕期入手,重视妊娠环境。二级预防的目标是对出现变应性疾病"初发"症状患儿加强预防,防止其再次发作;对患特异性皮炎、变应性鼻炎者加强观察,警惕出现哮喘并发症;对伴有喘息等哮喘早期症状者,尽量减轻症状,减少发作次数。三级预防着重于防止症状呈不可逆性,避免出现后遗症。

2. 避免接触变应原 积极采取各种预防措施,避免与变应原接触是关键。

(1)减少室内变应原:如经常用 55~60℃ 热水洗涤被褥、床单、毛毯和其他床上用品,洗净后在阳光下暴晒,或用烘干机烤干;尽量使用塑料、皮革或不着色木材制的家具,不用地毯,减少尘螨;患儿家中不养猫、狗等宠物;易感儿童不玩带毛绒的玩具。保持室内相对湿度在50%以下,保持空气清洁;经常洗涤家具和日常生活用具,清除真菌源;消灭蟑螂;室内禁烟,避免儿童被动吸烟;不让易感儿童接触煤球和易感烟雾、芳香类化合物等;厨房装排油烟机,经常维修燃烧设备,木材和煤烧火炉远离卧室。

(2)避免接触室外变应原:如在空气中飘扬花粉、真菌孢子的春季尽量少开窗;有条件者使用空调或空气过滤器,减少变应原吸入。在空气严重污染地区,尤其是在季节交替期,患儿少进行户外活动。避免接触灰尘、浓烟、油漆等;尽量保持室内空气清洁;环境污染空气持续存在时或加重时,宜暂时离开。预防食物过敏,尤其针对易感幼儿,要避免进食含亚硝酸盐防腐剂的食物,不吃或少吃经黄色染料处理的食物/冷饮;对从未食用的腰果、某些海鲜等食物,开始应慎食。

深度了解 哮喘的卫生学假说

早在1989年就有学者即提出哮喘的卫生学假说(hygiene hypothesis),即在童年早期从年长的同胞获得的感染有保护作用,从而较少发生湿疹、过敏性鼻炎、哮喘等过敏性疾病。第96届美国胸科学会国际会议提供的最新流行病学资料进一步证实了童年早期有病毒感染接触史是保护性的防止哮喘发展的假说。

近期,来自美国和德国的学者研究发现,在阿米什人(Amish)和胡特尔人(Hutterites)是美国的以农业为主要生存方式的民族,在生活方式上两个民族很多方面十分相似,但是其农业实践却大有不同。阿米什人遵循传统的农业实践方式,而胡特尔人则使用现代化的农业实践方式。同时,这两个民族的哮喘发病率显著不同,阿米什儿童哮喘低于胡特尔人4~6倍。研究发现,两个地区的人的遗传背景和生活方式相同,但阿米什人的室内尘埃中内毒素中位数是胡特尔人的6.8倍,两个地区的室内尘埃中微生物组分也不相同,NK细胞的成分、表型、功能差异明显这一研究再次支持儿童哮喘的卫生学假说。

(引自:Stein MM 等,2016)

(3)减少与呼吸道感染患者接触:呼吸道病毒感染是哮喘急性发作的重要诱因,哮喘患者如遇到病毒性呼吸道感染疾病的流行,应尽量不去公共场所或戴口罩,预防呼吸道病毒感染。

3. 生活规律、适度锻炼　生活制度规律,是哮喘易感儿最积极、主动的预防措施。应避免剧烈活动和过度疲劳;季节交替或传染病流行期尽量不去公共场所;注意气温变化,随时增减衣服;寒冷季节穿高领衫,用鼻呼吸;减少或避免接触香水。不过,减少剧烈活动不等于忽视体育锻炼;相反,适宜适度的体育锻炼可有效提高身体素质,降低特异性体质因素。在哮喘缓解期,不要忽视体力活动;痊愈前,尽量减少在湿冷环境下参加剧烈的体育活动,尤其是竞技比赛。鼓励在温热季节中午阳光下游泳,以适宜的强度、循序渐进的方式,逐步增加到每次 30 分钟左右。若必须参加较剧烈的运动,可在医师指导下预防性用药,以防活动过程中出现的哮喘发作。

4. 普及哮喘防控知识　哮喘防治知识的宣教不仅应针对儿童和家长,还应针对周围相关人群。家长最关键,因为他们是儿童健康教育的第一受众;儿童年龄越小,其角色作用越明显。有关哮喘防控教育内容应包括:①哮喘的症状和主要表现;②哮喘的病因和各种诱发因素,如何主动寻找这些因素并采取措施;③哮喘发作先兆、症状规律及相应处理方法;④如何进行哮喘的自我监测,做到早发现、早就诊;⑤了解各种长期控制及快速缓解药物的特点、方法(尤其吸入技术)和不良反应预防。通过知识宣教,提高家长和患儿对哮喘防治的信心,提高治疗的依从性和主观能动性,控制各种触发因素,巩固治疗效果,提高生活质量。

第二节　儿童少年糖尿病

糖尿病(diabetes mellitus,DM)是一组由遗传、环境因素交互作用导致的慢性并以血糖升高为主要特征的临床综合征;因胰岛素分泌量绝对或相对不足及靶组织细胞对胰岛素敏感性降低,引发糖、蛋白质、脂肪、电解质和水等一系列代谢紊乱。研究显示,中国儿童少年糖尿病呈增长趋势,且 2 型糖尿病的增速已经超越 1 型糖尿病。

一、糖尿病分类

依据 WHO(1999)基于病因的分型方案,可将糖尿病分为四大类型:1 型糖尿病、2 型糖尿病、妊娠糖尿病和特殊类型糖尿病。本节介绍与儿童青少年有关的三种类型糖尿病。

1. 1 型糖尿病　1 型糖尿病(diabetes mellitus type 1,T1DM)是指胰岛细胞受损导致体内胰岛素分泌绝对缺乏,从而引发的系统性代谢紊乱,也称为胰岛素依赖型糖尿病。儿童青少年糖尿病以T1DM 为主,约占儿童青少年糖尿病的 89.6%(傅君芬等,2013),以东部地区和北方地区为高发地区。其病因为胰岛 β 细胞因遭破坏而不能正常分泌胰岛素,导致机体胰岛素绝对量缺乏。患者临床特点是:起病急,多食、多尿、多饮、体重减轻等症状明显,易发生酮症酸中毒;需依靠外源性胰岛素维持生存,一旦中止胰岛素供给将威胁生命。

2. 2 型糖尿病　2 型糖尿病(diabetes mellitus type 2,T2DM)是指胰岛素抵抗导为主,伴有胰岛素分泌不足,导致机体调节葡萄糖代谢能力下降的代谢疾病,也称为非胰岛素依赖型糖尿病。T2DM约占儿童青少年糖尿病构成的 7.4%。近年随着儿童肥胖的快速增加,T2DM 在儿童青少年人群中也有明显的上升趋势,且增速超过 T1DM。病因主要是胰岛素抵抗,伴胰岛素分泌相对不足,或胰岛素分泌缺陷伴(或不伴)胰岛素抵抗。T2DM 有较强家族聚集性,多数起病缓慢、隐匿,临床症状相对较轻。本型无明显的酮症酸中毒倾向,但在一定诱因下也可发生酮症酸中毒或高渗性昏迷。多数患者控制饮食、口服降糖药后可稳定控制血糖;但仍有些患者需用外源性胰岛素来控制血糖水平。

3. 其他特殊类型糖尿病　除上述类型外的糖尿病,病因相对清楚,一般由基因缺陷或异常、胰腺外分泌疾病、其他内分泌疾病、药物或化学制剂、传染病等引起。按照病因可分为以下几种类型。

(1)胰岛 β 细胞功能遗传性缺陷:主要包括年轻起病成人型糖尿病(MODY)和线粒体糖尿病。①MODY:根据基因异常的不同分三个亚型:包括第 12 号染色体肝细胞核因子-1α(HNF-1α)基因突变(MODY3)、第 7 号染色体葡萄糖激酶(GCK)基因突变(MODY2)、第 20 号单色提肝细胞核因子-4α(HNF-4α)基因突变(MODY1);②线粒体糖尿病:由线粒体基因突变引起。

(2)胰岛素作用遗传性缺陷:包括 A 型胰岛素抵抗、矮妖精貌综合征(leprechaunism)、黑棘皮病(Rabson-Mendenhall 综合征)、脂肪萎缩性糖尿病等。

(3)胰腺外分泌疾病:如胰腺炎、血友病、胰腺癌、胰腺切除术后等引起的糖尿病。

(4)内分泌疾病:如甲状腺功能亢进症、嗜铬细胞瘤、肢端肥大症、库欣综合征、甲状旁腺功能减退(低钙血症)等引起的糖尿病。

(5)药物或化学品所致的糖尿病:如噻嗪类利尿剂、降压药、苯妥英钠、女性口服避孕药、糖皮质激素、甲状腺激素、抗癌药物等。

(6)某些病毒感染引起的糖尿病:如先天性风疹病毒、巨细胞病毒、腺病毒、腮腺炎病毒感染等引发糖尿病。

(7)不常见的免疫介导性糖尿病:如僵人(stiff-man)综合征、胰岛素自身免疫综合征、胰岛素受体抗体等。

(8)其他与糖尿病相关的遗传综合征伴随的糖尿病:如唐氏综合征(Down syndrome)、克兰费尔特综合征(Klinefelter syndrome)、特纳综合征(Turner syndrome)等均可伴有糖尿病。

二、糖尿病的流行现状

糖尿病患病率在全球范围内迅猛上升已成为继心脑血管疾病、癌症后又一个严重危害人类健康和生命的慢性非传染性疾病。在过去的 30 年间,糖尿病患病率稳步增长,在中低收入国家的增速高于发达国家,成为重要的公共卫生问题。

2016 年 WHO 发布的糖尿病全球报告显示,2014 年全球估计有 4.22 亿人患有糖尿病,全球的成人糖尿病患病率比 1980 年提高了 100%。2010 年中国慢性病及危险因素监测调查结果显示,中国成人糖尿病患病率为 11.6%,男性和女性分别为 12.1% 和 11.0%。

儿童少年 T2DM 的发病率正在不断增加,已成为社会关注的问题。中国目前尚无儿童少年 T2DM 的全国性流行病学统计资料。大多数 T2DM 患者肥胖,起病隐匿,有较强的 T2DM 家族史。在中国,2013 年一项基于 14 个医疗中心的住院资料(傅君芬等,2013)分析结果显示,儿童新发 T1DM、T2DM 和其他类型糖尿病的患病率分别为 0.97‰、0.08‰ 和 0.03‰。另一项研究(付萍等,2007)结果显示,5~9 岁、10~14 岁和 15~17 岁儿童少年 DM 患病率分别为 1.0‰、1.4‰ 和 3.9‰,表明儿童青少年糖尿病患病率随年龄增加呈上升趋势。超重肥胖是 T1DM 和 T2DM 的重要危险因素,中国儿童青少年超重肥胖率从 1985 年的 2.8% 增长到 2014 年的 19.4%,儿童青少年糖尿病患病将快速增长。

T2DM 发病年龄提前,可导致青壮年发生心脑血管病的危险性增加,与 T1DM 相比,T2DM 相关并发症出现得更早,病死率更高。T2DM 及其相关并发症已对世界经济和有限卫生资源造成巨大威胁,潜在影响全球经济框架、公共卫生和医疗保健体系,因而越来越引起人们关注。

三、糖尿病的病因及影响因素

糖尿病的病因十分复杂,受遗传和环境因素的综合影响。

(一)遗传因素

约 25%~50% 的糖尿病患者有明显的家族史,T1DM 的遗传倾向比 T2DM 更明显。T1DM 在遗传易感基因基础上,受环境因素的促发影响,β 细胞被损伤、破坏而功能衰竭,导致胰岛素分泌缺乏而发病。研究显示,T1DM 目前已发现的易感基因有 50 余个,遗传度达 75.7%。T2DM 的遗传度在男性和女性中分别为 69.2% 和 38.1%。该病双生子同病一致率为 30%~36%。易感基因存在于正常个体,但只有出现与疾病有关的环境因素时才诱发。非母乳(尤其牛乳)喂养儿患T1DM 的危险性高于母乳喂养儿。某些心理-情绪紧张因素可导致免疫反应系统发生急、慢性病变,诱发 T1DM。

(二)环境因素

与糖尿病尤其是 T2DM 相关的环境因素较多,主要包括超重肥胖、不良饮食行为、静态行为过多、体力活动不足、睡眠不足或睡眠质量差、吸烟、过量饮酒、高脂血症、年龄增长、生活紧张事件导致的应激、心理因素等。

1. 不良饮食行为　糖尿病与大量摄入高热量、高糖、高脂、缺乏纤维素的饮食结构和方式直接相关。太平洋岛国瑙鲁自 20 世纪 60 年代起因开发矿产而导致国民收入迅速增加,居民平均膳食摄入热量是欧美发达国家的两倍以上。与此相对应的是该国在此后短短的 10 年内,糖尿病患病率从2% 激增到 34.4%(15~20 岁)和 40%(20 岁以上)。

2. 肥胖　是公认的最重要诱因之一,约 60%~80% 的成年糖尿病患者发病前为肥胖者;其体质量指数(BMI)与 T2DM 的发生危险呈正相关。肥胖不仅是儿童青少年诱发 T2DM 的重要因素,而且肥胖的类型对 T2DM 的发病也有显著影响。例如,腰臀比(腰围/臀围)超过群体正常值界值点的肥胖青少年,其 T2DM 的发病危险不仅显著高于体重正常者,也显著高于外周性肥胖者。

3. 体力活动不足　体力活动不足是 T2DM 发病的另一个重要诱因,如重体力劳动者 T2DM 的发病率远低于脑力劳动者。

4. 心理社会因素　WHO 强调心理社会因素在糖尿病发生和发展过程中起重要作用,其可能的机制是 T2DM 患者的肾上腺能神经对应激刺激的敏感性改变。T2DM 患者都有不同程度的胰岛素抵抗,原因主要是胰岛素基因发生突变,或移到靶细胞受体缺陷和受体后缺陷,或血液中存在拮抗胰岛素生理作用的物质等。

糖尿病是受遗传和环境因素相互作用的结果。T2DM 易感基因只能解释 5%～10% 的发病风险，研究者推测其较高的遗传度可能与表观遗传学有关，目前研究发现工作压力、运动、高脂饮食等环境因素都可导致 T2DM 易感基因的甲基化水平改变。开展大样本队列研究，精确地测量暴露，开展基因风险评分，揭示基因-环境的交互作用及其生物学机制，是当前儿童少年糖尿病防治研究的发展方向。

四、糖尿病的预防控制

以往将儿童期糖尿病防治重点主要放在 1 型上，但近年来随着儿童少年中 T2DM 的发病率的上升，积极开展 T2DM 预防已成为紧迫而重要的任务。

（一）监测易感人群

目前世界各国 T1DM 发病率有高达数十倍的差异，最高的芬兰白人达 36.0/10 万人年，而东南亚地区仅 2.0/10 万人年；中国发病率约为 0.57/10 万人年，属低发病国家，在群体筛查 T1DM 的易感个体较困难。为此，中国将那些有 T1DM 一级亲属史，胰岛细胞抗体、谷氨酸脱羧酶抗体阳性，或曾有病毒感染史的个体确定为 T1DM 的重点预防对象。根据 T2DM 的病因，凡具备下列特征者可确定为易感个体，包括：①有家族史；②严重缺乏运动或体力活动者；③肥胖伴血糖偏高，或有高血压、高血脂、早发性冠心病症状者；④母亲怀孕时有糖尿病史或被诊断为妊娠糖尿病；⑤长期服用某些药物者。将这些易感者作为糖尿病一级预防的重点，广泛开展糖尿病知识健康教育，提高易感者对糖尿病的认知水平，建立健康生活方式，并定期检查血糖，做到早发现、早治疗。

（二）开展生活方式干预，积极防治肥胖

肥胖是 T2DM 的主要诱因，也与高血压、高血脂、冠心病和其他心血管疾病密切相关，故防治肥胖是早期预防糖尿病的重中之重。重点应放在改变膳食结构不合理、体力活动不足等方面。主要措施应包括：①合理膳食，做到低盐、低糖、低脂、高纤维和维生素充足，既保证正常发育，又达到防治肥胖目标；②培养科学的生活方式，改变不良饮食习惯，不吸烟，不酗酒，积极参加体育锻炼以增加热量消耗；③定期检测体重，已发生超重者，从科学膳食、有氧锻炼、合理生活制度、建立健康行为等方面采取综合措施控制体重，已发展为肥胖者应在医师指导下，采取综合措施稳步降低体重。

对 T2DM 的治疗性干预研究表明，葡萄糖耐量（IGT）下降阶段具有高度可逆性。美国糖尿病预防项目（Knowler WC 等，2002）、中国大庆糖尿病预防项目（李光伟等，2008）和芬兰糖尿病预防项目（Lindstrom J 等，2013）被誉为世界 T2DM 一级预防里程碑式的三项研究，这三项研究均已证实强化生活方式干预不仅可以使干预对象长期保持健康的生活方式，同时可以有效预防糖耐量异常者发展为糖尿病的进程，而且还可使干预对象长期保持较健康的生活方式。儿童 IGT 下降的影响因素主要是肥胖和不良生活方式，单纯而病程短、程度轻，具有一定可逆性。因此，将 IGT 下降阶段作为早期预防糖尿病的重点，积极开展干预治疗，对延缓 T2DM 的发生，减少心血管病变，提高生活质量，减轻社会经济负担有重要意义。

案例解析   大庆糖尿病预防研究

采用整群抽样的方法,在大庆市 5 个城市社区筛选出 10158 名 20 岁以上糖耐量受损的常住居民作为研究对象,将其随机分成对照组、饮食组、运动组和饮食+运动组,饮食组重点控制酒精和糖的摄入,对超重肥胖者鼓励其逐渐减重直至体重达标,运动组要求每天达到一定的运动量,饮食+运动组同时控制饮食和增加运动。每 2 年进行 OGTT 检查评估糖尿病的发生情况,经过 6 年积极的干预,干预组的糖尿病发病率均低于对照组;与对照组相比,三个干预组糖尿病发病风险分别降低 30%~50%。

大庆糖尿病预防研究是我国以社区为基础的慢病预防控制的一个成功案例,该项目以生活方式干预为切入点,通过社区努力和家庭参与、个体随访等手段,获得良好的效果,为我国社区慢病防治探出了一条可行之路。

(引自:Li G 等,2008)

（三）培养运动习惯

运动不仅促进身体发育、增强体质,而且能显著改善糖、脂肪代谢,是预防糖尿病的另一核心措施。儿童少年应养成经常锻炼的习惯,每天坚持至少 1 小时的中等强度的运动,使运动成为生活的组成部分,树立终生运动的信念。

第三节   儿童少年高血压

高血压(hypertension)是指以体循环动脉血压[收缩压和(或)舒张压]增高为主要特征一类综合征。成人以收缩压≥140 mmHg、舒张压≥90mmHg 为高血压划界值,可伴有心、脑、肾等器官的功能或器质性损害的临床综合征。美国少年儿童高血压教育计划高血压工作组对儿童高血压定义为:是平均收缩压(SPB)和(或)平均舒张压(DBP)等于或高于同年龄、同性别、同身高儿童的第 95 百分位数(P_{95})。

一、高血压分类

高血压按其病因可分为原发性高血压(primary hypertension)和继发性高血压(secondary hypertension)两类。

1. 原发性高血压   原发性高血压(primary hypertension)是以血压升高为主要临床表现伴或不伴有多种心血管危险因素的综合征,通常简称为高血压,约占患者总数的 95% 以上。在儿童晚期和青少年中原发性高血压较为常见,一般很少出现临床症状,通常多在常规检查时才被发现。

2. 继发性高血压   继发于其他疾病。最常见肾脏及肾上腺疾病所致,以及内分泌性高血压。高血压仅是原发性疾病的临床表现之一,血压可暂时性或持久性升高。在婴儿和儿童中,继发性高血压要比原发性高血压常见,暂时性高血压可能伴随有其他疾病,如肾脏疾病、主动脉缩窄、内分泌功能紊乱和药物因素。

二、高血压流行趋势

高血压是最常见的慢性疾病之一,作为心脑血管疾病主要危险因素,已成为全世界范围内的公共健康问题。患者约占全球人口 8%～10%,总数超过 5 亿人。无论是在发达国家、发展中国家,还是欠发达的国家,高血压都是引起过早死亡的主要原因。中国于 1958 年、1978 年、1991 年和 2002 年进行的四次大规模高血压流行病学调查显示,高血压患病率分别为 5.11%、7.73%、13.58% 和 17.56%。《中国居民营养与慢性病状况报告(2015)》,2012 年中国 18 岁及以上成人高血压患病率为 25.2%。国内外研究表明目前儿童青少年血压水平呈显著上升趋势。美国健康营养调查,1999—2000 年儿童平均 SBP/DBP 约比 10 年前上升 1.4/3.3mmHg。中国 1991—2004 年健康营养调查发现相似结果,6～17 岁儿童少年 SBP 及 DBP 年增长分别为 0.36mmHg 和 0.31mmHg。中国儿童少年高血压的患病率也呈逐年升高趋势,中国健康与营养调研 1991—2009 年中国 6～17 岁儿童少年的血压数据分析,高血压患病率从 8.0% 增长到 14.4%。2016 年报道的中国 6 城市小学生的高血压患病率已经达到了 10.8%。中国针对不同地区、不同民族进行的儿童少年血压抽样调查显示,高血压患病率群体差异很大,不同地区患病率波动在 0.5%～9.36% 之间。

20 世纪 70 年代以来,国际高血压防治研究领域的突破在于认识到高血压的"轨迹现象",即儿童在成长过程中血压的百分位数基本不变,血压高百分位数的儿童到成年期极可能发展为高血压,儿童期高血压患儿到成年期患高血压的风险是儿童期非高血压人群的 4.6 倍,因此,童年期高血压对成年期高血压有预测作用。

流行病学调查显示,高血压的流行特点是:高血压患病率和流行存在地区、城乡和民族差别,北方高于南方,华北和东北属于高发区;沿海高于内地;城市高于农村;高原少数民族地区患病率较高;发病年龄趋于低龄化。

三、高血压病因及影响因素

原发性高血压与遗传因素、环境因素、生长发育进程及其他因素有关。

(一)遗传因素

高血压具有明显的家族聚集性。父母均有高血压,子女的发病概率高达 46%。约 60% 高血压患者可询问到有高血压家族史,Meta 分析有家族史的儿童患病风险是无家族史儿童的 1.78 倍。高血压的遗传可能存在主要基因显性遗传和多基因关联遗传两种方式。在遗传表型上,不仅血压升高发生率体现遗传性,而且在血压高度、并发症发生以及其他有关因素方面,如肥胖,也有遗传性。

近年来进行了大量的有关高血压基因的研究,但是尚无突破性进展,高血压的候选基因筛查结果并不一致,还没有一个基因被肯定为原发性高血压的相关基因。

(二)环境因素

1. 膳食因素　膳食成分中既有降压物质也有升压物质。血压与能量、糖、脂肪、蛋白质、胆固醇和钠盐的摄入呈正相关,钾摄入量与血压呈负相关。钙摄入对血压的影响尚有争议,多数认为饮食低钙与高血压发生有关。其中以钠盐的摄入与血压的相关性最为突出。同时,钠盐摄入量偏高也是心血管相关疾病发生的高危因素之一。因此降低钠盐摄入是高血压早期干预的重要措施,同时也可使心血管疾病的病死率下降。WHO 提出,人的食盐摄入量应控制在 5g/d 以下。降低膳食总脂肪量、减少饱和脂肪酸的摄入量、增加多不饱和脂肪酸量,可使血压水平下降。

2. 体力活动　体力活动是儿童少年高血压的保护性因素。经常参加体育锻炼的儿童少年,其收缩压低于不锻炼和较少锻炼者。研究表明,运动量大的儿童患高血压的风险是活动量小的儿童的0.59 倍。锻炼对血压的影响可通过增强心血管功能的直接作用,也可通过控制体重、降低血脂水平来间接实现。

3. 超重和肥胖　流行病学研究表明,儿童期超重肥胖是儿童期或成人期高血压发生的重要危险因素,这点已被国内外大多数学者所认同。有研究显示,肥胖儿童患高血压风险是非肥胖儿童的4.63 倍,血压与 BMI 呈显著正相关,BMI 每上升一级可使儿童高血压的患病风险增加 1.87 倍。肥胖的类型与高血压发生关系密切,腹型肥胖者容易发生高血压。目前,肥胖诱发高血压的机制可能涉及脂肪组织(特别是内脏脂肪组织)所分泌的多种脂质细胞因子、肾素-血管紧张素-醛固酮系统(renin- angiotensin- aldosteronesystem,RAAS)激活、交感神经活性增高、选择性胰岛素抵抗效应等。

（三）生长发育进程

自出生后,血压即伴随年龄的增长而增高,成年后才基本稳定。儿童血压的这一随年龄增长趋势与生长发育的速度相一致,在青春期生长突增阶段,血压水平也出现突增,研究还发现,血压与性发育程度呈显著正相关,青少年血压随其性发育等级的上升而递增。这些现象说明,儿童青少年阶段血压随年龄而递增,实质是血压伴随体格发育和性成熟而增长。此外,一些个体在内分泌变化剧烈的青春期生长突增阶段,因心脏较快发育等因素,可能出现暂时性血压增高,即"青春期一过性高血压"。儿童期血压既有随年龄的自然增长趋势,且存在一定的"轨迹现象",即对儿童血压进行长期追踪发现,尽管血压随年龄而变化,但多数儿童的血压在生长发育过程中,在同年龄组中所处的百分位数大体保持不变。据此,某年龄组中血压处于上限的儿童,若干年后或进入成年期后,血压水平有较大可能仍处于其相应的上限水平。

（四）其他因素

儿童少年的行为与长期精神紧张、性格急躁、卫生习惯、睡眠不足或睡眠质量降低(如阻塞性睡眠呼吸暂停综合征)等均可对儿童血压产生影响。

四、高血压筛查

（一）儿童血压测量

准确测量儿童血压,直接影响到结果的准确性,是进行高血压病早期预防的重要前提。影响血压准确性的因素很多,如测量时间、环境温度、袖带长度和宽度、被测者情绪、测量误差等。其中,对血压计袖带宽度的选择、对舒张压测定点的确定最为关键。

1. 血压计的选择　血压测量可选择水银血压计、压力血压计、电子血压计等。因标准血压值是依据听诊测量结果而定,因此,最理想的测量工具是水银血压计。为能更清晰地分辨较低的科氏音(Korotkoff sound),宜选用钟式听诊器。电子血压计使用示波原理来显示血压,使用简便,可避免水银血压计因读数造成的误差,但测量结果不够稳定,使用前需要严格校正。有资料提示,示波法测得的血压值比听诊法高约 10mmHg。应用动态血压监护仪(ambulatory blood pressure monitoring,ABPM)进行动态血压监测,能较全面反映昼夜血压的波动情况,并可避免测量人员和环境造成的误差,是诊断儿童高血压的有效方法。近年来,ABPM 在评估"白大衣性高血压"(精神紧张造成的血压一过性增高)、隐性高血压、高血压导致靶器官损伤的危险性、抗高血压药所致低血压症状、患儿血压的变化规律等方面,应用日益广泛。ABPM 多用于 5 岁以上儿童。

2. 血压计袖带的选择　血压计袖带大小对血压测量结果影响很大。袖带过窄,测量值偏高;而袖带过宽,测量值偏低。因此,通常是根据被测儿童上臂的大小选择合适的袖带:袖带气囊长度应为上臂周长的 80%~100%,宽度至少为上臂肩峰到尺骨鹰嘴中点处周长的 40%,气囊宽度和长度比值为 1∶2。目前市售的儿童血压测量袖带(宽度)有 7cm、9cm、12cm 等 3 种型号,建议增加到 5cm、6cm、8cm、10cm、12cm、13cm 等 6 个型号。美国国家高血压教育项目(NHBPEP)儿童少年工作组推荐针对不同对象的血压计标准袖带规格(表 10-1)。

表 10-1　美国国家高血压教育项目(NHBPEP)推荐血压计袖带(气囊)规格(cm)

适宜对象	宽度	长度	最大上臂围
新生儿	4	8	10
婴儿	6	12	15
儿童	9	18	22
体格较小的成年人	10	24	26
成年人	13	30	34
体格较大的成年人	16	38	44
下肢	20	42	52

3. 测量方法　血压测量采用美国心肺血液研究中心(NHLBI)推荐的(水银柱血压计)科氏音听诊法。测量步骤:①测前安静休息 15 分钟以上;②测时取坐位,肘部和血压计、心脏在同一水平;③测量右上臂血压,将听诊器胸件放于袖带下肱动脉搏动处,避免紧压动脉,也不能将胸件完全插放在袖带内;④至少测量 3 次,取读数均值为测量结果。结果记录:①SBP 一律采用科氏第一音(K_1);DBP 原则上采用科氏第五音(K_5,消音点);②有些 12 岁以下儿童在气囊完全放气后仍可听到声音(K_5 为零),可减轻听诊器胸件与皮肤接触压力后重测,在持续存在的科氏音中以变音点(K_4)为舒张压;③有些研究同时记录 K_1、K_4、K_5 读数并列出(如 120/68/0mmHg)。

(二)高血压筛查

迄今为止国内外尚无被广泛接受、统一的儿童少年高血压诊断标准。国内外筛查儿童少年高血压(或称之为血压偏高)主要采用以下两类思路:

1. 以固定值为筛查标准　WHO(1959)提出,儿童少年血压正常值上限为≤12 岁,135/85mmHg;>13 岁,140/90mmHg。中国《实用儿科学》(第 7 版)建议:以 SBP>120mmHg 或(和)DBP>80mmHg 为儿童高血压划界值。本方法的优点是诊断标准明确,应用简便,但因儿童少年的血压随年龄、性别、地区、种族等不同而存在较大差异,故采用少数几个笼统的界值点作为统一标准并不适宜。

2. 以群体血压正常值的P_{95}为标准　来自华盛顿大学医学院的索尔·隆德(Sol Londe)等曾建议,按性别-年龄组,若血压持续(至少1年以上)或3次及以上不同时机测量结果超过P_{95}可诊断为高血压,然后再进行高血压分期。

《美国儿童青少年高血压诊治指南》提出,可在同性别-年龄组基础上按身高分组,按P_{50}、P_{90}、P_{95}、P_{99}划分为正常血压、高血压前期、高血压(1、2期)三组。

将3次及以上不同时机测量值与群体正常值比较,诊断如下:①高血压。SBP或(和)DBP≥同性别-年龄组内同身高段血压的P_{95}者。②高血压1期。即上述组内≥P_{95}<P_{99}+5mmHg者。③高血压2期。上述组内>P_{99}+5mmHg者。④高血压前期。SBP或(和)DBP介于P_{90}和P_{95}之间,或<P_{90}但≥120/80mmHg者。季成叶(2007)依据《2005年中国学生体质健康调研报告》数据,制定出中国6~22岁儿童少年各性别-年龄组血压正常值可供筛查中国儿童少年高血压使用。

五、高血压预防和控制

高血压是一种可防可控的疾病,从儿童期开始进行高血压的早期预防不仅必要,而且可能。

（一）群体预防——一般性预防

主要针对普通儿童青少年即健康儿童青少年人群进行。其目标为提高高血压预防知识知晓率,培养健康生活方式,主要内容和措施:①积极开展高血压预防的学校健康教育,普及高血压预防和危害健康知识;②开展学校-社区-家庭联动的预防高血压的社会活动,倡导合理膳食、积极锻炼、合理生活作息制度和建立健康生活方式;③开展积极有效的学校体育运动,控制体重,科学减肥;④建立健康行为,戒除吸烟、酗酒等不健康行为;⑤健全学生体检制度,每学期至少测量一次血压。

（二）高危人群预防—特殊预防

1. 原发性高血压儿童少年　对象包括那些血压持续超过筛检标准P_{95}并排除继发性原因者。除非有明显的自觉症状,原则上不考虑使用药物治疗,着重采取改变其生活方式的治疗方法。只要诊断为高血压和高血压前期应立即进行,并贯穿始终,主要包括以下内容:①控制体质量,延缓BMI上升是非药物治疗中首先的生活方式干预措施;②饮食指导,控制钠盐摄入(一般应控制在2.5g/天以下),增加水果和蔬菜摄入量,减少总脂肪量和饱和脂肪酸的摄入及限制糖类摄入,定时定量,防止偏食;③有规律的体育运动,减少静坐活动(看电视或打电子游戏),可以有效管理体重,降低超重和肥胖儿童的BMI,从而控制血压的升高;④其他干预,如心理干预消除紧张和精神压力,禁止吸烟、酗酒,改善睡眠质量等都是非药物治疗的重要组成部分。有明显自觉症状者除行为疗法,还可考虑提供利尿剂等进行药物治疗。

2. 高血压倾向儿童少年　指那些血压虽未超过筛检标准但处于同性别-年龄组血压高位(P_{80}~P_{95}),伴高钠饮食和肥胖等高血压危险因素者。定期复查血压,开展行为干预。干预内容同原发性高血压儿童少年。

3. 高血压易患儿童少年　因目前采用高血压易感基因为遗传标志进行易感者筛查的方法尚不成熟,故主要依据家族史确定。多数学者认为,对有高血压家族史(尤其是父母双方均为患者)的儿童,除采取一般性预防措施外,应自3岁开始每半年测量一次血压(血压监测)。

图表解读　　儿童少年高血压诊断、评估和治疗

美国儿童少年高血压国家健康教育工作组（National High Blood Presssure Education Program Working Group on High Blood Pressure in Children and Adolescents）关于儿童少年高血压诊断、评估和治疗第四次报告，针对儿童少年高血压管理流程见图10-1。该图反映了对儿童少年高血压管理的专家共识，对儿童少年轻中度高血压，即1级高血压，按照血压（BP）为 $P_{95} \sim P_{99} + 5\text{mmHg}$ 界定。确诊需要至少非同日3个时点血压测量（间隔1~2周）。但对于严重性高血压，即2级高血压，按照 $BP > P_{99} + 5\text{mmHg}$ 界定，则1次测量即可确诊。对于确诊的高血压儿童，应根据具体情况进行生活方式干预或药物治疗，原则上首选生活方式干预（如控制体重、限盐、合理膳食、加强体育锻炼和充足睡眠等）；对于有明确临床症状、继发性高血压、有靶器官损害和合并糖尿病的儿童少年，应考虑进行有针对性的药物治疗并进行生活方式干预；对于高血压前期儿童少年（BP为 $P_{90} \sim P_{95}$ 或者 $>120/80 \text{ mmHg}$）应该6个月进行血压复查，并推荐健康生活方式；对于正常血压者（$BP < P_{90}$），则在下一次体检时进一步随访，同样推荐健康生活方式。

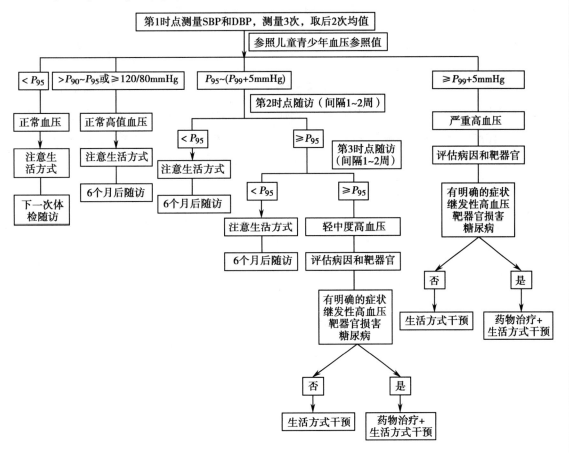

图 10-1

儿童少年高血压管理流程

（引自：National High Blood Presssure Education Program Working Group on High Blood Pressure in Children and Adolescents，2004）

第四节　儿童少年恶性肿瘤

肿瘤(tumor)是指机体在各种致癌因子的作用下,局部组织细胞在基因水平上失去对生长的正常调控,导致细胞异常增生所形成的新生物。近年来,儿童恶性肿瘤的发病率逐年增高,已成为其死亡的主要原因之一,是影响儿童生命健康的隐形杀手。由于对其认知不足、早期筛查机制缺乏等诸多原因,不易及早发现和治疗,而错失获得痊愈的机会。因此,儿童肿瘤的早期预防显得尤为重要。

一、肿瘤分类

肿瘤一般分为良性肿瘤和恶性肿瘤两类。

1. 良性肿瘤　良性肿瘤增殖能力有一定限度,通常为局部膨胀性生长,速度较缓慢,逐渐压迫邻近组织器官,但通常不致侵蚀性破坏,也不向远处转移,危害较小。

2. 恶性肿瘤　生长迅速,有侵袭性(向周围组织浸润)及转移性,如不加以有效治疗将导致死亡。恶性肿瘤中,由上皮发生者为癌(cancer),如皮肤癌、食管癌、胃癌等;源自间胚叶或结缔组织者称肉瘤(sarcoma),如骨肉瘤、淋巴肉瘤、血管肉瘤等。

二、恶性肿瘤的流行趋势

伴随人类疾病谱、死因谱的变化,恶性肿瘤的发病率、死亡率有显著上升趋势。据 2012 年全球肿瘤流行病统计数据(GLOBOCAN 2012)显示,癌症病例已达到 1410 万人,820 万人死于癌症。中国 20 世纪 70 年代恶性肿瘤调整死亡率为 84.58/10 万,居各类死因第三位;自 20 世纪 90 年代上升明显,成为第二位死因;2015 年,中国城、乡居民发病率分别为 191.5/10 万和 213.6/10 万,死亡率分别为 109.5/10 万和 149.0/10 万,为首位死因。

根据 GLOBOCAN(2012)显示,全球、美国、日本和中国的儿童恶性肿瘤发病率分别为 8.8/10 万、16.5/10 万、10.6/10 万和 6.9/10 万,死亡率分别为 4.3/10 万、2.3/10 万、1.9/10 万、4.4/10 万 (图 10-2)。中国儿童恶性肿瘤的发病率低于世界平均水平,且明显低于美国和日本;而死亡率中国与世界平均水平接近,但高于美国和日本。2000—2010 年,中国儿童肿瘤发病率以每年 2.8%的速度递增,死亡率以每年 1.1%的速度缓慢下降。其中,城市儿童肿瘤发病率增速高于农村,死亡率下降速度低于农村。从肿瘤类型来看,白血病发病率 10 年内缓慢上升,死亡率缓慢下降;淋巴瘤发病率与死亡率均呈现下降趋势。

儿童与成人恶性肿瘤在疾病预后、组织分布及肿瘤的部位方面有显著差别。儿童少年中主要是急性淋巴细胞性白血病、脑癌、淋巴瘤、软组织及骨肉瘤。儿童少年癌症发病率的年龄分布范围相对较宽,有童年早期和青少年阶段两个高峰。在出生后的第 1 年间,胚胎性肿瘤诸如神经母细胞瘤、肾母细胞瘤等最为常见,随着年龄增长,特别是青春期过后,骨的恶性肿瘤、霍奇金病、性腺生殖细胞恶性肿瘤(睾丸和卵巢癌)以及各种癌症(如甲状腺癌和恶性黑色素瘤)发病率明显增加。显然,青春期是童年早期阶段常见恶性肿瘤和成人性癌症的一个过渡阶段。

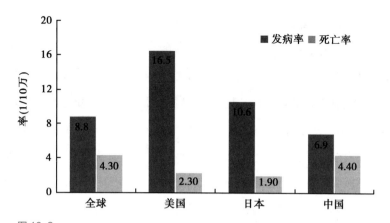

图 10-2

2012 年世界不同国家儿童恶性肿瘤发病率与死亡率

三、恶性肿瘤的危险因素

恶性肿瘤起因复杂,既涉及多种环境致癌因素(如化学致癌物、电离辐射、病毒等),又与机体细胞的 DNA 改变、遗传特性、免疫功能、激素变化等密切相关,是身体内外因素相互作用的结果。

（一）环境因素

环境因素是人类恶性肿瘤的主要危险因素,70%～80% 的恶性肿瘤与环境致癌因素直接或间接有关。

1. 化学因素　在与恶性肿瘤形成相关的多种因素中发挥最重要作用。美国癌症研究所提供的资料表明,在全球范围内数以千计的化学物质中,约 1000 多种有致癌活性,按其化学性质可分为烷化剂、多环芳香烃、芳香胺类、亚硝胺类、金属元素类、矿物类、药物类和生活嗜好物(如香烟、槟榔)等。

2. 物理因素　如辐射、紫外线等。其中,放射性辐射最重要。各种放射性污染,不论 α、β、γ、X 射线或中子,无论体外或体内照射,只要辐射达到敏感阈,在几乎所有器官、组织都有诱发癌症的可能。放射线致癌的机制是:引发染色体或基因突变,导致基因表达改变,或放射线激活潜伏致癌的病毒等。不同器官的敏感性、性别、年龄和吸烟因素,对放射致癌机制都有影响。放射线引起儿童少年常见肿瘤有白血病等。

3. 生物因素　包括病毒、霉菌、寄生虫等,其中病毒与人体肿瘤关系最密切。按致肿瘤病毒所含核酸的不同,可分为 DNA 病毒和 RNA 病毒两类。与人类恶性肿瘤发生关系密切的四个病毒家族分属这两类。其中,引起人 T 细胞淋巴瘤的人类嗜 T 细胞病毒(HTLV-I)属逆病毒家族,是一种 RNA 病毒;DNA 病毒,如人乙型肝炎病毒(HBV)属嗜肝 DNA 病毒家族;人乳头瘤病毒(HPV)属乳头瘤病毒家族;EB 病毒(EBV)属疱疹病毒家族。

（二）遗传因素

群体遗传学、家系调查、分子流行病学等研究证实,肿瘤和遗传存在密切相关。中国调查发现,食管癌患者有家族史者高达 27.3%～61.4%;乳腺癌也有家族聚集性;鼻咽癌的家族群集现象最明显。对鼻咽癌高发家族和双生子同病一致性的分析都显示遗传因素的重要性;换言之,肿瘤的发生是遗传、环境因素交互作用的结果;各类肿瘤间的差异只是这两类因素作用相对强度的大小不同,如肠型胃癌的发生与环境因素的相关更密切,而弥漫性胃癌的发生更多取决于遗传因素。

（三）生活方式与行为因素

吸烟可导致肺癌、口腔癌、喉癌、食管癌等,是公认的肺癌最重要的危险因素,两者有剂量-效应关系。开始吸烟年龄越早,吸烟年限越长,吸烟量越大,发生肺癌的危险性越高。饮酒与口腔癌、咽癌、喉癌、食管癌、结直肠癌、乳腺癌等有关;长期饮酒还可以导致肝硬化,继而发生肝癌。有报道认为,酒精饮料中存在各种已知或潜在致癌原,如多环芳香烃等;酒还可成为其他致癌原的溶剂,帮助致癌原作用于人。膳食结构不合理也是重要的致癌因素。精制而缺少纤维素的食物使肠菌群产生毒素,直接作用于肠壁,显著增加结肠癌的发生危险。高盐、高淀粉、低动物蛋白饮食结构,喜食烟熏食品,缺乏新鲜蔬菜水果等生活习性,均与胃癌的发生有关。

（四）个性心理特征

研究发现,C 型行为(type-C behavior pattern)者易患癌症,可能与其行为特征及生理、免疫特征有关。具有 C 型行为者的行为特征是:表面合作、协调,姑息、谦虚,但内心不服;表面顺从、忍耐,回避矛盾,愤怒不外泄而压抑(生闷气);焦虑、应激反应过分强烈。生理、免疫特征是:①因长期、过分的压抑愤怒,导致体内细胞免疫能力、吞噬细胞功能降低、T 细胞和自然杀伤细胞(NK,NK 是一种淋巴细胞,能产生细胞毒来杀伤癌细胞、激活被病毒、细菌感染的细胞)减少;②体内的体液免疫能力下降,IgA 减少;③强自压抑、顺从可活化交感神经,使皮肤电位升高;④可活化内源性阿片能神经,改变垂体功能,由此对甲状腺、肾上腺、性腺等功能产生影响,导致循环、消化、呼吸、行为、免疫功能都发生相应的变化。

四、恶性肿瘤早期预防

WHO 预测到 2035 年,癌症病例将达到 2400 万人,但其中一半都可以预防其发生。尽管绝大多数恶性肿瘤发生在成年后,但其病因和许多因素在生命早期既已存在或已开始发展。因此,从儿童少年时期开始预防肿瘤意义重大,通常应在三级保健构架上进行。

1. 一级预防　即病因预防,措施包括:①保护、改善环境,防止和消除环境污染。②改变与恶性肿瘤发生有关的行为危险因素,如不吸烟,控制脂肪和胆固醇摄入,多吃富含维生素 A、维生素 C、维生素 E 和膳食纤维的食物,少食烟熏和盐渍食品,不吃霉变、烧焦食物。③少吃过烫、过辣的食物,进食细嚼慢咽,防止食管因反复损伤而诱发癌变。④自儿童时期开始加强防癌健康教育,提高自我保健能力。教育内容应包括癌症的基本知识和危险因素、防癌措施、建立健康生活方式等。

2. 二级预防　目的是早发现、早诊断、早治疗。通过定期体检,发现高危人群及早期恶性肿瘤患者,及早治疗。一些恶性肿瘤可通过自我保健方法,做到早期发现。如针对乳腺癌,女性自青春期开始就应养成定期(最好每月 1 次)自我检查乳房的习惯。

> **实用知识**　　儿童恶性肿瘤监测
>
> 多数儿童肿瘤可以治愈,其预后与临床分期密切相关。儿童恶性肿瘤 Ⅰ 期病例的 5 年生存率为 100%,Ⅱ 期为 74.5%,Ⅲ 期为 44.5%,Ⅳ 期及以上晚期恶性肿瘤的长期生存率不

佳。由此可见,儿童肿瘤的早期发现对其制订治疗方案和估计预后,都有重要的指导意义。

　　童年时期处于生长发育过程,受先天遗传因素和个体成长过程中的代谢功能等诸多因素影响,因而儿童肿瘤的特点与成人有着显著的不同。成人肿瘤往往具有典型的临床症状,而儿童肿瘤的症状和体征各种各样,缺乏特异性。80%的患儿在诊断时就已经发现转移。因此建议其家长或监护人发现儿童具有如表10-2所列异常症状,应尽早就医排查。

表10-2　成人和儿童癌症中最为常见的症状和体征

成人	儿童
排便和排尿习惯的改变	腹部肿块
大便带血	淋巴结持续肿大
乳房或身体其他部位的	造血系一系以上的改变
肿块	定位神经系统体征
声音嘶哑或频繁咳嗽	颅压持续性增高
吞咽困难	弥散性脑桥肿大
顽固性疼痛	突眼
疣或黑痣变化	白色瞳孔反光
	单侧膝或肩关节疼痛或肿胀
	阴道流血或肿块

(摘自:尼尔森儿科学.17版)

　　3. 三级预防　主要指康复性预防措施,减少肿瘤并发症;防止伤残,提高生存率;提供临终关怀,缓解晚期病人痛苦,提高生存质量。据统计,世界每年新增15岁以下儿童癌症患者17.5万人,其中只有不到40%的儿童(绝大多数是在高收入国家)能得到明确有效的诊断和治疗。在一些欠发达国家癌症儿童的生存率很低并且在治疗过程中伴随着极度的痛苦。若癌症儿童在发现早期能得到有效的治疗,部分癌症是可以治愈的。而儿童肿瘤的治疗面临的独特挑战是放疗、手术和化疗等治疗手段可能影响儿童少年生长发育,甚至引起长期的医疗和心理方面的不良影响,因此应引起重视。

(赵海萍)

【思考题】

1. 查阅相关资料,阐述理由说明儿童糖尿病早期防控的重要性。
2. 结合儿童少年生长发育影响因素,说明恶性肿瘤对儿童少年生长发育的影响。
3. 讨论儿童少年慢性病的早期预防及其重要性。

第十一章

儿童少年传染病

(Infectious Disease in Children and Adolescents)

【学习聚焦】 定义传染病基本概念,了解儿童少年传染病流行特征及流行现状,识别传染病对儿童少年健康的影响,讨论如何运用传染病控制策略开展儿童少年传染病预防控制工作。

传染病(infectious disease)是由病原体(细菌、病毒、立克次体、螺旋体等)引起的,能在人与人、人与动物或动物与动物之间相互传染的疾病,它是许多疾病的总称。儿童少年的免疫功能不够完善,幼儿园或学校的集体生活方式增加了他们罹患传染病的机会,一些传统的传染病如麻疹、手足口病、腮腺炎在儿童少年中时有暴发流行;一些曾被控制的传染病如结核病,因病原体的变异和环境的变化而死灰复燃;一些新发现传染病如艾滋病、埃博拉病毒病,儿童少年也是易感人群之一。因此,加强儿童少年传染病的预防和控制任重而道远。

第一节 儿童少年传染病流行特征

传染病的流行或暴发会严重影响儿童少年身心健康和安全,造成严重社会影响。传染病在儿童少年中的流行有其自己的特征,了解这些特征是制定传染预防策略和措施的前提。

一、儿童少年传染病流行状况

传染病按照传播途径可以分为空气传播、食物和水传播、接触传播及经生物媒介传播,在学生中冬春季节以呼吸道传染病为主,而夏秋季节以肠道传染病为主。

（一）疾病分布

1. 疾病种类分布广泛 2015 年,全国 28 种甲乙类传染病中,除鼠疫、霍乱、传染性非典型肺炎、脊髓灰质炎、白喉和新生儿破伤风无发病、死亡报告外,其他 22 种传染病在学生中均有病例报告,报告发病 96138 例,死亡 159 人,报告发病率 47.13/10 万,报告死亡率 0.078/10 万。一些新发传染病如埃博拉病毒引起的埃博拉出血热,大肠杆菌 O_{157}：H_7 引起的出血性结肠炎,人体免疫缺陷病毒引起的艾滋病,戊型肝炎病毒引起的戊型肝炎,冠状病毒的变种引起的重症急性呼吸道综合征(SARS)、中东呼吸道综合征(MERS)等同样威胁着儿童少年的健康。

2. 呼吸道传染病仍是学校传染病预防的重点 2013—2015 年,全国学校不同传播途径传染病报告发病数以呼吸道传染病最多,其后依次为肠道传染病、血源性及性传播疾病、自然疫源和虫媒传染病。

3. 高发疾病相对集中 2015 年全国学生甲乙类传染病报告发病数居前 5 位的传染病依次为肺

结核、猩红热、乙肝、痢疾和 HIV/AIDS，占甲乙类传染病报告发病总数的 87.67%；报告死亡数居前 5 位传染病分别为 HIV/AIDS、狂犬病、肺结核、流脑、乙脑，占甲乙类传染病死亡病例的 96.86%。中国在 1949 年后结核病的发病率及死亡率明显下降，但是 20 世纪 80 年代初期又开始回升。2012—2015 年全国学生报告肺结核发病例数分别为 36 760 例、33 688 例、34 359 例和 32 667 例，虽然呈现缓慢波动的下降趋势，但发病例数仍居全国学生甲乙类传染病首位。2015 年丙类传染病中流行性腮腺炎、手足口病、其他感染性腹泻病、流行性感冒和急性出血性结膜炎，占全部丙类传染病报告病例的 98.14%。

（二）人群分布

1. 学段　不同传播途径和高发传染病在各学段中的分布不同。

呼吸道传染病的报告发病数以小学生最多，高中生和大学生次之，初中生最少；肠道传染病以小学生最多，其余学段基本持平，并随年龄增大略有降低；血源及性传播疾病报告发病数以大学生最多，高中生和初中生次之，小学生最少；自然疫源及虫媒传染病随学段升高，报告发病数减少，以小学生最高，大学生最低。

甲乙类中的高发传染病除猩红热报告发病率以小学生最高外，其余均为大学生报告发病率最高。丙类主要传染病中流行性腮腺炎、手足口病、流行性感冒和急性出血性结膜炎的报告发病率均以小学生最高，其他感染性腹泻病的报告发病率为大学生最高。

2. 性别　学生中甲乙丙类传染病报告发病数各年龄组男生均高于女生。2015 年各年龄甲乙类传染病报告发病数男女性别比在 1.32~2.08 之间。随着年龄的增长，男生报告发病率增长趋势大于女生。男生报告死亡率大学生最高，而女生报告死亡率小学生最高。

3. 年龄　学生甲乙类传染病发病数的年龄分布呈"马鞍形"，在 6~22 岁之间形成两个发病高峰。第一个高峰为 7 岁，然后随年龄的增长而降低，在 11~12 岁时达到最低，之后再随年龄的增加而升高，18 岁时到达新的高峰，随后逐渐下降（图 11-1）。丙类传染病发病数呈现随年龄增长而逐渐降低的分布特点，高发年龄为 7 岁。

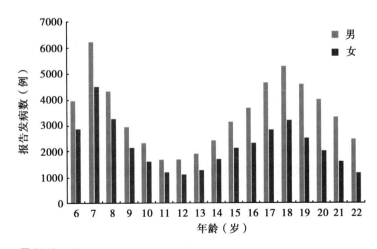

图 11-1

2015 年全国学生甲乙类传染病报告发病数年龄性别分布

（三）地域分布

不同省份之间传染病报告发病数波动范围大。以 2013 年为例,全国 31 个省(自治区、直辖市)甲乙类法定传染病报告发病数波动在 642~6233 例之间,丙类传染病报告发病数波动在 245~29 743 例之间。广东、四川、安徽、山东、江苏、河南等人口大省的学生法定传染病发病和死亡情况较为突出,可能与该地区人口数量多、流动性高等原因有关。

（四）时间分布

学校传染病事件总体呈双峰分布,全年呈现 2 个发病高峰,主要集中在 3~6 月和 10~12 月。呼吸道传染病发生的时间分布与总分布基本一致,也呈现 2 个时间高峰(3~4 月与 10~11 月),且每个高峰发病时间持续 2 个月;肠道传染病的发病高峰出现在夏季(6 月)和秋季(9 月),在 11 月又有高峰出现,与夏、秋季食物中毒发生高峰时间一致;自然疫源及虫媒传染病发病高峰在夏秋季(5~10 月),其余月份发病较低;血源及性传播疾病发病高峰在夏季(7~8 月)及 1 月份,其余月份比较稳定。

二、学校传染病流行过程特点

传染病的流行过程指它在人群中的发生、发展和转归过程,由传染源、传播途径、人群易感性三个相辅相成的环节组成。由于学校的集体生活方式以及儿童少年自身生长发育的特性,使学校传染病的流行过程存在以下特点。

（一）传染源的集散地

学校群体的年龄结构包括了儿童、青少年和成年人,是一个庞杂的社会构成体。这一群体具有很强的流动性,他们每天从一家一户汇聚到学校,经过一天的集体生活,再从学校回到千家万户;由此,传染源可以从社会的各个角落进入学校,又从学校分散到这些角落和每个家庭。许多传染病除患者外,还有数倍甚至数十倍的健康携带者,使传染源数量、强度显著增加。因此,一旦发生传染病流行,学校往往成为其重要的集散地。

（二）传播特征与学生生活特点有关

1. 群体性生活方式　学生每天上课、活动,生活的节奏高度一致,导致易感者密度陡增,尤其是在寄宿制学校,学生密切接触,极易造成传染病的传播。苏佳等研究显示,全体寄宿制学校发生急性出血性结膜炎、流行性腮腺炎、手足口病和水痘等经呼吸道或接触传播的常见传染病的规模和波及范围可能大于部分寄宿制学校。

2. 室内微小环境中细菌聚集　学生每天大部分时间集中在课堂和其他教学场所学习,这些场所容易出现空气污浊不流通,微生物聚集的现象。冬季,随着室外温度的降低,教室开窗通风的频数降低,学生课间到室外活动的时间减少,空气中细菌的聚集会明显增多。钟有添等在国内某高校进行的有关室内空气细菌总数监测结果发现,全年 1020 份检测样品中,细菌总数合格率为 79.6%,夏季校园细菌总数监测样品合格率 82.9%,冬季合格率为 76.3%。

3. 公共设施使用频率高　学校中各种生活设施如宿舍、食堂、饮用水机、卫生间、扶梯等,在短时间内会被大量的人员使用,使病原体传播速度加快。

4. 学习制度　多数传染病流行有一定的季节性,如冬春季呼吸道传染病多发,夏秋季节以肠道传染病为主,而这和学校的生活作息制度(寒暑假、开学、复习考试等)密切相关。各种传染病高发月份与疾病本身的季节特点相吻合。

（三）儿童少年易感性

儿童青少年在机体发育及行为习惯上的特性,使他们成为传染病的易感人群。

1. 年龄　年龄越小机体的抵抗力越低,许多低年龄的学龄儿童也会感染一些主要发生于学龄前儿童中的呼吸道、消化道传染病。

2. 特异性免疫能力　处于生长发育巨变期的青春期少年,在体格形态上已接近成人水平,但机体特异性免疫功能尚不完善,类似中毒性痢疾等疾病主要发生在免疫反应过强的个体中;另外,群体内基础免疫水平不一,容易因人口迁入而导致人群易感性上升。

3. 卫生习惯不良　在儿童少年中,各种不良的卫生习惯多见,尤其进入青春期后,随着独立意识增强,活动范围不再局限于学校和家庭,家长及老师对学生在卫生习惯上的监控力降低,青少年中不良的卫生习惯会突显出来。

4. 相关知识掌握不足　北京市一项针对中小学生传染病相关知识知晓情况的调查显示,中学生知晓率低于50%的题目分布在传染病预防、传染病传播途径和重点传染病方面,如"预防流行性感冒最有效的方法""麻疹属于哪类传染病""被叮咬过艾滋病病人的蚊虫叮咬是否会感染艾滋病";小学生传染病相关知识知晓率在36.0%~90.6%之间,知晓率最低的题目为"苍蝇能传播痢疾"。相关知识知晓率低,会造成儿童少年在态度上忽视传染病的预防,增加罹患疾病的风险。

5. 特殊儿童群体免疫接种不全　城市流动儿童和农村留守儿童作为儿童少年中的一个特殊群体,传染病的流行特点即具有学校传染病的一般特征又存在免疫接种率低、传染病罹患率高的特点。

(1)城市流动儿童:离开户籍所在地的流动儿童,由于其所在地经常变动,他们的预防接种管理往往不规范或者有所遗漏,经常发生迟种、不种、接种间隔时间不规范的情况。这不仅削弱个体抗御传染病的能力,使流动儿童发生传染病的几率比普通儿童要高出很多,同时对常驻儿童的安全也造成影响,也成为流动儿童正常入学的一大障碍。

影响流动儿童疫苗接种情况的主要因素包括:①人口的流动性,流动性是流动人口的根本特征,在流入地的居住时间、异地来往的频繁程度直接影响流动儿童预防接种。②年龄,年龄越小的儿童,能够完成规划免疫疫苗接种的人数越多。③出生地及接生场所,当前人口流动呈现出家庭化趋势,流出地免疫预防接种工作质量好坏在一定程度上影响了流入地流动儿童预防接种管理质量。在医院出生的儿童,其监护人及时接受了预防接种服务,因而其依从性更高,能够更好地完成免疫规划接种。④监护人的个人素质,尤其是母亲文化程度。母亲文化程度越高、有职业,免疫接种知识掌握程度越高,则儿童越能够按时按序完成疫苗接种。⑤预防接种服务供给利用情况。

(2)农村留守儿童:根据《中国2010年第六次人口普查资料》样本数据推算,全国有农村留守儿童6 102.55万,占农村儿童37.7%,占全国儿童21.9%。留守儿童中传染病防治是卫生保健服务体系的重要组成部分。目前,留守儿童疫苗接种中存在按期接种、全程接种坚持性差,超期接种、免疫空白等现象多发。多项研究发现,留守情况是影响农村儿童疫苗接种率的一个因素,留守儿童由于缺乏父母的监督和照顾,疫苗接种率较非留守儿童低或者接种不及时。河南、江西、安徽等多地的研究报道均显示,各地留守儿童"五苗"全程接种率介于45.6%~96.0%之间,基础免疫好于加强免疫。随着年龄的增加,疫苗接种率降低。由于儿童基础免疫要求在1岁内完成,此阶段其父亲和(或)母亲一般不外出,还没有成为真正的留守儿童;而加强免疫一般都在儿童18月龄后接种,这时留守儿童监护人往往成为(外)祖父母,他们年龄偏大、记忆力差,文化水平不高,缺乏卫生保健知识,成为影响留守儿童预防接种重要因素。

三、传染病对儿童少年健康的影响

传染病不仅影响儿童少年当下的生理健康,造成因病缺课的问题,同时因一些传染病的慢性迁延而影响成年后的健康及生活质量。虽然传染病不再是造成儿童少年死亡的主要原因,但传染病仍在全球造成严重的儿童疾病负担。

1. 生理健康　儿童少年罹患传染病后通常会出现发热、头痛、出疹、食欲降低等不适。绝大部分不适会随着疾病的好转而消失,但有时也会引发严重的问题如重症麻疹可能引发失明,脊髓灰质炎能导致瘫痪,部分手足口病患儿可能罹患严重的并发症,如脑膜炎、脑炎、心肌炎、急性迟缓性肌麻痹、心肌受损及瘫痪,严重者可导致死亡。

2. 成年期生活质量　罹患慢性迁延、且目前尚无有效治疗方法的传染病如肝炎、艾滋病等,将严重影响成年期生活质量,并在心理上造成很大的负担。急性传染病的严重并发症也可能会影响成年后健康,如38%青春后期男性感染腮腺炎会并发睾丸炎,甚至造成生殖功能受损,15岁以上女性腮腺炎患者中高达31%的人会患上乳腺炎。

3. 疾病负担　随着疾病谱的转变,传染病已不再是儿童少年死亡的首位原因,但传染病仍然会造成很大的疾病负担。以麻疹为例,虽然目前已具备安全有效的疫苗,但麻疹仍是造成全球幼儿死亡的主要原因之一。2015年WHO 184个成员国共报告麻疹病例227121例,其中报告人数最多的是东南亚地区,11个国家共报告93 287例,发生率为4.8/10万;其次为西太平洋地区,27个国家共报告67 476例,发生率为3.7/10万,再次为非洲地区,41个国家共报告45 338例,发生率为4.9/10万,超过95%的麻疹死亡病例发生在人均收入较低和卫生保健设施薄弱的国家。

📖 **扩展阅读**　2004—2013年中国0~24岁儿童少年艾滋病变化

2013年WHO报告显示,全世界有200多万年龄在10~19岁青少年携带艾滋病毒(HIV),另有数百万青少年面临感染危险。从2005年到2012年这一群体报告发生的艾滋病(AIDS)相关死亡数上升了50%,而同期普通人群则下降了30%。

而在中国,0~24岁儿童少年中AIDS发病例数从2004年的217例上升到2013年的4211例,发病率从0.04/万上升至0.93/万,发病人数增长18.4倍,发病率增长22.3倍;同时,HIV新发感染从2004年的2278例上升到2014年的14 246例。以20~24岁青少年发病和感染人数最多,在2014年这一群体的AIDS发病人数为3383例,HIV感染突破万例,达 10 597 例(图 11-2)。

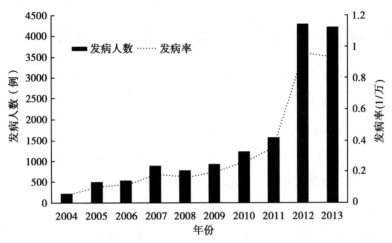

图 11-2

2004—2013 年中国 0~24 岁儿童少年 AIDS 发病情况

(数据来源:中国,公共卫生科学数据中心)

第二节 儿童少年传染病预防控制

儿童少年传染病的预防控制策略既要与全人群的控制策略同步,又要体现这一群体的特殊性。

一、加强国际间合作交流

WHO 正在与各个国家和合作伙伴携手合作,提高全球疫苗接种的覆盖率,所采取的方式包括全球疫苗行动计划(Global Vaccine Action Plan,GVAP),成为一个通过实现疫苗的更公平获得来防止数百万人死亡的路线图(roadmap)。各国努力到 2020 年时,实现疫苗接种的全国覆盖率达到 90% 及以上,每个地区的覆盖率达到 80% 及以上。WHO 把每年 4 月的最后一周作为世界免疫周,旨在提高关于免疫如何拯救生命的公众意识,并鼓励世界各地的人们为自己和孩子接种疫苗,以对抗致命疾病。在 2014 年,全世界约有 85% 的儿童在 1 周岁前通过常规卫生服务获得一剂麻疹疫苗,比 2000 年的 73% 有所上升;约有 2.19 亿儿童在 28 个国家参与的大规模疫苗接种运动中接种了麻疹疫苗。世界卫生组织所有区域都已确立目标,到 2020 年消除麻疹这一可预防的致命性疾病。

尽管全球疫苗接种覆盖率在过去的十年中有所改善,但区域和地方差距依然存在,2015 年WHO 统计了全球 194 个国家麻疹疫苗第一剂次接种覆盖率,其中 153 个国家的覆盖率在 80% 以上,有 4 个国家在 50% 以下,分别为南苏丹 20%,赤道几内亚 27%,索马里 46%,中非 49%。造成这种差距的原因包括:①资源有限;②卫生优先事项之间彼此竞争;③对卫生系统的管理不善;④监测和监督不足。在 2014 年,全世界估计有 1870 万婴儿未能接受常规免疫服务。这些儿童有 60% 以上生活在 10 个国家中:刚果民主共和国、埃塞俄比亚、印度、印度尼西亚、伊拉克、尼日利亚、巴基斯坦、菲律宾、乌干达和南非。因此,应把在全球尤其是在未接种儿童人数最多的几个国家加强常规疫苗接种,作为优先事项考虑。应当开展有针对性的工作以覆盖缺医少药的人群,尤其是位于偏远地区、城市贫困地带、脆弱国家和冲突地区的人群。

 全球纵览　WHO 全球终止艾滋病、结核病、麻疹流行战略

随着人们生活环境、生活水平和生活方式的变化以及医学的进步,至 20 世纪末,人类成功地消灭了天花。世界卫生组织为进一步促进各年龄段人群的健康,提出在今后的 15 年内在全球终止艾滋病、结核病和麻疹的流行。

1. 艾滋病　在 2030 年前终止艾滋病流行,所有目标的基线年份都是 2010 年。

迈向艾滋病零新发感染:将成人艾滋病新发感染减低 90%,其中包括重点人群;零儿童艾滋病新发感染。

迈向零歧视:将艾滋病病毒感染者和病人及重点人群所面临的偏见与歧视降低 90%。

迈向零艾滋病相关死亡:将与艾滋病相关的死亡率减低 90%。

2. 结核病　到 2015 年扭转结核病流行的千年发展目标已经得以实现。世界卫生大会在 2014 年 5 月通过的 WHO 终结结核病战略为各国提供了蓝图,以便通过减少结核病死亡人数和降低结核病发病率来遏制结核病流行。全球目标:在 2015 年至 2030 年期间减少 90% 的结核病死亡并使发病率减少 80%,在 2035 年使结核病死亡率降低 95%,发病率降低 90%。同时确保没有一个家庭因为结核病造成的灾难性费用而承受负担。

3. 麻疹　在 2010 年,世界卫生大会为今后消灭麻疹确立了到 2015 年应当达到的三个里程碑:全国范围内 1 岁儿童第一剂含麻疹疫苗的常规覆盖率达到 90% 以上,每一区县或同等行政单位的覆盖率达到 80% 以上;使麻疹年发病率下降到小于 5/百万并维持该水平;与 2000 年的估计值相比,使麻疹估计死亡率下降 95% 以上。基于麻疹疫苗接种覆盖和发病率的变化趋势,WHO 免疫战略咨询专家组得出结论认为,2015 年的全球里程碑和消除麻疹的目标没有按时实现。2016 年,WHO 所有区域都已确立目标,到 2020 年消除这一可预防的致命性疾病。

二、建立公共卫生预警系统

卫生预警系统包括通畅、准确的疾病监测和报告系统,现代化的实验室,精干有素的专业队伍。我国政府依据《中华人民共和国传染病防治法》(2004),通过对年的努力,已经建成较为完善的传染病防治体系。

(一)传染病报告制度

WHO 的《疫情周报》(*Weekly Epidemiological Record*,WER)作为一个重要工具,快速而准确的公布《国际卫生条例 2005》中规定传染病以及其他公共卫生中重要传染病的流行病学信息,为在全球范围内预防疾病传播起到了很好的作用。在我国,不同类别的法定传染病要求在规定的时间内上报,这是法定传染病的主要监测手段,是早发现、控制和消除传染病的有效途径。我国一项关于手足口病暴发自动探测预警系统评价研究发现,在自动预警与响应系统将手足口病纳入前后,手足口病

暴发的平均规模从 19.4 例下降到 15.8 例,从暴发首例病例发病至向突发公共卫生事件报告系统进行报告之间的平均时间间隔从 10.0 天下降到 9.1 天。

2011 年,WHO 制定并发布了《手足口病临床管理及公共卫生应对指南》,旨在帮助各国卫生部门提高手足口病的临床病例管理及防控水平。在指南中建议采取以下措施预防控制手足口病的暴发:①建立和加强疾病监测体系;②开展良好的卫生习惯和基础环境卫生教育活动;③在疾病暴发时,对幼儿园、日托机构、学校提供援助;④加强对卫生保健机构和社区的感染控制措施;⑤改善临床患儿管理服务,尤其对出现重症临床表现的患儿要强化临床护理;⑥交换并传播与预警、应急响应和疾病管理有关的信息及实践经验;⑦建立国家层面的行政管理框架,以实施预防和控制策略;⑧对预防管理措施进行监测和评估。

（二）加强病原体监测,加快相关疫苗研制

由于生态环境的变化、抗生素的滥用和病原菌自身的变异,导致大量耐药株和变异株病原体出现,一些已经能够明确诊断和治疗的疾病,因为新病株的出现而成为新的危险疾病,因此要加强对病原体的监测,及时掌握病原体变化动态,为通过现代化的技术手段,快速研制有效的疫苗或药物提供可能。

（三）做好传播途径中各环节的预防工作

1. 控制传染源　患者作为主要传染源时,应实现早发现、早诊断、早报告、早隔离、早治疗。已经确诊的患者或者疑似患者,立即按照《传染病防治法》规定,实行分级管理。动物源性传染源,如经济价值较小的禽、兽类应加以灭杀,焚烧、深埋。如经济价值较大而危害较小时可以隔离治疗,同时做好家畜、宠物的预防接种和检疫。

2. 切断传播途径　措施包括:①对粪便进行无害化处理,消毒被污染物品和周围环境,消除肠道传染源;②加强室内通风、空气消毒,清除呼吸道传播隐患;③使用安全套,杜绝吸毒和公用注射器,防止体液传播;④消灭虫媒传播的中间宿主。在疾病暴发阶段,要采用宏观调控措施减少病毒在人际间的传播。

3. 保护易感人群　通过免疫预防或药物预防增强易感人群的免疫力,减少感染机会,同时做好传染病源接触者的个人防护。各国政府都在努力通过计划免疫接种来降低儿童少年传染病的发生。《“健康中国 2030”规划纲要》提出继续实施扩大国家免疫规划,适龄儿童国家免疫规划疫苗接种率维持在较高水平,建立预防接种异常反应补偿保险机制。各国疾病控制中心或儿科学会所推荐的免疫接种疫苗是根据本国的传染病流行特点、卫生资源、经济水平、实施条件及居民的自我保健要求制定的。目前中国儿童 0~6 岁接种的疫苗包括乙肝疫苗(HepB)、脊髓灰质炎疫苗(IPV)、百白破疫苗(DTap)、麻腮风疫苗(MMR)、甲型肝炎疫苗(HepA)。在中国,由于结核病仍处于一个高发水平,健康的足月新生儿出生后接种卡介苗以预防结核病。见图 11-3。

在美国儿童常规免疫程序中还包括轮状病毒疫苗(RV)、B 型流感嗜血杆菌疫苗(Hib)、肺炎结合疫苗(PCV)、流行性感冒病毒疫苗、水痘疫苗。见图 11-4。

（四）加强专业人员的培养

公共卫生人力是一个国家或地区公共卫生服务系统的重要组成部分,坚持公共卫生人力资源优先政策,使不同领域的公共卫生工作者,包括服务提供者、管理者和研究者能各尽其用,又能相辅相

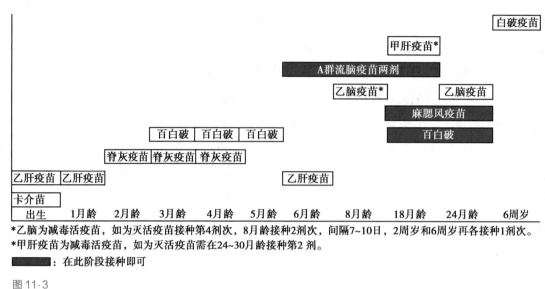

*乙脑为减毒活疫苗，如为灭活疫苗接种第4剂次，8月龄接种2剂次，间隔7~10日，2周岁和6周岁再各接种1剂次。
*甲肝疫苗为减毒活疫苗，如为灭活疫苗需在24~30月龄接种第2剂。

▉▉▉ ：在此阶段接种即可

图 11-3
中国儿童常规免疫程序

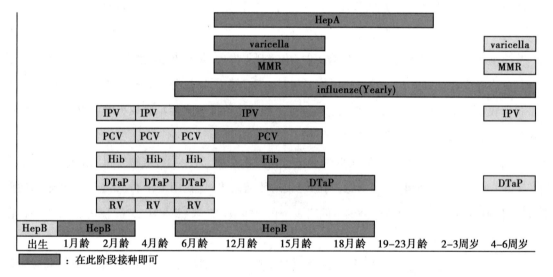

▉▉▉ ：在此阶段接种即可

图 11-4
美国儿科学会推荐儿童常规免疫程序
（资料来源：American Academy of Pediatrics）
（注：influenze，本处指需要接种流感疫苗；varicella，指需要接种水痘疫苗）

成。目前，我国疾病预防控制人才体系已建立，但人才配置总量不足，1.4 人/万人口水平仅相当于美国的五分之一，职能与专业配置不合理，部分专业不能满足需要，人员素质有待提高，不同层级和地区人员素质差异大，大量卫生应急人力需要培训。优化公共卫生人力资源配置，增强其核心能力，将有利于提高疾病预防控制效果。

三、加强学校传染病预防管理

学校人群聚集，流动性大，接触面广，是传染病的易发场所。儿童少年由于其免疫功能尚不完善，抵御各种传染病的能力较弱，处于多种传染病的好发年龄，一旦发生，极易传播和流行，并可扩大到家庭和社会。因此必须高度重视学校传染病的预防和控制。

（一）建立学校突发公共卫生事件应急领导小组

学校主管校长作为领导组成员，能够对日常传染病预防和发生传染病后疫情控制进行科学管理。健全学校卫生工作领导小组，明确分工，充分调动广大师生员工参与学校传染病预防和控制工作的积极性。

（二）以学校为基础，开展常见传染病预防健康教育

1. 开展形式多样预防传染病健康教育　对学生、教师及其他工作人员进行健康教育，培养良好卫生习惯，提高师生的自我保健能力。充分利用板报、校报、校园网、广播电视等多种形式对学生进行传染病预防知识教育，切实增强学生的卫生防病意识和社会公共卫生的责任感。利用家长会、家长学校、告家长书等形式，宣传染病预防知识，以取得家长的配合与支持。教育学生做到"四勤""四不""一报告"。即：勤洗手脸、勤通风、勤晒衣被、勤锻炼；不要随地吐痰、不喝酒抽烟、不共用毛巾、不要过度紧张和疲劳；发现传染病可疑者立即报告。

2. 根据传染病流行特点开展健康教育　根据不同年龄、学段传染病高发类型，开展有针对性的健康教育。根据传染病流行季节，每年至少集中开展两次以预防呼吸道和消化道传染病为重点的卫生宣传教育。

（三）落实学校卫生制度及"四早"措施

学校卫生制度具体包括传染病疫情报告制度，学生晨检及定期体检制度，重要场所定期消毒制度，课堂、宿舍、公共场所卫生清扫制度，个人卫生清洁制度，食品卫生安全制度，体育活动卫生制度，学生健康管理制度。

1. 传染病疫情登记报告制度　校长或主管领导为传染病疫情报告责任人。在确认疫情的第一时间内报当地疾病控制中心和上级教育行政主管部门，并按照当地疾病控制中心的要求做好疫情的登记、分析和整理工作。对报告的疑似病例被确诊或排除后，要向上级机关发出更正报告。当学校和托幼机构发现传染病或疑似传染病病人时，应当立即报出相关信息；当出现以下情况之一时，应在24小时内报出相关信息：①在同一宿舍或者同一班级，1天内有3例或者连续3天内有多个学生（5例以上）患病，并有相似症状（如发热、皮疹、腹泻、呕吐、黄疸等）或者有共同用餐、饮水史；②个别学生出现不明原因的高热、呼吸急促或剧烈呕吐、腹泻等症状；③学校发生群体性不明原因疾病或者其他突发公共卫生事件。当发生大面积疫情时必须实行"零报告"和日报告制度。

2. 学生晨检及定期体检制度　学校和托幼机构应当建立学生晨检、因病缺勤病因追查与登记制度，并开展定期体检。

（1）晨检制度：晨检应在学校疫情报告人的指导下进行，由班主任或班级卫生员对早晨到校的每个学生进行观察、询问，了解学生出勤、健康状况。发现学生有传染病早期症状（如发热、皮疹、腹泻、呕吐、黄疸等）以及疑似传染病病人时，应当及时告知学校疫情报告人，学校疫情报告人要进一步排查，以确保做到对传染病病人的早发现、早报告。在传染病流行季节，还可增加午检。

（2）因病缺勤登记制度：学校和托幼机构的老师发现学生有传染病早期症状、疑似传染病病人以及因病缺勤等情况时，应及时报告给学校疫情报告人。学校疫情报告人应及时进行排查，并将排

查情况进行详细记录。

（3）定期体检：在中小学中要进行每年一次的健康监测，对于新入学的学生要及时检查疫苗接种情况，发现缺漏及时补种。寄宿制学校要对新生进行结核病、乙肝等筛查。肺结核每年 3、4 月份和 9 月份高发可能与学生入学体检有关，表明入学体检有助于学生肺结核的检出，应继续加强这方面的工作。

3. 改善学校的卫生条件　学校卫生条件好坏，直接影响传染病的发生与流行。教学用房、宿舍、餐厅要通风良好；食堂建筑、设备及环境要求应符合《学校食堂与学生集体用餐卫生管理规定》；厕所应有冲洗和洗手设施；要为学生提供符合标准的饮用水；配备与学校规模相适应、设备设施完善的校卫生室。定期对人员集中的场所如教室、宿舍、图使馆、食堂等，以及使用频率高的公共设施如饮用水机、卫生间、扶梯进行消毒。

4. "四早"措施　传染病预防控制的"四早"措施包括早发现、早隔离、早报告和早治疗。坚持晨检制度并保持经常化是早发现的保障。早隔离是保护易感人群的必要措施，对确诊病例、疑似病例和可疑病例的早期症状者，应立即采取隔离措施，确保其他学生不与之接触。根据传染病类型和传染性强弱，必要时对与病人接触的人员进行相应隔离。早报告可以在第一时间内通过专门机构采取正确办法控制疫情，不报、瞒报、漏报可能会错过疫情控制的最佳时机，造成疫情播散。对确诊病例、疑似病例和可疑病例的早期症状者，应根据疾病特点，及时将病人送定点医院隔离治疗或在家隔离治疗，同时在当地疾病控制中心的指导下，对病人所在场所进行终末消毒。发生大面积疫情时，可对与病人接触的其他人员进行预防性用药，对所在场所定期消毒。

（四）明确校医在学校传染病防治中的职责和任务

做好经常性的预防工作，同时在疾病暴发时能够快速有效地配合当地疾病控制中心做好疾病控制。

四、做好特殊群体的传染病预防工作

流动儿童和留守儿童作为传染病的脆弱人群，主要原因是疫苗接种率低，因此提高疫苗接种是首要工作。

（一）流动儿童干预措施

1. 对家长进行健康教育　通过电视台、广播电台和报纸等方式宣传传染病知识和流动儿童预防接种管理的相关知识。

2. 营造有利的政策支持环境　加强教育、公安、卫生、计生、宣传等各个部门的协同预防工作。

3. 健全组织管理网络　完善流动儿童在流出地建卡和接种工作，尽快完善儿童预防接种信息网络管理，做到信息互通共享，及时掌握流入儿童疫苗接种情况。

（二）留守儿童干预措施

1. 宣传教育　对留守儿童的监护人进行疫苗接种相关知识的健康宣教。

2. 推行现场建卡制度　将留守儿童免疫预防建卡工作前移到村级公共卫生网底，村级公共卫生联络员为留守儿童现场建卡。

3. 改进免疫接种通知质量　加强留守儿童预约通知管理,采用电话、短信结合书面通知等形式,使每位留守儿童家长能及时收到接种通知。

五、优化和维系生态环境

在改造自然时要尊重自然界的生态平衡,保护自然环境,减少人类活动对传染病传播的间接动力影响。关注自然环境因素以及社会环境因素对传染病发生传播的影响。

1. 自然因素　自然因素主要指气候、地理、动植物等生态因素,如厄尔尼诺现象,使整个世界气候模式发生变化,造成一些地区干旱而另一些地区又降雨量过多。气候变化使一些媒介昆虫的生存空间扩大,如原来只能生存于低海拔地区的伊蚊,现在可以在海拔 1300 米以上的地区繁殖;降雨增加,形成新的水洼,为蚊蝇滋生提供了环境。自然因素的影响,使一些传染病呈现出明显的季节性,如虫媒传染病(疟疾、乙型脑炎)的高发季节在气温高、雨水多、湿度大的夏秋季节;呼吸道传播疾病在气候寒冷、人群室内活动多、接触密切的冬春季节高发。

2. 社会因素　社会因素泛指一切人类相关活动,包括社会制度、经济发展水平、社会动荡、战争、宗教信仰、生产生活习惯、人口流动、医疗卫生条件、疾病防疫措施等。越来越多的学者已经认识到,传染病不是纯粹的生物性疾病,在其出现和流行过程中,社会因素起着重要的调节作用,它们可以促进或抑制疾病的流行过程。

（王　莉）

【思考题】

1. 试述自然环境和社会环境在传染病的发展变化过程中起到的作用。
2. 传染病流行时学校常成为其重要的集散地,阐释学校生活特点对传染病传播的影响。
3. 结合 WHO 制定并发布的《手足口病临床管理及公共卫生应对指南》和传染病流行特征,拟定一个基于学校的手足口病预防控制方案。

· 笔 记 ◀

第十二章

儿童少年心理卫生问题

（Mental Health Problems of Children and Adolescents）

【学习聚焦】 了解心理卫生的定义，识别影响儿童少年心理健康的危险因素和保护因素，描述儿童少年心理卫生问题的常见种类及防治原则，解释学校心理卫生工作的内容及社区干预模式，说明青春期心理咨询的常见技巧和方法。

心理卫生（mental health）也称精神卫生，是研究如何维护和促进人的心理健康的科学。不同年龄阶段的人群有各自的生理及心理特点，因而心理卫生的内容也不尽相同。儿童少年心理卫生不仅与个体的认知、情绪发展息息相关，更受到来自家庭、学校以及社会的影响。这方面的工作即着眼于未成年个体和群体，通过预防保健、心理行为指导与咨询来控制和降低其心理卫生问题的发生率，提高儿童少年生存质量，培养其健全的人格及社会功能。

第一节　心理卫生概述

心理健康是良好生活质量的基础，心理健康的儿童青少年有极大可能成长为快乐而有自信的成人，惠及社会及民族健康。儿童青少年的心理可塑性高，发展过程中受自身、家庭、学校、社会等一系列因素的影响。当危险因素较多，累积程度较高，就有可能引发心理卫生问题，甚至造成心理障碍；当保护因素较多，则更有可能维持心理健康的动态平衡。了解影响心理卫生的各项因素及常见心理卫生问题，有助于做好预防工作。

一、儿童少年心理健康和心理卫生

心理卫生问题通常指正常心理活动中的局部异常状态，不存在心理状态的病理性变化，具有偶发性和和暂时性特点，常与一定的情境相联系，常由一定的情景诱发，脱离该情景，个体的心理活动则完全正常。这种状况若持续加重则可能发展为心理障碍。

（一）儿童少年心理健康

一个心理健康的儿童少年应具备以下特征：①智力发展正常；②情绪稳定且反应适度；③心理行为特点与年龄相符，如进入学龄期能集中注意力，通过青春期发育形成自身的心理行为模式，确立社会责任感和现实的生活目标；④人际关系的心理适应，能与人和睦相处，悦纳自己，认同他人；⑤个性稳定和健全，表现出健康的精神风貌，客观积极的自我意识，行为符合社会道德规范，能适度耐受各种压力和应激。

（二）儿童少年心理卫生问题

儿童少年在心理健康方面存在的偏倚统称心理卫生问题;若其严重程度、持续时间超过相应年龄的允许范围,称为心理障碍(mental disorder)。现实生活中,主要根据儿童少年在行为、认知、情感或躯体等方面的表现和症状模式来界定心理障碍,它通常包含以下特征:①个体自身忍受不同程度痛苦体验,如恐惧、焦虑或悲伤;②个体在躯体、情感、认知上受到的功能损害,通过情绪、行为表现出来;③这些困难和障碍若得不到及时疏解和治疗,可能进一步加重损害,导致身心痛苦、伤残甚至死亡。

心理卫生问题在儿童少年群体中很普遍,全球范围内约 10% ~ 20% 的儿童青少年存在心理障碍(Kieling C 等,2011)。全人群中,半数的心理疾病始于 14 岁,3/4 始于 25 岁以前。美国约 13% ~ 20% 的儿童曾出现心理卫生问题,每年用于儿童心理卫生问题及障碍的花费估计高达 2470 亿美元(Zablotsky B 等,2015)。我国 1994 年对 22 个城市 4~16 岁儿童进行的调查发现,心理行为问题检出率为 12.97%。男童的外向性心理障碍(如冲动、攻击、破坏、敌视)发生率显著高于女童;相反,女童的某些内向性心理障碍(如抑郁、恐惧等)高于男童;提示两性有着不同的易感素质。50% 的成人精神障碍起病于 14 岁之前,加强儿童期心理健康工作对促进终身健康、全面提高我国国民整体素质具有重要意义。世界卫生组织(WHO)倡议:将儿童心理卫生工作纳入初级卫生保健体系,以人群需要为根据,强调社区、家庭、精神卫生工作者积极参与,全面开展学校心理卫生服务,及早发现和治疗各种儿童心理卫生问题和障碍。

儿童少年心理发展的特点和异常行为具有多样性,优势和不足常常共存,很多行为问题或障碍并不是由简单清晰的因果关系所导致。因此,儿童少年心理行为障碍的病因是复杂多样的,同样的心理障碍也可能表现形式不同,如品行障碍既可以表现攻击和诈骗,也可表现偷窃和毁物;同时,导致特定障碍的途径是多样的、交互的,而非线性静态的。

儿童少年心理障碍中的约 20% 可持续至成年期,并且会影响到他们的社会适应、婚姻、人际交往、就业乃至人格等,有的可演化为严重的成人期精神障碍。长期的心理问题不仅影响儿童或成人的生存质量,也会给经济和社会管理方面带来巨大负担,如康复治疗投入、司法介入、生产力丧失、家庭功能失调、长期的干预治疗等。须强调,只要积极建构适宜的儿童生存环境与条件,他们的健康适应能力就会提高,可以预防和克服主要的心理障碍。

（三）儿童少年心理卫生

儿童少年心理卫生,就是根据儿童少年的发育规律及特点,充分运用医学、心理学、教育学、社会学等多个学科的理论和方法,在个体、家庭、学校、社区等层面,有针对性地进行教育、指导和咨询,帮助儿童少年维持稳定的情绪和良好的社会适应能力,在心理健康上保持动态平衡,降低心理卫生问题发生率,从而为成年期的身心健康奠定良好的基础。

二、常见儿童少年心理卫生问题或障碍

当儿童少年的心理发展偏离正常轨迹,就会产生所谓的心理卫生问题,当其严重程度及持续时间达到一定程度,就可能进一步发展为心理障碍。儿童少年常见的心理卫生问题或障碍大致可以分

为发展性障碍、行为问题、身心相关问题、情绪障碍四大类。

（一）发展性障碍

1. 智力障碍　智力障碍（intellectual disability）或智力发育障碍（intellectual developmental disorder）包括智力和适应功能两方面的缺陷，表现在概念、社交和实用三个领域。根据障碍严重程度不同，个体表现差异很大：一般程度越严重，越早被发现，其所需的支持或辅助也更多。

2. 孤独症谱系障碍　以社交（沟通）障碍和重复刻板行为/兴趣为特征的神经发育障碍疾病，终生伤残率甚高，早期干预有助于改善患儿预后。病因及机制尚未明晰，近年来发病率递增迅猛，其所带来的疾病负担已成为一个令人瞩目的公共卫生问题。

3. 特殊性学习障碍　指学龄儿童对某些特殊技能（如阅读、书写、计算等）特别难以掌握，其表现显著低于同龄人的被期望值，这些孩子极易受到注意力不集中、没有认真学习等责备，从而忽略了学习障碍的本质。

（二）行为问题

1. 注意缺陷多动障碍　多见于男童，表现为无法长期保持注意力，容易分心；无法安静地坐在座位，容易出现擅自离席的现象；抢答，打断他人的谈话或游戏等。这些冲动无序的行为给儿童本人及其父母、老师和同学带来困扰和压力。患儿容易被贴上不听话、捣蛋等标签，因为无法完成要求而被责骂，从而引发其他问题。

2. 对立违抗障碍和品行障碍　对立违抗障碍多见于男童，品行障碍多见于青春期男性，两者在表现上有一定相似性，主要表现为攻击、暴力斗殴、毁坏财物、偷窃、逃学、离家出走等违背社会规范、侵害他人的人身财产权利的行为，常因结识或加入不良青少年团伙，发展为违法犯罪。

（三）身心相关问题

1. 身心疾病　由心理因素导致的躯体表现，如神经性厌食、神经性呕吐、消化性溃疡、睡眠障碍、高血压、哮喘、过敏性疾病、偏头痛、腹痛等。

2. 忽视及虐待　儿童遭受虐待或忽视，不仅导致生理伤害，也可产生心理上的创伤或危害终生的不良情绪体验。虐待（abuse）指父母、监护人或其他年长者对儿童施以躯体暴力或性暴力，造成儿童躯体与情感的伤害，甚至导致死亡的现象。忽视（neglect）则指那些对儿童负有养育、照顾责任的成人对儿童的物质/情感需要、生活监护、人身保护、医疗卫生、教育等方面的基本需求的完全漠视。其中家庭成员忽视或虐待儿童又分为躯体虐待、性虐待、忽视和心理情感虐待。虐待包括躯体性虐待、言语性虐待、性虐待等三类，可发生在家中（父母、监护人或其他年长者为施行者），也可发生在家外（如童工、卖淫，或在孤儿院等机构）。

（四）情绪问题

儿童情绪障碍的界定较困难，可表现为情绪不稳定、紧张焦虑、抑郁、强迫行为、过度任性、屏气发作、冲动、暴躁易怒、沮丧、伤心哭泣、胆小退缩、恐惧发作等，也可有啃咬指甲等行为表现，严重时可进一步发展为焦虑障碍或心境障碍，引发自伤、自杀行为。

全球纵览 青少年心理卫生行动地图

加强学校、家庭、社区的保护因素以及提高青少年的心理卫生保健质量,有助于改善脆弱青少年的发展结局。由 WHO 和 UNICEF 发起了"行动地图(mapping actions)"项目,对 2000—2010 年间,所有旨在改善青少年心理健康的国际组织,包括联合国机构、国际调查机构和非政府组织(NGOs)进行一次概览。目标主要包括:获取相关国际合作行动的基线数据,了解在政策、训练工具和干预设施方面存在的差距,探索政策实施、扩大干预所面临的挑战及提供未来服务的机遇,为不同机构提供信息交流的机会。

结果显示,各种国际组织的主要目标人群为暴露于危险因素的青少年(96%),其次为社区、家庭、老师及非专业机构,针对心理障碍患者的干预行动较少。如图 12-1 所示,这些行动主要在社区和学校开展。与行动开展场所相一致,心理社会支持的提供主要来自于社区和家庭,其次为非专业支持和基础服务与安全(图 12-2)。

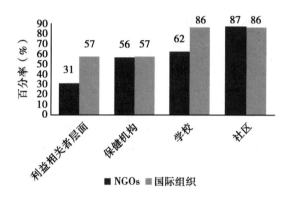

图 12-1
青少年心理卫生行动的开展场所

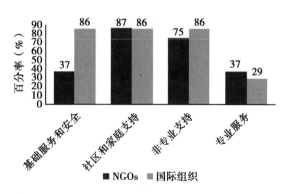

图 12-2
心理社会支持的提供

"行动地图"还指出,NGOs 开发了一系列的训练材料和能力建设工具包,并将其运用于不同的行动项目中。86% 的 NGOs 开发了适用于特定行动范围和当地文化背景的训练工具包,88% 的 NGOs 采用自行开发的或者其他国际组织开发的工具包。最常使用的技术材料包括:UNICEF 和联合国教科文组织的生活技能教育(life skills education),WHO 精神卫生差距行动计划干预指南(WHO Mental Health Gap Action Programme Intervention Guide)等。

(引自:WHO,2012)

三、儿童少年心理健康影响因素

人的心理健康是一个相对独立且性质极为复杂的动态过程,遗传、社会、环境等因素均不同程度地影响着这个动态平衡。儿童少年在自身发展过程中,尚未形成坚定的意志和稳定的价值观,除生理和心理因素外,其正常或异常发展极易受社会和环境情境的影响。表12-1从生物、心理、社会三个层面总结了相关的危险因素和保护因素。危险因素会增加儿童少年产生某一问题的可能性,而保护因素将降低这样的可能性,增强儿童少年的心理弹性。

表12-1   儿童少年心理卫生的部分危险因素和保护因素

层次		危险因素	保护因素
生物		孕期接触有毒物质(如,烟草和酒精)	适龄的躯体发育
		遗传易感性	良好的躯体健康
		头部外伤	良好的智能
		新生儿缺氧和其他分娩并发症	
		营养不良	
		其他疾病	
心理		学习障碍	从经验中学习的能力
		适应不良的人格特点	良好的自我意识
		性、躯体和情感虐待和忽视	解决问题能力强
		"难养"型气质	社交技能
社会			
	家庭	更换照料者(如丧亲、父母离异、再婚)	家庭关系密切
		缺乏家庭支持(如早期亲子分离)	有机会积极参与家庭生活
		不良的家庭教育	鼓励参与家庭生活
		家庭管理凌乱,冲突	
	学校	学业表现差	有参与学校生活的机会
		学校环境差	从学业成就中得到正性强化
		不足/不适当的教育	认同教育的必要性
		校园暴力与欺侮	
	社区	缺乏"社区效力"	与社区、社区组织(包括宗教组织)保持联系
		社会转型(如,城市化)	
		混乱的社区	有机会参与有益的业余活动
		歧视和排斥(包括种族与文化冲突)	积极的文化体验
		接触暴力	积极的角色模式
		缺乏"归属"感	宏观政策(如少数族群融合等)

第二节　儿童少年常见心理障碍及其预防控制

常见心理障碍可对儿童少年的身心发育、学习及社会适应等造成不同程度的影响,严重时还会导致残疾或死亡。儿童少年最常见的心理障碍包括注意缺陷多动障碍、情绪障碍、孤独症谱系障碍、特殊性学习障碍以及品行障碍等,这些问题具有各自特异的临床表现和诊断标准,预防干预措施和方法亦各有不同。

一、注意缺陷多动障碍

注意缺陷多动障碍(attention-deficit/hyperactivity disorder, ADHD)也称多动症,是以注意力不集中、活动过度、情绪冲动、学习困难为特征的综合征。多见于学龄儿童,男童患病率高于女童。尽管世界各国报道的患病率有一定差异,但全球范围内的现患率估计已超过5%。国内报道的ADHD患病率亦呈上升趋势,meta分析提示现患率约为5.7%。ADHD患儿多合并有破坏性行为、心境障碍、焦虑障碍、学习障碍、抽动障碍等,其中75%存在一种以上合并症。

（一）病因及临床表现

ADHD病因复杂,目前倾向于认为与家族遗传、神经系统损害、环境毒副作用、不良的养育等多种因素有关。主要表现有:①过度活动。自幼易兴奋、活动量大、多哭闹、睡眠差、喂食困难;入学后课堂纪律差、无法静心作业,做事唐突、冒失。②注意力不集中。上课时注意易被无关刺激吸引分散,无心听讲,东张西望,常违反纪律。③冲动。易兴奋,做事不顾及后果;常有攻击行为;不遵守规则,缺乏忍耐,不愿等待;难以理解他人内心活动,不能分辨对方表情,对同学的玩笑常有过激反应。④学习困难、学习成绩不良。存在多方面的语言理解或表达问题,手眼协调不良,短时记忆困难等,三年级以后情况尤甚。ADHD的临床表现不具有特异性,多动、冲动和注意缺陷在儿童少年的正常发育进程也能观察到,只有当这些症状持续、广泛存在,并损害其学习能力和社会交往等重要功能时才考虑诊断为ADHD。

（二）治疗及预防

治疗主要通过临床药物和行为指导相结合进行。患儿在校期间可服用药物(主要是中枢兴奋剂,如哌甲酯或托莫西汀等),约20%的患儿需要接受特殊性教育训练(行为疗法为主)。训练利用条件反射原理,每当出现合适行为时就给予奖励,鼓励保持并继续改进;当出现不合适行为时,予以漠视,或暂时剥夺一些权利(如暂时和同学们隔离)以示惩戒。实施前须确定患儿的"靶行为",如听课时在座位上扭动、往窗外看属于负性靶行为;举手提问属于正性靶行为;通过阳性强化法(代币制、活动奖赏)或负性消退法来强化正性靶行为、消除负性靶行为。研究表明,药物结合行为矫治比单独用药效果要好。

从学龄前和小学低年级开始,引导儿童参加一些活动规律强、规则明确的活动;按时作息,保证充足睡眠和合理营养,有利于早期发现和预防。需要注意,ADHD患儿存在一些特殊的行为表现特征,如:①较强的意外伤害发生倾向,溺水、跌落伤、他伤等的发生比例较正常儿童高2倍以上;②品行障碍伴发率高(约占30%~50%),违反社会规范、打架斗殴、破坏公共财物等;③明显的睡眠问题,入睡困难、睡眠时间紊乱、睡眠减少等;④进入青春期后,患儿容易出现成瘾行为(吸毒或其他物质滥用,网络成瘾等),程度较严重,且更难矫治。因此,如何加强ADHD患儿的安全保护和安全教育,在青春期结合青少年健康危险行为开展伤害预防,仍然是本领域的重要课题。

二、特殊性学习障碍

特殊性学习障碍(specific learning disorder,SLD)是指学龄儿童在阅读、书写、拼字、表达、计算等认知学习过程存在一种或一种以上的特殊性障碍,下分轻、中、重三类。SLD多在入学后才被发现,患儿一般智力正常,没有视力或听力障碍,其学习困难并非由心理或神经障碍、心理社会困境或教育剥夺等因素所致。流行病学调查显示阅读障碍的患病率在4%~9%,数学障碍的患病率在3%~7%,男多于女。

(一)病因及临床表现

SLD发病原因基本与ADHD相同,但儿童母语特性也有一定关联。如英语母语国家阅读障碍发生率似乎高于汉语母语国家,以粤语和普通话为口语的儿童的阅读障碍表现形式存在较大差异。

SLD患儿可表现为:①阅读困难。文字阅读正确率低,朗读时容易漏字或添字,读同音异义字困难或混用,阅读时多用手指指字;阅读缺乏节奏,不流畅;阅读理解能力弱,文章理解困难等。②书写表达障碍。拼写准确性低,常见"符号镜像"现象,如将p看成q,b看成d,m看成w,was看成saw,6读成9,"部"认作"陪"等。语法和标点符号的使用准确率低,说话缺少关系词,因果顺序表达欠佳等。书面表达的清晰度或组织性差,写字潦草难看,涂擦过多,甚至根本不愿写字等;患儿的作业本是很好的临床参考资料。③计算困难。顺序或空间认知障碍,缺乏数字感,常将数字顺序颠倒,算术事实记忆不良,计算准确率或流畅性低,判断方位、距离、图形困难。

(二)治疗及干预

SLD目前尚无特效药物,治疗主要根据儿童的年龄、类型、程度、临床表现和心理测评结果,结合教育心理学确定个体化治疗方案,如:①感觉统合疗法;②行为疗法;③游戏疗法;④社会技能训练;⑤结构化教育训练等。教育训练切忌高起点、超负荷,除重视教学效果评估外,还应关注心理评估记录,以及时调整后期的训练教育安排。个别化教育指导计划(individualized education program,IEP)为目前国际通用的个性化治疗方法,它以普通教学为基础,有明确的学年教育安置,定有相关的教育服务目标。因而,IEP不仅要求学校为LD学生提供不同的教育安置机会,还要求教师根据该目标进行教学,以确保IEP实施的组织性、系统性和连续性。若LD患儿合并ADHD等障碍,可根据相应章节对症处理。

三、孤独症谱系障碍

孤独症谱系障碍(autistic-spectrum disorder,ASD),也叫自闭症,是一种以社交沟通障碍和重复刻板行为为主要特征的发育障碍性疾病。美国精神病学会发布的《精神障碍诊断统计手册》(第5版)(DSM-5)将原有的广泛性发育障碍(pervasive developmental disorder,PDD)修订为孤独谱系障碍

（ASD），不再定义阿斯伯格综合征（Asperger syndrome，AS）、未分类的广泛性发育障碍（PDD-NOS）等亚型，ASD成为一个仅基于行为定义、具有高度异质性的疾病谱系。

（一）发病趋势及病因

自1943年奥地利精神科医师里奥·坎纳（Leo Kanner，1894—1981）报道首批病例以来，ASD的发病率已从最初的（2~3）/万攀升到近年来的0.1%~1%。WHO指出ASD的现患率约为1/160，美国的最新报道则达到惊人的1/68（CDC，2015）；而由复旦大学附属儿科医院牵头、联合11家单位开展的调查显示，中国正常学校中6~12岁儿童的孤独症患病率达0.41%（1/244）。

ASD的病因及发病机制尚未明确，目前倾向于认为是多基因遗传和环境因素交互作用的结果。迄今为止已陆续有数百个ASD相关的候选基因（candidate genes）被报道，这些基因变异所导致的胎儿早期中枢神经系统发育异常可能是重要的致病因素。ASD病谱很宽泛，不同因素可能导致不同的临床表现及严重程度，而高度异质性的表现又可能导致不同的问题。一些未知的环境因素对发病可能起着某种"诱导"或"催化"作用。脑功能损害涉及内侧额叶皮层、梭状回、杏仁复合体、小脑等，尤其与被称为"社会脑（social brain）"的右脑半球的功能损害有明显关联，而语言障碍则与左脑语言中枢的功能障碍关联。

（二）临床表现

1. **语言障碍或落后**　这是大多数ASD患儿就诊的原因。大部分ASD患儿语言发育落后，2~3岁仍不会说话，部分甚至出现语言倒退或停滞。部分患儿具备言语能力，但是缺乏沟通性质，表现为重复刻板语言、自言自语或他人难以理解的语言。部分患儿可重复他人话语，模仿其语音语调，但却不理解其中意义，被称为"鹦鹉语（echolalia）"。患儿大多不会正确运用"你、我、他"等人称代词。少数患儿语言过多，滔滔不绝，但多为单向交流，自我中心特征明显。

2. **社交障碍**　这是ASD的核心症状。患儿喜欢独处，不理睬他人的呼唤或指令。他们缺乏社交技巧，生命早期即表现出目光对视交流的缺乏，不能参与合作性游戏，甚至难以与母亲建立依恋关系。父母常反映孩子不愿意或不懂得如何与其他小朋友一起玩。表达需求时常拉着父母的手到某一地方，但并不能用手指指物，难以通过眼神、手势建立或引发共同注意。

3. **兴趣狭隘，行为刻板**　患儿对某些物件或活动表现出异常的兴趣，并因此表现出重复、刻板动作，如重复转圈、开关门、排列玩具和积木、反复观看电视广告等。严重者甚至表现出强迫行为，如吃饭固定坐某个位置、上学依循某一特定路径等。遭遇挫折、环境变化、焦虑、睡眠不足时可出现撞头、啃咬指甲等自伤行为。

4. **认知能力**　ASD患儿的智商呈谱系分布，部分智力落后，部分处于正常范围甚至超常。部分患儿在机械记忆、计算、音乐或美术等方面有较强能力，但在逻辑推理、注意调控、制订计划、情绪判断、心理理论能力（theory of mind，ToM）、想象力和模仿能力等方面始终处于落后状态。处于边缘状态的儿童可接受常规学校教育，其特殊才能易被父母视为"早慧"或"天才"，造成漏诊。入托/入学后，这些孩子在人际交往、情绪识别和调控等方面的困难才逐步凸显。青春期后，患儿容易合并各类情绪障碍或人格障碍（personality disorder）。

5. **感知觉障碍**　大多数ASD存在感知觉异常，如对疼痛不敏感，却对某些声音或触摸表现出强烈的偏好或极端的反感,本体感觉方面也很特别,如喜欢长时间坐车或摇晃。

（三）干预原则

目前尚无特异性的 ASD 治疗方法,主要以教育训练为主、药物为辅,以期帮助儿童及其家庭更有效地应对病症,同时最大限度发挥儿童潜能。治疗强调早发现、早诊断、早干预。其中,教育训练方法包括应用行为分析法、结构化教学法、社交故事法、关系型发展干预、图片互换法等;强调父母积极参与,实现教育训练和家庭、社区生活背景结合。

高功能 ASD 的矫治重点在于接纳和理解,避免简单粗暴的对待或体罚,注意发现并发挥其特长,关注指导其社会行为,加强道德意识培育,重点培养其社会适应能力。针对那些症状特别严重或伴有合并症的患儿,可适当采用药物治疗(如利培酮、百忧解等)。研究发现,不少 ASD 患儿直至青春期甚至成人后,在人际沟通、社会交往等方面仍存在困难,严重影响其社会化进程。半数患儿需父母和家人长期照料,少数甚至可能在康复机构度过终生。

四、情绪障碍

情绪障碍(emotional disorders)是以焦虑、抑郁、强迫等症状为主要表现的一组疾病,与成年期神经症之间不存在必然的连续性。情绪障碍在儿童少年群体中十分常见,研究显儿童情绪障碍现患率在 10% 左右,其中以焦虑障碍为最常见,发病率无明显性别差异;其次为抑郁障碍。

（一）概述

情绪障碍的发生与遗传、儿童气质、神经生物机制、养育环境等因素的交互作用有关。例如,焦虑障碍可能是具有遗传特质的儿童在发展过程中与养育者形成非安全型依恋关系,加上不良的养育环境刺激,或因遭遇某些应激事件而促发。在儿童发展过程中,保护因素和危险因素之间的动态平衡若被打破,也会影响着情绪障碍的发生、发展、转归与预后。儿童少年的焦虑、恐惧、强迫、抑郁常混杂或合并出现,且不同年龄段的表达和体验方式不同,在实际工作中,往往难以根据症状而直接按照诊断标准界定。

（二）焦虑障碍

焦虑障碍(anxiety disorder)指无明显客观原因而出现的以不安和恐惧为主的情绪障碍,伴有明显的自主神经功能异常表现,主要包括分离性焦虑障碍、选择性缄默症、特定恐怖症、社交焦虑障碍、广泛性焦虑障碍、惊恐障碍、广场恐惧等。

分离性焦虑障碍常见于年幼儿童,表现为在父母离开或自己离开家时,儿童产生与年龄不符的不适应表现,如过度的、反复发作的焦虑、哭喊、发脾气、痛苦、社会性退缩等,甚至出现躯体症状(恶心、头痛、胃肠不适等)。美国儿科学会估计约 7.6% 的儿童有分离性焦虑障碍。尽管症状在儿童期就开始出现,但其表现却可能贯穿整个成人期。选择性缄默症同样多见于年幼儿童,其特征是在被期待发言的社交场合不能讲话。患儿通常在家里能说话,但面对亲友却无法开口;拒绝在学校/幼儿园发言,造成学业受损,妨碍社交功能。选择性缄默症的患病率一般低于 1%,但对移民儿童的研究中有高达 2.2% 的报道,女童高于男童(1.5～2.6∶1)。尽管选择性缄默症的发生率很低,但青少年及成人的社交焦虑障碍发生率均达到 10% 左右。

很多儿童在发育过程中会出现对某些事物的特异性恐怖,但大多随年龄增长而逐渐消退,只有约4%的人可持续多年甚至延续到成年,发展为特定恐怖症(specific phobia),即对某一特定的物体或情境产生不合常理的害怕、焦虑、回避,恐惧的对象通常为蜘蛛、昆虫、黑暗、雷电、高处、针头、侵入性医疗操作等。儿童少年中最常见的是恐高症,由于恐惧而回避上学的学校恐怖症亦呈现日益增多的趋势。

随着中国二孩时代的到来,同胞竞争障碍又再次回归大众视野。这一诊断虽然已被美国精神病学会《精神障碍诊断统计手册》(第4版)(DSM-Ⅳ)当作关系问题而取消,却在《国际疾病分类》(第10版)(ICD-10)中得以保留。在弟弟/妹妹出生之后,大部分儿童会发生程度较轻的情感紊乱,产生竞争和嫉妒心理,试图引起父母注意,这些反应都属于正常心理表现,但程度严重时可出现焦虑、痛苦或社会退缩等。如何正确处理同胞竞争,有效预防伤害的进一步发生将是父母以及相关专业人士面临的新命题。

焦虑障碍的表现主要包括行为、生理和认知三大方面。常见行为表现包括:胆小退缩、缄默;回避,如拒绝上学;烦躁、哭泣、吵闹且难以安抚;退行性行为,如模仿婴儿;啃咬指甲、卷衣服或头发等。躯体表现包括:食欲缺乏、呕吐、腹痛或腹泻;夜间入睡困难、睡眠不宁、易惊醒、多梦或梦魇等。认知表现包括:过分担心、害怕,如害怕失去父母,害怕被老师批评、考试等;不能集中注意,感到想逃跑等。

治疗以心理行为治疗为主,药物治疗为辅。具体措施包括:①心理行为治疗。开展咨询交谈,缓解家长和患儿的担心及焦虑情绪,对有一定认知能力的儿童,纠正其不合理信念和思维。通过系统脱敏法、角色扮演等行为治疗帮助儿童逐步形成适应性行为,还可配合游戏或音乐疗法对儿童进行放松训练。②家庭辅导治疗。为父母提供咨询,帮助父母提高对焦虑障碍的认识,取得父母配合,为儿童提供一个稳定和支持性的家庭环境。③药物治疗。症状严重时,可酌情给予抗焦虑药物口服。

（三）抑郁障碍

抑郁障碍(depression)是心境障碍(mood disorder)的主要类型,以显著、持久的弥散性心境低落为显著特征,可分为破坏性心境失调障碍、持续性抑郁障碍等类型。其中,破坏性情绪失调障碍(disruptive mood dysregulation disorder,DMDD)常见于儿童少年,以严重的、循环发生的脾气爆发为特征。研究指出,这些高度易激惹的症状在青少年和成人阶段往往发展为单相抑郁障碍、焦虑障碍而非双相障碍,与传统的双向障碍存在差异。持续性抑郁障碍包括原有的慢性抑郁症和恶劣心境。4~18岁儿童抑郁障碍现患率约为2%~8%,童年期男女相当,青春期后女性多于男性(约为2:1)。

尽管儿童抑郁障碍的核心症状与成人相似,但受限于认知和情绪发展水平,儿童的临床表现与成人有所不同,且存在年龄差异。儿童抑郁的常见表现有:情绪低落、不愉快,容易发脾气或哭泣,缺乏动力或不爱玩,学业成绩下降,自我评价过低,喜欢谈论死亡,严重者有自伤、自杀行为。儿童抑郁可表现出很多焦虑症状(包括恐惧和分离焦虑)和躯体主诉(如腹痛、头痛),抑郁经常被躯体症状所掩盖。青少年抑郁的常见表现有:情绪消极,易激惹,缺乏主动性,不愿意参加活动,孤僻,负性自我评价,有自杀意念,常伴有睡眠障碍、食欲和体重改变。

抑郁障碍的病程常呈慢性或反复发作,伴持续的功能损害,治疗通常以心理治疗为主,常采用认知行为疗法(cognitive behavioral therapy,CBT)、家庭治疗、游戏治疗等方法。CBT 为患儿提供心理支持,寻找并确认患儿的负性信念、思维方式及偏见,代之以积极合理的认知模式。家庭治疗旨在改善家庭养育模式和家庭成员之间的关系,适用于因家庭问题所致的抑郁障碍。游戏治疗适用于年幼儿童。症状严重者,应足量、足疗程、长期服用抗抑郁药物,常用 5-羟色胺再摄入抑制剂(SSRI)类药物。

(四)强迫性障碍

强迫性障碍(obsessive-compulsive disorder,OCD)又称强迫症,指以强迫观念和/或强迫行为为主要症状,伴有焦虑情绪和适应困难的心理障碍。国际范围内患病率约为 1.1%~1.8%,儿童期男性多见,大部分同时伴有焦虑障碍或抑郁障碍,约 30% 的患儿合并终生的抽动障碍。

强迫观念主要表现为非理性的、不由自主重复出现的思想、观念、表象、意念、冲动等。大部分个体对此有自知力,明知不可能,仍然会有难以压抑的诸如强迫性怀疑、强迫性回忆、强迫性穷思竭虑、强迫性意向等心理过程。强迫行为则是重复的、有目的、有意图的行为动作,如强迫洗涤、强迫计数、强迫仪式样动作等。强迫行为常导致做事空耗时间,拖拉、过度关注自身形象;正常活动减少;对社交、学习、亲子关系等产生不同程度的影响。其他强迫相关障碍的特点主要在于:反复发生的聚焦于躯体的重复性行为,如拔毛、搔抓皮肤,以及反复试图减少这些行为。

强迫性障碍的治疗须心理治疗和药物治疗相结合。心理治疗可采用系统脱敏疗法、代币疗法、满罐疗法、厌恶疗法等,可根据患儿具体症状灵活选用。青春期少年宜选择森田疗法、生物反馈疗法、音乐疗法等,也有良好效果。药物主要选择 SSRI 类药物口服。

(五)创伤后应激障碍

创伤后应激障碍(post-traumatic stress disorder,PTSD)指儿童少年遭受严重创伤,或经历严重的创伤性体验后出现的持续性焦虑和无助感状态。PTSD 多由突发灾难事件(如强地震)、目睹恐怖场景、遭受虐待(如性侵犯)、战争、强烈应激(如发生严重车祸)等所致,群体发生率约为 8%,女性约是男性的 2 倍,其中约 1/3 的患者可持续至成年。患者(受害者)最明显的症状是强烈的恐惧和无助感,通常在创伤事件发生一个月后出现。

儿童少年 PTSD 主要表现为:①"闯入(intrusions)"体验。反复、不可控制地回忆创伤经历,反复做与创伤性事件相关的梦,反复发生与此相关的错觉或幻觉重现,表现出严重的"触景生情"式精神痛苦。②过度警觉,难入睡或易惊醒,难以集中注意力,易激惹,坐立不安,一旦遇到与创伤事件相似的场合或事件时情绪反应激烈。③持续回避,极力试图忘却当时的创伤性经历,避免接触任何可能引起痛苦回忆的活动或场所,反应迟钝,情感麻木,疏远他人,产生社会性退缩。④可出现攻击、过量饮酒、药物依赖、自伤、自杀等行为。

预防干预主要是及时处理危机,通过提供心理支持缓解创伤后应激症状,减少共生性障碍表现,阻止其"过度警觉""持续回避"等精神痛苦的迁延。主要干预措施包括认知行为方法,引导心理疏泄;向应激状况严重者提供疏泄治疗、想象回忆治疗,可与负性行为消退法等其他心理治疗技术相结合,也可并用抗焦虑-抗抑郁药物治疗。

五、品行障碍

品行障碍(conduct disorder,CD)指在儿童少年期反复、持续出现的攻击性和反社会性行为,主要表现有:易激惹、固执、爱寻衅、恶作剧、侵犯和攻击他人、违拗对抗、故意破坏财物、虐待动物、撒谎欺诈、持续而顽固的偷窃、厌学逃学、离家出走等,严重时可进一步发展为暴力伤人、性侵犯、诈骗、偷盗、吸毒等违法犯罪行为,此时多伴有反社会人格障碍。这些行为均违反了与年龄相适应的社会行为规范和道德准则,危害社会安定及他人、公众利益,而且对障碍者自身的学习、生活和社会化功能也造成严重不良影响。

品行障碍往往继发于童年期的对立违抗障碍(oppositional defiant disorder,ODD),表现为持久性的违抗、敌意、不服从、易激惹、挑衅和破坏行为等,且具有冲动性。少数严重者可进一步发展为青少年违法犯罪(juvenile delinquency),即参与违反法律或与社会规则相悖的违法行为。品行障碍高发于青春早期,男性显著多于女性(6~9∶1)。美国监测数据显示,3~17岁儿童青少年中,品行障碍患病率约为3.5%;我国各地报道的患病率在1.45%~13.6%之间,高发年龄为13岁。影响因素因严重程度、表现类型、环境因素和个体易感性(个体气质、激素水平等)而异,复杂多变。

目前较肯定的致病途径有:①不良家庭环境。如父母婚姻危机、家庭不良氛围和暴力、父母犯罪史、家庭社会经济低下等,都与品行障碍的发生直接关联。②脑功能异常。美国有报道称在有强烈暴力犯罪倾向的青少年中,约1/3存在右脑功能障碍。③贫困、低收入是促发青少年违纪违法的潜在因素之一。④伙伴影响。许多存在品行障碍的儿童少年,其违法行为主要习得于不良伙伴团伙,与这些团伙或个体的接触频率越高、持续时间越长,相互作用程度越高,性质往往越严重。

品行障碍比较顽固,矫治十分困难,因此及早发现、及早采取预防性干预极为重要。措施包括:①营造良好的家庭环境。如向双亲提供养育指导,避免家庭暴力管教,建立安全型亲子关系。②营造良好学校环境。如建立良好师生关系,避免同伴歧视和排,避免过多遭遇学业失败。③改善贫困生活环境。避免接触不良的社会环境因素。④开展行为干预。此类干预建立在以下假设基础上:儿童从小在逆境下生活,造成他们对环境事物的错误认识与评估,促发他们(以反叛方式作为生存手段)的习惯思维,引发其带有攻击性的各种行为。因此,要改变其不良行为方式,必须从改变其错误思维做起。

行为干预可分三步实施:第一,通过为他们营造上述良好的周围环境,促使其安全感建立,消除不良行为产生的萌芽。第二,提供解决问题的技巧训练,包括四个步骤:①帮助儿童理解自己存在的问题,使这些问题在头脑中以恰当形式再现出来;②制订改善计划;③实施计划;④检验。第三,以家庭、学校、社区为基础,以严重的品行障碍患者为重点,采取多系统强化治疗措施(见第三节)。这些措施的具体实施,需要所有的家庭成员、教师、伙伴、精神卫生专业人员和其他社会工作者(包括公安、司法等相关人员)共同参与。

扩展阅读　　美国3~17岁儿童青少年常见心理问题现患率

　　美国国家疾病预防控制中心通过联邦监测系统对2005—2011年间的监测数据进行了梳理,以估计美国儿童的心理障碍现患率,部分结果如下图12-3所示。据该报告估计,12~17岁的青少年中,4.7%在过去一年使用过违禁药品,4.2%滥用酒精,2.8%在过去一个月有香烟依赖。2010年,10~19岁人群的自杀率达到4.5/10万,12~17岁的青少年中,约8%报告在过去一个月中,超过2周感觉抑郁。

　　尽管联邦监测系统尚未完善,如对于学龄前儿童的监测及双相情感障碍等一些疾病的监测和衔接仍有待改进,但对我国仍有一定借鉴意义。中国尚未有较为权威而全面的数据报道,统计年鉴中的医药卫生方面亦未涵盖心理卫生方面的数据。大数据时代,心理卫生监测工作也需与时俱进。

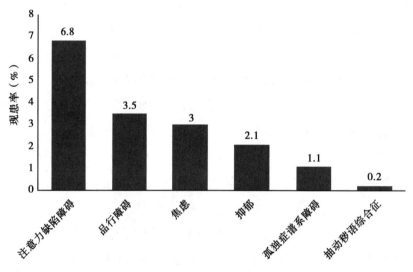

图12-3

美国3~17岁儿童常见心理问题的现患率

(注:图中抽动秽语综合征的现患率是6~17岁儿童的监测数据)

(引自:Perou R 等,2013)

第三节　学校心理卫生工作的目标和内容

一、目标和任务

　　学校是促进儿童少年身心健康学习的主要阵地之一。学校心理卫生的主要目标与学校教育的目标完全一致,以促成学校整体教育目标(德、智、体、美全面发展)的实现。

　　学校心理健康教育的目标包括:①帮助学生认识自己,接纳自己,管理自己;②认识、掌控周围环境,同环境保持适应;③学会解决自身面临的各种问题,应付危机,摆脱困难,增强面对困境与压力的信心和勇气;④使学生控制和消除不适心理症状,化解内心冲突或不良思想情感;⑤帮助学生自己进行选择、自己作出决策并制订行动计划;⑥鼓励学生寻求和了解生活的意义,认清自身潜力,发挥个人潜能,过健康有意义、能自我满足的生活。

学校心理卫生工作任务包括心理健康教育、学习和生活指导、心理咨询和心理评估,以及行为矫正等。以学校为中心,配合社区三级预防保健网络的有力支持,将为儿童少年心理健康促进工作提供强有力的保障。

二、心理健康教育和辅导

心理健康教育是学校健康教育的重要组成部分,可有效预防儿童在校期间可能出现各种心理卫生问题,促进其心理健康发展、顺利完成学业。尤其是各学段衔接(包括转学、小升初、中考、高考阶段)以及心理发展的敏感期或转折期,通过采取心理卫生措施,予以观察和指导。

（一）心理健康教育

1. 课堂授课和参与式教学　　课堂教学便于传授系统知识,而参与式教学以学生为中心,形式灵活多样,如小组讨论、游戏教学、情景教学、角色扮演、辩论会等,加强教师与学生的互动交流,为儿童青少年所喜闻乐见。两者有机结合,可显著提高教学效果。

2. 教学内容应针对群体的发育特征　　对低年级小学生,提供健康生活模式,纠正不良生活习性,改善个人卫生,加强体育锻炼;伴随年级的升高,学校负担加重,应着重指导如何科学安排生活节奏与作息时间;针对青春期少年,开展性生殖健康教育(包括生理、心理、道德伦理和自我防卫能力等)。

3. 提高社会适应力　　帮助学生掌握和教师、家长的沟通能力,学会和同学融洽相处。既维护自尊自信,又能尊重、悦纳他人,有良好包容心态,消除歧视,合力构建良好的学习环境。

4. 关注学段衔接　　小升初、中考、高考等学段衔接阶段以及转学等情况下,学生的心理通常比较敏感或恰好处于心理发展转折期,且另一方面可能感受到来自学校或家庭的压力,此时需有针对性地予以关注,帮助学生顺利过渡。

5. 提高生活技能　　生活技能是指一个人有效地处理日常需要和挑战的能力,因而,帮助学生掌握人际交往、情绪与压力调控等技能,学会适时求助和拒绝,有助于保持学生良好心理状态,以适应复杂多变的人际和社会环境。

6. 将教育对象扩展到家长和教师　　家庭和学校是学生的主要成长环境,对于儿童青少年而言,家长和教师言传身教、潜移默化的影响不容忽视。通过举办"家长学校",召开专题讲座等形式,提高家长和教师对儿童青少年心理卫生重要性的认识,提高养育水平。

7. 心理健康教育和学习指导、生活指导等密切结合　　心理健康教育与学习、生活息息相关。一方面,儿童少年在学习、生活的过程中可逐渐掌握各种技能,促进心理健康发展;学习、生活指导既是心理健康教育的延伸和扩展,也带有鲜明的学校心理服务色彩。另一方面,心理健康教育的成果又反过来促进儿童少年的学习、生活。因而,两者紧密结合,可相辅相成,促成儿童少年的自我实现。

（二）学习指导

1. 入学适应教育　　儿童刚入小学时易出现适应困难;初对陌生的环境、教师、同学易出现恐惧和焦虑感;课程、作业、组织纪律等各种约束亦形成压力,适应需要一个过程。通过辅导,可较快实现课程适应、校规适应、学校生活适应、人际适应和团体适应。外地务工人员子女(流动儿童)入学、转学等过程,尤其需要注意这些方面的辅导和适应性训练。

2. 了解学习特性　帮助学生正确了解不同学科的特点,以及自身的学习特点、特长和弱点。教师应尊重个体差异,坚持因材施教,提高自信;在此基础上,针对学生的个性特征,帮助其调整在某些薄弱学科上的学习策略与技巧。通常可根据学生的各科成绩,结合学习能力测验、班主任老师的评语等进行初步评估,作为开展针对性学习辅导的客观依据。但对结果解释宜慎重,避免误导学生及家长。

3. 学习动机指导　学习动机是提高学习有效性的基本条件。可根据教育学理论,以训练方式(成就动机训练、归因训练)来激发学生的学习动机。

4. 学习方法与策略指导　学习方法和策略是指学生在学习过程中对信息的操纵和加工能力,也是提高学习效率的关键。可在认知理论基础上,对学生进行基本的学习策略训练、支持性学习策略训练、元认知策略训练、工具强化课程训练等。

5. 考试焦虑辅导　适度的焦虑水平对学习、考试有积极作用;焦虑水平过高则适得其反。考试前可采取宣泄法、转移法、松弛训练、系统脱敏法、体验成功法等,帮助学生缓解压力、疏泄焦虑,提高心理承受能力。

6. 学习疲劳的预防和辅导　长期过度学习,可使大脑出现保护性抑制,产生疲劳,降低学习效率。疲劳有两大时相:一是早期疲劳,由保护性抑制引起,可通过休息较快解除;若疲劳持续、反复发生(尤其伴随沉重心理压力时),可积累并形成慢性疲劳(或"过劳"),很难在短时间内恢复,对学习的不利影响更大。因此,须以预防慢性疲劳(过劳)为重点,合理安排各科课程,重视教学卫生,确保学生有充足的休息、睡眠与营养,坚持体育锻炼,避免疲劳的时相转化。

（三）生活指导

1. 情绪指导　旨在通过指导,使学生做到以积极正向情绪为主、反应适度。生活中,出现消极情绪是正常现象,指导并非设法让学生压抑情绪,而是教会他们如何正确表达情绪、合理宣泄情绪、有效调控情绪,使情绪表达合乎节度、利于改善人际关系。

2. 社交指导　青少年良好的自我意识来自健康的社会交往,社交指导的目的在于使青少年学会互相接纳、彼此探索、交流感情、提高人际交往水平,从而形成良好的自我意识。指导可结合学生行为规范进行:一方面,为行为退缩、内向、不擅交往的学生提供特别指导与支持,帮助其树立并维护其自尊、自信,鼓励他们积极参与集体活动,多给他们创造和体验成功的机会。另一方面,对社交不当、攻击行为较多的学生,帮助其调整环境,以参与式教学为主,配合行为矫正、挫折-耐受训练等方法,帮助他们逐步减少甚至消除不良行为。

3. 休闲指导　休闲的目的在于使学生在紧张的学习间隔松弛身心、满足爱好,促进学生全面发展。休闲活动一般分为娱乐、体育、交往、审美、求知等类型。教育、引导学生学会如何选择休闲活动,懂得休闲的伦理,提倡和遵从文明的休闲方式。

4. 消费指导　当今社会的消费日益个性化、多样化和高档化,青少年价值观正在形成,对社会上各种不健康的消费方式、消费行为缺乏辨别能力。因此,要指导学生在物质消费方面坚持"节俭"

原则,在精神消费方面坚持"高尚"原则。使他们认识到应发扬中华民族勤俭节俭的传统美德,在个人消费上自觉抵制奢靡、攀比之风。引导青少年提高鉴赏能力和精神消费品位,同时理解和掌握自己作为消费者的权益和责任。

5. 性心理卫生指导　与上述科学性教育结合,主要在学校日常生活中进行,设立不同的目标。

(1)认识自己:帮助青少年了解青春期性生理、性心理知识;理解对自身优缺点、特长和弱点等方面的客观认识是自我控制的前提。

(2)协调身心关系:引导学生投身有益身心的活动,积极参与体育锻炼,使性冲动得到合理转移,过剩精力得以正常宣泄,身心协调发展。

(3)正确对待异性交往:鼓励正常的异性交往,避免仅着眼于封堵防范,而是善于发现他们在异性交往中出现的普遍性问题,通过讨论和共同探索来解决。教师的作用是从旁启发、引导,并提醒学生注意异性交往中应遵循的社会规范与道德要求。

6. 职业辅导　职业辅导包括对职业的选择与谋取、准备就业、职业适应、职业变换等内容,其最佳时机在高中毕业前夕,一般按照以下顺序展开。

(1)职业选择:进入职业活动前,首先要考虑职业的社会需求以及是否适合自己。

(2)谋取职业:针对自己所谋职业,应做哪些准备,通过哪些途径和方式来获取其资格。

(3)职前准备:包括获取相关信息、参与职业培训等。

(4)职业活动:如何使自己成为组织中的成员,在组织中扮演好个人的职业角色。

(5)职业变换:若在正式就职前或就职后发现自己并不适宜现有职业,或想变换职业,应如何权衡需要和得失,通过哪些途径,做好哪些准备,履行哪些职责等。通过择业辅导,帮助学生树立正确的职业价值观,培养主动、积极的择业意识;面对各种就业信息,帮助学生正确认识自己,着眼现实;鼓励学生根据自身特点和兴趣选择合适的职业或工种;帮助学生克服择业时过多的理想化色彩和脱离实际的追求。

7. 行为自我管理指导　通过指导学生对自己的行为进行管理和调整,学习、运用相关知识和技能,达到消除不良行为、适应生活、促进身心健康的目标。本模式适用于认知已达到一定水平的中学生,常用来防治各种心理-行为障碍(如情绪障碍)、某些躯体疾病危险(如肥胖青少年减肥)、纠正健康危险行为(如吸烟、饮酒)等方面。行为自我管理主要包括以下六个步骤。

(1)目标选择:帮助学生根据自身能力及特点,确定适宜而具体的活动目标。

(2)信息搜集:围绕既定目标搜集相关信息,为活动的有效实施提供依据。

(3)信息加工和评估:不同信息各有利弊,帮助学生分析、整理、归纳、取舍,其中的有益信息将为决策提供依据。

(4)决策与行动:根据信息加工结果,做出活动决策,其中过程变量如生活变更、个人知识经验、环境变化等都处于动态变化。要帮助学生掌握多种解决问题的方法,最终采取其中最科学而简便实用的方法,并在该决策下进行活动。

(5)自我反馈:即对个人行为的回顾与评价,包括学生的自我体验(可以记日记、口头报告等方式)和指导老师的客观评价。在行为管理中积极进行自我反馈,有助于学生提高自尊和自信。心理指导教师不仅要帮助学生及时归纳、总结自身的行为结果,而且要使其自我反馈尽可能正面和积极。

显然。行为自我管理建立在自我意识确立、有强烈行为动机、实施自我管理的基础上,通常可取得良好疗效。

三、心理咨询与心理评估

(一)心理咨询

心理咨询(psychological counseling)是指运用心理学的方法,对心理适应方面出现问题并企求解决问题的来访者提供心理援助的过程。青少年心理咨询则是心理/精神卫生专业人员或受过正规培训的学校心理教师,通过心理咨询帮助儿童少年学会解决发展中遇到的困惑,克服不良情绪状态的过程。主要对象是普通学生和那些正遭遇学校适应困难的学生,此外还应重视对家长与教师的心理咨询。家长和教师的教养态度和方法不当时,也可导致儿童出现心理问题。咨询师通过心理咨询,可给父母、教师提供指导,帮助他们调整和改善亲子关系、师生关系;还可了解儿童心理问题的发生原因和背景,协同应对儿童的心理卫生问题。需要注意的是,心理问题或适应困难不仅易发于学习困难的学生,同样也可发生在学习刻苦或成绩优秀的学生身上。

(二)心理评估与诊断

1. 心理评估与诊断的区别　心理评估(psychological evaluation)是指根据心理发展理论与标准,应用心理学评价方法与工具,对学生个体的心理状态、行为及其成长环境进行描述、分析、归类、鉴别。心理评估的过程包括:行为观察,对结果进行描述、分析,完成资料的收集;对所发现的问题查询原因;在实施测量的基础上进行综合评估,作出判断。对来访咨询的学生进行心理辅导前,有必要进行适当的心理评估或测量,以确定症状的特征或症结,为开展心理辅导或行为干预提供依据。心理评估更强调过程,是一个相对动态的概念。

狭义的心理诊断(psychological diagnosis)是指应用心理学的理论和技术,对来访者的心理活动和人格特征进行评估和鉴定,目的是确定其心理变化的程度和性质。相对心理评估而言,心理诊断更强调结果和确定性,它是一个相对静止和孤立的概念。而广义的心理诊断还涉及临床精神病学的辅助诊断、疗效和预后评定等问题。

2. 注意事项　儿童少年心理评估与诊断须注意以下三个关键点。

(1)慎重诊断:围绕"问题"儿童所表现的行为、认知、情绪或生理症状来判定,且应针对"事(行为)"而不是针对"人",避免给儿童贴"标签"。大部分儿童所表现的行为问题可能仅是适应性不良,或只是身处特殊环境的一过性表现,如慢性疾病、遭受虐待或创伤经历、考试焦虑、分离焦虑等,最终还须专业医师根据医学观察,并依据权威诊断标准(如 DSM-5、ICD-10 等)做出诊断。

(2)充分利用社会环境因素:正在发展中的儿童少年,其心理和行为具有可塑性和易感性等特点,亲子关系、同胞关系、伙伴关系及师生关系在其行为塑造中起着关键的作用。因此,对儿童心理问题的干预必须考虑和协调这些关系,并对养护者、教师进行咨询与指导。

(3)积极发掘潜能:考虑"问题"儿童少年自身的能力特点和背景,特别是其适应环境的能力和发展潜能(如阅读障碍儿童很可能具有音乐、舞蹈、体育等方面的天赋),还需考虑个体的传统文化

（如少数民族）、信仰、语种和价值观等。儿童的发展潜能包括不同年龄段的基本任务（表12-2），它涵盖了儿童少年一些最基本的行为与品行（conduct）或社会行为（social behavioral），是成功适应社会的基础，可为儿童个体行为指导的提供参考。

表12-2 儿童青少年发展任务示例

年龄段	发展任务
婴儿期-学龄前期	母子依恋
	语言
	认识和区分自我与环境
	自我控制与服从
儿童中期	学校适应（按时上学，恰当举止）
	学业成就（如识字、阅读书写、计算）
	与同伴和谐相处（被接纳，交朋友）
	遵守纪律的品行（遵守社会规则，有道德，亲社会行为）
青春期	成功过渡到中学
	学业成就（接受更高教育或职业技能培训）
	参加丰富的课外活动（体育、社团或公益活动）
	结交同性或异性朋友，且关系密切
	形成自我认同感和内聚感（a cohesive sense）

（引自：Masten AS 等，1998）

四、行为指导

（一）基本出发点

学校中的儿童心理-行为治疗应基于以下两点共识：首先，开展此项工作对促进儿童心理健康有深远意义。儿童患有心理卫生问题，不仅对其学业和身心发展造成不良影响，其中约20%可持续至成年，影响其终身的社会适应、生活质量、婚姻家庭、人际交往、就业乃至人格，有的甚至可演化为严重的成人期精神障碍。心理问题的长期存在不仅影响儿童或成人的生存质量，还会使家庭功能失调，大量增加家庭、社会在干预、康复治疗、司法介入等方面的投入，给经济发展和社会管理等方面带来巨大负担。应该坚信，尽管有些患儿在儿童期没有达到预期疗效，但只要积极为他们构建适宜的生存环境，其适应能力就能在不同程度上得到提高，一些严重障碍能得到减轻甚至消除。其次，对行为治疗工作的难度和艰巨性应有充分的思想准备。儿童期心理-行为问题和障碍的病因和发展过程复杂，使其异常的行为具有多样性，甚至缺陷和优势并存。由于病因多变，大部分问题无法由简单、清晰的因果关系来概括。同一类障碍表现形式可不同（如品行障碍既可表现为攻击、诈骗，也可表现为偷窃、故意毁坏财物）；相反，不同类障碍可有类似的表现，如焦虑障碍、抑郁障碍、创伤后应激障碍都可能存在不同程度的焦虑-抑郁症状。此外，导致特定障碍的途径也呈现多样交互性，而非线性静态的。因此，根据个体在治疗过程中的表现不断调整、变换治疗方法显得非常重要。

（二）原理

行为指导是根据条件反射学说、社会学习理论等来改变不良行为的一类技术总称，一般采取心理咨询指导、正负强化法的奖惩交替方式进行训练。学校常见的儿童心理行为问题多属一般性情绪问题、厌学逃学、攻击行为、品行问题、学习困难、团体适应困难等，因而在实施时，可根据对象的年龄和主要问题，综合各种相关理论，灵活运用各种技术进行干预。对存在严重心理-行为障碍者，应尽快转介到专业机构接受系统治疗。

（三）行为指导原则

行为指导原则可归纳为以下 6 个方面。

1. 取得儿童信任　指导者要和儿童建立良好、融洽的关系，取得他们的信任与配合，这是行为治疗的基础。

2. 充分了解儿童的全面信息　包括心理卫生问题的发生经过、原因、生长发育情况、家庭背景、学校生活背景等，最好结合其现场行为表现及态度进行观察评估。

3. 确定靶行为　靶行为是治疗的主要目标，制订治疗方案，按部就班实施计划，并及时进行效果评估。不提倡面面俱到的行为治疗。

4. 取得家长配合　在治疗同时，对主要养育者（家长、教师乃至保姆等）也进行指导，取得他们的充分理解和配合，有利于巩固治疗效果。

5. 消除副作用　无论指导还是治疗，所使用的方法和技术都不能损害儿童身心健康；或者说，治疗带来的副作用不能大于问题行为本身。一旦发现指导/治疗方法不适合，应马上停止。

6. 严格遵循治疗道德准则　例如，实施指导前应取得父母的知情同意，让他们了解实施的程序和目的。实施计划应符合常理并可公开。慎重选用对儿童具有最佳效果及最小伤害的方法，宜多用正强化法，少用惩罚法。指导者应取得相关资格，具备良好的专业素质，这是保障治疗方案具有可行性和合理性的前提。

五、心理卫生问题的社区干预

社区（community）是一个以地理和行政管理为依据明确划分的局部区域，如市、区、街道、县、乡（镇），其成员由一群具有相同归属感、认同感和聚集需求的社会成员所组成。我国目前的社区卫生服务体系架构是：以基层（社区）卫生机构为主体，全科医生为骨干，由行政部门直接或间接领导，在专业机构指导下开展适宜的社区卫生保健服务工作。这一体系集预防和治疗为一体，具有辐射面广、经济方便、易于沟通联络、灵活快捷等特点。以社区三级预防网络为单位，开展儿童心理卫生问题干预，是对学校心理卫生工作的强有力支持。社区干预一般分为三级。

（一）初级预防

初级预防的目标是从预防角度提高儿童少年心理健康素质，防病于未然。绝大部分程度较轻的儿童期心理卫生起因于环境，尤其是家庭。父母的心理健康状态、文化素质，对人际关系和儿童心理的认知，对儿童少年心理卫生问题的发生、发展、转归、预后等都有重要影响。因此，初级预防在很大程度上是一项针对以父母为代表的社区成员心理卫生知识的普及与宣教，并结合优生优育指导工作

同步开展,其内容包括:

1. 宣教　通过传媒宣传、专题讲座等方法,对社区成员进行儿童心理卫生知识教育,并动员社区主管部门予重视和支持,是一项非常必要的基础性工作。

2. 优生优育　以我国优生优育体系为载体,充分利用婚姻教育,孕前、产期、围产期保健教育,常规妇幼保健工作等机会,以即将为人父母的夫妇为目标人群,开展预防教育。目前我国已全面开放二胎,更应通过此项工作帮助父母降低再次生育面临的风险,恰当处理家庭成员关系,预防儿童心理行为问题的发生。

3. 家长学校　儿童从家庭到入托、入学、升学直至走向社会,整个过程的不同阶段易产生一系列适应、教育、能力发展、人际关系等方面的问题,各阶段的顺利过渡既需要家长有充分的思想和知识准备,也需要他们的积极介入与配合。通过举办家长学校,系统传授儿童心理卫生保健知识和科学养育方式,有利于为儿童心理发展创造良好的环境,同时为第二、三级预防做好思想、认识上的准备。

4. 专业培训　适时开展社工或相关专业人员的培训,及时传授心理卫生知识与技能,这些知识和技能的培训,可按社区幼儿园、中小学校、社区医院、街道办、社工等不同目标人群分类进行。在社区内建立相对固定的专家网络,定期、定点开展专业培训或现场诊断干预。

（二）二级预防和保健

二级预防的目标是对儿童心理行为问题的初发阶段提供早期诊断和早期干预。二级预防应以社区基层卫生保健机构为主体,在专业精神卫生医师指导下进行。工作地点主要是社区幼儿园和学校;若条件许可,也可在社区基层医疗机构进行。

1. 建立筛查体系和工作规程　一般而言,筛查工作宜在入园、入学时进行,也可择期配合学校的心理检查和评估工作进行。在环境发生重大变化或个体遭遇重大生活事件后应有针对性地开展筛查工作。筛查工作须掌握以下几个要点:①筛查技术与工具,尽量采用操作简便、快捷而有效(信效度良好)、国内已标准化的测评工具。筛查内容主要是智力筛查、心理卫生问卷调查、家庭环境调查、儿童发育状况调查、其他专项筛查。②规范性操作,对社区专业人员(包括校医、保健医)进行测评技术的专门培训,使大样本筛查按规范化操作规程进行。必要时应有专家到现场指导、监督。③收集资料,其中心理筛查对象是儿童少年本人,其他背景资料可由家长、教师提供,工作人员按统一评定标准进行综合分析,作出判断。④建立心理健康档案或保健记录卡,根据有关内容及要求设计、制订登记卡,及时记录筛查结果、处理结果,并与原始资料分类编排保存,以便查询。

2. 学校心理卫生教育和指导　定期邀请专家到社区的学校、幼儿园进行指导,为社工人员提供业务指导、咨询服务,帮助处理疑难问题。教育对象包括家长、教师及初中以上学生,有助于提高师生、家长对心理卫生重要性的认识,早期发现问题并予干预。

3. 日常治疗　经过培训的社区专业人员,在设定的工作点对存在心理问题的儿童少年提供治疗,目的在于:①缓解消除情绪问题;②促进适应行为,改善人际关系;③培养自我控制能力;④为那些需要定期、反复接受行为治疗的儿童(如 ADHD 患儿接受平衡训练)提供场所和便利。

此处应特别注意有关社区干预的两点原则:一是对儿童及其家庭的问题介入越早,问题越容易解决；二是谨慎应对患儿存在的心理行为问题，避免不当处理对儿童可能造成的伤害，避免因手续不健全、处理不当而导致的法律纠纷。

4. 关注高危家庭　社区心理卫生服务应将高危家庭的儿童作为重点预防干预对象，如离异、单亲、寄养、重组家庭，父母有犯罪史、酗酒赌博史、精神人格缺陷、家庭暴力或虐待史，本人有发育障碍等情况即应列入高危家庭范畴。组织社工、志愿者经常和这类家庭的儿童接触和沟通，关心他们，与他们建立友谊，为他们提供庇护，协助其摆脱危机，促进其积极参与团体娱乐活动；同时为家长或其他养育者提供必要的指导与帮助。

 国际纵览　WHO 推荐的最佳儿童少年心理卫生服务结构

即使是在发达国家，建立适合儿童少年的心理卫生服务也是一项挑战。能否战胜此项挑战，不仅取决于是否有足够可利用的资源，还依赖于有否信心加强本地优势、解决资源匮乏以及在社区机构中帮助存在心理卫生问题和障碍的儿童少年。根据所需成本的高低、需求频率的高低以及所需服务数量的多寡，WHO 推荐了一套最佳服务组织模式，如下图 12-4。

其中，非正式的社区保健主要包括家庭、学校、NGOs 等非专业人士和机构提供的心理健康促进和初级预防服务。初级卫生保健主要指门诊、社区医院等初级医疗机构提供的宣教、筛查、咨询、管理及支持服务。综合医院及社区心理卫生服务主要由专业人员提供诊治，并对初级医疗机构进行培训和管理。极少部分重症患者，需要由儿童少年心理卫生专业人员及康复机构提供的长期住院和专科服务。

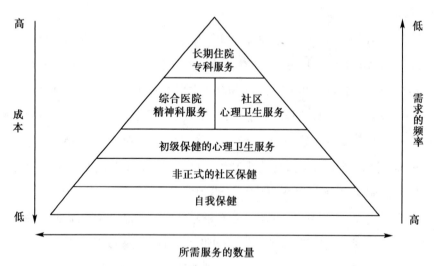

图 12-4
WHO 推荐的儿童少年心理卫生服务最佳结构

（三）三级预防

三级预防的目标是由专业医疗机构，通过门诊或住院方式，对存在心理-行为障碍的儿童提供治疗，协助改善其境遇。从社区角度，主要应建立便捷的转介渠道，将社区无法解决的问题儿童及时转介到专门医疗机构治疗。社区专业人员、社工、志愿者应提供协助，建立随访、跟进治疗制度，帮助患儿尽早康复并回归社区。社区三级预防网络的负责人应通过加强管理,使各级网络成员做到分工协作,沟通协调,形成合理工作格局。作为技术指导的专业医疗机构,不仅是三级预防的主体,而且应为儿童及其家庭提供诊断和治疗;此外,还应为社区制订防治规划,进行人员培训,提供信息资源,提出卫生政策建议,使社区儿童少年心理卫生工作体系化、规范化。

第四节 青春期心理咨询

青春期极具特殊性:除快速而戏剧化的身体变化外,还经历着从家庭中的宠儿到社会上独立的人的身份变化。这种状态的转换会给青少年带来诸多矛盾、冲突及困惑,能否在此动荡的人生阶段找到自己的发展方向,对其健康及未来发展都至关重要。了解青春期的心理特点以及咨询技巧,有助于提供更好的身心保健服务,促进青少年增进自我认识,身心全面发展。

一、概述

(一)定义

咨询(counseling)一词具有商谈、征求意见、劝说之意。青春期心理咨询(adolescent counseling)专指对处于青春期及其青年期(年龄10~24岁)年轻人,运用心理商谈的技术、程序和方法,帮助他们对自己和环境形成正确的认识,纠正心理上的不适应、不平衡状态,提高社会生活适应能力。

心理咨询需根据某种理论并运用一定的程序和方法进行,最常用的是精神分析、认知疗法和以人为中心疗法。广义的心理咨询还包括帮助正常人处理好诸如婚姻、家庭、教育、职业、人际关系及生活习惯等方面的心理问题。心理咨询由来访者(client)和咨询者(counselor)两个主体构成,前者以学生为主,还包括家长、教师或其他养育者;后者指受过专业训练并获得资质的心理咨询人员。

(二)心理咨询的原则

1. 保密 保密是确立双方相互信任关系,保障心理咨询活动顺利进行的前提。未经来访者许可,咨询者不得将谈话内容随意泄漏;公开咨询案例或发表有关文章时,必须注意保护来访者个人与家庭隐私。保密原则并非绝对,它取决于当时情景与咨询者判断能力。

2. 限时 每次咨询控制在30~50分钟左右,电话咨询则在30分钟左右。咨询次数一般每周1~2次。不可随意延长咨询时间或咨询间隔。咨询间隔有助于来访者体验、回味咨询过程的内容与经历,主动探寻走向适应的方法与措施。

3. 自愿 来访者求助须出自自愿,这是建立咨询关系的先决条件。那些在成人催促下勉强前来的青少年,往往表现出自我封闭、抵触情绪和过度防卫,不乐意谈实质性问题。咨询者应向他们耐心讲解心理咨询的基本原理和意义,促使他们放弃被动态度,尽快和自己建立信赖关系。对替代孩子来咨询的父母或老师也应表示欢迎,与他们进行咨询交流也能达到良好效果。

4. 情感自限 咨询需双方相互信赖,但应清醒地把这种信赖关系把握在适当的程度。心理不成熟的青少年易对咨询者产生心理依恋,所谓"移情",甚至超出正常的医患关系。心理咨询师要用适当方式谢绝来访者的某些情感需求,控制其依恋情感的发展。

5. 延期决定　针对青少年情绪冲动和不稳定的特点,咨询者应劝其深思熟虑再作出决定。若当下无法做出决定,允许其延期下决心,可暂时不行动也不作出保证。

6. 遵守伦理规范　心理咨询有严格的伦理道德规范。例如,当动员来访学生采取某种行动时,应将这样做的意义和利弊得失充分予以介绍,但不包办代替,也避免越俎代庖,让学生自己做出选择。除咨询过程外,避免与来访者有其他私下的接触和交往、产生感情上的爱憎或依恋,更不能出现谈恋爱、谋私利等超越伦理道德界限的行为。

二、程序

1. 受理面谈　心理咨询一般需要事先预约,但在学校心理咨询中未经预约而来者居多,而且多为一次性。因此,受理面谈不宜占用过多时间,5~10分钟左右就需进入正题。咨询者可通过受理面谈的耳闻目睹、形象的感受、思考的总结等过程,进行综合考察,大体了解和判断来访者的心理不适应现况及其来访动机。

2. 建立信赖　咨询者与来访者尽快建立相互信赖的良好关系,是成功进行咨询的前提。因此咨询者应做到:①避免空泛的议论;②避免表扬和夸奖;③避免过早做出解释;④避免随意下结论;⑤回避较敏感的问题;⑥回避对他人的辩护和责难。

3. 善于提供心理支持　随着信赖关系的建立,咨询者应实现两大目标。一是向来访者揭示问题本质,使对方注意那些从未意识到的问题,获得心理支持,掌握自己解决问题的途径。二是帮助来访者增强自身对适应性行为的体验。为实现第二个目标,主要应帮助对方减少或消除以下不良心理状态。

4. 帮助来访者勇敢面对生活　咨询达到预期目标后,不要以突兀的方式草率结束。原因是通过一段时间咨询,双方建立了信任依赖的关系,结束时都会产生失落感。咨询者关键要帮助来访青少年重新面对现实生活。可事先将后期的活动安排告诉来访者,帮助其逐步适应。

三、主要理论及方法

心理咨询的流派众多,不同流派各有其独特的技巧和方法。代表性有精神分析、认知疗法和以人为中心疗法三种,适合于春期心理咨询使用。

（一）精神分析

经典精神分析(psychoanalysis)理论由西格蒙德·弗洛伊德(Sigmund Freud,1856—1939)所创立,他认为人的心理活动包括意识、前意识和潜意识三个水平。潜意识为个体无法觉察到的各种为人类社会伦理道德、宗教法律不能容许的原始、动物性的本能冲动及欲望,他把这些本能统称为性本能。根据性本能驱力的投注和转移可将个体的心理发展划分为口欲期、肛欲期、性蕾期、潜伏期、生殖期等五个阶段,如果需求得到适当的满足以及宣泄,个体就会获得进入下一个心理发展阶段的机会,逐步迈向成熟。

青春期即对应生殖期,在此阶段,个体形成以生殖器为主要来源的快感区,开始出现解决性紧张、寻找爱慕对象以及繁衍后代的生理需要,同时还有摆脱父母控制、形成独立人格的心理需要。青少年在青春期面临两个挑战：①需要找到合乎社会要求的、可宣泄自己本能需求的方式；②需要摆脱对父母的依赖和崇拜，与家庭外的成员建立亲密关系。若无法调和，青少年倾向于采用不成熟的防御机制压抑自己的需求，轻则消耗心理能量，重则可能引起一连串的心理困扰甚至形成病理性心理。

精神分析就是要将来访者压抑到潜意识的内容上升到意识层面，使来访者产生领悟，达成自我理解继而形成新的认知、出现新的行为，弗洛伊德把这个过程称为"修通"。传统的精神分析主要通过自由联想、移情和反移情、识别和处理阻抗、释梦等方法，辨识、处理来访者潜意识的冲突，但由于其疗程太长、花费过高，导致心理障碍者中只有极少一部分可能接受精神分析。后来者在弗洛伊德的基础上做出了许多的改革，发展出诸如心理动力学疗法、客体关系心理治疗等方法，为有心理困扰的人群提供了更多的选择。

（二）认知疗法

认知治疗理论认为：个体出现心理问题的根源在于其在解释事件时往往带有负性自动化思维，他们倾向于对目前事件作出不良解释，对过去事件作出消极的评价，对未来作出消极的预期，这些负性自动化思维又进一步带来负性情绪和行为失调。因而，认知疗法（cognitive therapy）主要通过处理个体的不合理信念来帮助来访者解决心理问题。

负性自动化思维的逻辑中常存在一些特有的错误，将客观现实向自我贬低的方向歪曲，这种病理性的信息加工模式称之为认知歪曲，表 12-3 列举了几种常见的认知歪曲。

表 12-3　常见的认知歪曲

认知歪曲类型	主要特点	举例
选择性概括	仅根据一小部分的信息草率得出结论和判断，而忽略显而易见的更多信息	一位高三学生仅一次模拟考试没有考好便认为"我很糟糕，高考会失败"
主观推断	没有支持性或相关的证据下得出结论	"同学们在看我，一定是看我出丑"
过度概括	由某一件事得到一个结论，再将结论不合逻辑地推广到其他方面。从个别事件的评价作普遍的推理	"我这个实验没成功，唉，做什么事情我都不会成功的"
夸大和缩小	用一种比实际上大或小的意义来感知一个事件或情境	一位出现头昏眼花者认为"我会晕过去的，我得了心脏病了"
个性化	没有根据的情况下将一些外部事件与自己联系起来	"父母离婚都是我的错，是我给他们带来了不幸"
极端思维	非黑即白，非好即坏。表现为功能不良性完美主义	"我必须是完美无缺的，否则就是个失败的人"
错贴标签	根据以往的缺点和错误来定义自己或他人的本质，并作出专业化的结论	"他说谎，他人品有问题"

（引自：胡佩诚，主编. 心理治疗. 2013）

需要注意，负性自动化思维和认知歪曲的逻辑错误只是表现，更深层的原因在于不良认知图式。认知图式是指个体从童年期开始通过生活经验建立起来的相对固定的对环境反应的习惯性方式，是个体的核心信念，决定了个体是如何看待自己、看待世界。不良认知图式会奠定一个消极的人生基调，这种基调才是负性自动化思维和认知歪曲产生的根本原因（表 12-4）。

表12-4   适应型和不良适应型图式

适应型图式	不良适应型图式
不管发生什么事情,我总能想办法控制局面	如果我选择一件事,我一定要成功
如果我钻研一件事情,我就一定能掌握它	我笨
我是幸存者	我是个骗子
别人能信任我	我和别人在一起从来都不自在
我是可爱的	离开了爱我的人,我什么都不是
人们尊敬我	要赢得别人的接纳,我一定要完美无缺
如果我事先做好准备,我通常能做得更好	不管我做什么,都不会成功
没有多少事情能吓到我	这世界对我来说真是太可怕了

(引自:胡佩诚,心理治疗.2013)

认知疗法的任务主要包括:①应用提问、家庭作业等技术,引导来访者自我发现负性自动化思维、认知歪曲乃至不良认知图式;②采用一定技术,促使来访者修正歪曲认知、负性自动思维乃至不良认知图式。美国认知心理学家阿伦·特姆金·贝克(Aaron Temkin Beck)1985年总结了认知疗法的五个步骤及技术。其中包括了:①识别自动化思维(identifying automatic thoughts),常用方法为记录思维,即咨询师指导来访者记录在特定情境下的特定反应时出现在脑海里的想法是什么,促使来访者发现自己的自动思维模式,当来访者出现思维改变的时候,也应记录下来,这是校正自动思维的直接方法,另外还有想象联系、角色扮演以及使用检查清单等方法;②识别认知错误(identifying cognitive errors),即识别认知歪曲,常用的方法有重新归因、去灾难化、认知训练、挑战绝对、挑战全或无思维;③真实性检验(reality testing),即将患者的错误信念视为一种假设,据此设计行为模式或情境对这一假设进行验证,让患者在检验中认识到原有的信念是不符合实际的,并能自觉加以改变,真实性检验是认知疗法的核心;④绝大多数心理困扰者存在自以为是他人注意的中心这个不良思维,因此感到一言一行均受到他人的议论和评价,咨询师可以通过精准提问引导患者去中心化(decentering),让来访者感悟到每个人都在忙自己事,自己是不可能成为长期关注的中心的;⑤通过布置家庭作业等形式,鼓励来访者对自己的抑郁或焦虑水平监控(monitoring distress or anxiety),发现情绪变化的规律、特点和影响因素,用自我监测到的事实替代自己的主观想法,消除消极思维,增强治疗信心。

认知治疗的出现提供了一种"以现在为核心、以问题为导向"的结构性心理治疗方法,打破了精神分析对潜意识的执着以及行为主义疗法对认知、情绪和行为的单向片面认识,发扬了人的理性和逻辑能力特点,是临床较为实用的一种心理治疗方法。然而,认知疗法过于强调理性思维和理性操作的特点,也容易让人对理性思维过于依赖,而忽略了非理性思维及本能相关的原始情绪反应对人的心理的平衡作用,心理工作人员在实际操作中有必要对认知疗法的使用度做好把握。

(三)以人为中心疗法

以人为中心疗法(person centered therapy)由美国人本主义心理学家卡尔·兰索姆·罗杰斯(Carl Ransom Rogers,1902—1987)创立,他认为,只要提供一种尊重和信任的人际及环境氛围,那么个体就会形成以积极及建设性态度去发展的倾向,而这样的氛围首先取决于建立良好的咨询关系,为此,咨询师需要做到以下四点。

1. 真诚　真诚(genuine)即真实与一致。咨询师不是镜子、共鸣板,也不是一幅空白的荧幕,他不戴面具,也不伪装,而是表里如一、真实可靠地以真正的自己投入到咨询关系中。

2. 无条件积极关注　无条件积极关注(close attention)即咨询师要对来访者的优点及进步保持高度的敏感,用积极的眼光去看待来访者在咨询室里的变化,不带价值判断地尊重来访者,允许来访者在咨询室里表现得不好,无条件接纳来访者的一切,这不意味着放任来访者做一切事情,而是带着接纳作为人必定存在局限性的观点去接纳来访者的不足,并帮助来访者理解这些局限的积极作用。

3. 共情　共情(empathy)是指咨询师放下自己的主观参考标准,设身处地从来访者的参考标准来看事物和感受事物,同时还要求咨询师能够以言语或非言语准确表达对患者内心体验的理解,并协助来访者对其感受做进一步的思考。

4. 尊重　尊重(respect)是咨询师的首要态度。当来访者发现咨询师以接纳的态度倾听,就能逐渐学会以接纳的态度倾听自己;当来访者体验到咨询师的关注(即使是那些被隐藏起来或被视为消极的领域),来访者也会开始关注自己。在与来访者交流的过程中,需掌握一定的会谈技巧,如情感反映、明确表达关注、复述、具体化等,有助于快速有效地建立咨询关系。以人为中心疗法十分关注人的真正价值,其倡导的“人本主义”的思想,对于正在构建世界观和价值观的青少年而言是一种极好的精神滋养。

人类是一个具有丰富差异性的群体,没有哪一种心理学理论可以完美地解释所有的心理现象,也没有哪一种心理疗法可以解决所有的问题,每种流派都有其优缺点。在实际的工作中,应根据来访者的个人特点采用适合的疗法。

（静　进）

【思考题】

1. 阐述心理健康的儿童少年应具备的特征。

2. 讨论影响着儿童少年心理卫生问题的程度与表现的因素,说明它们是如何发挥影响作用的。

3. 结合成长经历,讨论个人在不同的年龄阶段遇到过的一些心理卫生问题。

4. 就你知道的行为问题评定的工具或量表,试分析它们在评定儿童少年卫生问题时起到的作用。

5. 青春期少年可能面临的一些心理困扰,试讨论他们面临这些心理困扰的原因。

第十三章

儿童少年伤害与暴力

（Injury and Violence in Children and Adolescents）

【学习聚焦】 定义伤害、意外伤害、故意伤害、校园暴力与网络暴力，描述伤害、暴力的流行特征，识别伤害、暴力的危险因素，解释伤害、暴力预防控制的重要性，说明伤害、暴力的理论基础，讨论如何采取有效措施对伤害暴力进行预防和干预。

伤害与暴力是世界各国面临的严重公共卫生问题。世界卫生组织（WHO）报告（2016），每年约有 125 万人因道路伤害而死亡，道路交通伤害是年龄在 15～29 岁人群的主要死因。每年全世界约 20 万起暴力凶杀事件发生在 10～29 岁人群中，占全球杀人总数的 43%。凶杀是 10～29 岁人群的第四大死亡原因。加强伤害与暴力的预防和控制，对于减少医疗、社会和经济损失，提高人群生命质量具有十分重要的意义。伤害和暴力分类复杂，互有交叉，本章重点叙述儿童少年意外伤害、故意伤害、校园与网络暴力。

第一节 儿童少年意外伤害

伤害（injury）是指由于各种物理性、化学性、生物性事件和心理行为因素而导致个体发生暂时会永久性损伤、残疾或死亡的一类疾病的总称。已成为当代各国威胁儿童健康及生命，也是导致严重疾患和残疾的主要因素之一。以伤害作用的对象，可分为意外伤害和故意伤害，其中儿童少年意外伤害是其第一位死因。

一、流行特征和危险因素

儿童少年意外伤害（unintentional injuries in children and adolescents）是指由于意想不到的原因造成儿童少年发生暂时或永久性的损伤、死亡或残疾。意外伤害虽然是突发事件，但也是一种疾病，有其外部原因和内部的发展规律，通过适当的措施，可以有效地预防和控制。

（一）流行特征

1. 流行概况 据 WHO 报告，在世界大多数国家，意外伤害是儿童少年致伤、致死最主要的原因。在日本、法国、加拿大、澳大利亚、瑞典、英国、美国和荷兰 8 个工业化国家中，1～19 岁儿童少年意外伤害的死亡率以美国为最高，瑞典最低。在阿根廷、哥斯达黎加、古巴、智利和乌拉圭等拉美国家中，意外伤害已被列为 1～14 岁儿童少年的首位死因；相关调查资料表明，意外伤害也已成为中国儿童少年死亡的首位死因。

儿童少年意外伤害最常见的原因主要是车祸、跌落、烧伤、溺水、中毒等。但在不同国家存在一定的差别,如美国的意外伤害以交通事故居首位,其次为他杀、溺水和火灾等;我国意外伤害的死亡率则主要以跌伤、交通伤害、溺水较高。中国国家伤害监测系统(National Injury Surveillance System, NISS)监测结果显示,2006—2014年共收集0~17岁门、急诊伤害病例895 243例(男性601 896例、女性293 222例);其中意外伤害病例为843 472例,占92.2%。2014年共收集0~17岁伤害病例131 064例,意外伤害占95.7%,以跌倒/坠落(54.9%)、交通伤害(12.15%)为主。北京市采用与联合国儿童基金会和儿童安全联盟共同开发的问卷,从18个区县抽取28 000户居民进行入户调查,结果表明北京市儿童青少年伤害的发病率为2.3%,高于成人伤害发病率1.6%,6~9岁组的儿童伤害发病率最高为2.8%;男童伤害发病率为3.0%,高于女童的1.4%;伤害类型中以跌落、动物咬伤和交通事故为前三位。刘晓晓(2016)采用meta分析显示,中国城市学龄儿童青少年伤害人数发生率为29.0%($95\%CI$:24.5%~34.3%),人次发生率为53.2%($95\%CI$:41.7%~67.9%)。跌落伤为首位原因,而交通伤害则倾向于在同一个体身上重复发生。男生伤害人数发生率(35.1%)高于女生(27.6%),中学生伤害人数发生率(31.2%)略高于小学生(30.1%)。

世界范围的疾病负担研究表明,2005和2013年的10~24岁年轻人前5位死因中,男性道路伤害、溺水、自伤等排在前位;2013年,自伤和道路伤害已经成为15~24岁青年期女性的第一、第二位死因。见表13-1。

2. 分布特征

(1)人群分布:儿童少年意外伤害的发生随年龄、性别、种族及社会经济地位等的不同而有一定差异。据有关资料,各地男性意外伤害的死亡率一般均高于女性,这种性别差异随年龄增长而加大;在不同年龄的青少年中,以15~19岁意外伤害的死亡率最高,1~4岁次之,10~14岁和5~9岁死亡率较低。儿童意外伤害的死亡率在不同种族之间也存在显著差异,瑞典的一项调查表明,低社会地位家庭的儿童,意外伤害死亡率高。

(2)发生场所分布:儿童少年日常活动的场所(如家庭、幼儿园、学校等)是意外伤害的易发之地。据我国11个城市抽样调查资料,儿童少年意外伤害发生的场所依次为:家庭内(26.06%)、学校内(23.15%)、上学途中(15.84%)、其他公共场所(15.08%)、体育运动场(9.02%)、幼儿园和游乐场(各4.00%)、其他场所(2.85%)。

(二)儿童少年意外伤害影响因素

伤害是医学生态学的问题,它的发生是人与周围环境在一定时间内交互作用的结果。伤害发生的基本条件是由宿主(或个体),物理与社会环境、病因及媒介物诸因素所组成。

1. 宿主因素　如儿童的年龄、性别、种族、心理状态等。

(1)年龄:流行病学研究表明,儿童少年年龄或发育水平与意外伤害的类型和发生率有一定的关系。国外报道,在由于跌伤而导致住院或死亡的人群中70%小于10岁;溺水死亡率以5岁以下儿童及15~19岁少年最高;交通事故中,5~15岁年龄段的孩子易发生由于骑自行车导致的伤害。年龄对意外事故的影响作用主要是不同年龄组的活动能力、判断力、自我控制情况、家长保护措施、生活经验和社会知识等心理-生理发展成熟度和行为模式、知识构成不同所致。

表13-1　不同性别的10~24岁人群2005、2013年前5位死因顺位

性别		10~14岁		15~19岁		20~24岁	
		2005年	2013年	2005年	2013年	2005年	2013年
男性	1	道路伤害 10.0% (8.6~11.2)	道路伤害 9.8% (8.5~11.1)	道路伤害 19.6% (18.0~21.4)	道路伤害 18.7% (16.8~20.8)	道路伤害 20.7% (18.7~22.2)	道路伤害 21.1% (18.8~23.0)
	2	溺水 9.5% (7.9~11.4)	艾滋病 9.5% (8.8~10.3)	自伤 7.9% (6.0~9.4)	暴力 7.8% (5.3~9.3)	自伤 10.1% (7.4~11.9)	自伤 10.1% (7.6~12.4)
	3	肠道传染病 6.5% (3.6~10.4)	溺水 8.3% (6.7~11.4)	暴力 7.6% (5.3~9.3)	自伤 7.4% (5.7~9.4)	暴力 9.3% (6.6~10.9)	暴力 9.2% (6.4~11.0)
	4	艾滋病 5.9% (5.4~6.5)	肠道传染病 6.5% (3.5~10.5)	溺水 6.3% (5.2~7.9)	溺水 5.9% (4.7~7.9)	肺结核 5.4% (4.5~6.3)	肺结核 4.8% (3.8~5.8)
	5	疟疾 5.7% (4.6~6.9)	下呼吸道感染 4.7% (3.6~6.3)	肠道传染病 3.2% (1.6~5.6)	艾滋病 5.4% (4.6~6.2)	溺水 4.1% (3.3~5.3)	溺水 4.1% (3.2~5.6)
女性	1	腹泻 4.7% (3.9~5.8)	艾滋病 11.6% (10.7~12.6)	自伤 9.9% (7.5~12.9)	自伤 9.8% (7.1~12.9)	肺结核 8.5% (6.9~9.9)	自伤 8.1% (5.8~11.1)
	2	艾滋病 7.1% (6.5~7.6)	肠道传染病 6.7% (3.6~10.7)	道路伤害 8.0% (6.8~9.0)	道路伤害 7.6% (6.3~8.8)	自伤 7.7% (5.9~9.9)	道路伤害 7.0% (5.7~8.1)
	3	疟疾 7.0% (5.8~8.5)	道路伤害 6.1% (4.9~7.1)	肺结核 5.6% (4.2~6.7)	艾滋病 7.5% (6.4~8.7)	道路伤害 6.3% (5.3~7.1)	肺结核 6.8% (5.2~8.4)
	4	肠道传染病 6.2% (3.4~10.3)	下呼吸道感染 5.6% (4.3~7.0)	腹泻 4.2% (3.3~5.4)	肺结核 4.4% (3.3~5.6)	艾滋病 5.3% (4.1~7.0)	艾滋病 5.7% (4.8~7.0)
	5	下呼吸道感染 5.9% (4.8~7.5)	疟疾 5.4% (3.3~7.2)	灼烫 4.0% (2.7~6.1)	灼烫 3.9% (2.5~6.1)	腹泻 4.1% (3.3~5.0)	灼烫 3.8% (2.5~5.9)

（引自：Mokdad AH等，2016）

（2）性别：意外伤害的性别差异比较明显，男性发生频率高于女性。性别差异在于男童子生性好动，活动频率高，范围广，喜爱尝试新鲜事物，故发生意外如跌落、中毒、溺水的频率也高。

（3）种族：研究发现美国0~14岁儿童中非西班牙族白种人的窒息死亡是美印第安族儿童的两倍；西班牙族和非西班牙族白种人的跌落性死亡是美印第安族的两倍；美印第安族儿童溺水和中毒死亡率在三个民族中最高。这种种族差异究其原因可能与各民族经济水平、城乡环境、传统信仰和习俗有关（Olson LM 等，1990）。

（4）心理行为特征：多动、冲动、注意力分配障碍、情绪不稳定等心理行为特征与伤害的发生及再发倾向密切相关。青春期的身心发育特征，如自我评价过高、表现欲强烈等也与伤害发生密切相关。性格外向和好动的儿童青少年伤害发生率较高，可能与其活泼调皮、喜欢打闹冒险以及接触危险因素较多有关。

（5）近视：经 meta 分析发现，近视儿童少年伤害的发生率高于视力正常儿童青少年，近视儿童少年戴着眼镜活动不方便，摘掉眼镜看不清，增加了活动和社交时受伤的风险，导致其伤害发生率较视力正常儿童少年高（李美莉等，2014）。

生活中，大部分人善于并习惯用右手，因此生活设备和用品、公共场所设施、体育器械等都是按照大部分人的习惯设置，左利手（即左撇子）儿童可能由于不适应而使伤害发生率增加，也可能与左利手儿童在脑神经发育方面的某些特征有关。

2. 环境因素

（1）家庭因素：报道，有研究显示，母亲文化、家庭社会经济状况、拥挤和贫穷是伤害的危险因素（Mcgarry S 等，2013）。澳大利亚学者朱迪·M. 奥斯本（Jodie M. Osborne，2016）研究发现，家庭社会经济剥夺的 5 岁以下儿童具有较高的伤害发生率。

单亲家庭孩子意外伤害发生率较高。在加拿大，有研究者追踪研究了0~3岁儿童伤害的危险因素，发现单亲是最主要的影响因素（Larson CP 等，1988）。来自瑞典一项研究证实，单亲家庭对儿童健康危害甚大，增加了疾病和死亡的危险，而且伤害发生率较高（Gunilla RW 等，2003）。

家庭防范措施是否健全直接影响儿童伤害在家庭中发生。干预试验也显示，通过加防护栏及改变坠落面的性质如软硬程度等可以较好地预防儿童从床上、楼梯上及窗台上坠落所导致的伤害等；加强家中药品、电器管理等大大减少儿童中毒、触电等伤害。

（2）社会因素：涉及立法、咨询、公众和媒体的教育等。美国田纳西州1979年随着车辆管理法的实施，由于机动车辆相撞而致的死亡在高危儿童中有减少而其他类型的损伤的死亡率在 18 年内无明显变化。伤害预防咨询可有效减少大量的家庭伤害事故，健康教育能大大提高个体的预防意识和行为，从而减少伤害发生。儿童青少年对事物辨别能力差，好奇心强，喜欢模仿，加强影视报刊的管理，减少暴力渲染，有助于减少伤害和暴力的发生。另外，加强产品及公用设施的安全、道路的设计与修筑等在伤害预防重起到重要作用。

二、儿童少年意外伤害的预防和控制策略

预防控制儿童少年的意外伤害，需要加强理论研究，注重研究成果的转化，总结现实经验，以有

效降低伤害发生率,提高儿童少年生命质量。

（一）伤害控制理论

1. 伤害预防的四 E 干预措施

（1）工程干预:工程干预（engineering intervention）的目的在于通过干预措施影响媒介及物理环境对发生伤害的作用。通过对环境和产品的设计和革新,减少伤害风险。强调安全设计,安全控制等。

（2）经济干预:经济干预（economic intervention）是用经济鼓励手段或罚款来影响人们的行为。如政府部门对有造成安全隐患、安全事故的行为进行经济处罚。

（3）强制干预:强制干预（enforcement intervention）是用法律及法规措施影响人们的行为。国家应通过法律和法规约束行为,规范各种规章制度,杜绝或减少不安全事件的发生。如车辆安全带的规定、禁止燃放烟花鞭炮、禁止酒驾的规定等。

（4）教育干预:教育干预（educational intervention）是通过普及安全知识影响人们行为的过程。通过健康教育,增强人们对伤害危险的认识,改变不良的行为方式。目的是改变儿童少年不安全状况,降低意外伤害危险因素,改善儿童少年实际生存状况,提高生活质量。

2. Haddon 模型　美国威廉·哈登（William Haddon）创立的"三种因素、三个阶段"的理论。他认为,伤害的发生取决于宿主、媒介物和环境三因素互相作用的结果,三因素的互相作用贯穿在事件发生前、事件发生中和事件发生后的全过程。应根据三种因素三个阶段的不同特点,制订相应的干预措施,从而控制伤害发生。

哈登伤害预防的 10 大策略内容包括:①预防危险因素的形成,如禁止生产有毒杀虫剂,宣布禁止进口或销售潜在性有害物质等。②减少危险因素的含量,如限制车速,限制城市游泳池跳台的高度,限制武器使用范围,有毒物品应安全包装等。③预防已有危险的释放或减少其释放的可能性。如防止儿童误食药引起中毒。④改变危险因素的释放率及其空间分布,可减少潜在性致伤能量至非致伤水平。如儿童防止火灾烧伤,机动车司机及前排乘客应作用安全带及自动气囊。⑤将危险因素从时间、空间上与被保护者分开,如行人走人行道、戴安全帽、穿防护服、穿防护背心、戴拳击手套等。⑥用屏障将危险因素与受保护者分开户口用绝缘物把电缆与行人隔离。⑦改变危险因素的基本性质,机动车车内突出的尖锐器件应改成钝角或软件,以防撞车触及人体导致伤害,加固油箱防止撞车时油箱破裂,漏油。⑧增加人体对危险因素的抵抗力。⑨对已造成的损伤提出针对性控制与预防措施。⑩使受伤者保持稳定,采取有效治疗及康复措施。

3. 主动干预与被动干预结合理论　主动干预是指全体自身选择一定的安全装备或采取某些行为方式达到避免伤害的目的。如骑自行车者正确佩戴头盔,可有效减少头部损伤;被动干预是指在外界环境中配备安全设施,以减少伤害风险。如汽车安全气袋在撞车时自动打开。在伤害控制过程中,应根据实际需要,将两者合理结合起来。

（二）伤害的预防对策

儿童少年伤害的预防涉及较广泛的领域,政府和卫生部门以及社会有关方面协同是做好预防的关键。儿童意外伤害全面的预防对策应包括教育、法律和技术三个方面;同时,还要建立儿童意外伤害的信息报告和监测系统,以及完善科学社会管理工作。

1. 教育方面的对策　开展关于伤害预防和控制的健康教育活动,提高儿童少年本人及其父母、专业工作者、全体社会公众对意外伤害的预防和自我保健意识。如在学校健康教育规划中,可设置安全卫生教育课程;对专业人员应进行关于预防伤害的技术培训,使之能为儿童少年、家长提供预防伤害所必需的咨询和医疗保健服务;并要对儿童少年加强精神文明和行为规范教育,杜绝一切打架、斗殴事件。

2. 法律方面的对策　应制定有关的法律和法规,借助于法律的威力来消除和避免某些可能发生伤害的危险因素,以减少伤害的发生率和死亡率。当今美国已对获得驾驶执照及饮酒的最小年龄作了法律规定;还制定了毒物包装、易燃物管理及儿童乘车安全的法规;有些国家还制定法律,强制使用汽车安全带及摩托车防碰头盔等。这对预防和控制伤害的发生和减少伤亡起到了积极的作用。

3. 技术方面的对策　首先,应开发研究各类伤害的自动报警措施,加强建筑设施的安全管理和危房校舍的维修和改造;其次,针对当前儿童少年骑自行车交通伤亡和动物咬伤比例上升趋势,应加强交通安全和动物管理工作;还要完善伤害的急救护理系统,以减少伤害所造成的不良后果。

鉴于儿童少年伤害的预防是一项社会性很强的、综合性的系统工程,因此,不仅需要卫生、教育、交通、司法、机械、建筑等部门的参与,而且需要卫生学、流行病学、社会心理学、行为科学、传播科学等领域的专业工作者及广大家长通力合作,才能收到良好的效果。建立伤害的信息报告和监测系统进行伤害信息的收集和分析,有利于为有关部门提供可靠的决策依据,对于预防伤害的发生,降低儿童伤残和死亡率,保护儿童少年健康成长,具有重要的作用。

扩展阅读　美国CDC—通过公共卫生与临床结合预防伤害

据美国CDC数据,美国大约每年有180 000人死于伤害和暴力,包括车祸、药物过量、跌落、攻击、溺水和自我伤害等。为加强预防,美国CDC倡导通过公共卫生与临床结合的伤害预防,在以下方面取得了成功的经验。

1. 确定预防战略目标

(1)积极干预:通过个人、社区、社会等贯彻执行应用社会生态模型指导下的公共卫生战略(包括教育、行为改变、政策、工程和环境的支持)。1996年成立的美国社区预防服务工作组建议通过政策干预推进安全带、儿童安全座椅、预防酒驾等降低交通伤害的发生。

(2)形成预防策略:鉴别和评估革新性预防策略的挑战,推荐有效、严格的评估干预策略。

(3)增加伤害与暴力预防战略投资:针对愤怒管理、冲突解决的以学校为基础的生活技能训练项目能有效降低打架和青少年犯罪,投入1美元能带来37.52美元的回报。

2. 认真实施有效策略　通过伤害框架理论(利用社会价值,强调预防重点)、社会数理理论(提供统计数据信息)和成功案例(为社区动员、需求评估、策略选择、健康效益提供详尽的行动方式)加强伤害信息的传递,加强与决策者的沟通,促进预防策略的实施。

3. 加强翻译和传播有效干预措施和策略　研究者与执行者、发现者与传播者之间的鸿沟是非常巨大的,加强信息传播,加强交流和沟通,消除鸿沟有助于干预策略的实施和落实。

4. 加强管公共卫生和临床医学的整合　预防伤害和暴力是共同的责任。公共卫生工作人员必须与临床医学工作者建立伙伴关系以确保健康服务体系有效整合、高效运行,以便更好预防伤害、改善健康结局。整合目标包括公共卫生和健康保健服务系统提供的伤害预防的监控以及质量和成本效益的提高。

5. 支持伤害暴力预防研究　尽管过去20多年,美国在降低伤害负担方面做了大量工作,但是关于伤害暴力预防方面的研究和实践仍需加强。必须加强伤害、暴力的监测,收集及时、准确的数据进行趋势监测和预防效果评估。为伤害暴力预防策略发展奠定基础的病因学研究需要加强。了解帮助年轻人克服个人、环境、人际关系等的挑战,缓冲伤害危险的可调节性因素,严格评估干预策略的有效性和投资回报也是研究的重要课题。

(引自:Haegerich TM 等,2014)

三、两种常见的儿童少年意外伤害的预防控制

儿童少年意外伤害具有明显的年龄特征、地区差异和季节性。在中国,交通伤害、溺水是儿童少年特别是学生的最易导致死亡的意外伤害。

(一) 交通伤害

交通伤害(traffic injury)即道路交通事故,又称车祸,是指车辆在道路上因过错或者意外造成的人身伤亡或者财产损失的事件。

1. 流行特征　随着社会经济发展,小汽车越来越多的走入普通家庭,儿童参与日常交通环境的机会日益增多,随之而来的是不断上升的道路交通伤害。全球188个国家的数据显示,2013年道路交通伤害致死在10~14岁、15~19岁、20~24岁青少年死因占比分别为9.8%、18.77%和21.1%,均列死因的第1位(Mokdad AH 等,2016)。《道路安全全球现状报告2015》指出:全球每年约125万人死于道路交通意外,低收入和中等收入国家的道路交通死亡率是高收入国家的2倍以上,并且道路交通事故是15~29岁人群死亡的主要原因。

2013年,NISS共收集中国儿童道路交通伤害病例15265例,其中男童9851例,女童5414例,男童多于女童;16岁和17岁儿童病例数占总病例数的比例最大,分别为8.66%和10.86%,其次为3~6岁年龄组。

儿童道路交通伤害的发生与儿童外出活动时间有密切关系,主要集中在暑假7、8月份和周末;一天中的中午和下午,尤其是下午放学和下班高峰时段,也是儿童道路交通伤害的高发时段。

采用meta分析发现,从伤害发生的地域来看,中国农村儿童交通伤害发生率高于城市,西部地区高于东、中部地区;伤害发生地点以人行道、住宅区道路和斑马线为主(李美莉,2014)。

中国儿童自行车伤害排在第1位,行走过程中伤害排在第2位,还有16.28%的学生在乘坐交通

车辆时发生伤害。印度一项调查也显示,学生骑自行车上学发生交通伤害的风险是步行上学的1.5倍,而乘坐校车上学者比步行儿童交通伤害发生的风险减少50%。

在道路交通伤害中,由于惯性,儿童的头部最易受到创伤,其次为下肢、手部/脚部(含腕、踝)和多部位等。不同性别病例的伤害部位前三位排序与总体特征一致,而0~4岁儿童头部受伤比例最大。伤害性质主要为擦伤、扭伤或拉伤、骨折和脑震荡,伤害严重程度以轻、中度为主,伤害结局以治疗后回家为主,死亡较少。

2. 影响因素　儿童青少年道路交通伤害的发生是多因素综合作用的结果。

(1)个体因素:儿童青少年正处于生长发育的重要时期,感觉和运动等生理功能尚未发育成熟,对危险不够警觉,且应变能力较差,加之其身材相对矮小,可能会被其他物体遮挡而不易被司机察觉,更增加了交通事故发生的风险。

通常男童生性活泼、好奇心强、富有冒险精神、暴露于伤害危险因素的机会较多而使其交通伤害发生率高于女童。

儿童少年道路安全意识薄弱,危险意识尚不健全,不遵守交通规则、骑车带人、双手离把骑行、马路上嬉戏、追逐、打闹等行为是儿童交通伤害发生的重要危险因素。

(2)家庭因素:家长文化程度、家庭月收入、养育态度、尤其是对子女乘车安全的认识程度等因素均与交通事故的发生有关联。调查显示,中国75.6%的汽车内没有安装儿童安全座椅,40.0%的家长曾让孩子坐在副驾驶位置,而43.1%的家长选择在乘车时怀抱儿童,10.1%的家长则认为安全气囊能有效保护儿童。事实上,当汽车高速行驶遭受撞击时安全气囊在爆开瞬间无异于给儿童尚未发育完全的头部带来致命杀伤力。而正确安装和使用儿童安全座椅,在车祸中可以减少约70%的婴儿和47%~54%的1~4岁儿童的死亡。

(3)交通环境因素:驾驶人员无证驾驶、酒驾、疲劳驾驶或司机在驾驶过程中吸烟、玩手机、打电话,精神不集中;或客车、校车严重超员;学校周边道路条件、交通管理水平等因素也与儿童道路交通伤害有关。

3. 交通事故的预防　预防儿童交通意外事故,主要从以下几个方面着手。

(1)开设儿童安全教育课程:开展安全教育,提高儿童少年安全意识、掌握相关防范技能是预防交通事故的重要环节。学校应利用开展健康教育的便利性,与交警部门协作,针对儿童的特点、兴趣设置安全教育基地,开展安全教育。

(2)指导儿童安全通过马路:家长、教师要在日常生活中,言传身教,指导孩子识别各种交通信号标志,按照信号灯指示过马路。过马路时选择人行横道、过街天桥或地下通道,不要跨越防护栏;告诫孩子上学、放学路上不相互追逐、打闹。

(3)注意儿童乘车、骑车安全:教育儿童在乘坐交通工具时坐稳并保持安静,头和手不要伸出车窗外,上下车时要注意待车停稳后上下;乘坐小型车辆的儿童,一定要系好安全带或使用儿童安全座椅。不要让孩子坐在前排。经常帮助孩子检查自行车的车铃、车刹、反射器是否存在故障并及时修理,骑自行车时,提醒儿童佩戴头盔,注意靠右侧行驶,不要在机动车道上行驶,不要骑车带人、多人并排骑行,也不要在马路上互相追逐。下雨下雪天,儿童最好不要骑自行车,以免滑倒发生意外。

（4）加强儿童安全座椅的使用：儿童安全座椅是儿童乘车出行时不可缺少的产品，在发生车辆交通事故时，能够有效保护儿童乘车安全，应通过立法规定儿童安全座椅的强制使用。

（二）溺水

溺水（drowning）是指当淹没/沉浸在水中时，人体经历呼吸系统损害的过程。儿童青少年溺水就是由于气道浸没在水中，导致不能呼吸的事件。溺水的后果可以分为死亡、病态和非病态三类。溺水后引起窒息缺氧，如合并心跳停止的称为"溺死"，如心跳没有停止的则称为"近乎溺死"。溺水是全球范围内儿童青少年常见的意外伤害和死亡的重要原因。溺水者轻则受伤，重则危及生命，溺水的危险应该引起家庭、学校和社会的共同关注。

1. 流行特征

（1）溺水在国际上的流行特征：在许多国家和地区，溺水是 1～18 岁儿童少年意外伤害致死的前 3 位死因。联合国儿童基金会于 2002 年提出报告，在 26 个发达国家中，溺水是仅次于交通事故的第 2 位伤害死因，如在美国，溺水是 1～19 岁儿童少年意外死亡的第 2 位死因。全球儿童少年溺水死亡率为 7.2/10 万，但有明显区域性差异，中低收入国家的儿童少年溺水死亡率是高收入国家的 6 倍（分别是 7.8/10 万和 1.2/10 万）。在 2008 年的 WHO 儿童伤害预防全球报告中，亚洲 5 个国家的调查显示溺水是 18 岁以下儿童少年的首位死亡原因，溺水死亡率 30/10 万。全球 188 个国家数据分析表明，2013 年溺水致死在 10～14 岁、15～19 岁、20～24 岁青少年死因占比分别为 8.3%、7.2% 和 4.1%，分别列死因的第 3、4、5 位（Mokdad AH 等，2016）。

（2）溺水在中国的流行特征：溺水在中国儿童和青少年伤害死亡构成比中占 40% 左右，是 0～14 岁儿童伤害死亡中最主要的原因之一。国家卫生和计生委报告数据表明，农村地区的溺水发生率是城市地区的 4～10 倍，5～9 岁年龄组高于其他年龄组。

在中国，溺水死亡主要发生在水网密集的农村，溺水的发生以夏秋季为高峰；溺水发生的地点依次是池塘、沟渠、粪坑、无盖水井、河流湖泊及其他水域；儿童落水的原因主要是在水源岸边走、玩耍、溪水或涉水；学龄儿童溺水原因主要是游泳和跌落水中；泳池、澡池和缺盖下水道是城市儿童发生溺水的多发场地。

2. 危险因素　儿童青少年溺水主要有以下几个危险因素。

（1）个体因素：年龄越小，自我保护意识和能力越差，发生溺水伤害的可能性越大。通常男童是溺水的高危人群，在没有成年人的陪同下，男童到非游泳区域游泳，去开放性水域捕鱼、打闹，在不知深浅的水域跳水潜水的比例均明显高于女童。由于男童好动，活动范围广，偏好刺激性的游戏，家长与老师对男童和女童的教育和保护方式也不尽相同，导致男童是溺水的危险人群。

（2）危险水源：在没有保障的场所游泳是溺水发生的重要原因。南方地区水源丰富，绝大多数自然水体并没有护栏和危险标记，是儿童青少年溺水死亡的主要发生地。

（3）监管不够：监护人工作繁忙，容易造成疏忽和监管，是造成溺水事故的主要原因。

（4）游泳技能缺乏：不会游泳是溺水伤亡的重要原因之一。加强游泳技能培训对于增强自信、克服恐惧从而增加落水后的自救很有帮助。

3. 预防　对溺水事故最好的预防是教会学生游泳,学会在突发事件发生时自救、自护。

(1)加强管理:学校要制定《溺水事故应急预案》,明确相关人员责任和分工。当事故发生时,能够迅速、果断处置。学校要与当地政府和社区一起积极创造条件,在学校周边不适于游泳的水域插上警示牌,在池塘边、江边等设警示性标志。同时,要加强家长对孩子的监管和督促。

(2)强化教育:学校可根据当地的季节变化,及时对学生进行防溺水教育。初夏与暑假前是防溺水教育的重点时间段,教育学生不得在没有成人带领的情况下私自游泳,不许在上下学路上和节假日私自或结伴到非游泳水域(如水库、池塘、湖泊、河流、水坑等)游泳。

学校要通过家长学校和家长会,向家长宣讲防溺水的知识,家长与学校配合,共同做好学生工作。教育学生不去不明水域游泳,不在没有成年人带领的情况下游泳,提高防止溺水的意识和能力。

(3)游泳和自救技能培训:教师在指导学生学习游泳时,除让学生通过大量的练习,熟练掌握游泳的基本技能外,还要训练学生在出现溺水的迹象时(如被水草缠住或腿抽筋),如何自救并进行相应的训练。在开设游泳课的过程中,也要做好相应的防范工作,以防发生意外。

使学生明白在正规游泳池和进行游泳训练的场所,在游泳场所不得打闹,不得在水下拽腿,以防呛水。

教育并训练学生在水中发现有危险时沉着冷静,尽可能使鼻子露出水面呼吸,呼气要浅,吸气要深。

使学生明白,发现有人溺水时不能贸然救助,防止在救助他人时自己溺水身亡。

(余毅震)

第二节　儿童少年故意伤害

故意伤害(intentional injury)是指有计划、有目的地加害自己和他人的伤害行为,主要包括自杀和他杀、自伤、虐待/疏忽、家庭/社会暴力、强奸以及与毒品/酒精有关的伤害等,对家庭、社会及受害者危害极大,严重影响经济发展和社会安全,加强预防控制十分必要。

一、儿童虐待与忽视

儿童虐待与忽视是在特定的时期、特定的经济状况、文化环境、社会习俗和社会制度下被人们认识的行为。由于各个国家社会文化背景不同,对儿童虐待和忽视的认识和定义也不完全相同。儿童少年虐待和忽视作为一个全球性社会和重大公共卫生问题,已引起国际社会的高度关注。

（一）定义与分类

1. 定义　WHO 专家报告定义儿童虐待(child maltreatment,child abuse)是指对 18 岁以下个体进行身体虐待、情感虐待、性虐待、忽视、商业性或其他形式的剥夺,对儿童少年健康、生存、发育或自尊心方面造成的实际的或潜在的伤害。中国未成年人保护法对虐待的注释是:虐待是指有抚养义务的人以打骂、禁闭、不给治疗或者强迫过度劳动等各种不正当手段,从肉体上、精神上迫害、折磨和摧残未成年人。WHO(2016)报告显示,1/4 成年人自述儿时受过身体虐待,1/5 女性、1/13 男性自述儿时受过性虐待,虐待儿童少年将造成伴随其一生的身心创伤,而对社会和职业产生的因果性效应最终可能使国家的经济和社会发展速度减缓。

2. 分类

(1)躯体虐待:躯体虐待(physical abuse)指对儿童少年的身体伤害的行为,如击打、鞭打、用工具(如树枝)抽打、踢、摇晃、咬、掐、烫、烧或使儿童窒息等。

(2)性虐待:性虐待(sexual abuse)指迫使儿童少年接受或参与自身并不理解、无法表示同意,违法或触犯社会规范的一组性活动,包括性交、猥亵、口交(口与性器官接触)、直接(或隔着衣服)抚摸性器官、逼迫女童卖淫或制作色情录像、强迫观看性器官或目睹未成年人性活动等。

(3)情感/精神虐待:情感/精神虐待(emotional/psychological abuse)指对儿童在情感或精神上有伤害的行为,包括限制活动(如关黑屋)、责骂、威胁、恐吓、歧视、嘲笑及其他非躯体形式的拒绝或敌视。让儿童目睹暴力事件,也是情感虐待的一种重要表现形式。

(4)忽视:忽视(neglect)指不能对儿童物质、精神、医疗、教育等提供需要的行为,包括身体忽视(具备物质条件但不为儿童正常生长提供必要的衣食、住处和安全的环境)、教育忽视(剥夺儿童受教育的机会)、情感忽视(没给儿童应有的关爱和情感支持)等。

(二)流行特征

1. 躯体虐待　躯体虐待现象在世界各国普遍存在,美国家庭暴力调查发现父母对儿童施加躯体暴力的发生率,轻度为61.9%、重度为11.1%,且在1985—1995年间中无明显变化。埃及调查显示,37%的儿童曾遭父母殴打或捆绑;其中约26%因此而受伤(如骨折)。2/3的韩国父母亲承认曾打过自己的孩子。在罗马尼亚某调查中,4.6%的儿童报告自己曾遭严重的躯体虐待,包括物品打击、烧烫、挨饿;半数父母承认自己经常殴打孩子。

中国迄今无全国性儿童虐待数据,安徽的一项调查表明,儿童虐待报告率为54.4%,儿童虐待展现以下特征:乡村发生率高于城市;具有中国特点的留守儿童虐待率低于非留守儿童。伴随调查时段延长,检出率显著升高,另外,教师体罚或变相体罚是我国学生除父母外遭受躯体虐待的另一主要来源。

2. 性虐待　侵犯者、受害儿童的年龄和性别不同,虐待的次数、频率和持续时间等不一样。一项对22个国家的调查、65篇来自社区/学校的性虐待报告的综合分析结果显示:①儿童性虐待在许多国家(无论种族、肤色或经济发展水平)都是相当严重的问题;②参与调查的国家/地区15岁前受过性虐待者男性占7.9%,女性占19.7%;③实施性骚扰/性侵犯者97%以上为男性,其中约一半是受害儿童熟悉的人(Pereda N等,2009)。中国尚缺乏有关儿童性虐待的全国性调研资料。

3. 情感虐待　儿童少年情感虐待大多伴随其他形式虐待。研究表明,情感虐待是儿童虐待/忽视的核心问题,同躯体虐待相比,更易对儿童造成长期、深远的负性结果(Brassard MR等,1993)。1995年美国的一项全国性调查通过访谈父母发现:近一年内84.7%的家长曾对子女吼叫或尖叫;53.6%威胁要打子女;24.3%曾诅咒子女;16.3%曾对子女进行恶意贬低;6%曾威胁要将他/她扔掉或送人。

4. 忽视　在发达国家,忽视是儿童少年虐待中最普遍的一种形式。2005年美国健康与人类服务部数据表明,该国有 90.6 万名儿童曾受到虐待/忽视;发生率 12.4‰。其中 63.2% 为忽视(包括医疗忽视),18.9% 为躯体虐待,9.9% 为性虐待,4.9% 为情感虐待。加拿大对儿童福利机构收集的 13.55 万儿童数据(虐待/忽视发生率 21.5‰)进行核查,45% 的案例被确定,其中躯体虐待占 25%,性虐待占 10%,忽视占 46%,情感虐待占 37%,而最主要的情感虐待形式是目睹父母间的暴力。

中国有关儿童少年虐待、忽视流行病学调查也取得进展。潘建平等(2001)对 14 省、25 市用"中国 3~6 岁儿童忽视常模"调查显示,3~6 岁城市儿童忽视率为 28.0%(男 32.6%、女 23.7%)。大中学生的回顾性调查则显示,有童年被忽视经历者约占 20% 左右,无显著性别差异。杨文娟等(2014)报道,中国农村 6~8 岁留守儿童和非留守儿童忽视率分别 48.5% 和 35.7%,9~11 岁分别为 49.7% 和 37.4%,说明中国农村小学生的忽视问题非常严重,留守儿童忽视率和忽视度均高于非留守儿童,应引起重视。

（三）影响因素

儿童少年虐待和忽视是多方面影响因素的综合结果,来自个体、家庭和社会等方面。

1. 个体因素

(1)性别:男童躯体虐待受害率高于女童,而性虐待(包括非身体接触性虐待)女童显著较高。童年期被羞辱、目睹暴力等经历的男童报告率显著高于女童。

(2)年龄:学前儿童、小学生的躯体虐待发生率较高,随年龄增长发生率下降。性虐待方面,发生率随年龄增长而上升。

(3)其他"易感"因素:包括早产、体弱多病、不停哭闹、外貌不扬、先天畸形、精神疾病;没有达到父母期望;养子女家庭等。

2. 家庭因素

(1)父母受教育程度:多数研究显示,父母文化程度越低,儿童躯体虐待和忽视发生率越高,程度越严重。

(2)父母童年期虐待经历:复习文献发现,父母对子女的躯体、情感暴力行为有世代传递现象(Black MM 等,2003)。我国研究展现同样的规律。

(3)缺乏亲子:依恋、无依恋、婚姻破裂、困难时得不到亲友支持等是导致虐待儿童的危险因素。

(4)重组家庭:有继父/母的家庭,儿童虐待行为发生率较高。对年幼儿童,多表现为躯体暴力;对年长子女,多表现为情感忽视。

(5)父母不良行为:赌博、酗酒、物质滥用显著增加虐待儿童的危险。

3. 社会因素　可增加儿童虐待与忽视危险的相关社会环境因素有:①缺乏保护儿童的社会、经济、卫生、教育等法律、政策;②社会经济发展不平衡、不稳定,经济收入相差悬殊,就业困难等;③邻里关系差,缺乏支持家庭、爱护儿童的环境氛围;④存在卖淫、种族歧视、儿童剥削、暴力、毒品买卖等现象;⑤人们对暴力普遍持宽容态度,甚至认为父母或其他成年家庭成员对儿童享有惩戒权等。

深度了解　　儿童虐待对脑发育的影响

　　发生在早期的严重虐待,可改变脑发育的生理进程,从而对认知、情感和社会发育产生负面影响。长期、持续受到虐待/忽视的儿童,出于生存的需要,其脑内与焦虑、恐惧感相关的神经通路变得异常敏感,被频繁活化,导致"过度发育",儿童虐待/忽视发生年龄越小、持续时间越长,对大脑发育的不利影响越大。

　　儿童早期是神经系统发育的关键时期,虐待会导致神经通路的异常,躯体和情感忽视令儿童缺乏必要的环境刺激,儿童期极度地忽视会造成神经生物学上的一系列改变,研究表明,儿童虐待和忽视会引起前额叶及边缘环路中的海马、杏仁核的体积改变,影响认知加工及情绪管理,经历儿童期虐待的个体对于一系列精神病理障碍的易感性增高,包括抑郁、焦虑、双相情感障碍、自杀、品行障碍、物质滥用等。证据表明,虐待会导致情绪加工和社会刺激的改变,被虐待儿童情感识别准确性降低。

　　同时,不同类型的虐待对大脑发育的影响也不同。例如,暴露于照料者忽视、母亲有抑郁史的儿童杏仁核体积增加;具有持久虐待史的成年人海马体积减小,胼胝体区域对于男性的忽视和女性的性侵犯更加敏感。

　　虐待对脑发育的影响还存在性别差异。对有儿童期虐待-忽视经历的女性成人进行fMRI研究,结果提示:虐待程度与前扣带回背侧活性负相关。与童年期虐待相关的大脑抑制性控制网络的重组不仅有性别差异,并且童年期虐待经历者长大后患相关障碍的风险增高。

　　　　　　　　　　　　　　　　（编译自:da Silva Ferreira GC 等,2014;Hanson JL 等,2015）

（四）预防控制

　　儿童虐待可以预防,各级政府、教育、医学、法律、保健专业人员,父母乃至整个社会,都应高度重视儿童虐待问题。针对不同受害儿的特征及其环境,制订有针对性的预防措施:

　　1. 健康教育　　健康教育的核心是提高公众对预防控制而虐待和忽视的认识。健康宣教主要目标包括:帮助儿童少年了解自身权利,识别可导致伤害的危险情境,掌握保护自己的技能;①帮助家长了解儿童发育知识,增强信心,改善育儿技能;②帮助教师了解预防儿童虐待的基本知识,预防校园暴力,禁止对儿童的任何形式的体罚和羞辱,及时举报儿童虐待案例;④通过大众传媒广泛宣传预防儿童虐待的知识,彻底转变采用体罚教育儿童的概念。

　　2. 以社区为基础的预防控制活动　　加强对医务人员、社会工作者、法律人员和其他相关专业人员的培训,学会识别受害儿,为他们提供专业帮助。打破暴力循环,减少儿童少年虐待的新发病率及其危害程度。开展家访,为受虐待易感儿童少年及其家庭提供帮助和服务。

　　3. 预防监控体系的完善　　建立儿童虐待案例上报制度,完善监测系统,及时发现受虐待/忽视儿童,并为他们及其处在困境中的家庭提供帮助。

　　4. 法律保障　　完善的法律体制为综合应对儿童少年虐待问题、形成预防儿童少年虐待的社会行为规范提供重要基础。《中华人民共和国刑法》《中华人民共和国未成年人保护法》为保障我国儿童少年免受虐待提供了法律依据。

二、自杀和自伤

自杀和自伤不仅是严重的公共卫生问题,而且是值得高度关注的社会问题。基于全球自伤、自杀发生不断增加以及由此给个人、家庭、社会带来的严重危害,WHO 从 2003 年起,将每年 9 月 10 日为"世界预防自杀日",呼吁全社会关注和预防自杀,善待生命。

(一)自杀

自杀(suicide)是个体在意识清醒情况下自愿(而非被迫)以伤害方式结束自己生命的行为,属于故意伤害。据报道,自杀行为是 15～34 岁青少年的第 3 位死因,且有持续低龄化趋势。

1. 自杀分类　自杀有多种分类方法。美国国立卫生研究所(NIH)自杀预防中心将自杀现象分三类:①自杀意念(suicidal ideation),即有结束生命想法,但未付诸行动;②自杀未遂(attempted suicide),即采取行动,但因方式不当或中途被救活而未成功;③自杀死亡(completed suicide),即有意图并采取行动而最终导致死亡,其死亡有鲜明的"自我施予性(self-inflicted)"。

2. 流行特征与影响因素

(1)流行特征:自杀行为是中国青少年健康危险行为的一类重要表现,在青少年人群中普遍存在,和心理-情绪障碍关系密切。

青少年自杀行为呈现一个由意念→计划→行动的行为复合体。季成叶等(2005)调查表明,中国中学生中自杀行为的特点为自杀意念和自杀计划率存在性别差异,其中自杀意念率,男 16.9%、女 24.6%;自杀计划率,男 5.6%、女 7.7%。自杀行动率,男 2.9%,女 3.0%,差异无显著性。按三类阶段性表现的构成比,可组合成以下四组:Ⅰ组——既无意念、无计划也无行动者,男生 82.4%、女生 74.6%,大多数青少年无自杀危险。Ⅱ组——有意念、计划(或两者)但未付诸行动者,男生 11.2%、女生 16.5%。Ⅲ组——无自杀意念、计划(或两者均无)但行动者,男女都不足 1%,对这些青少年应提高警觉,因为其行动的突然性可显著增加伤害的严重后果("未遂"或"死亡")。Ⅳ组——自杀意念、计划、行动俱全者,男生 2.04%、女生 2.0%,都属于极少数。初三时为相对的高峰。研究还发现,自杀和心理卫生问题密切关联,个体心理卫生问题聚集程度越高,发生自杀心理行为的可能性越大。

(2)影响因素:自杀行为的成因尚不明确,主要与遗传、个体和环境的相互作用相关。在遗传因素研究中,双生子研究证实,同卵双生子的自杀行为一致率远高于异卵双生子,家系研究也表明,约 6%～8% 的自杀未遂者有家族史;一级亲属(父母、兄弟姐妹、子女)的自杀危险是一般人群的 10～15 倍。说明自杀行为有明显的遗传影响。

个体因素方面,有自杀易感特质、人格障碍和应对技巧不足是导致自杀的主因,对外来事物反应敏感,伴有物质滥用,更显著增加自杀危险。

在环境因素方面,引发自杀行为的环境因素如果聚集出现,就会形成"危险火药库"。此时某个近因就有可能会产生"扣扳机效应",引发自杀行为,如家庭中有父母自伤史、酗酒、家庭暴力、亲子沟通不良、缺乏互动、角色颠倒(孩子负担过重责任)、双亲关爱不够等。研究发现,经历过父母或家庭亲密成员自杀、自伤惨剧的青少年,自杀危险率比同龄者高 9 倍。某些负性生活事件尤其是发生在学校的负性生活事件的"扣扳机"作用更直接。如经常受同学或同伴取笑、排挤而得不到接纳和认同,学业挫败、老师的漠视、责罚,都易导致他们以自杀方式来解决困境。此外,反复、持续,以激情方式(如震撼性图片)报道自杀新闻,绘声绘色地报道自杀过程,对青少年因模仿而发生自杀的影响作用很大。

牛津大学自杀研究中心基斯·豪通(Keith Howton)等归纳的自杀的关键危险因素如图 13-1 所示。

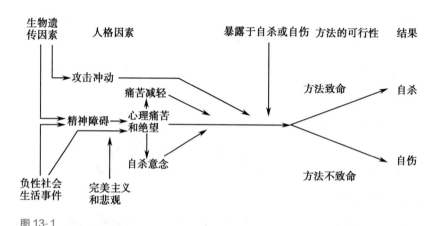

图 13-1
青少年自杀的关键危险因素
(引自:Howton K 等,2012)

3. 发生机制与表现

(1)发生机制:有应激-易感模型、多因素模型等。应激-易感模型认为,自杀发生在应激、环境因素和个体易感性三者相辅相成、相互影响基础上。该模型的基本要素包括:①个体特质。自杀者身上有某种易感特质,包括早年痛苦的生活经历、认知、人格缺陷、不良个性特征、物质依赖倾向等。②应激。不同应激源(stressor),如不同价值观的冲突、现实与愿望的冲突、相对剥夺、应对危机技能缺乏等,易导致痛苦、沮丧和强烈的挫折感,从而导致自杀。③社会心理因素。应激引发自杀行为的过程受社会心理因素的整合和调节。社会心理因素不良的个体不仅易产生自杀意念,付诸实施的可能性也显著增加。④神经递质。5-羟色胺(5-HT)、去甲肾上腺素(NE)、多巴胺(DE)等几类神经递质作为心理介导物质参与自杀过程。其中 5-HT 作为反映自杀易感性的生物基础,作用最肯定,其功能水平的下降可诱导自杀行为的发生。

多因素模型认为,自杀行为在各阶层人群中普遍存在,是生物、心理、社会文化等因素综合作用的结果,并提出多因素自杀模型解释自杀的形成和影响因素,如外部影响因素包括国际生态、宗教文化、人生观等,社会环境因素有文化和社会政治因素,个体生活环境包括人际网络、社会经济状况,个人特质因素如社会身份、个人资源和压力等(费立鹏等,2004)。该模型侧重剖析自杀行为的环境影响,和上述应激-易感模型结合,有助于全面了解自杀行为的形成机制。

(2)主要表现:美国辛西娅·R.普费弗(Cynthia R. Pfeffer)等(1986)通过长期研究,将青少年自杀前的警讯归纳为 5 个方面:①语言方面表现为话里透露想死的念头,或在作文、诗词、周记中有所表现,如"我希望我死了""没人关心我会死""如果没有我,事情会好些"。②行为方面的表现有,日常行为习惯变化大,如突然从积极变为退缩,从安静变得话多,从谨慎变得爱冒险。成绩大幅滑落,突然发脾气,频频出现人际冲突。放弃财产将心爱的东西分送给人,将必备的日常物品随意处置,酗酒、吸毒等。③对环境变化穷于应付,常有家庭重大变故、重要人际关系结束、失恋、升学考试失败等易导致产生绝望感可自杀。④心理行为异常,如退出现有人际交往,与世隔绝,强烈孤独感等。这些表现通常有个性基础,如退缩、缄默、倦怠,自我负性评价等。青少年自杀可视为对自己不满或攻击自己的一种表现。遭遇挫折或失去亲密关系时,可能会以自杀作为一种拒绝和报复方式来表现内心的紧张和不满。⑤抑郁症,如绝望、低自尊、无助感、对许多事物失去兴趣等对自杀行为有较强的预示作用。严重抑郁症个体中 10%~30% 会选择自杀。

4、预防与控制　心理咨询与治疗方法已在自杀危机干预中发挥了越来越大的作用。自杀的干预应依据自杀行为的不同阶段和轻重缓急,分阶段有步骤地进行防治,才能达到良好的效果。辩证行为疗法将干预分为四个阶段:第一阶段:减少威胁生命、干扰治疗、干扰生活质量的行为,增加行为的适应性。第二阶段:改善患者因经历心理创伤打击,而对生活感到极度失望的心理状态,鼓励患者战胜该状态,并克服由此产生的不适行为。第三阶段:解决目前生活中的具体问题,提高患者的自尊和自信。第四阶段:克服自我不完整感,发展寻找快乐生活的能力。

在了解儿童青少年自杀行为时,应注意两条原则:其一,无论家长、老师、学生,都不要忽略子女、学生或伙伴的那些以为只是开玩笑的话。自杀企图者常会不自觉发出一些语言、动作和其他形式的求救警讯,多加留心,及时提供关注和支持非常重要。其二,因受助和阻止而避免自杀的青少年,极有可能再次尝试自杀;对他们的帮助应持续进行。

自杀一级预防以学校为基地,开展面向全体学生的,提高学生心理健康水平为主要目的的学校心理健康教育,配合生命教育、压力-情绪管理等。同时营造良好的学校氛围,为弱势群体提供帮助和辅导。

自杀的二级预防以社区为核心,建立网络,早期筛选有心理行为问题的高危青少年人群,重点是青春期抑郁症患者,建立相应人群保健档案。提供心理咨询与晤谈,缓解情绪困扰问题,指导其提高调适技能。及时转介急需治疗的高危者,积极配合专业心理治疗。

自杀的三级预防由精神科医生指导,社区、学校配合,针对不同类别进行危机处理。如对已制订自杀计划者,决定是否住院治疗,避免独居或接触自杀途径,订立不自杀契约。设置 24 小时求助专线,鼓励有自杀意念、自杀计划者求助。对自杀未遂者追踪半年以上,定期评估自杀风险,开展心理治疗,预防再自杀。对出现过自杀事件的学校,加强团体情绪辅导,公开澄清自杀迷思(myth),提供正确防治知识。为有效开展自我伤害的群防群治,应寻找一切可利用的资源,如当地的自杀预防中心、危机干预中心、救难中心、电话和网络热线等。

（二）自伤

广义的自伤行为(self-injurious behavior/autolesionism)包括自杀、企图自杀以及以任何方式伤害自己身心健康的行为。狭义的自我伤害一般是指为刻意的、直接的造成对于身体的伤害,而这个行为的目的不是想要造成自己死亡的结果,即非自杀性自伤行为(non-suicidal self-injury,NSSI)。儿童少年自伤常见方式为针对皮肤和肌肉组织的损伤,如割、打、抓、烧、刺、捏、咬、撞击等;割伤最常见,其次是捶打和烧灼等。也有学者认为,滥用酒精药物也属于自伤。

1. 自伤分类　根据新西兰学者克伦·斯科格(Keren Skegg)2005 年提出的模式,可将非致命性自伤行为分以下 5 类,组成系列行为谱。

(1)高致命性:如上吊、开枪、从高处跳下、服农药、吸入煤气、捅刺伤、电击、溺水。

(2)低致命性:如服药过量、注射兴奋剂、切割伤、烧烫伤。

(3)组织损伤:如切割伤、烧伤、咬伤、抓伤、烟头烫,在皮肤表面刺字或图案,用针或其他尖物扎皮肤,阻碍伤口愈合,打自己,以头或拳头撞击某物、掐自己、拽头发。

(4)无肉眼可见的损伤:如疯狂的运动方式,拒绝生活必需品(食物、水),拒绝治疗,故意做出鲁莽行为(如撞车)。

(5)有潜在危害的自伤:如故意酗酒、故意过量吸烟、故意封闭自己等。

各类行为间常有互相重叠的现象,可按发生频率和行为目的进行鉴别。

有学者根据自伤行为的特征,分为刻板的自我伤害、严重的自我伤害、强迫性自我伤害和冲动性自我伤害。

2. 流行特征　儿童少年自伤的发生率目前还没有一致公认的数据。国外研究报道青少年近 1 年 NSSI 的发生率在 2.5%~46.5%;终身发生率在 4%~23.2%;国内 1 项 10 894 名农村中学生调查报道近 1 年 NSSI 发生率为 22.3%,另 1 项 2012 名高中生调查报道自 13 岁起自虐行为发生率为 12.8%。由于样本来源不同(学生、社区青少年等),以在校中学生或大学生为样本的调查不能代表所有同龄人,使青少年 NSSI 真正的发生率可能发生偏倚。

3. 自伤行为的高危因素

(1)个体因素:青少年群体自伤行为的发生有显著的个体差异。学前儿童、小学生、初中生较少,青春中期后增长快。目前,普遍认为 NSSI 最早出现于青少年早期甚至儿童期,在青少年中、晚期出现高峰,进入成年期后逐渐减少,但是该观点未得到前瞻性研究的支持。美国青少年首次实施自伤年龄多为 16 岁;欧洲自伤入院者的高危年轻女性 15~24 岁,男性 25~34 岁。年龄越大,自伤导致的后果相对越小;开始实施年龄越大,今后再次实施或反复实施的可能性越大。

女性是自伤行为的高危人群。发达国家女青少年自伤行为发生率高于男性。

对易感者而言,负性生活事件往往是自伤的导火索,但是否真的实施取决于应对技能。易感者通常有自己未意识到的心理特征,如矛盾情绪、易发怒、自暴自弃、内疚、绝望、情绪宣泄能力差等。有研究显示,自伤住院青少年,发现他们 80.0%以上存在精神障碍,46.7%并存两种以上的精神障碍(Schmit G 等,2002)。

(2)环境因素:自伤行为与不良环境因素也密切关联。家庭收入越少、社会地位越低、学习成绩越差者,发生自伤的危险性相对越高。父母分居、家庭破裂(尤其单亲家庭)、母亲年轻而教育水平低者自伤的危险性高。童年期创伤经历在所有环境因素中,对自伤行为的预示作用最强。这些经历包括情感虐待、身体虐待、性虐待、家庭暴力等,其中性虐待的作用最强。社会规范、人际网络、文化观念等,在生活压力与自伤行为间起中介作用。

4. 预防与干预　发现或怀疑其儿童少年自伤行为,应首先鉴别其有无躯体、精神疾病,再了解该行为的动机、时间、方式及发生前后的情绪体验等。同时询问个体既往是否有自杀意念或自杀行为，以评估其潜在的自杀风险。

（1）一般性干预：没有有严重精神病性症状者可采取支持疗法、行为矫正、动机访谈、自信心训练、改变应对机制等治疗技术来改善其自伤行为。其中，最常见的是认知行为疗法，由改变儿童少年对于引起自伤行为的事件的错误观念入手引导其改善行为。

（2）心理治疗：对于患有心理疾患或行为障碍的个体，则在考虑更具针对性的心理治疗的基础上进行干预。心理治疗无效或严重精神疾病患者则可考虑药物治疗基础上进行干预。

此外，如何提高普通青少年自伤后的求治行为，也是治疗策略必须要考虑的问题。

（余毅震）

第三节　校园暴力与网络暴力

儿童和青少年在成长的过程中，或多或少都会受到校园暴力与网络暴力的影响，有些儿童和少年甚至可能是暴力的直接受害者。暴力严重威胁儿童少年身心健康成长，并对家庭、社会带来严重危害。

一、校园暴力

（一）定义与分类

校园暴力（school violence）是暴力的重要组成，包括发生在校园内、上下学途中、其他与学校活动相关的所有暴力行为。近些年，伴随认识水平提高，越来越多的国家将语言暴力、性暴力、情感忽视也纳入校园暴力范畴。

校园暴力主要有三种形式：一是躯体暴力，如打、推、踢、挤和其他可导致疼痛、伤害、损伤的攻击行为；二是言语/情感暴力，包括威胁、恐吓、歧视性辱骂等；三是性暴力，如性骚扰、性侵犯等。

（二）校园暴力主要表现

1. 学生间的施暴行为　主要表现为学生之间因小事形成对立、吵嘴、攻击甚至大打出手。还有部分学生恃强凌弱，聚众闹事，打群架，对身体弱小者拳打脚踢，在校内外调戏女生，索要钱财，给对方带来巨大的身心压力。校园暴力中最严重的表现就是使用残忍手段（用暴打，泼硫酸毁容等）导致对方伤残或死亡，此类事件虽多为个体行为，但其恶劣影响及其深远。

2. 师生间的暴力事件　主要表现为老师体罚学生，近年来随着对教师暴力惩治力度的加大，这类行为在整体上显著减少，而教师因处理纠纷、评分等争议，遭学生围殴的事件也常有发生。

3. 校外人员闯入暴力事件　如学生间发生纠纷，家长到校与师生发生冲突；暴徒在校门口乱砍学生报复社会；流氓入校寻衅，收取"保护费"等。

（三）流行特征与危害

1. 校园暴力流行特征　近年来，在全球校园暴力的调查中，每年死于他杀的学龄儿童少年约占

5~19岁人群总数的1%;直接死于校园暴力的比例有持续上升趋势。各类施暴者和受害者中男生都多于女生,躯体暴力发生率为4:1,与男生易冲动、做事常不考虑后果等特征有关;女性则是性暴力的主要受害者。致命暴力伤的42%发生在学校建筑内,31%发生在校园中,10%发生在上下学途中,15%发生在校外,尤其是放学回家路上多发,这是学校安全管理的薄弱环节。暴力伤害符合冰山模式:死亡、伤残、受伤之比为1:50:1000。校园暴力和人类许多行为不同,它并不伴随社会文明的提高而减少,反而表现为严重化。

2. 校园暴力的危险因素　社会生态系统理论是社会工作的重要基础理论之一。该理论强调人与社会系统各要素在环境中相互作用,并对人类社会行为具有重大影响。人们参与的系统可以分为微系统、中系统、外系统和宏系统。如图13-2所示。

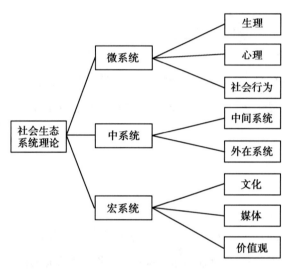

图13-2
社会生态系统模型

运用社会生态系统理论对校园暴力的危险因素进行分析。首先,从微系统来说,微系统是指个体本身的一些特征以及与个体互动最频繁的、个体主要生活活动场域的小群体。他们对个体的影响最直接也是最大的。对于儿童而言,其自身的生理、心理和社会行为,都会对其校园暴力的产生有重大的影响。例如:男性暴力倾向高于女性;性格孤僻,以自我为中心的学生暴力倾向较高等。其次,从中系统来分析,中系统是介于微系统和宏系统之间的一个系统,指对个体有影响的群体,它包括中间系统和外在系统两个层次。它更加强调的是系统间的关系和关联对个体的影响。从家庭群体与学校群体进行分析:家是儿童少年主要的生活环境,其结构的不完整,关系的不和谐,环境的不健康都会增加学生的暴力倾向;学校是儿童少年学习的地方,但是由于学校对学习成绩的片面追求,对违法犯纪学生简单的求助于体罚,这些情况都会增加儿童少年的暴力倾向。最后,从宏系统的角度,它包括文化、媒体、价值观、社会环境等。中国传统文化中,一些不好的思想像"各人自扫门前雪""事不关己高高挂起"对人们有着一定影响,造成一些学生受欺负时,没有人去帮助,助长了校园暴力的不良之风;在媒体方面,无论是看影视作品还是浏览网页,总有暴力镜头,潜移默化的影响过程中增加了儿童少年暴力倾向。

扩展阅读　社会生态系统理论核心概念

1. 生命周期　指影响个人发展的相关社会结构及历史变迁中的生活事件对个人生活产生的意义。运用时间线方法可以重现服务对象所经历的集体历史事件。

2. 人际关联　指个人拥有与他人联结而建立关系的能力,并因此建构个人在未来生命周期中所展现出来的各种互惠性的照顾关系。

3. 能力　指通过个人与环境之间的成功交流经验,建立个人有效地掌控环境的能力,具体而言,此种"能力"涵盖了从幼年生活经验发展出来的自我效能感,能与他人建立有效而关怀的人际关系,有做决定的能力和自信,有能力动员环境资源及社会支持。

4. 角色　指角色表现是一种互惠性期待的社会层面,而不是个人的角色期待,是个人内在历程及社会参与的桥梁,受到个人感受、情感、知觉和信念的影响。

5. 地位与栖息地　栖息地指个人所在文化脉络中的物理及社会环境,地位指个人在其所在的环境或社区中所拥有的成员地位。

6. 适应力　在人与环境的交流过程中,人与环境间相互影响和反应以达到最佳的调和度。生态系统理论认为,适应良好与病态、偏差等问题无关,而是天时、地利、人和下的成功交流。而适应不良指的则是个人的需求和环境提供的资源、支持之间无法搭配调和。

3. 校园暴力的危害

(1)身心伤害:校园暴力不仅容易导致躯体损伤和残疾,更严重的是常导致创伤后应激障碍(PTSD),严重者甚至拒绝上学,受暴力欺凌后沉默寡言、行为怪癖、常因无法承受压力而发生自上、自杀。

(2)丧失安全感:在"马斯洛需求层次"中,生理需要层次最低,而安全需要层次最高。生理需要有保障但无安全感的儿童也难以健康成长,而会在受暴力欺凌后产生挫折情境,导致人际关系紧张,焦虑-抑郁水平高,缺乏自尊和自信。长期受欺凌后产生的严重挫折感将逐步固化,受害儿从小接受恃强凌弱的暴力意识,导致他们不由自主地去欺凌比他们更弱小的人,甚至促使其成年后表现出家庭暴力行为。

(3)恶劣的社会影响:校园暴力破坏教学秩序,危害师生安全,使学生和家长对学生产生不信任感。美国许多家长为了躲避校园暴力,节衣缩食,把孩子送到学费高昂的私立学校。在日本,在校园暴力是导致青少年自杀率上升的直接原因。频发的校园暴力事件导致生活质量降低,社会福利负担增大,劳动生产率下降,破坏社会安定、和谐。

二、网络暴力

(一)定义与分类

一般而言,网络暴力(Internet violence)是指通过网络发表具有攻击性、煽动性、侮辱性的言论,这些言论打破道德底线,造成当事人名誉受损。网络暴力是网民在网络上的暴力行为,不同于现实社会暴力的拳脚相向,而是借用虚拟空间语言、文字、图像等,实用的语言文字攻击性极强并且出言刻薄,有些甚至歹毒、残忍、不堪入目,严重违背人类公共道德和传统价值观念。

1. 网络暴力的主要形式

(1)以文字语言为形式的网络暴力:网络社会是虚拟的社会,我们必须明确,进入网络社会这样一个特殊的虚拟社会的人首先是需要具备一定的识字能力和计算机操作能力,也就是说,网民这个群体是具备一定知识的人。但是这些网名在网络上比现实更容易通过文字的方式发生语言暴力。文字语言暴力这种形式在如今人流量大的网站随处可见。任何一个网络暴力事件,不难发现,其中文字语言暴力必定不会少,粗俗、恶毒的攻击性语言推动了网络暴力的扩散,也增加了网络暴力的危害。

(2)以图画信息为形式的网络暴力:图画信息暴力在网络暴力事件中也并不鲜见。我国发生过很多例子,例如篡改他人传上网络的照片,通过照片的篡改进行侮辱、诽谤、攻击等。网络中,目前也存在许多图画信息暴力的情况,惊恐的图片恐吓他人,通过技术恶搞、损毁他人照片,以此攻击他人,这是一种图片信息暴力,通过图片的形式实施网络暴力。

2. 网络暴力的主要表现

(1)非理性的人肉搜索和网络审判:所谓人肉搜索是指在虚拟社会和互联网论坛上利用人工参与、通过发问求助等方式获得众多互联网使用者的帮助与回答来找到自己找不到或不知道的信息,这种搜索方式强调搜索过程的互动性。然而随着越来越多的不明真相网民的盲目参与,正义和道德的初衷往往被扭曲、被掩盖,最后打着道德的旗号,采取指责谩骂、曝光隐私等恶劣方式来审判、处罚当事人,给当事人造成名誉权和隐私权的极大伤害。

(2)充斥流言的网络暴力:恶毒的言语攻击是网络暴力最为基本也是最为广泛的表现形式,言语暴力并不是网络暴力的专属,却是网络暴力中最常见的手段,集中体现为恶语攻击、谩骂、侮辱或诅咒等。在虚拟社会中经常可见的是网民对未经证实或已经证实的网络事件,甚至仅凭个人好恶而不顾道德法律、滥用网络的自由、宽松、便利,肆无忌惮的以最恶毒的语言在网上发表具有攻击性、煽动性和侮辱性的言论。

（二）流行特征与危害

1. 网络暴力流行特征　　随着网络的发展,网络暴力的不断滋生,其流行特征呈现新的特点。

(1)群体的情绪性、非理性、失范性:网络暴力最初的导火线是有争议性的事件被放于网络平台进行讨论。网络为网民提供了最自由的场所。而过度的自由削弱了理性的作用。因此,在网络社会中的行为更多的趋于非理性,不追溯事情的因果关系,不搞清事情的真相,缺乏理性的盲目追从,间接的在网络暴力事件中成为推波助澜的帮凶。

(2)群体的盲目性、从众性:能引起网络暴力的事件往往具备争议性,而参与事件的网民则容易倾向于某一方观点,选择的方式也是依照现实社会的道德规范、法律规范而言的。群体性行为以道德为判断标准,却过于偏激,盲目性大于理性。任何一个网络暴力事件皆如此,哪边人多就往哪边站,趋众且趋利避害。

(3)危害的无国界、扩大化:自私是群体的本性之一。20 世纪以后,全球化概念的提出,以及网络旳不断发展连接了整个世界,网络一定意义上实现了全球化的理念,而这样一种将整个世界连接在一起的虚拟社会,也将群体的自私性扩大化。网络是个无国界的世界,是个汇总的世界,网络暴力的危害因网络的无国界性扩散的更深、更广。

(4)群体中个体的避责性:网民在网络中随意捏造身份,使人与人原本就陌生的情况下所面对的还是虚假的身份,在虚假身份与网络虚拟性的强化下,网民进入网络社会后的责任感相较于现实社会有所弱化。而网络暴力作为群体性的暴力行为,参与事件的网民是该群体中的一员,抱着法不责众的心态,肆意的胡作非为,其中也不乏蓄意捣乱者。正因为网络暴力中网民可以轻易地逃避责任,因此网民在事件中的行为也非常具有攻击性。

2. 网络暴力的危险因素　关于网络暴力的危险因素我们也通过社会生态系统理论进行分析。从微系统进行分析,儿童青少年自身的冲动性与情绪化特征,使得他们极容易卷入网络暴力。并且他们自身的道德意识较为薄弱,责任意识相对缺乏,在虚拟的网络世界下很容易成为网络暴力的推动者或受害者。从中系统的角度来看,家庭与学校关于网络暴力的认识度与关注度都远远不够。一方面,父母大多成长在没有网络的年代,对网络技术的发展存在一种本能的不适应,无法跟上新技术发展的步伐,久而久之,无法介入与孩子就网络暴力问题的对话,另一方面,无论是学校的领导还是老师,更多的关注度在学生的学习成绩上,对于网络的教育更多的是忽视或随波逐流。这样的情况下,儿童少年就更容易受网络暴力的侵害。从宏系统的角度分析,法制和社会环境都会对网络暴力的产生有一定的影响。一方面,网络技术的迅速发展,相对应的是相关法律体制的不健全,一些不法分子利用法律的漏洞,通过网络进行非法或虚假的消息的传播,造成社会恐慌。另一方面,淫秽的图片与暴力的场景在网络上随处可见,这已经是一个社会的常态,这种类型的网络暴力不仅会增加中学生的暴力事件,还可能使学生罹患精神疾病,导致自杀事件频发。

3. 网络暴力的危害　主要表现在以下几个方面。

(1)挑战公民道德底线:网络暴力并非在虚拟社会凭空产生,而是源于违背现实社会道德的事件,此类问题因触及公民敏感的道德感或正义感而引发众怒。尽管维护正义的本身是善意并且无可厚非的,但是当批评的手段逐渐背离善良的出发点而展现出狰狞的暴力色彩,制造网络暴力来制裁当事人,挑战了现实社会中固有的道德底线。

(2)侵犯公民人身权利:网络暴力行为在揭露当事人隐私、诽谤侮辱攻击当事人的过程中必然会侵害到当事人的人格权,网络暴民的暴力行径逐渐渗透到现实社会,就会为现实世界中的个人造成身体和心理上的真实伤害。尤其是对于青少年,一旦他们作为当事人在网络上被揭露,不论其本身是受害者还是加害者都会对他们未来的生活有很大的不利影响。

(3)引发社会群体漠视:网络暴力异化了社会舆论监督的作用,主张以暴制暴的网络暴民恶意攻击当事人,尤其是缺乏社会经历的青少年网民更容易带有起哄和发泄心理,他们不关心事件本身、不关心时态的最终发展,只享受声讨当事人的刺激心理。当青少年从互联网抽身出来时,其麻木炎凉的心态对整个现实社会都造成深远且恶劣的影响。

(4)扰乱虚实社会秩序:宣传暴力的文字和图片在网络上随处可见,青少年的模仿力强,加上暴力文化的影响,使青少年把暴力看成理所当然的事情,把犯罪看成一种游戏。从而淡化青少年的是非观念,最终使得非理性言论达成了集体共识。这种极端情绪与攻击行为相结合,必然将网络暴力拖至现实社会中,扰乱虚拟社会的话语环境和现实社会的和谐秩序。

(5)践踏现实社会法律:由表及里、由内到外的研究网络暴力会发现其不仅违拗法治精神、背离法律原则,更严重的是践踏社会法律的行为。对于生理日渐成熟,而心里未成熟的青少年,网络淫秽站点泛滥成灾对其危害极大,各种淫秽图片与文字的冲击是导致青少年犯罪的一大诱因。

三、校园暴力与网络暴力的预防与干预

(一)建立学校-家庭-社会三联屏障

1. 家长层面 家长应首先营造温馨的家庭环境,和子女保持密切沟通,让其从小建立安全感。与此同时家长在不断提高自身道德素质的同时,也要培养孩子良好的道德品质,让孩子逐步养成宽容、理解的品质。关于孩子对于网络的使用要正确地引导,既不过分压抑也不过分放纵。

2. 学校层面 首先学校应该加强校园的安全管理,组织校卫队维护校园治安;其次摆脱应试教育的阴影,给所有学生提供受关注、被接纳的机会,进而保护学生权益,不随意开除、劝退学生,防止其失学和流失社会;更重要的是学校应开设网络道德知识教育课,从理论层次加强学生对网络暴力的认识,减少学生网络暴力的参与。

3. 社会层面 发动社会团体,坚决抵制渲染暴力与色情的影视作品、追求轰动效应的花边新闻。同时加强对校园周边歌舞厅、网吧、迪厅等青少年易聚集的商业场所管理。加大对网络安全的监管力度,对没有事实依据的谣言进行及时的解释与删除,并对宣传谣言的人给予法律的制裁。

(二)将预防校园和网络暴力纳入青少年健康危险行为干预体系

青少年应学会运用法律途径维护自身权利,不要以暴制暴,也不能以怯弱的"以德报怨"方式,屈服于校园暴力的威胁。教育并非万能的,需要和法制惩戒相结合。积极推进青少年网络教育工程,有效提高青少年网络素养,促进线上线下预防措施的互动整合,显著减少网络暴力行为。

(三)及早发现隐患

老师与家长应该提高警觉,及早发现隐患,从以下现象发现一些早期迹象:学生学习效率和成绩显著下降;无法控制愤怒情绪,如在涂鸦中描绘暴力或对些许小事反应异常激烈;性格突变,不愿与人交流,经常对着电脑自言自语等。遇到这些现象,需要通过耐心疏导,针对所发现的原因提供指向性干预,以有效化解危机。

(四)及时启动应急机制

暴力事件发生后应立即行动,力争将伤害损失降到最低限度。首先确保学生远离危险场景,其次迅速从公安部门获得支援,落实危机干预责任。学校应正确处理暴力事件的余波,引导师生以积极的态度接纳改造后的曾施暴者回校,实现社会回归。面对网络暴力事件,要综合法律、行政、自律各方面因素,做到"立、堵、建、疏"相结合。"立"是加强立法,"堵"是对暴力信息查堵,"建"是主动建立文明的主流意识,"疏"是指积极引导网民与行业自律。

(梅松丽)

【思考题】

1. 描述表 13-1 中的主要信息。

2. 试述溺水地区差异的原因。

3. 儿童虐待可能在我国被低估，试述中外儿童虐待发生率差别的可能原因。

4. 说明校园暴力屡屡发生的社会原因。

5. 结合本章关于网络暴力的内容，思考如何减少网络暴力。

第三篇

儿童少年卫生服务

第十四章

儿童少年卫生服务与学校卫生监督

（Health Service for Children and Adolescents，and School Health Inspection）

【学习聚焦】 定义儿童少年卫生服务、学校卫生监督，了解中国儿童少年卫生服务的两个体系及其关联性，描述儿童少年卫生服务的具体内容，识别学校卫生监督工作的主要职责及内容，解释学校卫生综合评价，讨论学校卫生监督的基本程序。

学校是儿童少年受教育的场所之一，保障儿童少年的健康与发展是学校卫生工作的根本任务。为儿童少年提供完善的卫生专业技术服务，运用法律手段维护儿童少年拥有良好的学习生活环境，是保障他们健康的重要途径。为此，需要为儿童少年提供全方位的卫生服务，创设健康环境，加强社区联系，并通过学校卫生监督，积极为儿童少年提供符合卫生条件的学习环境，满足儿童少年的健康需求。

第一节 儿童少年卫生服务

儿童少年正处在生长发育的阶段，生理和心理发育都不成熟，是疾病的易感群体，建立完善的儿童少年卫生服务体系，为他们提供安全可靠的卫生服务，对保障儿童少年的健康成长具有重要意义。儿童少年卫生服务（health service for children and adolescents）是一项基本公共卫生服务，它是在政府的领导下，部门或组织合作，提供信息、工具和实用策略，帮助儿童少年采取健康的生活方式，重塑对儿童少年友好的社会与物理环境，探索健康合理营养饮食计划，协调学业与体育锻炼之间的联系，提高心理健康水平，预防传染病和慢性非传染病等。

一、儿童少年卫生服务体系

我国的儿童少年卫生服务有两个体系，一是妇幼保健系统内主要服务于0~6岁的儿童保健服务体系；另一个是疾病预防控制系统内主要服务6~24岁在校儿童少年的学校卫生体系。

（一）儿童保健服务体系

儿童保健服务主要关注0~6岁儿童的生长发育、体质健康与促进、喂养、营养、影响生长发育和健康危险因素识别与干预、疾病控制、意外伤害预防、人与环境和谐等内容，以3岁以下的婴幼儿为重点。我国通过行政管理和技术指导两条纵向网络结构，从中央到地方构成了完备的中国儿童保健服务体系结构，见图14-1。

（二）学校卫生服务体系

学校卫生服务体系是在国家卫生计生与教育行政管理部门领导下,指导开展学龄儿童青少年卫生防病与健康促进工作的卫生体系。主要工作内容包括制定有关学龄儿童少年健康相关公共卫生政策,提高儿童少年健康素质,如开展学龄儿童生长发育研究与监测,开展学生体质与健康调研,指导常见病与慢性病早期防治等。1990年国务院批准,原国家教育委员会和原卫生部颁布《学校卫生工作条例》,学校卫生工作得到进一步明确和规范。2010年以后,儿童青少年各类相关卫生标准得到了全面的更新,学生常见病防治进入目标防治新阶段。中国学校卫生服务体系,见图14-2。

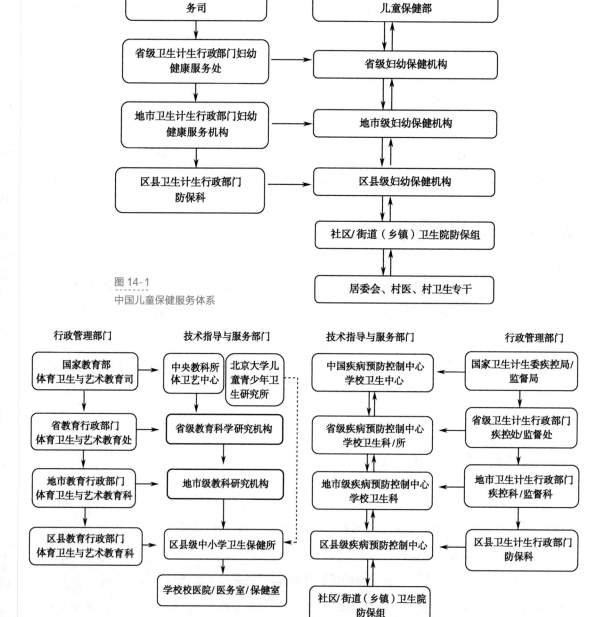

图 14-1
中国儿童保健服务体系

图 14-2
中国学校卫生服务体系

二、儿童少年卫生服务内容

根据儿童少年的健康需求,结合中国实际,儿童少年卫生服务内容主要包括生长发育和健康监测、健康教育和健康促进、常见病防治与健康管理、心理卫生服务、学校营养服务、校园安全管理与伤害及暴力预防、体育与体力活动等方面。

（一）生长发育和健康监测

儿童生长发育的监测可反映儿童生长发育速度,评价生长轨迹是否偏离群体生长曲线,评价疾病和健康危险因素、行为和生活方式等对生长发育的影响。《中共中央国务院关于加强青少年体育增强青少年体质的意见》《学校卫生工作条例》提出了学生生长发育和健康监测的基本要求,建立健全学生体质健康监测评价机制,激励学生积极参加身体锻炼,引导学校深化体育教学改革,促进青少年身心健康、体魄强健、全面发展。

1. 建立健康档案和开展体检　学校定期组织学生和教职员工体检,学生和教职员工的体检率达到100%,建立相应的师生健康档案,及时对信息进行汇总和分类统计,将体检结果告知学生家长和教职员工。早期发现健康问题,为有效开展学校卫生服务提供科学依据。国家通过确定的监测点校对目标人群健康状况进行长期动态观察,收集与分析信息,以掌握学龄儿童少年群体的健康状况。学校和教育行政部门应将学生健康档案纳入学校档案管理内容,实行学生健康体检资料台账管理制度,根据学生健康体检结果和体检单位给出的健康指导意见,研究制订促进学生健康的措施,有针对性地开展促进学生健康的各项工作。

(1)健康体检的要求和项目:学生健康体检的场所可以设置在医疗机构内或学校校内。设置在学校内的体检场地,应能满足健康体检对检查环境的要求。具体健康体检项目包括必测和选测项目。必测项目包括:①查验和询问项目;②体检项目,包括身体形态、生理功能、五官、外科、内科、实验室检查。选测项目包括身体形态、生理功能、五官、外科、实验室检查,具体见《中小学生健康检查表规范》(GB 16134—2011)。

(2)健康检查结果反馈:健康体检机构以个体报告单形式向学生反馈健康体检结果;以学校汇总报告单形式向学校反馈学生体检结果;将所负责的体检学校的学生体检结果统计汇总,以区域学校汇总报告单形式上报当地教育行政部门,当地教育行政部门再逐级上报。个体报告单应于健康检查后2周内反馈给学生或家长,学校汇总报告单应于检查后1个月内反馈给学校;区域学校汇总报告单应于检查后2个月内反馈当地教育行政部门。

2. 监测生长发育和健康状况　学校开展生长发育监测,了解儿童少年生长发育状况及其变化趋势。健康监测是评价不同地区学校卫生工作质量的重要手段,同时为各级政府制定改善学生健康状况的政策和措施提供科学依据。儿童少年健康监测可根据当地条件和需要选择适当的监测内容,如生长发育、常见疾病、因病缺课和行为学监测等。其中行为学监测是疾病监测范围的扩展,是针对与疾病、健康状况和公共卫生事件相关行为开展的监测。儿童少年健康危害行为监测逐渐纳入常规健康监测中,如饮酒、吸烟、不安全性行为、不良饮食习惯、不当体育锻炼行为、网络和手机过度使用等都是推荐监测的行为问题。

（二）健康教育和健康促进

通过学校健康教育健康促进,使学生自觉采取健康的生活方式,明智地运用现有的卫生服务,主动适应或改善自身的健康状态和生活环境,从而维护并促进健康,提升生活质量。中小学健康教育内容包括健康行为与生活方式、疾病预防、心理健康、生长发育与青春期保健、安全应急与避险5个领域,此外,还要求学校开展相关的专题教育、性健康教育、艾滋病健康教育、控烟教育、伤害防治教育、营养教育和慢性非传染性疾病儿童期预防教育等。多部门配合,推动健康促进学校的发展,形成有利于儿童少年健康成长的社会环境。

学校健康教育学科发展探索教育理论、方案、手段、方式的系统化、规范化及适应性。20世纪90年代以来,为促进儿童少年的健康发展,学校健康教育和健康促进的理论不断借鉴相关学科,获得了自身体系的丰富和完善。生活技能教育,以提高心理社会能力为核心,以学生为中心,以参与和互动性活动为载体,受到学生欢迎。组织改变理论和创新扩散等理论在新形势下和新媒体蓬勃发展的时代,丰富了青少年健康促进和行为干预的思路。理性行动理论和大众意见领袖理论运用社会学和传播理论,使青少年能采取主动,在自己所处环境中将信息转化为态度。PRECEDE-PROCEED、干预地图等模式从宏观层面开阔了行为干预的设计、计划和评估的格局和实施的逻辑与步骤。健康信念模式和跨理论模式等从微观层面实现和解释了行为改变的原因、动机和效果。这些理论和模式通过动员倡导青少年和关键人物,致力于青少年健康行为养成和不良生活方式的改变,重在社区、同伴与校园支持性环境的综合营造,用于促进运动减重、平衡膳食,预防和减少自杀与自伤、少女妊娠、HIV/AIDS、情绪障碍、物质滥用、不良饮食等方面(详见第十七章)。

2008年教育部颁布实施的《中小学健康教育指导纲要》(以下简称《纲要》)明确提出,为学生提供的健康信息要适时、适宜、适度,内容科学,方法灵活、实用。儿童少年的生长发育是个连续的过程,并与外界环境,学校社区等紧密相连,学校健康教育的实施应根据儿童青少年不同的生长发育阶段,采取不同的内容。2007年,美国疾病控制中心提出学校卫生的全学校、全社区和全儿童(Whole School, Whole Community, Whole Child, WSCC)"模式,这是对1987年实施的协作性学校卫生(CSH)项目扩充与更新。WSCC模式包括10个组成部分,分别为健康教育、体育锻炼与体力活动、营养环境和服务、健康服务、咨询和心理社会服务、社会和情绪气氛、物理环境、教职工健康、家庭参与和社会参与。WSCC模式有利于协调政策、过程和实践,构建健康、安全、参与、支持性环境,应对挑战,促进学习和健康(详见第一章)。

（三）常见病防治与健康管理

柳叶刀全球青少年健康与福祉委员会(Lancet Commission on Adolescent Health and Wellbeing)提出,青少年健康关乎我们的未来(Patton GC等,2016)。人们既要重视传统的儿童少年常见病如近视、肥胖、龋齿和牙周疾病、营养不良、缺铁性贫血、沙眼、肠道蠕虫感染等预防工作,也要根据儿童少年疾病谱变化,加强慢性非传染性疾病和伤害的预防控制,积极探索慢性非传染性疾病的早期预防,研究预防新发传染病对儿童少年健康的影响;建立健全学校突发公共卫生事件应急防控体系;关注新领域新挑战,全面开展青少年健康危险行为监测。

1. 常见病的健康管理　常见病管理是解决可预防和治疗的青少年疾病和健康问题、到2030年实现弥合全球卫生发展差距的关键,有巨大的社会和经济效益。学生常见病可分为个人生活习惯相关类疾病和社会发展相关疾病,前者如近视、龋齿;后者如肠道蠕虫感染、沙眼、贫血、营养不良等。通过问卷调查、健康和体格检查,探究相关危险因素,采取健康干预措施,达到预防和控制疾病的目的。

(1)个人生活习惯相关类疾病:中国儿童青少年近视检出率是全世界最高的国家之一。2010年中国学生体质与健康调研结果显示,学生近视检出率持续上升,且呈低龄化趋势,7~9岁小学生近视检出率为30.1%;10~12岁小学生为47.6%;13~15岁初中生为65.6%;16~18岁高中生为77.0%,城市高于农村(马军,2013)。小学低年级学生多以轻度视力不良为主,随着年级的增长,学生视力不良程度逐渐加重。研究认为近视形成与用眼习惯不良、户外活动少、接受阳光照射不足和营养摄入不足相关,因此可以考虑针对性的干预。

随着饮食的精细化和食糖消费量的增加,儿童少年口腔防护意识不强,窝沟封闭覆盖率不高或不规范,龋齿患病率和牙周疾病仍呈上升趋势。2010年中国学生体质与健康调研结果表明,乳牙龋和恒牙龋患病率在多个年龄组出现反弹。应通过宣传教育使儿童少年、家长和教师了解龋齿预防知识,教育孩子养成早晚刷牙、饭后漱口的良好习惯,充分认识到定期做口腔检查,规范窝沟封闭,及时填充治疗龋患的重要性。

(2)社会发展相关疾病:沙眼和蠕虫感染主要与经济社会发展水平伴随的卫生条件相关。疾病防治工作中,需要考虑儿童卫生习惯的培养,也要考虑适应社会发展的有效策略,重点加强贫困地区的防治工作。2010年中国学生体质与健康调研结果显示,7岁和9岁年龄组儿童粪蛔虫卵检出率均较5年前显著下降。近年调查显示,城乡学龄儿童活动性沙眼罹患率也明显下降。贫血和营养不良伴随生活水平的提高,获得明显改善。中央政府通过对偏远地区学校的政策倾斜和重点干预,如学生免费营养午餐补贴等,学生贫血和营养不良率持续下降。2010年全国学生体质与健康调研结果显示,虽然学生的营养状况继续得到改善,低体重及营养不良检出率进一步下降,基本没有重、中度营养不良,但仍有近一成的学生存在营养不良的现象。女童贫血率高于男生也需要予以进一步的关注。

2. 慢性非传染性疾病的早期预防　儿童期不良的生活方式是慢性非传染性疾病的主要危险因素之一。加强儿童期肥胖的健康管理,倡导健康的生活方式,对预防慢性非传染性疾病具有重要意义。学校需要提供慢性非传染性疾病预防的健康管理服务,实现慢性非传染性疾病的早期预防。高血压是心脑血管病的主要病理基础之一,高血压的发生始于儿童期,其主要依据是:①儿童期血压与成年期血压水平有一定相关性,且在儿童期就可能出现原发性高血压;②膳食钠盐摄入、缺乏锻炼和精神紧张等高血压的危险因素常自幼形成。20世纪30年代儿童膳食和健康的大规模流行病学调查——博伊德奥尔(Boyd Orr)队列研究证明了儿童期膳食与成年期健康状况存在相关性。生命历程早期的不良暴露因素可能是许多疾病潜在的诱因,儿童期的膳食、营养、健康和家庭环境及社会经济因素不良暴露均可能发生蓄积效应,可用于未来健康风险的预测。2014年全国学生体质与健康调研结果显示,正常体重、超重和肥胖儿童中血压偏高检出率分别达5.0%、10.0%和17.9%,应该引起高度重视和警惕。美国、中国香港和包括中国大陆在内的6个中低收入国家和地区的儿童青少年超重肥胖率,几乎均呈迅速上升趋势(Lobstein T 等,2015)。提示要预防慢性非传染性疾病,在儿童少年阶段就需要注重膳食平衡、体重控制、加强锻炼。

（四）心理卫生服务

根据不同年龄阶段儿童青少年心理发育的特点、需求和存在的问题,针对在校学生、教职工以及家长开展心理健康教育、指导、干预、测评、诊断、咨询、矫治等,学校心理卫生服务工作需要依据发展性目标、预防性目标和矫正性目标阶段化进行。研究表明,家庭-学校互动和家庭-学校联合的学龄儿童少年心理卫生干预有非常显著的工作成效(Adelman HS 等,2009)。2013 年正式实施的国家卫生标准《学生心理健康教育指南》(GB/T 29433—2012)规定了大中小学校开展心理健康教育的目标、原则、实施途径、师资要求和教育内容,成为学生心理健康教育工作的行动指南。

1. 基于发展性目标的学校心理卫生服务 促进儿童社会和情绪的积极发展。工作重点是培养学龄儿童注重内心的发展和成长,系统地传授心理卫生知识和心理保健技能,使儿童少年能面对和承受压力和挑战,增强解决问题和适应社会能力,提高心理健康素质。学校设有心理健康辅导室,配备或聘请有专业资质的心理健康教育教师、辅导人员,提供心理健康教育。按照《学生心理健康教育指南》的要求开展心理健康教育。心理健康教育内容要注重全面、生动、有效和持续。

2. 基于预防性目标的学校心理卫生服务 注重解决心理问题,降低学生危险行为。强调教育和指导儿童少年的心理调适能力,同时也注重学校社会心理环境和校园氛围的改善。酌情开展以教师和家长为对象的心理卫生服务,保持和提高教师及家长的心理健康素养,有效地发现和解决儿童少年的心理卫生问题。预防性目标要关注校园氛围的营造,如开展校园暴力和毒品使用预防教育等。研究表明,儿童少年感知的校园氛围对其问题行为有重要影响。心理卫生服务要敏感,及时发现儿童少年的心理成长变化,因势利导,注重积极应对和改变。预防性目标的心理卫生服务开展直接的指导和咨询,同时加强与社会有关专业咨询机构和社区支持机构的联系。

3. 基于矫治性目标的学校心理卫生服务 对有心理卫生问题的儿童少年,需及时诊断。针对已经发生的问题、障碍或者疾病,开展心理治疗和矫正。如开展多动症和入学恐惧症的治疗,毒品使用咨询和用于戒断的群体干预,性行为后的怀孕预防和心理疏导,对参与校园欺凌事件的学生心理辅导,对抑郁引起的失学、旷课问题的心理咨询和学习行为矫正等。许多心理健康问题对学业的影响是深远的,问题会随着青少年的成长而内化为学业中的挫折与困难。学校教师和校医应成为学龄儿童少年心理障碍的早期发现者,为需要心理矫治的学生及时提供转诊服务。

（五）学校营养服务

学校营养服务以改善学生的营养状况、养成良好的饮食习惯、提高健康水平为目标,包括营养教育以及营养餐服务等。国务院办公厅《关于实施农村义务教育学生营养改善计划的意见》颁布实施后,教育部、中共中央宣传部等 15 个部门出台了《农村义务教育学生营养改善计划实施细则》等 5 个配套文件,在农村贫困地区开展试点工作,对推动农村地区学校食堂建设,改善午餐品质,改善农村学生体质起到一定的作用。

1. 学校营养餐服务 学校应根据不同性别、不同年龄儿童青少年的特点,为不同性别、不同年龄儿童青少年提供满足其生长发育需要的营养餐。营养餐服务是为世界多个国家普遍接受并采纳的学校卫生服务之一。学校提供统一合理的营养餐,对于控制学生的体重,平衡膳食,改善营养有非常好的效果。美国一项随机对照研究发现,学校营养餐如果能探索适应学生的食堂服务模式和饮食消费态度,会提高学生的营养水平并减轻体重(Bogart LM 等,2014)。

毋庸置疑,营养对 2 岁以内小儿发育滞后引起的追赶生长至关重要。然而近年研究发现,儿童少年期是一个额外的营养干预的关键时期。干预性研究提示,对被富裕地区收养的贫困营养不良儿童开展营养干预,在 2 岁到成年之间,身体高度的追赶性恢复,仍然有显著潜力(Prentice AM 等,2013)。

超重和肥胖越来越成为儿童少年生活中的一个重要挑战,与个人因素如知识、技能和动机相比,食品和饮食环境可能对肥胖和慢性非传染性疾病的发生有着更重要的影响。边远贫困地区需保证学生在校期间的能量摄入足够的基础上,确保营养均衡。经济相对发达地区,需考虑减少零食甚至快餐食品的能量摄入构成。环境和政策干预可能是对包括青少年在内的大众人群营养干预的最有效策略之一。影响青少年食物选择和摄入存在许多环境可控因素,改变肥胖易感环境,如关注家庭、学校以及生活周边零售店和餐馆设置(Story M 等,2008)是重要的宏观干预手段。

 全球纵览 | **印度的午餐计划**

联合国世界粮食计划署(WFP)调查发现,世界各国都在努力为本国在校儿童提供膳食。WFP 执行总干事埃瑟琳·库桑(Ertharin Cousin)强调,学校午餐供应不仅能改善学生特别是贫困地区学生的营养,而且能吸引儿童走进教室,减少辍学,是对儿童未来的投资。印度是人口第二大国,贫困人口比例高。1995 年起,印度启动了全国范围的学校午餐计划(MDMS),旨在为接受小学教育的学生提供午餐,改善小学生的营养状况,到 2011 年惠及了 1.04 亿名在校学生。

该计划由学校教育和扫盲部总管,由相关的国家指导和监控委员会负责计划督导工作。各个邦、区和地方建有类似的委员会,各邦政府和联邦属地负责计划实施。在学校层面,完成计划的有村教育委员会、学校管理和发展委员会、家长教师协会,甚至是非政府组织。2010—2011 年,中央政府和各邦政府/联邦属地在学校供餐计划方面的总支出约 38.5 亿美元。

自 2001 年以来开展的多项评估发现,2001—2002 年和 2007—2008 年按种姓(scheduled caste)统计的小学男童的入学率由 103.1 上升到 132.3,女童有 82.3 上升至116.7。研究还表明,印度 MDMS 在减少儿童饥饿,及促进性别平等和社会公平方面也起到了积极作用。

(引自:联合国粮食计划署.抗击全球饥饿全球学校供餐状况.2013)

2. 学校营养教育 营养教育(nutrition education)是在支持性环境中为促进自愿食品选择和其他健康相关食品与营养行为的养成的各种教育策略的组合,为促进健康营养教育可通过多种场所和多种活动形式实施,涉及个人、社区和政策等层面(Contento IR 等,2007)。普及基本营养知识和食品安全知识,使儿童少年树立正确和健康的营养理念,掌握维护食品安全的基本技能。

在儿童少年中开展营养与健康教育,倡导合理营养、均衡膳食,推行学生营养餐工作,对于普及营养知识,预防营养不良和营养过剩,促进儿童少年身心健康成长,提升体质健康水平,具有极为重要的意义,也是提高国民素质,实现国家民族繁荣强盛的重要举措。

以营养教育为导向的营养服务,可由营养学专业人士以及膳食服务工作人员提供课程资源,校医也可开设专门的健康教育课程,或者由教师将营养知识渗透于各种课程的教学之中。基于认知理论的健康饮食行为的转变过程,知识是先导,然后促进态度行为的转变。儿童青少年正处于形成生活习惯、习得健康行为、养成健康素养的重要时期,接受营养教育,恰逢其时地塑造未来健康的生活方式。良好的饮食习惯和健康的生活方式是预防儿童少年营养失调发生的有效措施,需要长期的、广泛的开展营养教育工作。营养教育应该动员学校、家庭、个人的力量和资源,长期坚持、共同努力才可能发挥预期的效果。

《中国学龄儿童膳食指南(2016)》制定了5条关键推荐,即:认识食物,学习烹饪,提高营养科学素养;三餐合理,规律进餐,培养健康饮食行为;合理选择零食,足量喝水,不喝含糖饮料;不偏食节食,不暴饮暴食,保持适宜体重增长;保证每天至少活动60分钟。上述指南是中国学龄儿童膳食指南修订委员会在对学龄儿童的膳食营养及与健康关系的现状进行分析、循证后制定的,是指导学校营养教育的重要参考。

(六)校园安全管理与伤害及暴力预防

1. 强化校园安全管理　通过采取各种管理措施,建立和完善校园安全管理制度,落实校园安全管理的具体措施,保证儿童少年在校期间的生命健康安全。普及基本安全知识教育,使学生树立安全理念和意识,掌握一些基本安全技能。加强校园安全演练如地震演练等。加强学校仪器、设备和设施的安全管理,学生使用仪器、设备和设施时,提供全面安全指导。做好学校仪器、设备和设施的安全警示标志设置。

校园安全管理需要建立安全管理组织,构建安全工作保障体系,建立健全的安全工作规章制度,全面落实安全工作责任制和事故责任追究制,保障校园安全工作有序进行;建立校园安全的风险评估机制,定期开展学校建筑、校园环境、食品、传染病、实验室、体育、学生宿舍、水电等安全风险和校园社会安全风险评估,根据安全风险大小进行排序,确定管理的优先顺位;健全校园安全预警机制,制订突发事件应急预案,完善事故预防措施,及时排除安全隐患,不断提高校园安全工作管理水平;建立校园周边整治协调工作机制,维护校园及周边环境安全;加强安全宣传教育培训,定期开展校园安全知识、技能的宣传教育和培训,针对突发事件开展应对知识和技能教育,提高师生安全意识和防护能力。

近年来,校园安全管理仍然存在许多薄弱环节,各种校园安全事件时有发生,把学校建成最安全的地方将是今后学校安全管理工作的主要任务,建设和谐校园、平安校园,预防学校突发公共卫生事件的发生。

2. 预防校园伤害、欺凌与暴力　校园氛围(school climate)指学校中为教职工和学生所体验并对其行为产生影响的、相对持久而稳定的环境特征,是学生身心健康发展的重要影响因素。既往理论和实证研究均表明,校园氛围与青少年问题行为,如校园欺凌与暴力密切相关。"阶段-环境匹配理论"指出,青少年的健康发展需要相互信任、支持、关怀的人际关系以及自我表达、自主选择的机会。当学校疏于提供这些信任与关怀的人际关系以及自主机会时,即校园氛围与个体的发展需求不匹配,会导致儿童少年出现外化和内化问题,心理和行为问题。预防学生间的伤害、欺凌与暴力,需要从学校的系统和结构的整体发展予以治理,营造和谐向上氛围。2016 年 11 月,教育部等九部门颁布《关于防治中小学生欺凌和暴力的指导意见》,明确提出三个要求:①积极有效预防学生欺凌和暴力;②依法依规处置学生欺凌和暴力事件;③切实形成防治学生欺凌和暴力的工作合力。

学校可利用健康教育系统,开展预防学生伤害和暴力的教育,提高学生自我保护意识和能力;在物质环境改造时选用可预防学生发生意外伤害的技术措施;及时发现和消除学生产生暴力行为的危险因素,减少儿童少年冒险行为和暴力行为。学校通过培养学生健全的人格,建立良好的社会关系,树立健康的信念和明确的是非标准等路径,提高儿童少年主动预防伤害与暴力的能力。伤害和暴力涉及个人、社会、文化等多层次、多方面的因素,也受到时间维度的影响。美国心理学家乌列·布朗芬布伦纳(Urie Bronfenbrenner)的社会生态理论模式可帮助认识人际间暴力的影响因素,并以此建立儿童少年伤害和暴力的生态学预防模型。伤害和暴力的预防控制可在发生前、发生时和发生后的 3 个阶段,从宿主、致病因子、物理环境、社会经济环境 4 个维度采取措施,预防伤害的发生,减少死亡,降低伤残发生率。WHO 提出公共卫生预防意外伤害的 4 个步骤可以作为伤害和暴力预防控制的一个思维和行动策略,即:①监测,发现问题所在;②危险因素评估;③制订和评估干预措施;④实施有效的干预措施。

(七)体育和体力活动

体育和体力活动是健康促进的重要组成内容。学校体育优先培养学生养成终身锻炼的行为能力和习惯,而非单纯以体育技能为中心的训练。通过提高学生的心肺功能,改善身体的柔韧性与协调性,增强肌力,减少体脂,增加肌肉组织。在提高体能的同时,增加神经系统的敏锐性,提高机体免疫力,增强环境的适应性。近 20 年来,全世界学生的体质均呈下降趋势,中国学生体质下降更是引起广泛重视,这与当代静坐少动的生活方式、学业占据课外活动时间等因素密切相关,与肥胖持续增加形成了恶性循环。2007 年教育部推行"每天锻炼 1 小时,健康生活一辈子"的"阳光体育活动",是促进学生身心健康的重要举措,是学校体育卫生工作的良好抓手。学校体育应倡导互动、团结、协作和耐力等,提高学生心理健康和社会适应能力。美国运动医学会设计开发的"运动是良药(exercise is medicine)",针对 6~17 岁的青少年儿童,提出了需要完成的运动计划或身体活动的最低目标要求,即每周进行 150 分钟中等强度以上的身体活动。该计划倡导通过与个人、组织与国家的积极联系来促进全球公共健康问题,增加身体活动水平,预防慢性疾病发生。

目前,中国儿童少年仍处于升学为导向的环境中,课业负担繁重、久坐行为和缺乏运动构成的不健康生活方式已经成为一道身心健康发展的屏障。中国学生体质与健康调研结果显示,1985—2010年间,中国学生的肌力、立定跳远、50 米跑等男女均呈抛物线变化趋势,即 1985—1995 年为上升阶段,1995 年以后开始持续下降,尤其是耐力素质从 1985—2010 年呈持续下降趋势。因此需要整体考虑儿童少年的身心发展特点,因地制宜地实施运动干预、心理调适和营养教育,引导儿童少年养成坚持体育锻炼的意识和习惯,使其从体育活动中获得良好的体验,促进心理健康和社会适应能力的培养。2016 年 11 月 18 日国家卫生计生委、教育部等 10 部门联合下发《关于加强健康促进与教育的指导意见》，明确提出要积极推进全民健身，到 2020 年，经常参加体育锻炼人数达到 4.35 亿，确保学生校内每天体育活动时间不少于 1 小时，重大慢性病过早死亡率比 2015 年降低 10%。

确立学校、家庭、社区联动的多维发展策略，多层次保障儿童少年体育与健康促进工作的有效运行，需要开展有效的运动监测与测评。信息技术的革命，特别是可穿戴设备的使用，为运动监测与测评提供了新的技术手段和可能。体育运动大数据的分析利用，可以形成高效、完备的青少年健康监测体系，为相关决策提供及时战略支撑。

扩展阅读 "let's move" 计划

动起来（let's move）计划由美国前第一夫人米歇尔·奥巴马（Michelle Obama）于 2010 年发起的一揽子体育运动和健康饮食综合干预计划，旨在解决美国儿童少年持续增长的肥胖问题。

该计划主要包括营造健康的童年、提高体育运动水平、提供健康的学校餐饮、供应健康和实惠的食品以及赋予父母监护人更大权力等 5 个方面，强调学校、家长、社区、医院等都有义务参与到降低儿童肥胖率的工作之中。其中，体育活动部分主要包括：①丰富校园跑动项目（100 英里俱乐部、早锻炼、课外体育活动）；②能耗 60 分钟项目；③总统青年体能项目（主要包括个人评估、专业发展和体能奖励）。计划包括较为全面的课内外体育活动内容，并运用体能测试（fitness gram）系统进行有氧能力、肌肉力量、肌肉耐力、柔韧性和体成分等方面的评价。同时，对学生参加日常身体活动获得的积分，依据健康体能分区（healthy fitness zone）给予奖励。评价和奖励的有机结合，有助于弱化学生之间的互相比较，关注学生自身体能的进步幅度，进而帮助学生追求个人健康目标的达成。

（引自：Bumpus K 等，2015）

（胡翼飞）

第二节 学校卫生监督

学校卫生监督是公共卫生监督的一部分。学校卫生监督工作关系到儿童青少年的健康，是为国家培养德、智、体、美全面发展的建设人才的重要保障。因此，动员全社会的力量做好学校卫生工作，并对学校依法进行卫生监督，具有重要意义。

一、学校卫生监督的概念

学校卫生监督（school health inspection）是指卫生计生行政部门及其卫生监督机构依据法律、法规、规章对辖区内学校的卫生工作进行监督指导，督促改进，并对违反相关法律法规规定的单位和个人依法追究其法律责任的卫生计生行政执法活动。学校卫生监督是一项政策性、法律规范性、科学性和技术性都很强的卫生监督工作，是卫生执法的重要内容，是国家卫生计生监督的一个组成部分。

加强学校卫生监督工作有着重要而深远的意义。首先,它是国家不断发展教育事业的需要。随着我国国民经济的发展,教育投入逐年增加,新建、改建、扩建的各级各类学校大量出现,新型的学校建筑、教学设施和卫生设备等亦不断涌现,加强对新建校舍的选址、设计、教学和生活设施的预防性卫生监督势在必行。其次,学校卫生监督是为儿童少年身心健康成长所必需。学校是儿童青少年学习、锻炼、娱乐和科技活动的场所,对学校内影响学生健康的学习、生活、劳动、环境和传染病防治等工作进行日常性卫生监督,对培养学生身心全面发展起着重要的作用。第三,学校卫生监督是保证为学生服务产品的安全性所必须。随着经济的发展,为学生服务的产品越来越多,不仅要品种多,方便性好,更要安全性好,并适合不同年级儿童少年身心发展的需要。所以实行对学生使用的文具、娱乐器具、保健用品实行卫生计生监督,确保卫生质量,才能够保证学生健康成长。

二、学校卫生监督的法律依据

(一)学校卫生监督的法律

学校卫生监督是一项综合性监督工作,涉及的法律较多。《中华人民共和国宪法》第四十六条规定:"国家培养青年、少年、儿童在品德、智力、体育等方面全面发展"。为保护儿童青少年的合法权益和身心健康,我国先后颁布了《中华人民共和国义务教育法》《中华人民共和国未成年人保护法》《中华人民共和国食品安全法》《中华人民共和国传染病防治法》《中华人民共和国职业病防治法》《中华人民共和国母婴保健法》《中华人民共和国执业医师法》等法律,这些法律都是学校卫生监督重要的法律依据,其中的相关条款对保护儿童青少年健康发挥积极重要作用。

(二)学校卫生监督的行政规章

为了做好学校卫生工作,从中华人民共和国成立初期至今,国家行政部门制定了逾百项卫生要求和卫生措施。《学校卫生工作条例》是我国关于学校卫生工作的第一部法规性文件,它使我国的学校卫生工作由行政管理走上了法制管理的道路;同时,国家还颁布了《学校体育工作条例》,这些行政规章为开展学校卫生监督提供了更具体的行政执法的依据。1990年以来,政府颁布的行政法规有1996年原卫生部发布的《学生集体用餐卫生监督办法》;1999年原卫生部根据WHO《健康促进学校发展纲领》制定的《健康促进学校工作指南》;2002年原卫生部、教育部发布的《关于加强学校预防艾滋病健康教育工作的通知》,2006年教育部等十部委局发布的《中小学幼儿园安全管理办法》,2007年国务院《关于加强青少年体育,增强青少年体质的意见》,2011年教育部、原卫生部关于《农村寄宿制学校生活卫生设施建设与管理规范》,2012年国务院《关于进一步加强学校体育工作的若干意见》,2016年国务院《关于强化学校体育促进学生身心健康全面发展的意见》,这些规范性文件为开展学校卫生监督提供了具体的行政执法的依据。

(三)学校卫生监督的卫生标准

国家根据卫生保健的要求,批准颁布了一系列学校卫生专业标准,具有法律的约束力,是学校卫生监督的专业技术依据。

1. 学校卫生标准分系列

(1)学校卫生专业基础标准:包括学校卫生名词术语、标准研制与编写总则等。

（2）学校建筑设计及教学设施卫生标准：包括学校及托幼机构建筑设计卫生要求、学校教学设施卫生要求、教室微小环境卫生要求等。

（3）学校生活服务设施卫生标准：包括学生营养午餐营养供给量、学校及托幼机构饮水设施卫生管理规范、学生宿舍卫生要求及管理规范等。

（4）学校家具、教具及儿童少年用品卫生标准：包括学校课桌椅、黑板、中小学校教科书卫生标准等。

（5）教育过程卫生标准：主要是对学习负担、体育运动负荷的限制标准。

（6）儿童少年健康检查与管理规范：包括学生健康检查技术要求、方法，健康监测、评价方法，疾病预防，以及学校卫生监督与管理。

（7）健康教育规程：包括健康教育规范，健康促进学校规范等。

2. 卫生标准的制定　近年来，学校卫生标准的制定加快，也出台了跨学科专家合作的学校卫生标准，见表14-1。同时，一批学校卫生标准正在修订和制订之中。这些卫生标准都为学校卫生的行政监督提供了更加充分和具体的专业技术依据。

表14-1　部分学校卫生专业标准

标准名称	颁布年份
儿童青少年斜视的诊断及疗效评价标准（WS/T200）	2001
儿童青少年弱视的诊断及疗效评价标准（WS/T201）	2001
盲校建筑设计卫生标准（GB/T 18741）	2001
学校课桌椅功能尺寸（GB/T 3976）	2001
铅笔涂层中可溶性元素最大限量（GB 8771）	2007
学生健康检查技术规范（GB/T 26343）	2010
中小学生健康检查表规范（GB 16134）	2011
中小学教室采光和照明卫生标准（GB 7793）	2010
电视教室座位布置范围和照度卫生标准（GB 8772）	2011
标准对数视力表（GB 11533）	2011
中小学生一日学习时间卫生要求（GB/T 17223）	2012
学校卫生综合评价（GB/T 18205）	2012
学龄儿童青少年营养不良筛查（WS/T 456）	2014
学校课桌椅功能尺寸及技术要求（GB/T 3976）	2014
学生宿舍卫生要求及管理规范（GB 31177）	2014
儿童青少年伤害监测方法（GB/T 31180）	2014
儿童安全与健康一般指南（GB/T 31179）	2015
0~6岁儿童健康管理技术规范（WS/T 479）	2015
儿童少年矫正眼镜卫生要求（WS 219）	2015
学生军训卫生安全规范（WS/T 480）	2015
健康促进学校规范（WS/T 495）	2016

注：GB，国家标准；WS，卫生行业标准；T 推荐标准；未注明 T，强制标准

三、学校卫生监督工作的主要职责及内容

《条例》规定,国务院卫生计生行政部门负责对全国学校卫生工作的监督指导,国务院教育行政部门负责学校卫生工作的行政管理。

按照《学校卫生监督工作规范》,学校卫生监督的职责包括教学及生活环境卫生监督;传染病防控工作卫生监督;生活饮用水卫生监督;学校内设医疗机构和保健室监督;学校内公共场所卫生监督;配合相关部门对学校突发公共卫生事件应急处理工作落实情况进行监督;根据教育行政部门或学校申请,开展学校校舍新建、改建、扩建项目选址、设计及竣工验收的预防性卫生监督指导;承担上级卫生计生行政部门交办的其他学校卫生监督任务。

行使学校卫生监督工作职责时,应当根据各级各类学校卫生特点,突出中小学校教学环境、传染病防控、饮用水卫生等监督工作重点,依照法律、法规规定,认真落实本规范要求。

学校发生突发公共卫生事件时,卫生计生监督部门应配合有关部门开展应急处置工作,依法采取控制措施,对违法行为进行立案调查。对于学校发生传染病疫情暴发,应派员依法对学校传染病防治工作进行监督检查和调查取证,依法出具监督意见或控制决定,对涉嫌违反传染病防治法律法规行为依法立案调查;对于学校发生饮用水污染事件,应派员依法对学校饮用水卫生管理情况和设施设备情况进行监督检查和调查取证,依法采取控制措施,对涉嫌违反传染病防治法律法规行为依法立案调查,对涉嫌人为投毒的,移交公安司法机关;对于学校发生预防接种异常反应事件,应配合疾病预防控制机构和相关单位对预防接种异常反应有关情况进行调查,采取应急控制措施。

四、学校卫生监督与评价的内容和方法

学校卫生监督包括预防性卫生监督和日常性卫生监督,监督标准要参考 2012 年颁布的国家标准——《学校卫生综合评价》(GB/T 18205—2012)。

（一）预防性卫生监督

学校预防性卫生监督是按照法律法规、规范和标准要求,对校舍选址情况、学校建筑总体布局、学生教学环境等进行审查和验收,提出监督、审查和验收意见(具体见第十六章)。根据《条例》的规定,新建、改建、扩建校舍,其选址、设计应当符合国家的卫生标准,并取得当地卫生计生行政部门的许可,竣工验收应当有当地卫生计生行政部门参加。2004 年 5 月,《国务院关于第三批取消和调整行政审批项目的决定》取消了对新建、改建、扩建校舍的卫生许可。按照《学校卫生监督工作规范》要求,对新建、改建、扩建校舍的项目选址、设计及竣工验收,根据教育行政部门或学校申请,开展预防性卫生监督指导工作。

（二）日常性卫生监督

学校日常性卫生监督是卫生计生监督部门根据本省(区、市)学校卫生监督工作规划和年度工作计划,结合实际制订本辖区学校卫生监督工作计划,并按照《学校卫生监督工作规范》规定的具体内容和方法,对包括学校教学及生活环境卫生、传染病防治、生活饮用水卫生、内设医疗机构或保健室、公共场所卫生等开展的日常性监督工作。卫生计生监督部门应及时将检查情况反馈被检查单

位,必要时通报当地教育行政部门;对存在违法行为的,依法查处并将查处结果通报当地教育行政部门。要及时将辖区内学校卫生重大违法案件查处情况逐级向上级卫生计生行政部门报告并通报同级教育行政部门。对涉嫌犯罪的,及时移交当地公安机关或司法机关。

(三)学校卫生监督方法与综合评价

1. 学校卫生监督方法　查阅建设单位提交的相关材料,核实材料的真实性、完整性和准确性;查阅相关检测(评价)报告,核实建设项目符合卫生要求情况;指定 2 名以上卫生监督员进行现场审查,核实学校选址;建筑总体布局;教学环境(教室采光、照明、通风、采暖、黑板、课桌椅设置、噪声)、学生宿舍、厕所及校内游泳场所、公共浴室、医疗机构场等符合相关卫生要求情况,以及核查建设单位提交材料与现场实际的吻合情况,并出具相关意见。

2. 学校卫生综合评价　学校卫生标准是贯彻执行学校卫生法规,对学校卫生进行监督执法的重要技术依据。《学校卫生综合评价》(GB/T 18205—2012)是学校卫生标准体系中重要标准之一,适用于全日制小学(含民办小学)、初级中学、高级中学(含中等职业学校、民办中学)和普通高等学校(含民办高等学校、独立院校)各项卫生状况的综合评价。本标准规定了学校卫生综合评价项目、评价方法以及综合评价判定。根据学校卫生综合评价,评价卫生内容包括管理和监测两部分,综合两部分评分结果,对学校卫生情况进行打分评级。

(1)学校卫生综合管理:学校卫生管理方面包括突发公共卫生事件、传染病预防控制、常见病与多发病、生活饮用水卫生、教室环境卫生、生活环境卫生和公共场所卫生。

(2)学校卫生综合监测:学校卫生管理包括对学校食品安全(食饮具消毒)、生活饮用水卫生、教室环境卫生、生活环境卫生和公共场所卫生。监测方法执行 GB/T 18204(所有部分)等有关规定。

(3)综合评价得分及判定:学校卫生管理评价得分与监测评价得分的总和为综合评价实际得分。凡综合评价实际得分达到管理与监测标准总分的 85% 及以上者为学校卫生优秀学校,定为 A 级;60%~85%为学校卫生合格学校(不含85%),定为 B 级;60%以下者(不含60%),为学校卫生不合格学校,定为 C 级。其评分方法见公式14-1。

$$学校卫生综合评价得分=\frac{管理实得分+监测实得分}{管理应得分+监测应得分}\times100 \qquad (公式14-1)$$

评价细则见《学校卫生综合评价》(GB/T 18205—2012)。

📖 案例解析　疑似"毒跑道"事件的监督整改过程

2016 年某市某城区某小学位于教学楼一楼上课的低年级学生陆续出现流鼻血现象,同时学生家长反映学生身体出现不适,与操场跑道有刺鼻的气味相关。该区教育局协同卫生计生委和环境保护局等有关单位对事发学校进行了抽检。

1. 抽检结果　该城区环境保护局环境保护监测站公布了学校室内空气检测、操场检测结果,发现学校教室空气检测样本中按国家规范要求的苯、甲苯、二甲苯、甲醛、总挥发性有机物等 5 项指标抽检的 16 间教室中,15 间符合国家相关标准,1 间教室甲醛超标。塑胶操场检测样本中国家规范要求的苯、甲苯+二甲苯、游离甲苯二异氰酸酯、可溶性铅、可溶性镉、可溶性铬、可溶性汞等7项指标均符合国家相关标准。目前,我国执行的与塑胶跑道产品有关的国家标准《体育场地使用要求及检验方法》(GB/T 22517.6—2011)第6部分:田径场地、《合成材料跑道面层》(GB/T 14833—2011)。

国家卫生计生委通报了学生身体检查情况,为发现急性中毒、血液病等疾病病例报告。

2. 整改措施　该城区教委作为学校的上级行政主管部门,在强化自身管理工作的同时,提出了整改措施。

(1)对学校的整改措施:对于检测不合格的教室,立即停止使用并进行改造;对于未进行检测的其他教室及教育教学、生活办公用房进行全面检测,如有不合格的房间,采取同样措施;对操场检测指标合格,但操场异味还存在的情况,本着以学生为本的原则,组织学校、有关专家和家长一起,尽快研究确定出彻底整改方案,包括对操场全部拆除、部分拆除或进行去味处理。其他学校操场,如检测指标不合格,立即拆除,如检测指标合格,但操场仍然有异味,采取同样措施,确保师生安全健康。

(2)成立监察组启动责任倒查机制:一校一案,适用同样原则彻底整改。此外,严格自查,成立由纪委监察部门牵头的监察组,启动责任倒查机制,如发现问题,将依法、严肃追究相关责任人的责任。

3. 分析　该城区教育局、卫生计生委及环境保护等部门反应及时,应对积极,特别是以学生为本的原则值得推崇。从事件看,塑胶跑道的卫生学标准还需要加强研究。

五、学校卫生监督的程序

(一)预防性卫生监督审查程序

学校预防性卫生监督工作程序是指卫生计生行政部门依照国家有关法律、法规、卫生标准,对新建、改建、扩建的学校的选址、建筑设计的审查和验收的工作程序。包括可行性研究阶段的卫生审查、设计阶段的卫生审查和施工阶段的卫生审查。

1. 可行性研究阶段的卫生审查　对新建的建设项目一般都有可行性研究过程,须经审计、规划、卫生、环保等部门评定,论证后才能报有关部门批准立项。中小型的扩建、改建或续建项目一般应编制扩建、改建或续建项目计划。

在此阶段,除要求将卫生法规的有关规定列入可行性报告外,卫生审查重点是对建设项目选址的审查。对学校选址应符合卫生要求。因此,进行建设项目选址的卫生审查时,应要求建设项目单位提供有关项目选址的位置及其地形等有关资料。同时,应对建设项目拟定的选址进行实地勘察,必要时,还可进行卫生学监测和调查。

2. 设计阶段的卫生审查　此阶段,建设项目单位应向卫生计生行政部门提供3个方面的资料:《建设项目卫生审查申请书》;建设项目设计全套图纸;建设项目卫生篇章。卫生篇章明文规定以下主要内容:①建设项目概况;②建筑物布置;③可能卫生问题的分析与专用投资概算;④存在问题及建议。

建设项目设计的卫生审查重点为：①建筑物的布置及其建筑材料是否符合卫生要求；②布局是否合理，是否存在安全卫生问题；③安全卫生防护措施的配置是否符合规定要求。完成建设项目设计的卫生审查后，对不符合卫生要求的，应提出具体意见，要求建设单位或设计单位按卫生审查意见修改设计；对符合卫生要求的，同意其设计。据此，建设单位可以进行施工设计，并将施工设计图纸报卫生计生行政部门审查，经批准后，方可办理施工手续。

3. 施工阶段的卫生审查　此阶段卫生审查的任务是对建设项目施工过程进行检查，监督建设项目单位和施工单位按照卫生计生行政部门审批的施工图纸进行施工。施工期间，任何人不得擅自修改施工设计，若需变更施工设计的，必须征得原卫生计生行政审批部门的同意。

4. 工程验收阶段的卫生审查　建设项目竣工后，建设单位应向原审批的卫生计生行政部门提出卫生验收申请。卫生计生行政部门按照所审批的施工图纸进行验收，对验收合格的，准予工程验收，对验收不合格的，要求限期整改。

设计审查—施工监督—竣工验收这三个阶段，最终形成预防性卫生监督的全过程。

（二）日常性卫生监督检查程序

学校日常性卫生监督是建立在预防性卫生监督基础之上的，各类监督员在执行日常性卫生监督任务时，应正确运用法律、法规，遵照法定程序。监督程序一般有监督前准备、现场监督检查、监督后处理、总结四大步骤。

1. 监督前的准备　准备工作是实施日常性卫生监督的一个重要环节。监督员应根据现场监督检查的对象，内容和目的，做好各项监督准备工作。如佩戴监督员胸章，携带监督证件；准备必要的法律文书及表格；携带检查工具、采样、取证器材设备。

2. 现场监督　现场监督主要环节有：表明身份、说明来意；查阅或索取资料；进行现场实际检查。现场检查应按事先确定的项目进行，既可以是全面的监督检查，也可以仅对某一项目或环节进行，一般应围绕学校卫生监督几个方面的内容进行。

3. 监督后处理　监督员根据监督检查结果填写"监督记录"，采样则需要填写"采样登记表"。监督记录须请被监督单位负责人或被监督人过目，与监督员共同签字。若前者对记录内容有异议，则允许其将意见写在监督记录内，对拒绝签字的则应注明，并说明理由。同时监督员应根据情况，对被监督者予以指导，且报请卫生监督机关做出监督建议或行政处罚。

4. 总结　监督员要定期对监督工作情况汇总，写出小结，立卷归档，特别是对违反有关卫生法规的案件，要逐个编号归档，以总结经验，查找问题，提出下一步监督工作意见。

（三）卫生行政处罚程序

学校卫生监督需要对违法者依法给予行政处罚。行政处罚要按法定程序进行。《中华人民共和国行政处罚法》规定了统一的行政处罚程序，学校卫生监督工作中的行政处罚也适用该法。

1. 受理与立案　任何单位和个人发现学校有违反卫生法规的事实，有权利也有义务向卫生计生行政机关检举。卫生计生行政机构对于违反卫生法规的举报、控告，都应当接受。

立案程序一般是根据不同的立案来源，由卫生监督人员填写"行政处罚立案单"，并由卫生计生监督机关的负责人签署意见，决定是否立案。决定立案的案件，均要制作案卷，且一事一案一卷，详细记载违法行为的情况及违法事实,并附相应的证据及各种有关材料。

2. 调查取证　立案后,由卫生计生监督机关指定卫生监督人员及时进行专案调查,收集学校违法事实的证据,写出调查记录。一般调查须由两人或两人以上参加。应首先向学校负责人或有关人员出示证件、表明合法身份,说明来意,并要求有关人员配合调查。调查记录填写完毕后,应由卫生监督人员和学校法定代表人双方签字,若后者拒绝签字应注明拒绝理由。

在调查了解的同时,还要取得视听、实物证据,如现场照相、录音、录像;属产品卫生质量问题的则应采样检验;与当事人的谈话应有记录(或录音)并请当事人过目签字;索取有关旁证材料应有旁证人签字等。取证过程中必须充分听取相对一方当事人的申辩和意见,并要记录在卷,这也是保证卫生行政处罚合法、有效的重要手段。

3. 处罚决定　包括告知、听证、制作卫生行政处罚决定书和送达四个程序。

(1)告知程序:卫生计生行政机关及其执法人员做出行政处罚决定之前,必须告知被处罚人:做出行政处罚决定的事实、理由及依据;被处罚人在受到处罚后有何种权利,包括当事人有权进行陈述和申辩,有权申请行政复议或者提起行政诉讼。

(2)听证程序:卫生计生行政机关做出较大数额罚款等行政处罚决定之前,应当告知当事人有要求举行听证的权利;当事人要求听证的,卫生计生行政机关应当组织听证。当事人不承担行政机关组织听证的费用。

(3)制作卫生计生行政处罚决定书:经过调查取证,由承办案件的卫生监督人员提出违法事实证据以及违反卫生法规的具体条款,三名以上卫生监督人员组成合议组合议后,提出应采取的行政处罚意见及适用条款,填写"行政处罚意见书"或"行政处罚审批表",然后按行政处罚审批权限进行审批。制作行政处罚决定书,应写明违法事实,处罚依据,处罚内容以及不服处罚的救济途径和期限。

(4)送达:卫生行政处罚决定书应当在宣告后当场交付被处罚学校。

（徐　勇）

【思考题】

1. 分析儿童少年卫生服务具体内容确立的依据。

2. 解释不同年级健康教育内容应有所侧重。

3. 试述开展学校卫生监督的依据和作用。

4. 结合第二节的案例介绍,讨论从卫生监督方面如何更好地杜绝此类事件的发生。

第十五章

教育过程卫生

(Health of Education Process)

【学习聚焦】 定义教育过程卫生的内容、范围,描述学习过程中脑力工作能力变化规律,解释大脑皮质功能活动特性与学习过程中脑力工作能力变化规律之间的相互关系,识别学习过程中疲劳、疲倦和过劳的表现,讨论教学过程中如何科学安排作息制度、体育锻炼。

教育过程(education process)是学校根据教育目的、任务和学生身心发展的特点,通过指导学生有目的、有计划地掌握系统的文化科学知识和基本技能,发展学生智力和体力,形成科学世界观及培养道德品质、发展个性的过程。教育既有脑力活动,又有体力活动,教育过程卫生(health of education process)就是要合理安排教育过程以有利于促进儿童少年身心健康,获得良好的学习效果,这主要包括教学过程卫生、作息制度卫生、体育卫生等内容。虽然学校合理组织教育活动涉及多方面的因素,但遵循教育过程卫生的基本原则和基本规律是提高教学效果和保证教育质量的根本前提,因此,学校、家庭和个人都必须予以重视。

第一节 教学过程卫生

教学过程卫生的主要任务是根据儿童少年身心发育的年龄特点、脑力和体力活动生理以及心理特征,提出合理组织教学过程的卫生要求,预防和控制不良影响因素,防止脑力和体力负担过重,避免疲劳和过劳,提高学习效率。

一、学习的生理心理基础

教学过程包括六个基本环节:激发学习动机—感知教学材料—理解教学材料—巩固知识经验—运用知识经验—测评教学效果。从教学过程不难看出,对于学生而言,学习是一项重要的任务。因此,充分了解学习的生理心理基础,并根据大脑皮质功能活动特性与脑力工作能力变化规律,科学安排学生学习生活制度,对于合理组织教学过程尤为重要。

1. 学习与记忆的神经生理学基础 学习与记忆是脑的高级功能之一,是智力结构的要素,是人类思维活动的基本生理成分。

学习(learning)是指新知识、新行为的获得。儿童少年在受教育的过程中,主要是以脑力活动为主的学习方式,建立条件反射,尤其是通过对第二信号(语词)发生反应的大脑皮质功能系统,来表达思维和进行抽象的思维。学习过程就是通过神经系统不断接受环境变化而获得新的知识和新的行为过程。在学习时,儿童少年通过认知交流活动、语言、行为、文字、符号等刺激,再经过视听分析器,把兴奋传到大脑皮质,并在神经系统的调节下,进行信息的接受、编码储存、密码运演和提取,从而产生知觉、注意、记忆和思维等一系列复杂的生理心理过程。

记忆(memory)是指获得的新知识、新行为的保持和再现,或认为是信息的贮存及提取。记忆是学习中最重要的心理过程之一,包括识记、保持、重现再识,需要大脑进行信息接收、编码、贮存和提取等神经活动。人类的记忆过程可分为四个连续的阶段(图15-1)。第一个阶段是感觉记忆阶段:通过感觉系统获得的信息,首先在脑感觉区内贮存,仅有瞬间记忆,贮存的时间不超过1秒。第二个阶段是第一级记忆阶段:信息在此阶段经加工处理,把不连续的、先后进来的信息整合成新的连续印象,把感觉性记忆的资料变成口头表达的符号。信息在第一级记忆中保留的时间仍很短暂,大约若干秒钟。第三个阶段是第二级记忆阶段:通过与刺激信息反复地接触,信息便在第一级记忆中循环,从而延长了信息在第一级记忆中的停留时间,使信息容易转入第二级记忆中。第二级记忆是一个大而持久的贮存系统,长期被运用的信息则更具有持久性,不易被遗忘。第四个阶段是第三级记忆阶段:有些记忆的痕迹,如自己的名字、每天都操作的手艺、每天阅读的文字书籍,通过反复运用与复习,是不会被遗忘的,这一类记忆是贮存在第三级记忆中的。第二级记忆和第三级记忆相当于长时记忆。在幼小年龄儿童中,短时记忆力较强而长时记忆力不足,所以在学习中应更多地加强反复学习,以提高长时间学习记忆的水平。

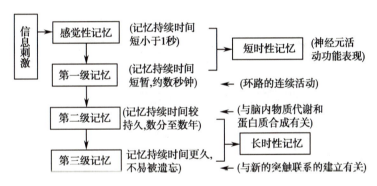

图 15-1
信息贮存记忆流程图

学习和记忆需要大脑不同功能联合区的参与,主要涉及大脑三个基本功能联合区:①保证调节紧张度或觉醒状态的联合区;②接受加工和保存来自外部信息的联合区;③制定程序、调节和控制心理活动的联合区。例如,依靠丘脑和脑干网状上行激活系统的功能来保证学习时大脑皮质适宜的唤醒状态;枕区、颞区、枕-顶区、颞-顶区和额叶的工作有知觉的产生;注意和记忆主要依赖颞叶→海马回→穹窿→下丘脑→乳头体→丘脑前核→扣带→海马所构成的海马环路参与完成。不同年龄阶段大脑分区的发育状况不同。大脑中的额叶发育最晚,其皮质的高级部分(联络层和整合层)6~7岁时只达到成人时面积的60%;12~14岁左右才开始参与复杂和稳定的随意注意活动。额叶的发育早晚和成熟水平,对儿童的思维、判断、归纳、推理和综合能力的发展起着直接决定性的作用,因此,它是智力水平和学习能力的重要标志。依据不同年龄阶段大脑发育状况安排教学活动将推动儿童青少年各种复杂、高级的思维、判断、归纳、推理和综合能力的发展。

2. 学习记忆的神经内分泌调节　皮质内神经生物化学物质的代谢也与学习和记忆能力的提高有关。例如：在学习过程中大脑皮质不断合成新的蛋白质分子，这些蛋白质及 DNA、RNA（作用于蛋白质合成模板的 mRNA）的含量越多，学习效率越高。

中枢神经递质及内分泌激素的作用也很重要，其主要作用如表 15-1 所示。学习时这些神经递质的释放增加，并构成肾上腺素能和胆碱能两大系统在大脑皮质各功能区，相互抑制和协调，以加强学习和记忆活动。如果 5-羟色胺与去甲肾上腺素的比值较大，注意和记忆就较好。学习疲劳时，肾上腺素能和胆碱能系统的功能活性降低。

表 15-1　中枢神经递质及内分泌激素对学习记忆的作用

作用物质	主要作用
中枢神经递质	
乙酰胆碱	神经冲动的突触传递作用
5-羟色胺	起内抑制作用，使注意力集中，参与记忆痕迹再现
肾上腺素	使大脑皮质全面兴奋
去甲肾上腺素	维持大脑的觉醒状态
内分泌激素	
血管紧张素	加速学习，延长记忆
促肾上腺皮质素	参与选择性注意
脑啡呔、内啡呔	调节情绪良好，加强记忆
生长激素	儿童发育早期促进记忆水平

二、大脑皮质的功能活动特性及其卫生意义

大脑皮质参与学习过程，并具有其特定的功能活动特性。因此，教育活动的组织应根据这些特性，科学制定学习与生活作息制度，才能提高儿童少年的学习效果，促进儿童少年身心发育和健康。大脑皮质的功能活动特性主要有以下几个方面：

1. 始动调节　大脑皮质的工作能力在学习刚开始时，脑神经细胞和其他相关器官系统的功能较低，需要一定的时间启动，工作能力才能逐渐提高，这一现象称为始动调节（starting regulation）。始动调节产生的原因：①神经细胞功能的启动以及它对其他器官系统的功能调节都需要一定的时间；②随着工作时功能的损耗，会引起恢复过程的逐步加强，工作能力随之逐渐上升。根据这一现象，在学日、学周、学期、学年学习开始时，学习难度和学习强度不宜太大，应逐渐增强。

2. 优势法则　大脑皮质无论从结构还是从功能上均分为许多区域，当人们从事脑力活动时，其效率的高低取决于大脑皮质各区域是否有良好的兴奋状态。人能够从作用于机体的大量刺激中，选择最强、最重要、符合自己目的和愿望的少数刺激，使该区域的兴奋状态占优势，并在大脑皮质中形成优势兴奋灶（即大脑皮质几个有关的神经元群形成一个同步的兴奋优势），称为优势法则（dominant rule）。这一区域的优势兴奋灶的兴奋性不但高于其他区域，还可将大脑皮质其他部位的兴奋性吸引过来，以加强自己的兴奋度，同时使其他部位呈抑制状态。因此，优势兴奋灶具有最好的

反应能力,条件反射易形成,学习能力强、效率高。

优势兴奋灶不是生来具有的,它是随着生物的适应性和生活目的而形成的。因此,在教育过程中,通过让儿童明确学习目的,调动他们的学习兴趣,注重恰当的教学方法和手段,就能够使儿童青少年在大脑皮质上形成学习的优势兴奋灶,使注意力集中指向学习,避免无关刺激对学习的干扰,提高学习效率。另外,儿童越小,其优势兴奋灶越易消失,有意注意不能持久(表15-2)。故在教学安排时,每节课时间长短应考虑受教育儿童的年龄特点。

表15-2　儿童不同年龄时的有意注意时间

年龄(岁)	有意注意时间(分)
3~4	7
5~6	15
7~8	20
10~11	25
12~15	30

3. 动力定型　当各种内部和外部的条件刺激依照一定的顺序有规律地重复多次以后,大脑皮质的兴奋区和抑制区,按照一定的排列顺序作出的反应越来越恒定和精确,可以获得最大的工作效率。这种在一定条件下形成起来的,依照一定的先后次序和强弱配置而构成的暂时神经联系,称之为动力定型(dynamic finalization)。动力定型的形成分为三个时相:第一时相是兴奋过程扩散。例如,初入学的儿童在教室上课时,含有许多多余的行为,是由于兴奋扩散的缘故;第二时相是兴奋过程逐渐集中,这是负诱导(如老师对儿童说:"坐直,头不要偏"等)而使与该项活动无关的皮质区产生内抑制的结果;第三时相是动力定型的巩固、完善和自动化。例如,每次上课铃响后,学生保持课堂安静、坐直、集中注意力听课的习惯,一旦养成,就会自动进行。

动力定型建立后,神经通路通畅,条件反射的出现恒定和精确,神经细胞能以最小的损耗收到最大的学习、工作效果。动力定型的形成需要反复的、较长时间的训练。年龄越小,可塑性越大,动力定型越易形成,因此,从小时就要养成有规律的作息、良好的学习习惯;此外,不要轻易改变已建立的动力定型,否则,会加重大脑皮质工作负担,尤其对于小年龄儿童,他们的心理社会应激能力差,严重时可导致高级神经活动的病理反应。

4. 镶嵌式活动　处于学习中的大脑皮质并非全都是兴奋状态,而是呈现部分区域为兴奋(工作)状态,另一部分为抑制(休息)状态。随着学习性质的改变,大脑皮质的兴奋区与抑制区、工作区与休息区不断轮换,称之为镶嵌式活动(mosaic situation)。正因为大脑皮质各个区域的机动轮换,可使大脑各皮质区轮流休息,维持较长时间的工作能力。因此,根据这一特点,在教学安排中应注意安排不同性质、不同内容、不同教学方法课程的轮换,注意脑力与体力活动交替,理论与操作的交替,以保持大脑皮质工作能力,培养学生学习兴趣,减少疲劳发生,提高学习效率。儿童神经系统发育尚未成熟,兴奋容易扩散而不易集中,注意力不易持久,由此可见,儿童年龄越小,同一性质的活动时间越短,各种活动轮换越频繁。

5. 保护性抑制　大脑皮质的机能损耗过程超过恢复过程,工作能力逐渐下降,疲劳出现,此时大脑皮质产生保护性抑制(protective inhibit)。其产生的机制,主要是因为在进行学习活动时,物质(如三磷酸腺苷和高能磷酸化合物)分解和消耗的发生,同时诱发合成和恢复过程,这两种过程的变化趋势取决于皮质功能活动的强度和持续时间。高强度、长时间的皮质功能活动,将导致分解和消耗的速度和数量超过合成和恢复,一旦功能消耗超过神经细胞的功能限度时,皮质就会出现保护性抑制疲劳。休息、睡眠都是保护性抑制的表现形式。在教育过程中,要注意观察学生疲劳的早期表现,避免出现对保护性抑制具有破坏性的教学安排,及时组织休息和其他的活动,以促进大脑皮质功能的迅速恢复。

6. 终末激发   大脑皮质在持续较长时间的功能活动后,兴奋性逐渐降低,但即将结束工作任务的喜悦可反射性引起大脑皮质一过性兴奋性增高,这种现象称之为终末激发(terminal motivation)。终末激发的出现与否取决于大脑皮质兴奋性降低的程度、物质和能量贮存的多少、个体对任务的认知态度和当时的情绪状态等。因此,终末激发的出现是有条件限度的。在教学活动中,可以适当利用终末激发的特点,以提高学习效率,如在一节课末小结本课内容时,往往获得良好的教学效果。

三、脑力工作能力的变化规律

脑力工作能力包括工作速度的快慢及其准确性,它直接反映大脑皮质功能状态。脑力工作能力在学日、学周、学期和学年中,处于动态变化过程,并具有一定的变化规律。

1. 学日变化   脑力工作能力的学日变化通常有四种类型(图15-2):Ⅰ型表现为学日开始后工作能力逐步升高,约2小时后达到高峰,然后逐渐下降;午间休息后回升,随后又逐渐下降;到学习日末时下降到略低于学日开始时水平。Ⅱ型表现与第一种类型相似,不同的是在学日末时,由于对即将到来的休息性活动引起前驱性兴奋增高,使工作能力略有回升,产生终末激发。Ⅲ型表现为工作能力从学日开始兴奋性持续性升高,持续性损耗大脑皮质的功能和能量,处于高度紧张状态,必将导致大脑皮质的抑制和能量耗竭。例如,有的学生考前复习时,情绪过度紧张,皮质持续兴奋,导致抑制状态迅速发展,或长时间脑力工作能力下降,从而影响考试能力的有效发挥。Ⅳ型表现为兴奋性迅速地严重下降,是以大脑皮质的功能及能量耗竭为代价,最终必然导致大脑皮质发生严重的功能耗竭,可能导致失去学习兴趣和动力。

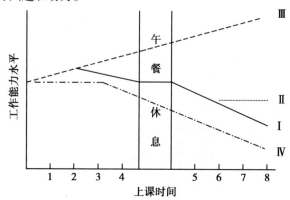

图 15-2

学日工作能力变化类型示意图

Ⅰ型和Ⅱ型符合大脑皮质功能活动的特性,学日末工作能力无严重下降,经过短时休息即可恢复,是理想的神经类型。Ⅲ型和Ⅳ型都属不良情况。

2. 学周变化 学周中,脑力工作能力变化最常见的是:开始由于始动调节的需要,星期一工作能力不太高,星期二才逐渐升高,星期三和星期四达到和维持高峰,星期五工作能力下降或出现终末激发,周末得到休息后工作能力逐渐恢复。这种脑力工作能力变化是神经生理活动的正常表现,有利于提高学习效率,发挥学生学习潜能。

3. 学期、学年变化 学期开始时脑力工作能力较低,经始动调节作用后逐渐上升,学期中段工作能力出现高峰并维持在较高水平,期末工作能力下降或出现终末激发。学生脑力工作能力在第一学期、第二学期分别出现一次高峰,但第二学期比第一学期相对低,第二学期末(暑假前)为全学年脑力工作能力最低点。

儿童少年学习能力的发挥在很大程度上取决于脑力工作的能力,因此,教学计划的制订,应根据脑力工作能力学日、学周、学期、学年变化规律,科学、合理地安排教学活动。

四、影响脑力工作能力的因素

学生脑力工作能力的影响因素较多,包括年龄、健康状态、性别、遗传等个体自身因素,也包括学习生活条件和学习兴趣、学习动机等教育因素。

1. 年龄 不同年龄阶段儿童少年,身心发育水平有很大的差异。年龄越小,大脑皮质的兴奋过程越占优势,兴奋和抑制过程都容易扩散,其语言、思维、记忆能力差,注意时间短,大脑工作能力较低,随着年龄的增长这种影响逐渐减小。

2. 性别 虽然脑力工作能力总体上不存在性别差异,但由于身心发育的速度存在较大的性别差异,如由于女孩青春发育早于男生而产生的心理差异等,因此,在不同年龄阶段的教育过程中,应充分考虑认知、动机、兴趣等方面的性别差异。

3. 健康状况 学生所患疾病无论是急性、亚急性和慢性疾病都会对大脑功能产生不良影响。发育不良、体弱多病或重病初愈的儿童,其脑力工作能力不如精力充沛、身体强壮的儿童。

4. 遗传 国内外学者认为遗传对智力和学习有明显的影响,实验证明学习能力与遗传基因有密切联系,如双生子研究结果显示:同卵双生子间运算能力、学习成绩相关性最高。但是,遗传潜力的发挥取决于后天的生活、学习环境和各种非智力因素。随着年龄增长,遗传性对运算能力或学习成绩的影响减弱。

5. 学习动机和态度 动机是一切学习的原动力。良好的学习动机和态度,能够引起学习的兴趣,激发学习积极性,促使他们主动学习,容易在大脑皮质上形成优势兴奋灶,提高学习效率。

6. 学习兴趣 浓厚的学习兴趣可引起皮质学习优势兴奋灶的形成,引导注意指向学习,提高脑力工作能力。影响学习兴趣的因素有好奇求知欲、成功的学习体验、相应的知识贮备、可望获得成功的期待、难易适度的教学内容等。

7. 学习和生活条件 学习和生活条件是影响学习能力的外部因素,主要包括学习环境、作息制度安排及营养膳食的供给等几个方面。良好的学习和生活条件有助于提高脑力工作能力。例如,作息制度的合理安排可以保证儿童青少年劳逸结合,使其生理需要得到满足,使大脑皮质的活动富有节奏,减少神经细胞的能量消耗,保持高度的工作能力。

8. 情绪和情感因素　积极的情绪和情感能够刺激交感神经系统的兴奋,提高机体的应激能力,激发和强化学习动机,从而提高学习效率。相反,处于学习难度大、压力大、痛苦、忧愁、焦虑、敌对等消极情绪心理状态下,学习兴趣下降、工作能力低下。

五、学习负荷的评价

学习负荷(learning load)是指学习时脑力工作的强度和时间。影响学习负荷的因素除学习内容的难度、数量和学习时间外,还包括教学环境、教学方法及学生身心健康状况等。由于学习内容的难度和教学方法等难以量化,学习负荷通常采用学习时间长短作为评价指标。应用学习过程中生理和心理功能的变化,作为制定学习负荷卫生标准和评价作息制度卫生的依据,目的是及时发现早期疲劳,采取措施(如及时组织休息)防止慢性疲劳。

(一)疲劳、疲倦和过劳

疲劳(fatigue)是由于脑力工作的强度或(和)时间超负荷,导致皮质细胞功能消耗超过限度而产生的保护性抑制现象。疲劳是客观生理现象,是学习生理负荷达到临界限度的指标,经过短时休息便能恢复,因此又称为急性疲劳。根据皮质细胞功能兴奋与内抑制的状态,可将疲劳分为两个阶段,第一阶段为早期疲劳,表现为因兴奋过程泛化而致内抑制过程减弱;第二阶段为显著疲劳,表现为兴奋和内抑制过程均减弱。

疲倦(tired)是主观的感觉,而疲劳是客观的生理现象。两者的生理机制都与大脑皮质的保护性抑制有关,故疲劳常致疲倦感,疲倦时多有疲劳的出现,但有时也会发生两者表现不一致的情况。如当情绪高涨时,下丘脑、脑干网状结构和垂体—肾上腺系统激活,使大脑皮质处于持续兴奋状态,虽然有疲劳产生,但疲倦感不易出现,反之亦然。例如,玩兴正浓的儿童,尽管脑力工作能力的客观指标已经显著下降,但仍可以坚持玩耍而不诉说疲倦;相反,被迫参加单调、乏味、无趣的活动时,虽然脑力负荷很小、强度小和时间短,但他们也会有疲倦感,拒绝继续参加活动。一般幼儿的高级神经活动是兴奋过程占优势,所以疲劳刚出现时常不伴有疲倦感;青春期少年大脑皮质的兴奋阈低,容易引起过度兴奋。因此,在教育过程中,要特别注意不同年龄阶段疲劳的客观指征。

过劳(overstrain)是长期过重的学习负荷所引起的慢性疲劳,属于病理状况,较难恢复,所以过劳不能作为制订学习负荷卫生标准的依据。过劳的指征有:学习过程中出现异常的脑力工作能力曲线;心理功能下降,表现为注意力不集中,记忆力减弱,逻辑思维、想象、判断和推理分析能力全面出现障碍;精神状态不良,表现为对周围事物冷漠,反应迟钝,焦虑或抑郁,情绪消沉,有时会无缘无故的哭闹;体征上常见皮肤和黏膜苍白,躯体软弱无力,委靡不振,有时出现手部震颤。学生学习成绩往往下降,加以学习负担过重,学习时间过长而不能合理执行生活制度使睡眠、体育锻炼和户外活动减少,久而久之身体抵抗力下降,易患各种疾病,影响健康甚至发育。因此,慢性学习疲劳对儿童青少年健康成长造成明显不良影响。

综上所述,学习负荷的卫生标准,应以大脑皮质刚出现保护性抑制为生理依据,即当学习达到出现早期疲劳便应休息。过劳是病理状况,疲倦是主观感觉,均不宜作为制订学习负荷卫生标准的依据。

（二）学习疲劳的表现

疲劳是一定紧张程度和一定持续时间工作后的自然结果。在研究学生学习过程的机能变动情况时,往往以早期疲劳的出现作为判定学习负担的生理学根据,以防止学习负担过重,避免疲劳发展为慢性疲劳（过劳）,提高学习效果,保证身心健康。

学生在学日、学周、学年中,疲劳的进展在大脑皮质的变化可分为两个阶段（两个时相）。第一阶段又称为早期疲劳。早期疲劳的机理是优势兴奋性降低,不能实行对周围区域的抑制,出现所谓的内抑制障碍。内抑制重要的生理作用是:它能使人在多个条件刺激中,只选择对机体本身有意义的刺激作出反应。当内抑制障碍时,大脑皮质的分化抑制能力减弱,皮质各区域出现兴奋的泛化,引起许多不利于学习的反应。主要表现有:上课时坐立不安,小动作多,容易转移注意力等;条件反射实验可出现错误反应增加,包括对阳性刺激无反应、对阴性刺激有反应、甚至不给刺激也有反应等。有些人的早期疲劳内抑制表现不明显,主要变化是兴奋过程障碍,表现对条件刺激的反应时延长,反应量减少,脑力工作速度减慢和效率降低等。早期疲劳的特点是兴奋过程或内抑制过程之一受到障碍。疲劳的第二阶段又称显著疲劳。显著疲劳的机理是大脑皮质的保护性抑制加深和扩散,其特点是兴奋过程和内抑制都减弱或障碍。主要表现有:上课时打呵欠和瞌睡;对条件刺激的错误反应增多,反应量减少,反应时延长。有时甚至出现后抑制现象:不但对阴性刺激无反应,而对紧随其后的阳性刺激也无反应。工作能力测定结果不仅错误率增加,而且阅读数也减少。

早期疲劳和显著疲劳都会破坏刺激-反应的"强度法则",即造成刺激强度与反应强度之间关系破坏,不过两阶段所致破坏的表现不同。早期疲劳时出现均等相的破坏,即无论条件刺激的强度如何,所引起的反应强度一律相等。显著疲劳时出现的是反常相破坏,即强刺激引起弱反应而弱刺激引起强反应,或强、弱刺激都不引起反应。

疲劳的两个阶段在儿童青少年的不同年龄阶段均可见到,但表现特征有所不同。早期疲劳表现易发生在年龄越小的儿童;而虚弱有病的儿童和青春中后期的少年则以显著疲劳为多见。其机理也不相同,体弱儿童是因为大脑皮质兴奋性降低所致很快进入显著疲劳。而青春中后期的少年则因为交感神经在一般情况下占优势,致使早期疲劳的表现被掩盖。

除以上现象外,学习疲劳还有以下表现:①植物性反射功能受抑制,例如皮肤电反应、血管和呼吸反射性反应等;②脑血流图显示双侧大脑半球的充盈不对称,急性疲劳时程度较轻,适量体力活动后可消失,但慢性疲劳时难以消除;③视、听分析功能减弱,如视觉时延长,眼电兴奋性和明视持久度下降,临界闪光融合频率降低,言语听阈加大;④短时记忆量减少;⑤书写性疲劳时首先出现右手静力性肌耐力下降,而后出现脑力工作能力下降,当有明显的全身疲劳时,可出现植物性功能与运动功能的共济失调。

上述这些表现,为直接和间接测定疲劳提供了客观指标。在学习过程中,可任选以上指标进行学习前后测定并进行比较。

（三）学习疲劳的评价方法

评价学习疲劳的方法很多,应根据研究目的和现实条件选用合适的方法。选择原则:能直接反映大脑皮质的功能状况,能区分疲劳的不同阶段,便于早期发现疲劳,便于现场使用,结果稳定,符合受试者年龄特征及接受能力,不过多增加受试者的脑力负荷。

1. 体征与行为观察法

(1)直接观察法:事先根据疲劳常见的客观表现确定"靶行为",如交头接耳、做小动作、打呵欠、瞌睡等,并可对靶行为进行定量观察记录,如规定打一次呵欠记1分等。通过教学现场对靶行为的观察记录,直接评价、比较和分析学习负荷。

(2)间接观察法:除上述疲劳客观症状外,还可根据疲倦的感觉,设计问卷,用以评价、比较和分析学习负荷。

(3)健康调查法:通过疲劳的表现和有关疾病(感冒、胃病、神经衰弱)患病率的调查及生长发育的监测,以间接分析疲劳对健康的影响,适用于评价长期学习负荷过重引起的慢性疲劳。直接和间接观察法的缺点是受观察者主观因素影响较大。

2. 教育心理学方法

通过对被试注意力、记忆力、理解力、运算能力和思维能力等心理过程的测定,间接评价疲劳的发生与否及程度。例如,测定完成定量作业的速度和错误率;测量短时记忆量等,以评价脑力工作能力的变化。这些方法可在学习过程中直接测量,但大多不能准确区分疲劳的不同阶段。

3. 生理学方法

常用的方法为明视持久度、临界闪光融合频率。由于疲劳时大脑皮质细胞功能处于抑制状态,从而使其他各器官、系统的功能也发生相应变化。可通过测定视觉功能状态,间接反映脑力工作能力的水平,以分析和评价疲劳程度。

4. 生理-教育心理结合法

最常见的方法是剂量作业试验和语言强化运动条件反射法。剂量作业试验包括校字法、校图法、图形译码法。校字(校图)法是利用随机原则编排的字母、数字表、符号、几何图形指定受试者在规定时间内删除某个字母、数字或图形;图形译码法是利用随机编排的图形,要求在不同的图形中填上不同的符号。根据在单位时间内完成任务的数量(如阅字总数)评定工作速度;以完成作业中发生的错误数、遗漏数评定工作准确性;两者相结合综合评定工作能力的变化。

语言强化运动反射法,是以光和声为直接刺激,结合语言指示的强化(如令受试者看到某种颜色光时立刻按压电键,而看到另一种颜色光时则不要按压电键),形成手指或脚趾按压的运动效应。主要有:视觉运动反应时或听觉运动反应时,根据反应时长短和错误反应的多少评价脑力工作能力的变化,并可确定是早期疲劳还是显著疲劳。

 深度了解   剂量作业试验

剂量作业试验是常用的生理与教育学结合用以评价学习疲劳的方法。其原理是在限定时间内让被试者完成指定的作业,根据其完成作业的数量和产生的错误,判断高级神经功能状态。将单位时间内完成的作业量作为工作速度指标,反映脑皮质的兴奋过程;将完成作业过程中产生的错误率作为正确性指标,反映脑皮质的内抑制过程。疲劳时高级神经活动出现障碍,完成作业的速度减慢而错误增加。

校字法包括校数或校字母,图15-3列出的是字母表。试验方法是:测验时现将剂量作业(校字表或校数表)发给受试者,准备好笔,填好班级、姓名;然后,交代注意事项:①从左至右,逐行逐字查看,不得跳行、漏行;②指定要求删除的数字或字母(简单字母或附带条件字母);③下达开始或终止口令。

评价指标包括阅字数(个/分)、错误率(%)和脑力工作能力指数等。可以用于个体和群体学日、学周脑力工作能力的变化和评价生活学习制度安排是否合理。

摘录的部分字母表如下所示:

```
K E X H B A E B X K N X B E C K A C N E A B E C A E K N A C X K H C B K N B H E
H C B A N X K X C A X N K H X N H E C H B A H K E N X C K B N H C A N X E A N X —— 80
A B X K A C E H K X E H N E A B K C E K H C A E K C A B H C B K N X N H B X A B
N E H X B H N A H E C A B H E X C H N B K A X H E A H X K A N E X B C X N A C K —— 160
X B K N A C H E N C A H N C N B K C B A X K B E N C B K H E X K E N K E B X H C
B A H K E X K B H X C E A B K E X A N K H C E B K H N A E X H B N E X K H C N A —— 240
H X E N A C B A N C K B C A N C N K E X N E X C A B X K H N A C K X H N E B K H
C B X H C N C X K A N E A X B K H E N C A B K E X C A X N X H K C B K E N H E B —— 320
H K N E X C A K N X A B E H A N C X A B H K C B H K X E B H A E N H A K E H B X
B E C X B A K C H N X C N X H B E K C A B E K C N B A K N C H A B N E X C A H E —— 400
```

图 15-3
字母表

六、作息制度卫生

在教学过程中,作息制度包括一日生活制度、学周、学期及学年的安排。一般所指的作息制度是指一日生活制度,即对一昼夜内学习、工作、业余活动、进餐、睡眠、休息等时间分配和交替顺序。

(一)学校作息制度卫生的总体要求

合理的作息制度能满足学生生理和生活需要,促进生长发育,保证劳逸结合,能增加身体抵抗力和预防疲劳。另外,由于每日按一定顺序有规律地进行活动,易形成动力定型,并能节省神经细胞的功能损耗,增加神经活动过程的均衡和灵活性,提高学习能力和学习效率。

学校作息制度应符合以下基本原则:①根据大脑皮质的功能特性和脑力工作能力变化规律,合理安排学习活动与休息的交替;②对不同年龄阶段和不同健康状况的儿童少年应区别对待,分别制定作息制度;③既能满足规定的学习任务,又要保证学生德智体美等全面发展;④学校与家庭的作息制度相互协调统一;⑤作息制度一经确定,不要轻易改变。

(二)一日生活制度

合理安排学生的一日生活制度,是评价学校生活是否合乎教学过程卫生的重要方面。

1. 课业学习　课业学习负担的大小主要与上课和自习时数有关。由于课业负担过重导致睡眠和户外活动不足,是影响儿童少年身心发育不良的重要因素之一。中华人民共和国国家标准《中小学生一日学习时间卫生标准》(GB/T 17223—2012)明确规定,学生每日学习总时数(包括自习和课外作业):小学一、二年级学生不应超过 4 小时,三、四年级学生不宜超过 5 小时,五、六年级学生不宜超过 6 小时,初中不宜超过 7 小时,高中不宜超过 8 小时。课时安排:小学生每节课时间不应超过 40 分钟,上午 4 节,下午 1~2 节;中学生每节课时间不应超过 45 分钟,上午 4 节,下午 2~3 节。早读、课外自习:小学一、二年级:不宜安排早读,不留书面家庭作业;小学三至六年级:早读不宜超过 20 分钟,课外自习时间不应超过 60 分钟;中学各年级:早读不宜超过 30 分钟,课外自习时间不应超过 90 分钟。研究表明,在合理作息制度条件下,不会造成学生的脑力工作负荷过重,学生学日中工作能力变化曲线呈良好趋势。

2. 课外活动　课外活动可促进学生身体和智力的发育,有利于实现大脑皮质不同区域机能的轮换。它主要包括体育锻炼、文艺、科技、社团活动和社会公益劳动等。但参加课外活动不宜过多,以免造成体力或脑力负荷过重。

在课外活动中,尤其要特别保证户外活动和体育锻炼。《中小学生一日学习时间卫生标准》(GB/T 17223—2012)明确规定,要确保中小学生每天锻炼 1 小时,没有体育课的当天,下午课后应组织学生进行 1 小时集体体育锻炼。

3. 睡眠　正常睡眠使大脑皮质抑制过程广泛扩散,使皮质细胞功能损耗得到弥补;同时通过抑制异化、加强同化过程、保障内分泌激素(尤其生长激素)正常脉冲分泌等方式,促进生长发育;此外,睡眠皮质内蛋白质合成加快,使短时记忆容易转化成长时记忆,促进记忆。美国心理学家赫伯特·拉斯利特(Herbert. R. Laslett)曾实验减少实验对象每晚 40% 的睡眠时间(每晚只睡 5 个半小时),连续 5 晚,结果发现该实验对象智力测验较实验前平均减少 15%,致使工作效率大为降低。儿童少年睡眠充足时,精神焕发,学习效率升高。睡眠不足时精神萎靡不振,食欲减退,学习效率低下。

睡眠时间随年龄与健康状况而异,即使同年龄也因人而异。按照《中小学生一日学习时间卫生标准》(GB/T 17223—2012),小学生每日睡眠时间:一二年级不宜少于 10 小时,三至六年级不宜少于 9 小时,中学生每日睡眠时间不宜少于 8 小时。因此,要尽量创造良好的睡眠环境,养成定时睡眠和按时起床的习惯,睡前避免各种兴奋刺激和饮食过饱。

4. 休息　经过一段时间的工作或学习,要有适当的休息时间,以消除疲劳。休息不等于睡眠。休息包括到室外呼吸新鲜空气、散步、闲谈、游戏或远眺等活动性休息。通过休息消除大脑疲劳,放松眼的调节,使因维持坐姿造成的肌肉静力性紧张得到松弛。短时期的休息穿插于学习时间内,常能使学习者一直保持旺盛的精神和最高的学习效率。

休息时间需要多久,主要依据学习的种类而不同。目前,我国教育制度中规定每节课间休息 10 分钟,第二、三节课间休息 20~30 分钟是基本适宜的。

午休对消除上午的学习疲劳、保持下午和晚上的学习效率有积极的意义。午休应以静息性休息为主,炎热季节应保证有短时间的午睡。

5. 自由活动　学习应每日有一定的自由支配时间,从事个人爱好的活动、生活自理和帮助做家务。小学 4 年级以下每日应有 1~1.5 小时,四年级以上到高中应有 1.5~2.5 小时,但每日看电视时间不宜超过 1 小时,以免干扰其他作息。

6. 进餐　学生应有合理的膳食制度,即科学地安排好每日进餐次数、时间及热量分配。在合理的膳食制度下,由于定时定量进食,使胃部负担均衡适宜,并且进食时间成为条件刺激,使大脑皮质形成动力定型,有利于进餐时消化中枢兴奋,引起良好食欲,促进食物充分吸收利用。膳食制度的制定应综合考虑不同年龄营养素需要量、胃容量、胃肠排空时间、学校生活制度和社会条件等因素。例如,学龄儿童的胃排空时间为 4~5 小时,故一般可实行三餐制,三餐间隔以不超过 4~5 小时为宜。热量分配约为早餐 30%,午餐 40%,晚餐 30%。若两餐间隔时间太长,可于中间加一次间餐,其热量为 10% ~ 15%,同时其相应两餐的热量适当地减少一些。每次进餐时间 20~30 分钟,餐后休息 0.5~1.0 小时再开始学习和进行体力活动;体力活动后至少休息 10~20 分钟再进餐。晚餐后至少 1.5~2.0 小时才能睡觉。

（三）学周安排和课程表编制

课程表编制是依据学生学周和学日的脑力工作能力变化规律进行编排的。课程表的编排应考虑以下几个方面:

1. 学生在学日和学周中的工作能力动态　应考虑到学生在一日和一周中工作能力的变化规律,在一日中把最难的课排在上午第二、三节,较难的排在上午第一节和下午第一节,最容易的排在上午第四节和学日的末尾。在一周中,星期二、三、四可以安排较难的课,而星期五、六的课程应容易些。课程的难易程度不是绝对的,一般认为最难的是外语,数学、物理和化学,其次是历史、地理、语文和作文,较容易的是音乐、体育、手工劳动和图画。

2. 各种学科交叉进行　考虑到大脑皮质镶嵌式活动的特点,各学科要交叉进行避免教师的形象、语言、动作的单一刺激,兴奋区和抑制区不能及时轮换而使学生失去兴趣,并容易引起疲劳。每周 2 小时的劳动课如能安排在星期三或星期四,能提高学生在后半周的工作能力。

3. 性质相同的课不连排　前面学习的内容对后面学习内容的影响叫前摄抑制(proactive inhibition),后面学习的内容对前面学习内容的影响叫倒摄抑制(retroactive inhibition),这两种抑制的出现,是由于两种课程内容的重叠交错,使记忆受到混淆,产生误差的干扰。因此,内容、性质和特点相近的学科,最好不集中或不连排。

4. 早晨第一节课前可安排短时早读　考虑大脑的始动调节特性,早晨第一节课前安排短时间早读,帮助学生大脑皮质尽快适应新一天的学习。

（四）学期和学年安排

学期和学年安排就是合理地安排学期和学年中的学习、劳动和假期。一学年中学习、劳动和假期分配是根据学生的年龄特点,脑力工作能力变化规律以及教育的要求而决定的。在实施教育过程中,应统一实行学期和假期的轮换,使学生在连续几个月的紧张学习之后有一段较长时间的休整以调节机体功能,恢复脑力工作能力。

小学生发育尚不成熟,持久工作能力较差,所以他们的学期要短些,假期应长些。寒暑假的起止日期,应考虑各地气候对学习能力及身体功能的影响,作出适应规定。我国国家教育委员会颁布的《全日制中小学校工作条例》明确规定:寒暑假中学应有两个月,小学两个半月;劳动时间中学每年最多一个月,小学四年级以上每年最多半个月。农村学校可根据当地农忙季节安排假期,增设农忙假,但全年假期不得超过三次(包括寒暑假)。应保证农村学生每年至少一个月的休整时间。

教学大纲所规定的教学任务必须在学期内完成,不应占用假期授课或补课。每学期的教学内容应从学期开始逐步加重,教学进度要循序渐进,学年末应少安排新内容多安排复习。假期可组织各种有益于身心健康的活动,如夏令营、旅游等,但同样不能过多地占用学生自由活动和休息时间。

第二节　体育卫生

体育是学校教育的重要组成部分,是贯彻党的教育方针,促进儿童青少年生长发育、提高体质健康水平,把学生培养成德、智、体、美、劳全面发展高素质人才的重要途径。体育卫生(physical education health)是体育锻炼过程中应采取的卫生措施,目的是保护和增进人们的健康。科学合理的体育锻炼,不仅可以促进儿童青少年身心健康,而且也能提高大脑皮质脑力工作能力。

一、体育锻炼对儿童青少年身心健康的影响

科学合理的体育锻炼,可增强体质,对机体形态结构、生理机能及生化等方面产生一系列良好影响,同时,也必然使身体素质和运动能力得到提高。

（一）体育锻炼对身体素质的影响

对正处于旺盛生长发育阶段的儿童青少年而言,体育锻炼可全面增强其机体各器官、系统的功能,改善大脑的控制调节能力,并能提高学习作业效率。

1. 对新陈代谢的作用　体内物质代谢增加,能量消耗增加,促进了异化过程,体重可有明显下降。但经常参加体育运动,机体不仅异化过程加强,同化过程也增强,且同化过程超过异化过程。因此,长期体育锻炼可促进人体的生长发育,如提高身高、体重、胸围、肺活量等。

2. 对心血管系统的作用　体育锻炼使心肌兴奋性提高,冠状动脉扩张,肌凝蛋白的ATP酶活性增强,肌凝蛋白与肌纤蛋白的相互作用增强,从而提高心肌的收缩力。长期体育锻炼使心肌纤维增粗、心脏壁增厚、收缩力增强,因而心脏每搏输出量增加,安静心率变慢,心脏的功能储备提高。还可减少脂类代谢产物在血管壁的沉积,提高血管壁的弹性,起到预防高血压和冠心病的作用。

3. 对呼吸系统的作用　体育锻炼使机体对氧的需求增大,同时产生的二氧化碳增加,因而刺激呼吸中枢,引起呼吸加深加快以摄取更多氧气和排出过多的二氧化碳。因此,长期体育锻炼可使呼吸肌发达,胸廓运动和膈肌收缩幅度增大,胸腔容积增大,从而使肺活量增大,呼吸功能增强。

4. 对其他组织、器官及系统的作用　长期坚持体育锻炼,可以使肌肉活动的力量和耐力得以提高,关节活动范围增大而坚固;促进骨的发育和加速骨钙化,使骨密度增强,骨密质增厚和骨松质小梁的排列更直承受外力;改变体成分的构成,使得瘦体重增加,体脂肪减少。体育锻炼还可使人的兴奋与抑制过程增强,共济运动协调,神经细胞反应灵活。体育锻炼与课堂学习交替,可使大脑皮质兴奋区与抑制区交替,稳定情绪,提高大脑皮质脑力工作能力。此外,体育锻炼可增加促生长激素、肾上腺皮质激素等的分泌和提高中性粒细胞的吞噬能力。

（二）体育锻炼对心理素质的影响

体育锻炼在全面提高儿童青少年心理素质,促进个性的完美发展方面也有独特作用。不同的锻炼项目对儿童青少年心理素质的作用不同,例如,体育锻炼的对抗性和竞争性有助于培养儿童青少

年的竞争意识和拼搏精神,体育锻炼的分组进行有助于培养儿童青少年的群体意识和团队精神。体育锻炼对体质的提高也有助于培养儿童青少年的自信、勇敢、顽强、坚毅,以及自强、自尊等心理素质。此外,学生从事体育运动的过程,是一个按一定规则和标准,担任某种角色,履行某种社会义务的过程;也是一个社会化过程。通过运动场景中的人际相互交往,养成遵守运动规则、能自觉调节行为使之符合体育道德标准的习惯,有助于培养儿童青少年在社会生活中的责任感、义务感,灵活调节自身行为,以符合社会道德规范,适应社会生活。

学校应根据他们身心发育的年龄、性别特点和不同体质水平,逐步、恰当、全面的实施体育教育。

扩展阅读　　体力活动融入课程教学（PAAC）促进小学生身体健康

来自美国美国堪萨斯大学的约瑟夫·E. 唐纳利（Joseph E. Donnelly）等开展了一项"体育活动融入课程教学（physical activity across the curriculum, PAAC）促进小学生身体健康"的研究。PAAC 是一项为期 3 年的随机实验研究,目的是促使小学生开展中等强度体育活动以减少超重和肥胖。他们将 24 所小学随机分为干预组和对照组,所有 2 年级、3 年级学生纳入项目,并追踪到 4 年级、5 年年级。干预组学业课程教师学习、掌握和运用如何将锻炼活动穿插在课堂授课过程中,并要求他们每周至少积累 90 分钟左右的身体锻炼活动时间,对照组小学的教师没有改变他们的教学方法,观察指标以 BMI 作为一级结果指标,而每日锻炼时间和学业成绩作为二级结果指标。

研究结果显示:实验前后干预组与对照组小学生 BM 分别减少 2.0±1.9 vs. 1.9±1.9,且与基线 BMI 水平相比,BMI 的减少幅度明显受到跨课程体育活动时间的影响,体育活动时间≥75 分钟/周的小学生 BMI 增加幅度明显低于<75 分钟/周（1.8±1.8 vs. 2.4±2.0, $p=0.02$）,见图 15-4。且干预组小学生实验后的阅读、写作、数学及综合成绩均明显优于对照组。

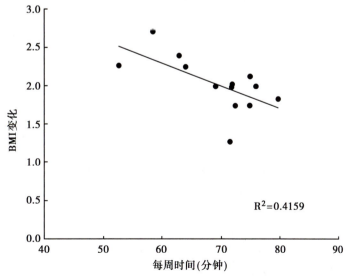

图 15-4

每周 PA 时间与 BMI 的关系
（引自:Donnelly JE 等,2009）

二、学校体育锻炼的卫生要求和基本原则

2004年中国教育部在全国各级、各类学校全面实施《学生体质健康标准》,明确规定了学校体育教学的主要目标:①向学生传授体育运动基本知识与技能;②促进学生增强体质,提高运动成绩;③指导学生掌握基本运动技巧,包括基础田径项目、基本体操项目和足球、篮球、排球等球类运动基本技术;④培养学生对体育的兴趣、团队意识、拼搏精神和遵守规则行为等。为达到通过学校体育锻炼来促进生长发育、增强体质、提高体育运动成绩、预防运动创伤的目标,有必要对学校体育活动提出一些符合卫生学的要求,以及体育教育必须遵循的基本原则。

(一)适合年龄、性别和健康状况

1. 年龄特点 要根据儿童少年生长发育过程中不同的年龄阶段在各器官的形态结构和生理功能上的特点安排锻炼内容和负荷量。

各种身体素质的最快发展阶段有其年龄特点(表15-3),在训练过程中,可以作为理论依据,并选择相应的训练项目。过于偏重发展某一种素质,可引起所谓身体素质脱节现象;应在掌握多种技能的基础上,才能进行专项训练,身体素质的发展紧密依赖身体发育水平,只有全面锻炼才能使学生各项身体素质获得全面发展。"国家体育锻炼标准"按男女各年龄的生理解剖特点,提出了不同的测试项目及评分标准,实际上也是体育锻炼与考核的依据。

表 15-3 各种身体素质发展最快的年龄期

身体素质	发展敏感年龄
平衡能力	6~8
模仿能力	9~12
反应速度	9~12
协调性	10~12
灵敏性	10~12
柔韧性	10~12
节奏	10~12
速度	14~16
力量	13~17
耐力	16~18

2. 性别特点 男、女性在形态结构和生理功能上有许多差别,尤其进入青春期后,体能差别加大。男、女性的功能发育指标曲线不发生交叉,始终是男性优于女性。女性肌肉不如男性发达,骨骼的承重和抗拉能力较差,心脏重量较同年龄男性轻10%~15%,心脏容积和每搏输出量也相对较小。体型上,女性下肢相对男性较短,躯干较长,肩部较窄而骨盆较宽,身体重心较低。故对完成下肢支撑的平衡动作及柔软体操有利。另外,中学女生骨盆尚未发育完成,因而不宜从事由高处往坚硬地面跳下的运动,以免造成骨盆发育畸形。综上所述,在安排体育锻炼时要注意区别对待,加上女子在性成熟期后心理上的变化,青春发育期后,有条件的学校应尽可能男女分班进行教学。

3. 健康状况特点 健康水平对不同体质健康水平的学生,相同运动负荷可能导致不同结果。因此,学校体育应通过常规健康检查、结合病史询问和体质测试等,掌握学生的健康、发育和运动技能水平,进行健康分组,并依据健康分组安排恰当的体育锻炼活动。

(二)培养体育锻炼兴趣和习惯

培养儿童青少年体育锻炼兴趣和养成良好体育锻炼习惯也是体育教学的任务之一。据 2010 年全国中小学生体育锻炼行为现状调查结果"仅有 68.6% 的中小学生表示喜欢上体育课,72.4% 的中小学生愿意参加学校组织的课外体育活动",由此可见,体育锻炼兴趣的培养仍有待加强。

促使学生主动参与体育活动的关键,是通过形式多样的教学手段、丰富多彩的活动内容,培养他们参与体育活动的兴趣爱好。在学校体育中,可以通过新奇、实用、竞争、游戏、直观等教学方式传授体育知识、技能,培养学生对体育锻炼的兴趣和习惯。

(三)体育教学必须遵循的基本原则

1. 循序渐进 体育锻炼的项目要由简单到复杂,由易到难,运动量安排由小到大,逐渐增加。应根据身体的不同发育水平制订运动量、动作难度与之相适应的训练计划,循序渐进地逐步提高身体素质和运动能力。如果急于求成,突然承受过大的负荷,易发生过度疲劳;突然从事高难动作,易发导致运动创伤。

2. 全面锻炼 在锻炼中要给机体各器官以全面影响,使各器官各部位都承受一定的负荷。提倡全面锻炼就是指利用各种适宜的运动项目来促进身体在力量、速度、灵敏、耐力、柔韧、协调和平衡等方面都得到发展,使上肢、下肢和躯干,粗大肌肉和细小肌肉,伸肌和屈肌,腹部和腰部都得到锻炼。"国家体育锻炼标准"规定了五类锻炼项目,要求从每类项目中各选一项参加测验,以达到全面锻炼的目的。

3. 准备和整理活动充分 运动开始前,机体需要启动神经、循环、呼吸系统,调节肌肉和关节,以适应由安静到运动的转换。一般以慢跑、徒手操等为准备活动,运动量逐渐增加,启动全身各系统进入最佳运动状态。若剧烈运动后立即坐下或躺下,下肢的循环辅助泵的功能过程被骤然终止;心脏却仍将大量血液送到下肢;可导致下肢淤血肿胀,脑部及身体其他部分缺血,发生"重力性休克"。为使躯体和内脏较一致地恢复至安静状态,运动后须进行整理运动;先逐渐减少运动量,再停止。一般用慢跑、行走、放松体操和深呼吸等方式进行整理运动。

4. 运动与休息适当交替 无间断的训练,使机体超负荷运转,易造成训练过度和运动创伤;休息时间过长,又会使机体已被调动起来的高度活动水平下降,而再开始运动的惰性增大。因此,锻炼中休息须适当,才能有利于身体各部生理功能及时恢复,消除疲劳,防止运动创伤发生,保证训练成绩的稳步提高。

三、合理组织体育课

体育课分为体育理论课和体育实践课两类。合理组织体育课,是指合理安排体育实践课的运动负荷及结构。

体育课运动负荷与课程的强度、密度及运动持续时间密切相关。运动强度是指单位时间内所做的功,受负重的大小、项目的性质等影响。运动密度是指单位时间内重复练习的次数或实际练习时间和全课总时间之比,体育课密度以达到30%~40%为宜。运动持续时间是指一种练习或一堂训练课的持续时间。在强度和密度基本相同的情况下,运动持续时间越长,机体的生理负荷量也越大。运动负荷过低,不能起到锻炼作用;过高,则可能损害心肺功能。运动的强度、密度及时间必须适合学生的年龄、性别和健康状况特点,密度还应结合教学内容考虑。

体育课结构是指构成体育教学活动的各部分的顺序、内容和时间分配,一般可分开始部分、准备部分、基本部分和结束部分等四个基本环节(表15-4)。

表 15-4　体育课的结构

结构	内容	目的	时间(分)
开始部分	集合,检查人数、服装,明确教学内容和任务	激发兴趣,启动大脑兴奋性,进入运动状态	2~3
准备部分	基本动作练习,运动准备练习,关节、肌肉活动	提高脑皮质兴奋性,克服生理惰性,使身体各器官系统迅速进入训练状态,为进入基本部分作准备	6~12
基本部分	体育训练基本内容	掌握体育基本技能、增强体质,提高心理健康水平和社会适应力	25~30
结束部分	整理运动、全身放松	降低脑皮质的兴奋性,逐渐恢复到安静状态	3~5

体育教学与训练的运动量评定也是衡量体育课合理性的指标。通常采用生理指标变化、学生运动前后的自我感觉及教育过程中的观察加以评价。判断体育课生理负荷的大小,常用的指标有靶心率(target heart rate),也叫目标心率,指达到最大运动强度60%~70%时的心率。对健康中小学生而言,体育课和课外活动基本部分的靶心率应在120~200次/分。还可利用脉搏(心率)曲线图、平均脉搏和脉搏指数等方法来评价体育课的运动负荷。符合运动生理要求的脉搏曲线应当是:①曲线逐渐上升,基本部分的中间达到最高,至结束部分逐渐降低;②曲线坡度平缓,不出现骤起骤落的波形;③运动量达到一定水平,即准备部分脉搏调整到80~130次/分,基本部分保持在130~180次/分,结束部分下降为120~90次/分,课后10分钟恢复到安静时的水平。

四、合理组织课外体育活动

课外体育活动是指学生在课余时间里,以增强体质、促进身心发展为目的的运动锻炼。按活动形式与组织方法,可分为早操、课间操、锻炼小组、业余体育训练等。课外体育活动也是学校体育的重要组成部分,它与体育教学、运动训练相辅相成,共同完成学校体育目的任务,也必须遵循体育锻炼的基本原则和合理的运动负荷。

1. **早操**　早操是指住校学生清晨起床后,或走读学生上午第一节课前进行的体育锻炼。早操可对机体起到始动调节的作用,消除睡眠时大脑皮质的抑制状态,使兴奋-抑制过程维持在适当水平。早晨锻炼时间的长短与运动量的大小,根据具体情况而定,原则上是早操与上午第一节课之间要有一定的间隔,运动量不宜过大,以免影响上课。

2. **课间操**　是在上午第 2、3 节课间开展的体操活动。有利于发挥大脑镶嵌式活动的特性,消除躯体疲劳。

3. **小组锻炼**　指各班体育骨干以小组为单位,在体育教师指导下利用课外活动时间进行的有计划的锻炼活动,有利于提高学生锻炼兴趣,培养团结、友爱与合作精神。

4. **课余体育训练**　是利用课余时间,对有体育特长或爱好的学生进行的特殊体育训练。目的是提高竞技能力和运动成绩,培养竞技运动后备人才。组织形式有少年业余体校、学校运动队、体育特长班、竞技学校等。业余体育训练的运动量应综合考虑每周次数、每次训练时间等两个方面。9~11 岁,每周宜训练 1~2 次,每次 1 小时;12~15 岁,每周宜训练 2~3 次,每次 1~1.5 小时;16~18 岁,每周宜训练 3~4 次,每次 2 小时。

五、学校体育的医务监督

学校体育医务监督由校医和体育教师共同执行,具体工作任务包括健康分组、体育锻炼的组织和监督、营养补充等。

(一)健康分组

通过每年常规的健康检查、就诊、就医记录,结合病史询问,掌握学生的健康状况和女生月经情况,对参加业余体育训练的儿童青少年,则需进行更全面的体格检查,每年定期举行。校医根据健康档案,提出学生参加体育课的分组方案,体育教师参考该方案、结合学生的运动史、运动成绩和自我感受,将学生分为不同组别。

1. **基本组**　由身体健康、发育良好、功能正常,有一定锻炼基础者组成。按规定的教学大纲进行教学;在全面锻炼基础上,鼓励参加学校体育代表队,参加各种比赛。

2. **准备组**　由身体发育、健康状况仅有轻微异常但功能无明显改变,平时较少参加体育活动的人组成。可按规定教学大纲进行教学,但进度要放慢些,活动强度也应小些;除非获得医生允许,不能参加专项训练和剧烈比赛。

3. **特别组**　由发育或健康状况有明显异常(如脊柱畸形、小儿麻痹后遗症、先天性心脏病等)和伤病初愈后体质较弱者组成。根据其身体恢复情况,或身体机能状况,暂免体育锻炼或适度开展体育活动。

(二)体育锻炼的组织和监督

应对学生体育锻炼的时间、体育课的组织、运动服装、运动场地和设备等进行卫生监督。

1. **体育锻炼的时间**　教育部颁布的"学校体育工作条例"规定:中小学校每天应当安排课间操,每周安排课外体育活动,保证中小学生平均每天至少有 1 小时的体育锻炼时间(包括体育课和课外体育活动)。饭前和饭后 1 小时内不宜剧烈运动。

2. **体育课的组织**　体育课的结构、内容、负荷应符合以下卫生要求。

(1)教学内容科学:教学计划符合不同年龄儿童青少年的生理特点、教学内容能够增强学生体质、课堂内容全面(速度练习与力量性训练相结合)。

（2）运动量合理：运动量太小，锻炼后对身体各器官影响过于轻微，就起不到增强体质的效果。运动量过大，学生过分疲劳，既影响健康，也会因恢复过程延长，影响其后的学习过程。

（3）课程组织规范：严格按照各个体育训练项目的训练手册要求开展体育锻炼，如：训练投掷时，设立安全区，并有专人担任警戒任务；器械体操练习时，教师要亲自采取保护措施，预防脱手受伤。

3. 体育运动着装　学生应穿着符合运动项目要求的运动服和鞋上课，以利发挥自身潜力，提高运动成绩，防止运动创伤。不能穿塑料底鞋或硬底鞋；衣袋中不要装钥匙、铅笔刀等硬物；运动后立即更换潮湿衣服，擦干汗水；冬天运动间歇时，注意添衣保暖。

4. 运动场地和设备　场地分室内、室外两种，均要求光线充足、均匀、无眩光；空气清新、流通；场地面积符合项目要求。体育设备的安置应基础牢固，间距适宜，并经常进行安全卫生检查。

（三）体育锻炼的营养补充

体育锻炼中物质代谢过程增强，产能营养素大量分解，代谢产物堆积，必然导致热量的需求增加。合理营养能延缓和消除疲劳，促进体能恢复。热量来自碳水化合物、蛋白质、脂肪等三大产热营养素。其中，碳水化合物（如米、面、糖、水果蔬菜等）最易消化、吸收，并氧化产生热能，且代谢时耗氧最少，应占总热量的 55% 为宜；蛋白质、脂肪也应适当增加。不同运动项目，营养物质的补充有不同的需求，例如，参加短时间剧烈活动项目的运动员，精神高度紧张，故其膳食中应多些蛋白质。从事耐久运动的项目需注意补充热能。参加游泳或在寒冷条件下运动的运动员，可适当增加脂肪摄入。另外，运动时大量排汗，尤其在炎热夏季，必须少量多次饮水，适量补充水分和盐分。但不宜在运动过程中及运动后立即摄入大量水分，以免血容量骤然增加，心脏负担加重，并使胃扩张，影响运动和呼吸。进餐时间要和训练时间相适应，饭后最好休息 1.5~2 小时再进行活动；剧烈运动后应休息半小时再进餐。

六、预防运动性创伤

运动性创伤（sports injury）指在体育运动中发生的、与运动有关的身体内外各种损伤。前者如运动性腹痛、运动性肌肉损伤等，后者如骨折、关节脱臼挫伤等。运动创伤既损害个体的身心健康，对群体也造成不良影响，导致其他学生对该项目产生恐惧感，甚至对体育运动产生不正确的看法。因此，中小学校应重视运动性创伤的预防，切实保障中小学生运动安全。

（一）运动性创伤发生的原因

运动性创伤的主要原因有：没按动作要领操作、现场组织工作差且安全保护不力、事先未检查场地设备和缺乏必要防护设备、学生身心状态不佳、气候不良、准备活动不足，以及教师对学生过高且不切实际的技术要求等。

（二）运动性创伤的预防

针对上述原因，可分别或联合采取以下预防措施。

1. 注重安全防范　首先在思想上要足够重视，把安全与防范措施贯穿于每次活动的始终。学习新的锻炼项目时，除详细了解该项目的技术特点外，还应了解该项目活动时身体易受伤的部位，该项目的典型运动损伤病例等。此外，要认真检查场地器材，如场地是否平坦，有无障碍，是否过硬或过滑；器材安装是否牢固，安放位置是否得当等，发现不安全因素要及时采取纠正措施。

2. 加强运动保护 加强他人保护和自我保护，是预防伤害事故的有效手段。特别是器械体操，属于较复杂、空间动作较多的运动项目，易出现动作错误，以致跌倒或失手。他人保护一般应由老师、教练员或训练水平高的人承担。保护者精力应高度集中，密切注意练习者的动作；一旦动作节律被破坏或失手，要及时采取正确方法给予保护、帮助。教师还应教会学生自我保护的方法，如身体失去平衡时应立即向前跨或后退一大步，保持身体平衡；快要跌倒时要立即屈肘、低头，肩背着地、顺势滚动，切不可直臂撑地。高空落地时应前脚着地，膝关节并拢，顺势屈膝下蹲，减少冲力，提高落地稳定性。

3. 运动负荷量力而行 在学习和练习过程中，依据自身生理特点与健康水平，量力而行，有节有度，适应生理负荷。本着技术要领由浅入深、先易后难，运动内容由简到繁、循序渐进的原则，使锻炼更具科学性、实效性。根据年龄特征、气候情况、睡眠、营养和兴趣等综合因素，合理安排运动负荷。正确处理运动负荷量与强度的关系。无论学习或练习，都应在适应的基础上增加强度；强度增加时，运动量则相应减少。

4. 准备活动必须充分 进入正式运动前先经过各种练习，提高神经系统兴奋性，克服机体惰性，进一步加强呼吸、血液循环，减少肌肉和韧带黏性，增加弹性和伸展性，使关节活动幅度加大，以减少运动创伤的发生。对运动中负担较大、较常造成损伤的部位尤其要注意进行准备活动，适当做一些力量性和伸展性练习。准备活动的量以身体感到发热，微微出汗为宜；还应参考学生自身特点、气候条件等。天气寒冷或体育锻炼水平较高者，准备活动强度可稍大，时间可稍长；相反，天气炎热，学生年龄小、锻炼基础差的，准备活动强度宜小，时间可短些。

（三）运动性创伤的处理

1. 擦伤 指皮肤被粗糙物摩擦引起的表面损伤。如跑步时摔倒容易引起皮肤擦伤，伴出血、组织液渗出等现象。处理小面积擦伤，可用红汞或紫药水涂抹伤口，无须包扎，让其暴露在空气中待干。关节附近的擦伤不能用暴露法，因为干裂易影响关节运动；一旦感染会波及关节。大面积擦伤或皮肤中镶入煤渣、泥沙等异物，须先用生理盐水洗净后涂抹红汞，或用磺胺软膏涂敷。不能用手或没有消毒的脏物擦伤口，以免细菌感染而化脓。

2. 裂伤 因钝物打击引起皮肤及软组织撕裂。头部裂伤可能性最大，约占60%，其中以头皮、额、面部较多。如篮球比赛中运动员的眉弓被对方肘部碰撞，引起眉际裂伤。轻者可用碘酒或75%酒精将伤口周围皮肤消毒，再用消毒纱布覆盖包扎，视情况决定是否去医院接受进一步治疗。裂口较长、出血多者，可先用消毒纱布覆盖伤口，压迫10~20分钟止血，绷带包扎；若不止血，可用手指用力压迫伤口近端动脉搏动部位，或用止血带绑在出血处上端，立即送医院处理。若伤口内有较大的玻璃、煤渣等异物，千万不要去触动、压迫或拔出；可将两侧创伤边缘挤拢，用消毒纱布包扎后，送医院处置。

3. 肌肉拉伤 在外力直接或间接作用下，肌肉过度被拉长，引起的闭合性损伤。体育活动中最常见的是踝关节、膝关节、肘关节韧带损伤。例如，压腿、踢腿时，大腿后部肌肉处于被牵拉状态；若此时突然弯腰,可使肌肉超过伸展范围而拉伤。拉伤处疼痛、肿胀、压痛、肌肉紧张或痉挛,触之发硬。严重的肌肉拉伤因肌肉断裂,受伤时可感到或听到断裂声,局部肿胀明显,皮下淤血严重;断裂处可摸到凹状或一端异常膨大;活动明显障碍。处理关节韧带扭伤或部分韧带纤维断裂,应在伤后立即冷敷、加压包扎、抬高伤肢并休息,减轻出血和肿胀。24~48小时后拆除包扎固定,根据伤情采用中药外敷,痛点药物注射,理疗、按摩等。但热疗和按摩开始时只施于伤部周围,3天后才可用于局部。韧带完全断裂者,应先急救处理,后及时送医院治疗。

4. 挫伤　指钝器直接作用于身体某部引起的急性闭合性损伤。运动中相互冲撞、被踢打,或身体碰撞在器械上,都可发生局部和深层组织的挫伤。轻者出现皮下出血、疼痛、肿胀现象;重者通常出现在头、胸、腹等部位,故可发生头晕、脸色苍白、出冷汗、四肢发冷、脉弱而快(每分钟120次以上)等现象,甚至导致休克。一般皮下挫伤的处置包括在24小时内冷敷,加压包扎,抬高患肢,配合药物治疗等。冷敷一般用毛巾沾冷水,拧干后盖伤处,目的是使破裂血管收缩,减少出血。每隔3~4小时一次,每次5~8分钟。冷敷后,伤部垫上适当棉花,绷带包扎,但不能太紧以免影响血液循环。24小时后拆除包扎,根据伤情进一步处理,如热敷、理疗等。若怀疑内脏挫伤,应立即送医院检查治疗。

5. 关节扭伤　外力使关节活力超过正常限度,使附着于关节周围的韧带、肌腱撕裂而造成。运动场地不平,跳起落地时身体失去平衡,都可使踝关节过度内翻,引起外侧韧带受伤。主要症状是伤处疼痛、肿胀,关节不能活动,皮下淤血。处理原则同挫伤,即冷敷包扎,24小时后才能按摩、理疗。若怀疑骨折,先固定再送医院进一步检查、治疗。关节肿胀疼痛减轻后,在不加重疼痛的原则下,可适当进行功能性锻炼,以防组织粘连,促进功能恢复。活动时应带保护装置,如护踝等。

6. 关节脱位　指组成关节的骨关节面脱离了正常位置。常见的由运动引起的脱位为肩关节、肘关节脱位。肩关节脱位因跌倒时上臂外展上举,手掌着地而发生。脱位的肩部失去正常形状,变为方形,局部疼痛,关节不能活动。患肘部若贴近胸壁,患侧手常不能摸到对侧的肩峰。复位时,患者坐位,一助手抱住患者胸部,另一助手握住伤侧腕部和肘部,向下外方牵引。在两人相对牵引时,术者用双手在腋下向上外方向提托肱骨头,即可复位。复位后,将患肢的肘关节屈曲置于胸前,肩部外敷跌打膏药后,用绷带和三角巾固定2~3周。患肢的上举动作,应在6周后逐步开始。肘关节脱位一般发生于肘部稍许弯曲,身体向后跌倒,手掌着地时。患肘肿胀,前臂缩短,肘关节呈半屈曲状;肘后部隆起,隆起顶端可摸到明显的横沟;鹰嘴和两髁失去正常等腰三角形关系。复位时可嘱患者坐椅上,术者曲一膝踏在椅上,将膝部抵住脱位肘部,边牵引边将肘屈曲,即能感到肘关节复位的声响。复位后将患肢肘关节屈至90°悬吊胸前,休息2~3周。

7. 骨折　指运动中身体某部受到直接或间接暴力,导致骨骼完整性遭破坏。常见骨折发生于肱骨、前臂、牙骨、股骨、小腿、足部等部位。骨折发生后,伤处压痛、阵痛、肿胀、皮下淤血、畸形、功能障碍,甚至出血、休克。骨折时若伴休克,应先按"人中"穴抢救休克。固定前要检查局部情况,若皮肤破损或软组织受骨折端夹挤或压迫,要先沿伤肢长轴牵引,以解除骨折端对组织的挤压。若伴有出血,应先止血,然后包扎伤口固定。固定材料就地取材,如木板、木棍、树枝、竹竿、纸板、书籍、雨伞等;垫子要柔软,固定带可用腰带、绷带、布条或背包带等。也可将上肢骨折固定在躯干处,下肢骨折固定在对侧的健肢处;先固定骨折上下端,再固定近、远端两个关节;肢体突出部位要加垫保护。固定要牢靠,松紧要合适,固定后及时送医院检查治疗。

(罗家有)

【思考题】

1. 试述学日、学周、学期和学年中,脑力工作能力的变化规律及其对作息制度安排的指导意义。

2. 结合剂量作业试验,设计对中学生或小学生1周学习疲劳评价方法。

3. 讨论评价体育锻炼对中小学生身心健康影响的指标。

4. 分析学校体育教学预防学生运动创伤的路径。

第十六章

学校教育教学设施与设备卫生

(Hygiene of School Education Teaching Facilities and Equipments)

【学习聚焦】　说明校址的合理选择和教学用房合理布局的要素,定义教室采光照明和通风采暖技术指标,识别采光照明标准界值,讨论教室的卫生学综合评价内容,描述黑板、电脑和多媒体讲台的卫生要求,解释课桌椅的主要功能尺寸及卫生标准和卫生管理,了解学校常用生活设施的配置及卫生要求。

学校教育教学设施与设备(school education teaching facilities and equipments)是学生进行学习和各项活动的重要外环境,包括教育教学设施、设备和生活设施等。符合卫生要求的教育教学设施与设备是保证广大学生德、智、体、美、劳全面发展的先决条件,有利于儿童少年生长发育和身心健康;相反,学校的教育教学设施与设备不符合卫生要求,则会对儿童少年的身心发育和健康产生不良影响。因此,学校的教育教学设施与设备应符合国家和有关部门规定的卫生标准和卫生要求。

第一节　学校教育教学设施卫生

学校教育教学设施(school education teaching facilities)是指开展学校教育工作所必需的物质资料,主要包括校舍、教学用房、教学辅助用房、办公用房及设施等。教室的大小、采光、照明、通风、采暖和室内微小气候是评价学校教育教学设施卫生的重要参数。

一、校址及教学用房卫生要求

根据《学校卫生工作条例》要求,在新建、改建、扩建一所学校时,卫生行政部门首先应依照国家有关法律、法规、条例、规范和卫生标准,对学校的选址和建筑设计实行预防性卫生监督,平时应对学校的教学用房设施等实行经常性卫生监督。

（一）校址的选择

学校应选在阳光充足、空气流动、场地干燥、排水通畅、地势较高的地段。同时,学校应设在居民区适中的地方,方便学生就近上学。

1. 学校的服务半径　学校设置一般按人口数和密度规定其服务半径。学校服务半径(service radius of school)是指校址与生活区的距离,即学生的就学距离,其大小应根据不同年龄学生的体力特点和教育需要而确定,以小学就近入学,中学相对集中为原则。城市学校布点时,服务半径可按小学生上学走路需10分钟左右,中学生需15~20分钟左右计算。中小城镇的上学距离规定为小学最好≤500m,中学最好≤1000m。农村居民居住较分散,服务半径可适当加大,推荐以走读小学生不超过1500m,中学生不超过2500m为参考。

2. 学校的外部环境　学校应具备良好的外界环境,其规划布局应与生源分布及周边交通相协调。学校不得建在与市场、公共娱乐场所、殡仪馆、医院太平间毗邻的地方,也不得与危及学生安全的易燃、易爆危险品仓库等场所相毗邻,与易燃易爆场所间的距离应符合现行国家标准《建筑设计防火规范》(GB 50016—2014)的有关规定。学校应远离喧嚣的街道、工厂、火车站、铁路、飞机场、轮船码头等处,学校教学区的声环境质量应符合现行国家标准《民用建筑隔声设计规范》(GB 50118—2010)的有关规定。学校主要教学用房设置窗户的外墙与铁路路轨的距离不应小于300m,与高速路、地上轨道交通线或城市主干道的距离不应小于80m,当距离不足时,应采取有效的隔声措施。学校周界外25m范围内已有邻里建筑处的噪声级不应超过现行国家标准《民用建筑隔声设计规范》(GB 50118—2010)有关规定的限值。学校宜设在科学、教育、文化、体育等设施附近,或邻近公园、公共绿地,有利于陶冶学生情操。学校周边应有良好的交通条件,有条件时宜设置临时停车场地。与学校毗邻的城市主干道应设置适当的安全设施,以保障学生安全跨越。

3. 学校的内部环境　学校应有足够的面积,与学校的规模相适应,保证能合理布置建筑物、绿化带和运动场地,满足学习和生活需要,尤其要有布置运动场地和提供设置基础市政设施的条件。教学用房应具有良好的朝向和日照条件,满足教学需要。高压电线、长输天然气管道、输油管道严禁穿越或跨越学校校园,当在学校周边敷设时,安全防护距离及防护措施应符合相关规定。学校严禁建设在地震、地质断裂、暗河、洪涝等自然灾害及人为风险高的地段和污染超标的地段,学校应远离化学、生物、物理等污染源,校园及校内建筑与污染源的距离应符合对各类污染源实施控制的国家现行有关标准的规定。

（二）学校用地及校园总平面布局

1. 学校用地　学校用地应包括建筑用地、体育用地、绿化用地、道路及广场、停车场用地,彼此用绿化带隔开,有条件时宜预留发展用地。

(1)建筑用地:包括教学及教学辅助用房、行政办公和生活服务用房等全部建筑的用地,自行车库及机动车停车库用地,设备与设施用房的用地。要求教学楼的主要采光面与对面遮挡物(如相邻房屋)的距离应不小于该房屋高度的2倍;教学用房采光口前3m内不应种植高大树木,以免遮挡日照和采光;两排普通教室的长边面相对时,两排之间距不应小于25m。

建筑用地可用建筑容积率(每公顷建筑用地上的建筑总面积)衡量。我国对建筑容积率的规定是:城市小学不宜大于0.8,中学不宜大于0.9;农村小学不宜大于0.7,中学不宜大于0.8。

(2)体育用地:包括体操项目及武术项目用地、田径项目用地、球类用地和场地间的专用甬路等。要求应能容纳全校学生同时进行课间操,小学每名学生不宜小于2.3m²,中学每名学生不宜小于3.3m²。设400m环形跑道时,宜设8条直跑道。平均每5个班应设一个进行大球活动的场地。各类运动场地应平整,在其周边的同一高程上应有相应的安全防护空间;室外田径场及足球、篮球、排球等各种球类场地的长轴宜南北向布置,长轴南偏东宜小于20°,南偏西宜小于10°;相邻布置的各体育场地间应预留安全分隔设施的安装条件;室外田径场、足球场应进行排水设计,要求排水通畅;运动场地宜铺设有弹性地面。有条件的学校宜设游泳馆或游泳池,其设施及水质等应符合卫生学要求。

(3)绿化用地:包括集中绿地、零星绿地、水面和供教学实践的种植园及小动物饲养园。绿化地带可以调节改善校内微小气候,起到降低气温、增加气湿、降低风速、减少尘埃、降低噪声、美化校园等作用。因此,学校应有充分的面积(最好为校地面积的40%~50%)供绿化;应设置集中绿地,其宽度不应小于8m;绿地的日照及种植环境宜结合教学、植物多样化等要求综合布置;校园四周应种植树木,操场上种植草坪,但教学用房采光侧不宜种植高大树木,以便改善室内采光,有利通风。

(4)道路及广场、停车场用地:包括消防车道、机动车道、步行道、无顶盖且无植被或植被不达标的广场及地上停车场。用地面积计量范围应界定至路面或广场、停车场的外缘。校门外的缓冲场地在学校用地红线以内的面积应计量为学校的道路及广场、停车场用地。学校的广场、操场等室外场地应设置供水、供电、广播、通信等设施的接口。

2. 校园总平面布局　建校时即应作出切实可行的总平面设计,包括总平面布置、竖向设计及管网综合设计。总平面布置应包括建筑布置、体育场地布置、绿地布置、道路及广场、停车场布置等。优先考虑功能分区,并提出相应要求:①教学用房、教学辅助用房、行政管理用房、服务用房、运动场地及生活区应分区明确、布局合理、联系方便、互不干扰;②风雨操场应离开教学用房,靠近室外运动场地;③音乐教室、琴房、舞蹈教室应设在不干扰教学用房的位置;④校门不宜直接开向机动车流量超过300辆/小时的道路,出门前留有一定缓冲距离;⑤建筑物间距要求为南向普通教室冬至日时底层满窗日照不应小于2小时,各类教室的外窗与相对的教学用房或室外运动场地边缘间的距离不应小于25m;⑥每名学生校园占地面积中学为20~25m²,小学为15~20m²;⑦各类小学的主要教学用房不应设在四层以上,各类中学的主要教学用房不应设在5层以上;⑧校园内道路系统应直接、顺畅,紧急时可保证人流的安全疏散;⑨中小学校应在校园的显要位置设置国旗升旗场地。

(三)中小学校教学用房合理布局

学校建筑物(school building)的主体是教学用房。为保证其通风和采光,避免教室间相互干扰,建教学楼应遵循以下卫生原则:①保证教学的顺利进行;②光线好、通风好;③方便师生课间休息和户外活动;④保证师生安全。教学用房的卫生要求主要考虑以下几个方面:

1. 朝向　教学用房应有良好的朝向:①教室、实验室以南向为宜;②生物实验室需要阳光,应为南向或东南向;③生物标本室宜尽量避免阳光,以利保存标本;④美术教室宜北向开窗为好,保持光源柔和稳定,避免直射阳光。

2. 走廊　应设计成外廊或单内廊形式,尽量不要采用中内廊式。《中小学校设计规范》(GB 50099—2011)规定,教学用房走廊的净宽度是:教学用房的内走道净宽度不应小于2.40m,单侧走道及外廊的净宽度不应小于1.80m。为保证学生安全,外廊栏杆高度不应低于1.10m。

扩展阅读　　学校规模的确定

学校规模可按照公式 16-1 计算：

$$学校规模(总班级数)=\frac{居民人口总数×适龄学生比×入学率}{每班容纳学生数} \qquad (公式16-1)$$

其中,适龄学生比可根据城市建设部门和教育部门规定,一般适龄学生占总人口的比率:小学为 12%,中学为 8%。

适龄学生的入学率与当地中小学教育的普及情况有关,一般小学教育已经普及按 100% 计算,中学一般为 80% 左右。

根据我国具体情况和实践经验,目前我国中小学每班容纳学生数小学近期 45 名,远期 40 名;中学近期 50 名,远期 45 名。

根据教育管理和卫生保健工作的要求,学校的规模不宜过大,一般学校小学以 12~18 班为宜,初中以 18~24 班为宜,完全中学以 24~30 班为宜。在城市,由于人口密度大,学校规模可适当扩大,但不要过大,以免影响学习和教学。

3. **楼梯**　楼梯设计应遵循保障安全、便于行走和疏散的原则。楼梯内应直接天然采光和自然通风,不应采用螺旋式或扇形楼梯;梯段宽度不应小于 1.20m,并应按 0.60m 的整数倍增加梯段宽度。梯段间不应设置遮挡视线的隔墙。为防止上楼劳累,便于疏散,每段楼梯踏步不得多于 18 级,也不应少于 3 级,踏步深度为 27~30cm(小学不小于 26cm,中学不小于 28cm),高度不超过 14~16cm(小学不大于 15cm,中学不大于 16cm)。楼梯栏杆高度不应小于 1.10m,不得采用易于攀登的构造和花饰,杆件或花饰的镂空处净距不得大于 11cm;楼梯扶手上应加装防止学生溜滑的设施。楼梯坡度不应大于 30°,以便学生行走和疏散。楼梯段的净宽大于 2.4m 时宜设中间扶手,为避免学生从扶手上滑坠的危险,楼梯井的净宽不得大于 11cm,当超过 11cm 时,必须采取有效的安全防护措施。

4. **教室数目及用房净高**　普通教室的布局应安排初级班在楼下,高级班在楼上。教室和经常使用的教学用房不得设在地下室或半地下室内。通常一条走廊的单侧或两侧教室不宜超过 2~4 个,以免造成走廊过长、人流拥挤、互相干扰现象。

学校各主要教学用房的最小净高要求如表 16-1。

表 16-1　主要教学用房的最小净高(m)

教室	最小净高(m)
小学普通教室、史地、美术、音乐教室	3.00
初中普通教室、史地、美术、音乐教室	3.05
高中普通教室、史地、美术、音乐教室	3.10
舞蹈教室	4.50
科学教室、实验室、计算机教室、劳动教室、技术教室、合班教室	3.10
阶梯教室:最后一排(楼地面最高处)距顶棚或上方突出物最小距离	2.20

摘自《中小学校设计规范》(GB 50099—2011)

5. 风雨操场　风雨操场宜设室内活动场,室内活动场的类型根据学校规模及条件确定。为满足不同教学要求,可采用大、中、小型三种面积,分别为24m×15m(小型)、36m×18m 或 36m×21m(中型)、42m×24m(大型),净高应取决于场地的运动内容。各类体育场地最小净高应符合表16-2的规定。

表16-2　各类体育场地的最小净高(m)

体育场地	最小净高(m)
田径	9.00
篮球	7.00
排球	7.00
羽毛球	9.00
乒乓球	4.00
体操	6.00

注：田径场地可减少部分项目降低净高

摘自《中小学校设计规范》(GB 50099—2011)

风雨操场应附设体育器材室,也可与操场共用一个体育器材室,并宜附设更衣室、卫生间、浴室。教职工与学生的更衣室、卫生间、淋浴室应分设。体育器材室的门窗及通道应满足搬运体育器材的需要。体育器材室的室内应采取防虫、防潮措施。当风雨操场无围护墙时,应避免眩光影响。有围护墙的风雨操场外窗无避免眩光的设施时,窗台距室内地面高度不宜低于2.10m。窗台高度以下的墙面宜为深色。根据运动占用空间的要求,应在风雨操场内预留各项目之间设置安全分隔的设施。风雨操场内,运动场地的灯具等应设护罩。悬吊物应有可靠的固定措施。有围护墙时,在窗的室内一侧应设护网。风雨操场的楼、地面构造应根据主要运动项目的要求确定,不宜采用刚性地面。固定运动器械的预埋件应暗设,不应高出地面。风雨操场应采用自然通风;当自然通风不满足要求时,宜设机械通风或空调。

二、教室的卫生要求

普通教室是一个班级学生学习和活动的主要场所,为促进儿童青少年的发育和健康,提高学习效率,教室内部设计应符合以下卫生要求:①足够的室内面积;②良好的采光照明和室内微小气候;③防止噪声干扰;④便于学生就座和通行,便于清扫和养成良好的卫生习惯。

(一)教室的内部布置及卫生要求

普通教室的具体布置和卫生要求主要考虑以下几个方面:

1. 教室大小　教室的大小应根据同时在教室内上课的学生人数决定。普通教室内单人课桌的平面尺寸应为0.60m×0.40m。《中小学校设计规范》(GB 50099—2011)规定每名中、小学生在普通教室内应占地面积分别为1.39m² 和 1.36m²(中、小学每班学生数分别为50名和45名)。教室安全出口的门洞宽度不应小于1.00m,合班教室门洞宽度不应小于1.50m。教室可设计成矩形,长宽之比4∶3 或 3∶2,也可是方形或其他形式。

2. 教室布置　教室的布置应有利于教师讲课和巡回辅导,便于学生通行、就座和疏散。教室内课桌椅座位数为45~50个。为此,教室内课桌椅的排距小学不宜小于0.85m,中学不宜小于0.90m;

教室后部应设置不少于1.10m的横行走道,各列课桌间的纵行走道宽度不应小于0.60m,沿墙布置的课桌端部与墙面或壁柱、管道等墙面突出物的净距不宜小于0.15m。对于合班教室,纵向、横向走道宽度均不应小于0.90m,当座位区内有贯通的纵向走道时,若设置靠墙纵向走道,靠墙走道宽度可小于0.90m,但不应小于0.60m,靠内墙的前排最好不设课桌椅,最后排座位之后应设宽度不小于0.60m的横向疏散走道。

　　教室的布置还应满足学生能看清黑板上的字,便于学生视听和书写。要求教室前排桌(前缘)至黑板应有2.20m以上距离,对于合班教室应有2.50m以上距离。这样可以保证水平视角不小于30°,使前排边侧学生才能看清黑板;垂直视角不应低于45°,使前排学生看黑板时不至于过仰(图16-1)。水平视角(horizontal viewing angle)也称视察角,即由学生看黑板的视线与黑板面形成的水平夹角;垂直视角(vertical viewing angle)也称仰角,即第一排学生看黑板上缘视线与黑板面形成的垂直夹角。教室最后一排课桌后沿与黑板的水平距离:小学应≤8.00m,中学应≤9.00m;合班教室应≤18.00m。

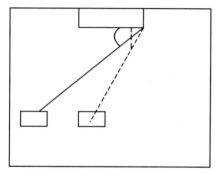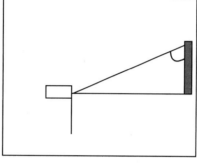

图16-1
水平视角(左)和垂直视角(右)的测定

　　3. 教室设备　《中小学校设计规范》(GB 50099—2011)规定,普通教室除设黑板、讲台外,还应设置投影仪接口、投影屏幕、窗帘杆、展示园地、广播音箱和储物柜,宜设置清洁柜,可设置教具柜、通信外网接口、电器插座等。

　　4. 教室朝向　教室的朝向主要考虑冬季时,室内能获得较多的日照时间和日照面积,墙面上能接受太阳的辐射热量,室内能获得较多的紫外线;在夏季,室内及墙面应尽量接受较少的日照辐射热。因此,教室的朝向最好是坐北朝南,同时争取良好的自然通风,并能防止暴雨的袭击。

　　5. 教室的声学环境　为保护师生的身心健康,促进儿童听觉器官正常发育,提高大脑工作能力和学习效率,教室、实验室、图书阅览室、教学辅助用房和教师办公室的允许噪声级应小于50dB,并应防止校内噪声互相干扰。

　　6. 计算机教室　计算机教室的操作台,可顺侧墙及后墙向黑板成半围合式排列(周边式布置)或在教室中间平行于黑板排列。沿墙布置计算机时,桌端部与墙面或壁柱、管道等墙面突出物间的净距不宜小于0.15m。若平行于黑板排列,应考虑电缆走向,在地面设置暗装电缆槽。单人计算机桌平面尺寸不应小于0.75m×0.65m,课桌椅排距不应小于1.35m,纵向走道净宽不应小于0.70m。计算机教室的室内装修应采取防潮、防静电措施,并宜采用防静电架空地板,不得采用无导出静电功能的木地板或塑料地板。当采用地板采暖系统时,楼地面需采用与之相适应的材料及构造做法。计算机教室应设置书写白板,应附设一间辅助用房供管理员工作及存放资料。宜设通信外网接口,并宜配置空调设施。

7. 视听教室 视听教室应根据室内的长宽尺寸及配备的电视机类型来确定电视机的数量和配置点。要求座椅前缘至电视机屏幕垂直面的水平距离,应在观看电视的有效视距范围内,对帕尔制电视机,以电视机屏幕对角线尺寸的倍数计算,有效视距范围为 3~12 倍;对观看图像的细节分辨要求较高的电视教学任务,座位布置应在最佳视距范围内,以电视机屏幕对角线尺寸的倍数计算,最佳视距范围为 5~10 倍。学生观看电视的水平斜视角不应超过 45°,观看电视的仰角不应超过 30°。观看电视的水平斜视角(horizontal bias angle of view)是指观看者在水平方向上偏离电视屏幕中轴线的角度;观看电视的仰角(vertical positive angle of view)是指观看者水平视线与电视屏幕中心所形成的夹角。利用电视机进行教学时,课桌面人工照明的水平照度应为(60±6)lx,照度均匀度不应低于0.7。其中照度均匀度(uniformity ratio of illuminance)是指规定桌面上的最小照度与平均照度之比,也称之为均匀系数。

(二)教室的自然采光和人工照明

教室的自然采光和人工照明条件,对保护学生视力,提高学习效率有直接影响。设计中小学建筑时,必须按照《中小学校教室采光和照明卫生标准》(GB 7793—2010)规定,加强卫生监督。

1. 教室自然采光 教室自然采光(nature lighting)是指照明所使用的光源来自大自然(如太阳、月亮等),而不是人工的电灯之类。教室自然采光的卫生要求是:①满足采光标准,课桌面和黑板上有足够照度;②照度分布较均匀;③单侧采光的光线应自学生座位左侧射入,双侧采光也应将主要采光窗设在左侧;④避免产生较强的眩光,营造愉快、舒适的学习环境。因此,教室的采光窗应适当加大,窗上缘尽可能高些。

(1)自然采光卫生标准:应分别对教室窗地面积比、室深系数、投射角、最小开角和采光系数等指标作出规定。

窗地面积比(ratio of glazing to floor area)是指教室的窗洞口面积与室内地面面积之比,要求不应低于 1∶5。

室深系数(room deep coefficient)是指窗上缘距地面高与室进深之比,单侧采光时教室的室深系数不应小于 1∶2。

投射角(angle of incidence)也称入射角,指室内工作面一点到窗侧所引水平线与该点到窗上缘间连线的夹角,要求不小于 20°~22°(图 16-2)。

开角(opening angle)是指课桌面测定点到对面遮挡物顶点连线与该测定点到教室窗上缘连线间的夹角,要求最小开角不应小于 4°~5°(图 16-2)。

采光系数(coefficient of lighting)亦称自然照度系数,指室内某一工作面的天然光照度与同时室外开阔天空散射光的水平照度的比值,要求教室课桌面上的采光系数最低值不应低于 2%。这一卫生标准适用于我国Ⅲ类光气候区,其他光气候区的采光系数值应乘以相应的光气候系数。

各类教学用房的采光系数标准和窗地面积比见表 16-3,光气候系数见表 16-4。

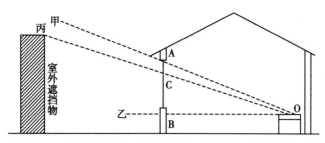

图 16-2
教室的投射角和开角的测量（∠AOB 为投射角，∠AOC 为开角）

表 16-3　学校用房工作面或地面上的采光系数标准和窗地面积比

学校用房	采光系数最低值（%）	窗地面积比	规定采光系数的平面
普通教室、史地教室、美术教室、书法教室、语言教室、音乐教室、合班教室、阅览室	2.0	1：5	课桌面
科学教室、实验室	2.0	1：5	实验桌面
计算机教室	2.0	1：5	机台面
舞蹈教室、风雨操场	2.0	1：5	地面
办公室、保健室	2.0	1：5	桌面
饮水处、厕所、淋浴	0.5	1：10	地面
走道、楼梯间	1.0	—	地面

注：表中所列采光系数值适用于我国Ⅲ类光气候区，其他光气候区应将表中的采光系数值乘以相应的光气候系数（表 16-4）。光气候系数
　　应符合现行国家标准《建筑采光设计标准》（GB 50033—2013）的有关规定

表 16-4　光气候系数 K

光气候区	Ⅰ	Ⅱ	Ⅲ	Ⅳ	Ⅴ
K 值	0.85	0.90	1.00	1.10	1.20
室外天然光临界照度值 E_1（lx）	6000	5500	5000	4500	4000

（2）采光效果：为提高教室的采光效果，教室窗户为无色透明玻璃，窗玻璃应经常保持清洁状态，以降低其遮光；教室内各表面应采用高亮度低彩度的装修，如天棚和墙壁宜刷成白色或浅色并定期清扫和粉刷，使反射系数达最高值；前墙颜色可刷得比天棚、侧墙稍暗些，以减少与黑板颜色形成强烈的亮度对比；桌椅颜色不宜过深，以减少与白色纸书形成强烈的亮度对比。《中小学校教室采光和照明卫生标准》（GB 7793—2010）所规定的房间各表面的反射系数如表 16-5 所示。

表 16-5　教室各表面的反射系数值

表面名称	反射系数（%）	表面名称	反射系数（%）
顶棚	70~80	侧墙、后墙	70~80
前墙	50~60	课桌面	25~45
地面	20~40	黑板	15~20

（3）采光均匀性：采光的均匀性与窗口形状和窗间墙有关，如果采光口面积相等，窗台高度一般时，正方形的窗口采光最高，竖长方形次之，横长方形最小。就采光均匀性而论，竖长方形窗在房间

的进深方向均匀性好,而横长方形窗在房间的宽度方向较均匀,正方形窗则居中。为了使室内各课桌面能得到较均匀采光,教室最好采取双侧采光。若为单侧采光,则靠内墙侧与近窗侧课桌面上的采光系数往往相差很大(图16-3)。为了弥补靠内墙侧照度不足,可在该侧安一组灯(常设人工照明),以改善室内照度相差过大的不足。

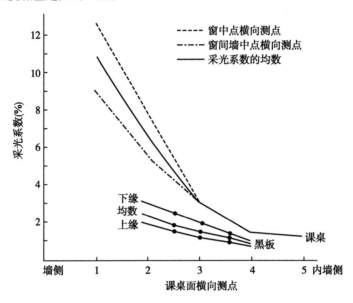

图 16-3
教室内课桌、黑板单侧采光系数的变化

(4)采光方向:教室的朝向宜视各地的地理和气候条件而定。我国大部分地区以南向(或南向偏东或偏西)为宜。南向教室一天内接受太阳光线的时间较多,冬暖夏凉;而东西朝向接受的太阳光时间过短,故最好采用南北向双侧采光。南外廊北教室应以北向窗为主要采光面,为使大部分课桌面能形成左侧采光,黑板应设在东墙面上。

(5)避免眩光和直射光线:眩光(giddy light)是指在视野范围内形成不舒适的干扰或容易使视觉产生疲劳的光亮,分直接眩光和反射眩光。前者指在观察物体方向或接近该方向的发光体所引起的眩光;后者是由视野内的定向反射表面所反射的高亮度影像所产生;两者均可表现为不舒适(甚至成为失能的)眩光。为减少眩光,在放置黑板的前墙壁不应设窗。除北向窗外,各窗均应备有半透明窗帘。为防止黑板的反射眩光,其表面应采用耐磨和无光泽的材料。

直射阳光照在桌面上,其照度可达 20 000lx,而人眼的适宜照度为 200~500lx,这种相差数十甚至百余倍的照度对比,对视力十分有害。直射阳光还有较强的直接或反射眩光作用,易使学生感到烦恼和不舒适。为避免室内直射阳光照射,除选择好的教室朝向(如南外廊北教室)外,还应有遮阳设备。适当的室外绿化亦可防止直射阳光。

2. 教室人工照明   为创造舒适愉快的视觉环境,教室除应有良好的自然采光外,还需有适宜的人工照明以补充自然采光的不足。人工照明(artificial illumination)是指为创造夜间建筑物内外不同场所的光照环境,补充白昼因时间、气候、地点不同造成的采光不足,以满足工作、学习和生活的需求而采取的人为措施。我国《中小学校教室采光和照明卫生标准》(GB 7793—2010)明确规定"凡教室均应装设人工照明"。当教室自然采光达不到标准,或在冬季、阴雨天,或早、晚自习自然采光不足时,必须加用人工照明。教室人工照明的卫生要求与自然采光的卫生要求基本一致,即保证课桌面和黑板面上有足够照度,照度分布均匀,避免产生阴影或眩光,不因人工照明导致室内温度过高而影响空气的质量和安全。

(1)教室照度卫生要求:教室课桌面和黑板面的照度大小及照明质量对学生视觉功能和学习效率有直接影响。我国《中小学校教室采光和照明卫生标准》(GB 7793—2010)规定,教室课桌面的平均照度不应低于300lx,其照度均匀度不应低于0.7;教室黑板应设局部照明灯,其平均垂直照度不应低于500lx,照度均匀度不应低于0.8。

(2)教室照明灯的布置:教室的灯光布置应满足人工照明的主要卫生要求。课桌面上照度的大小取决于灯和灯具的种类、功率、数量以及墙壁、天棚等的颜色。照度的均匀度与灯的数量、灯具形式、布置方式(尤其灯的悬挂高度)有关。一般而言,在灯数相同的情况下,教室照明的均匀度随悬挂高度的升高而加大;而课桌面的照度却因高度的升高而降低。

为使教室达到规定的照度标准,教室的光源应采用白色荧光灯。与白炽灯相比,荧光灯具有光效高、节能、寿命长等优点。但对识别颜色有较高要求的美术教室等宜采用高显色性光源,如三基色荧光灯或高显色性荧光灯等。

(3)控制眩光:为减少照明光源引起的直接眩光,教室不宜用裸灯照明或在灯具上使用遮光或漫射材料(如磨砂灯泡),使用带有金属或塑料格片的灯具或带有不低于30°(最好为45°)保护角的灯具。适当提高灯的悬挂高度,教室内灯具距课桌面的最低悬挂高度不应低于1.70m(阶梯地面的合班教室除外)。灯管排列宜采用其长轴垂直于黑板面布置。实验观察发现,纵向排列的灯管可比横向排列时眩光指数减少1/2。对于阶梯教室,前排灯不应对后排学生产生直接眩光。

(三)教室的通风和采暖

教室是学生进行学习的必需外环境,教室内的微小气候(micro climate)包括气温、气湿和气流等,可直接影响到体温调节及人体的自我感觉,进而影响学习效率及身心健康。适宜的微小气候,可使学生感到舒适愉快,有利于保证处于生长旺盛期的儿童少年的身心健康,有利于提高他们的学习效率。

1. 通风换气 教室是学校中学生最密集的场所,室内凉爽、清新的空气可使学生感到舒适、神清气爽、注意力集中、学习效率高;相反,污浊、闷热的室内空气则易使学生精神不振、疲倦、头痛、注意力不集中,导致脑力工作能力下降;潮湿、寒冷的空气还可诱发上哮喘、呼吸道感染、关节炎等疾病。在人数密集的教室内,微小气候的变化非常快。空气不流通,空气质量将迅速恶化,二氧化碳(CO_2)含量随学习时间的延长而逐渐增加,温湿度上升,不良气味加重。

(1)通风换气的目的:通风换气(ventilation)是指利用室内外空气的热压和风压作用使空气流动起来,以排出室内污浊空气、送进室外新鲜空气,达到改善空气质量和教室微小气候的目的。

(2)通风换气的形式:通风换气有自然、人工两类形式,一般学校大多采用自然换气形式。自然换气(nature ventilation)是利用室内门窗及其缝隙、通风管道等,直接导入室外空气,置换室内污染空气。人工换气(artificial ventilation)则指采用工具、机械设备如扇子、排风扇、轴流风机等进行强制性对流通风,所需设备应按所在地自然环境和经济条件来配置。教室应采用吊式电风扇,各类小学中,风扇叶片距地面高度不应低于2.80m;各类中学中,风扇叶片距地面高度不应低于3.00m。

(3)通风换气指标:许多检测指标可反映室内空气性状,但从卫生学角度看,以房间空气中的CO_2浓度作为反映空气清洁度的指标最适宜。如使用火炉、火墙采暖时,还须监测室内CO、SO_2等有害气体的浓度。我国《中小学校教室换气卫生标准》(GB/T17226—1998)明确规定,教室内空气中CO_2最高容许浓度为0.15%(1500ppm)。

 全球纵览　不同国家室内CO_2标准与建议值

部分国家室内CO_2标准与建议值(ppm)

国家	相关管制规定	应用范围	浓度	
欧盟	EN 13779:2007	室内	<400 400~600 600~1000 >1000	高品质 中等水平 适宜的 低品质
英国	Building Bulletin 101(建筑公告101)	教室	1500	
韩国	Recently issues on Indoor air quality in Korea(韩国室内空气质量问题研究)	教室	1000	
新加坡	Guidelines for good Indoor Air Quality in office premises(良好办公场所空气质量指导方针)	室内	1000	
芬兰	Finnish classification of indoor climate 2000:revised targeted values(2000年芬兰室内气候分类:修正目标值)	室内	700 900 1200	卓越 良好 一般
美国	American Society of Heating Refrigerating and Airconditioning Engineers(美国采暖制冷与空调工程师学会)	室内	1000	
奥地利	Recommendable supply air rates for residential housing- A simulation study considering CO_2 concentration, relative humidity,TVOC emissions and mould risk(一项考虑了CO_2浓度、相对湿度、TVOC排放量和模具风险的住宅空气供给率推荐值)	室内	<1000 1000~2000 >2000	目标值 可暂时性忍受 不能忍受

(4)通风换气次数:通风换气的效果除了取决于所在地的自然环境、气候条件外,如在炎热的天气里,需要流速较大、温度较低的空气,可使人感觉凉爽和舒适;还取决于所采取的通风换气方式和通风换气时间,如在夏季可长时间开窗,但在北方的寒冷季节,在通风换气的同时还必须考虑保暖的问题。因此,为达到通风换气效果,需要引进换气次数的概念。《中小学校设计规范》(GB 50099—2011)规定,各主要房间的最小换气次数标准如表16-6。

表 16-6　各主要房间的最小换气次数标准

房间名称	换气次数（次/h）
小学普通教室	2.5
初中普通教室	3.5
高中普通教室	4.5
实验室	3.0
风雨操场	3.0
厕所	10.0
保健室	2.0
学生宿舍	2.5

 深度了解　教室换气次数的制定

换气次数取决于每名学生每小时的必要换气量（necessary ventilation volume）和每名学生占教室的容积（气积）。用公式 16-2 计算：

$$换气次数/小时 = \frac{每名学生每小时的必要换气量}{每名学生占教室容积}　（公式16-2）$$

必要换气量可按下列公式 16-3 计算：

$$Q = \frac{M}{K - K_0}　（公式16-3）$$

其中，Q 表示必要换气量 $[m^3/(h \cdot 人)]$，M 为 CO_2 呼出量 $[L/(h \cdot 人)]$，K 为教室内空气中 CO_2 最高容许浓度（0.15%），K_0 为室外空气中 CO_2 浓度（0.04%）。

哈尔滨医科大学儿童少年卫生学教研室对中小学生学习时每小时 CO_2 呼出量测定结果为：小学生 11.9$[L/(h \cdot 人)]$，初中生 15.27$L/(h \cdot 人)$，高中生 18.75$L/(h \cdot 人)$。由此，我国《中小学校教室换气卫生标准》（GB/T 17226—1998）对每人每小时的必要换气量作如下规定：小学生不宜低于 $11m^3$，初中生不宜低于 $14m^3$，高中生不宜低于 $17m^3$。

每名学生占教室容积：小学生为 $4.08m^3$（$1.36m^2 \times 3.0m$），初中生为 $4.24m^3$（$1.39m^2 \times 3.05m$），高中生为 $4.31m^3$（$1.39m^2 \times 3.1m$）。

据此可计算出教室的每小时换气次数：小学不宜低于 2.5 次，初中不宜低于 3.5 次，高中不宜低于 4.5 次。各地因季节和自然环境气候的不同而导致教室的微小气候有很大的差异，故教室的通风换气方式和方法应因地制宜。《国家学校体育卫生条件试行基本标准》（2008 年）中对新装修教室提出相应规定：应对室内空气进行检测；符合《室内空气质量标准》者方可投入使用，并保持通风换气。

（5）卫生措施：①教室应有足够通风口面积，并应对侧设窗；②教室墙壁应设有自然抽出式通风管道，对增加室内新鲜空气有一定作用；③制定合理的换气制度，即铃响后马上下课，全体师生离开教室,根据当时的气候条件打开部分或全部窗户进行换气。

(6)通风换气的方式:教室通风换气应因地因时制宜,各气候区中小学校在不同季节宜采用不同的换气方式。在夏热冬暖地区(炎热地区),四季都可开窗;在夏热冬冷地区(温暖地区),可采用开窗与开小气窗相结合方式;在寒冷及严寒地区(北方寒冷季节里),可采用在外墙和走道开风斗式小气窗或设置通风管道的换气方式,利用室内外温差进行通风换气。

2. 采暖

(1)教室温度标准及确定依据:①使教室内多数学生感到舒适,有利于学习;②使体温调节处于相对的平衡状态;③教室温度标准要与我国经济发展水平相适应,具有可操作性。在对温度标准进行研制过程中,我们经常要使用到"至适温度"的概念。"至适温度"是一种主观感觉到的、人们对工作环境的微小气候感到不冷不热的温度。在该温度范围内,人体热调节处于最低活动状态,且令人精神愉快,精力集中,使体力和脑力活动都能顺利进行。居住在不同气候带的居民对各种温度的适应性是有差别的,严寒和寒冷地区冬季中小学教室温度最好是 18~20℃。《中小学校教室采暖温度标准》(GB/T 1722—1998)规定:教室中部(距地面 1m 处)的温度应为 16~18℃,不宜超过 20℃;水平温差(教室四角处气温与中部气温的水平温差)和垂直温差(学生足部气温与头部气温的垂直温差)均不宜超过 2℃;相对湿度为 30%~80%;风速应在 0.3m/s 以下。《中小学校设计规范》(GB 50099—2011)提出,采暖设计中可将室内设计温度提高 2℃,普通教室温度不应低于 18℃。

(2)采暖的卫生要求:在中国严寒地区冬季,最低气温可达-30℃,必须采取保温、采暖措施,使教室内温度维持在 16~18℃。同时,为保证教室内有适宜的微小气候,必须使室内的空气保持一定清洁度。考虑到采暖的卫生要求,各地学校应因地制宜,采取集中式或局部式等不同采暖方式。

集中式采暖有蒸汽式和热水式等方式。热水采暖温度波动较小,其表面温度不超过 70℃,适用于学校采用。平铺辐射式采暖也是一种集中的热水式采暖,即将室内散热片改为迂回式导管,平铺在地板内、墙内或天棚内。其优点是易调解室内气温,使之分布均匀,同时节省室内面积,防止儿童烧烫伤。

规模较小的中小学校宜采用局部采暖方式。北方常采用火炉、火墙或地炕等,应注意设置合理,燃料要充分燃烧,不倒风,有专人管理,防止二氧化碳中毒、烧烫伤、火灾和烟尘飞扬等。

学校建筑的采暖设计还需针对不同房间的使用特点进行分层、分区考虑,既保证供暖,又可避免能源浪费。空调是较好的采暖方式,但电费昂贵,管理较困难,仅供有条件的学校选用。

(王　宏)

第二节　学校教育教学设备卫生

学校的教育教学设备主要包括教学仪器设备、实验设备、办公家具、电教设备、空调设备等,尤其是教室黑板、课桌椅、计算机及多媒体讲台的卫生要求与学生的学习和身心健康密切相关。

一、黑板及多媒体讲台卫生要求

（一）黑板的卫生要求

1. 黑板尺寸　教室黑板的长度,小学不宜小于3.60m,中学不宜小于4.00m;黑板高度中小学均不应小于1.00m。

2. 黑板下沿与讲台面的距离　黑板下缘与讲台面的垂直距离:小学宜为0.80~0.90m,中学宜为1.00~1.10m。讲台长度应大于黑板长度,宽度不应小于0.80m,高度宜为0.20m。其两端边缘与黑板两端边缘的水平距离分别不应小于0.40m。

3. 黑板表面　黑板表面应采用耐磨且光泽度低的材料制成,如黑色或墨绿色的磨砂玻璃黑板,应保证书写流畅、无破损、无眩光、易擦拭、书写时不产生大的声响等。

4. 黑板面的反射系数　反射系数(reflectance)又称反射比,是指某物体表面上反射的光通量与入射该物体表面上的光通量之比,以 ρ 表示。用公式16-4计算。

$$反射系数(\rho) = \frac{反射照度(E_f)}{入射照度(E_R)} \times 100\% \qquad (公式16-4)$$

其中,反射照度(reflect illuminance)是指将照度计接收器的感光面对准墙壁表面,逐渐远离墙壁,待照度计值稳定后的读数。

入射照度(incident illuminance)是指将照度计的接收器贴在被测表面上测量所得值。

黑板面反射系数的测定:将黑板垂直分成四等份,取三条等分线的中点为测定点;或在黑板中横线上取左、中、右3个点,左右各点距黑板有效边缘30cm。以三个测定点的平均反射系数为代表值。《中小学校教室采光和照明卫生标准》(GB 7793—2010)明确规定:教室黑板面的反射系数应达到15%~20%。

（二）多媒体讲台的卫生要求

多媒体讲台,又称电子讲台、多媒体电子讲台或者中控讲台,是一种将讲台与电脑、多媒体控制系统、视频展台、音频设备、音视频转换器等电子产品集合为一体的产品。它具有运用全钢优质材料、静电喷塑处理,真正意义的一锁控制,体贴的人性化设计,精确的智能控制,网络防盗的安全设计,大容量的内部空间,一台多用,布线简洁、具有完备的外置设备接口等特点。除了具有普通讲台的作用之外,它的内部还集成了一台电脑,桌面上则有一个显示器。

多媒体讲台采用了人体工学的原理,完全按照日常讲台的标准进行设计,应满足以下卫生学要求:结构设计合理,操作方便,坚固耐用,散热良好,根据需要配置电子锁、IC卡读卡器;方便授课教师操作和使用设备,使讲授者使用感觉方便舒适,符合基本的人机学要求,讲台四周均无菱角,保护师生安全;台面开孔,安装多媒体计算机显示器、中控控制面板,有外接电源、音频、视频插座,有VGA、话筒、网络接口和2个以上的直插式USB接口,有键盘抽屉和储物抽屉,方便储物,有固定的水杯位、粉笔盒位置等;讲台内设备电源进线必须安装带漏电保护功能的电源控制开关;根据中小学生的身高和可视高度,讲台的参考规格为:1000mm(高)×1100mm(长)×690mm(宽)。

二、课桌椅卫生要求

（一）学校课桌椅基本要求

课桌椅是中小学校的基本教学设备,对培养学生正确的姿势习惯,减少脊柱弯曲异常和近视眼的发生,减少疲劳,提高学习效率均有重要作用。符合卫生要求的课桌椅应做到:①满足写字、看书和听课等教育需要;②适合就座儿童的身材,确保良好坐姿,减少疲劳发生,促进生长发育,保护视力;③坚固、安全、美观、造价低廉,不妨碍教室的彻底清扫。

课桌椅的卫生要讲求核心是保持良好的坐姿,良好的坐姿符合脊柱正直,写字时头部不过分前倾,不耸肩、不歪头;两肩间的连线与桌线平行,前胸不受压迫,大腿水平,两足着地(或踏板),保持均衡稳定、不易产生疲劳的体位;读写时眼与桌面上书本距离应为30~35cm,幼小儿童可稍近,年长青少年可稍远;血液循环通畅,呼吸自如,下肢神经干不受压迫。坐姿分为前位坐姿和后位坐姿,前位坐姿是指将上体重心落在坐骨结节之上或其前方的姿势,此时依靠背部肌肉的紧张及大腿来维持平衡,主要适宜于写字,但时间一长易出现疲劳;后位坐姿是指将上体重心落在坐骨结节之后的坐姿,此时背部需有倚靠,主要适用于休息、听课和看书。

（二）课桌椅的功能尺寸

1. 椅高（或椅面高）　是指椅前缘最高点离地面的高度。椅面太低、太高都易造成不良的姿势体位,加重疲劳。适宜的椅高应与小腿高相适应,等于腓骨头点高或再低1cm(穿鞋时),使腘窝下无明显压力。

2. 桌高　是指从桌面近缘离地面的高度。

3. 桌椅高差　桌椅高差(difference between height of desk and chair)系指桌近缘高与椅高之差。当椅高确定后,配合桌高,即形成桌椅高差。在课桌与课椅的配合程度上,桌椅高差是最重要因素,对学生就座姿势的影响最大。如果桌椅高差太小,写字时上体必然前倾,或以单侧臂支持上体的重量于桌面,使脊柱呈侧弯状态;或弯腰低头,使脊柱后凸。若桌椅高差太大,眼与书距离必然缩短,两肩上提,或以单侧臂横架在桌面上,使脊柱呈侧弯状态。

确定合适的桌椅高差,国际上通常有两种方法。第一种认为,桌椅高差应等于人体坐姿时的肘高(上臂下垂、前臂水平时肘至椅面的高度)。欧美一些国家和前苏联大多以此为根据。第二种认为,桌椅高差应等于1/3坐高。目前,日本和中国均以1/3坐高作为确定桌椅高差的根据;即对于学龄儿童来说,适宜的桌椅高差应为其坐高的1/3,而青少年应在此基础上提高1~2.5cm。

实际上,影响合适的桌椅高差的因素除了人体坐高、坐姿肘高外,还要考虑书写时上体的前倾程度、眼与书距离及视线向下的倾斜程度等,但最重要的因素还是坐高。对个体儿童,适宜的桌椅高差可用公式16-5求得:

$$桌椅高差 = 0.408 \times 坐高 - 4.5cm \tag{公式16-5}$$

4. 桌下空区　课桌椅一定要有足够大的桌下空区,以满足就座时下肢在桌下自由移动,并保证在大腿上面与屉箱底之间有一空隙。通常,桌面至屉箱底的高度不大于桌椅高差的1/2。

5. 桌面　有平面、斜面两种。平面桌有利于珠算、手工、绘画、毛笔书法、使用计算机等,并能满足学校供餐等需要。斜面桌有利于阅读、书写等主要学习活动,目的是避免头部过度前倾。但斜面坡度不宜太大,可取 10°~12°,并在桌面远侧有一约 9cm 宽的水平前凹槽(供放笔用)。桌面的前后尺寸约等于前臂加手长,或不小于书本长度的一倍半。桌面左右宽度不宜小于书写时两肘间的距离,单人桌宜为 60cm、双人桌宜为 120cm,以免邻座儿童相互干扰。

6. 椅面　有两个指标。一是椅深,即椅面前后方向的有效尺寸。大腿的后 2/3~3/4 应置于椅面上,小腿后方留有空隙。二是椅宽,即椅面前缘左右方向的尺寸,应大体和臀宽相等。

7. 椅靠背　最好具有与腰部外形相吻合的形式,使就座学生感到舒适。靠背以向后倾斜 5°~10° 为宜,上缘高达肩胛骨下角之下。学校中不应采用无靠背的板凳。

8. 桌椅距离　指课桌与课椅间的水平距离。桌椅距离有椅座距离和椅靠距离两指标。椅座距离是指椅面前缘与桌近缘向下所引垂线之间的水平距离(见图 16-1)。在椅深适宜的条件下,正距离和零距离都不能使人保持良好的读写姿势,要求最好是 4cm 以内的负距离。椅靠距离是指椅靠背与桌近缘间的水平距离。要求就座儿童的胸前(穿衣情况下)应有 3~5cm 的自由距离,避免挤压胸部。

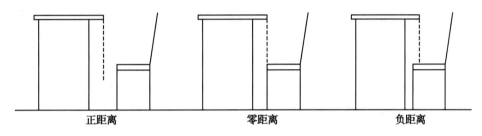

图 16-4
桌椅距离

(三)课桌椅卫生标准和卫生管理

1. 课桌椅卫生标准　2014 年 12 月,国家质量监督检验检疫总局和国家标准化管理委员会正式颁布《学校课桌椅功能尺寸及技术要求》(GB/T 3976—2014),并于 2015 年 5 月起正式实施。该标准代替了《学校课桌椅功能尺寸》(GB/T 3976—2002)。

课桌椅标准对几项高度的规定主要依据人体测量资料,并考虑学习生活所需要的体位姿势。对学习生活中的读写、听讲及短暂的休息,教育学和卫生学都要求学生采用轻度前位坐姿和轻度后位坐姿。

《学校课桌椅功能尺寸及技术要求》(GB/T 3976—2014)规定了中小学校、托幼机构和高等院校课桌椅的大小型号、功能尺寸、分配使用及其他卫生要求,其中将中小学校课桌椅分为 11 种大小型号(表 16-7)。各地区学校在预置课桌椅时,应根据当地学生学年中期的身高组成比例状况,确定各种大小型号的数量。

标准中提出,教室中矮的课桌椅在前,高的在后。同号课桌与课椅相匹配。也可以在现有条件下,采用相邻两个型号大桌与小椅相匹配的方法。

2. 课桌椅卫生管理　课桌椅的卫生管理主要包括管标准、管分配、管使用等三项。课桌椅在出厂之前就要有型号和使用者身高范围的永久性标记。对学校中原有的课桌椅,都应按表 16-7 规定的标准(以桌高和椅高为准)标定相应号数,以便合理分配使用。标定原则是最接近哪个型号就标定为该型号。

表16-7 中小学校课桌椅尺寸及技术要求表(GB/T 3976—2014)(cm)

型号	标准身高	学生身高范围	桌高	桌下净空高	椅高	椅面有效深度	椅宽	靠背上缘距椅面高	颜色标志
0 号	187.5	≥180	79	≥66	46	40	≥38	35	浅蓝
1 号	180.0	173~187	76	≥63	44	38	≥36	34	蓝
2 号	172.5	165~179	73	≥60	42	38	≥36	33	浅绿
3 号	165.0	158~172	70	≥57	40	38	≥36	32	绿
4 号	157.5	150~164	67	≥55	38	34	≥32	31	浅红
5 号	150.0	143~157	64	≥52	36	34	≥32	29	红
6 号	142.5	135~149	61	≥49	34	34	≥32	28	浅黄
7 号	135.0	128~142	58	≥46	32	29	≥28	27	黄
8 号	127.5	120~134	55	≥43	30	29	≥28	26	浅紫
9 号	120.0	113~127	52	≥40	29	29	≥27	24	紫
10 号	112.5	≤119	49	≥37	27	26	≥27	23	浅橙

在课桌椅的分配和使用过程中,各地应统一遵循表16-7的标准。因学生的身高发育水平有明显的地域差别,故应根据当地学生的身高状况考虑配备不同比例各型号课桌椅。有条件地区最好配齐11种型号的课桌椅,有助于提高桌椅合格率。每所学校每间教室最好设2种及以上不同型号的课桌椅,学校在预置课桌椅时,可根据现有学生学年中期乃至末期的身高组成比例状况,确定需要的各种大小型号的课桌椅数量,保证课桌(椅)合格率(公式16-6)和课桌椅高差合格率(公式16-7)均达到80%以上。

$$课桌(椅)合格率 = \frac{课桌(椅)合格人数}{全班(校)人数} \times 100\% \qquad (公式16-6)$$

$$课桌椅高差合格率 = \frac{桌椅高差合格人数}{全班人数} \times 100\% \qquad (公式16-7)$$

校医或保健教师每学年开学初,要协助班主任给学生排好座次,身高低的在前,高的在后,但要注意定期(12周左右)横向轮换座位,以免经常向一侧扭身,导致姿势不良。视力、听力不良的学生可靠前排。教师要经常进行正确坐姿的教育,在课堂上及时纠正学生出现的不良姿势。

一般原则是课椅与同号课桌搭配,对极少数需要较大桌椅高差的学生,亦可用低1~2号的课椅搭配课桌。而对于少数无法调整的课桌椅可迁就使用,就大(如大1号)不就小。观察表明,桌椅高差的改变若不超过2cm,姿势一般无明显变化。椅高的容许范围更宽。另外,对课桌椅的摆放也有规定,最前排课桌前沿距黑板至少要有2.20m距离,最后排课桌后沿与黑板的距离小学不大于8.00m,中学不大于9.00m。各列桌之间,与内墙、外墙之间都应有足够宽的通道,便于学生出入,也便于教师走近每个学生的身旁。

三、电脑使用的卫生要求

(一)电脑布置基本要求

1. 电脑组件 电脑桌椅、显示器、键盘、鼠标等组件的布置应便于使用者采用良好的操作姿势,电脑桌椅应配置适当高度(40~110mm)的搁脚板,以满足使用姿势的要求。

2. 电脑桌下空区 电脑桌应有足够的桌下净空,能够满足使用者腿部自由活动。

3. 电脑桌椅布置 宜采用平行教室前墙的形式,前后排之间的净距离和纵向走道的净距离均不应小于700mm。

4. 电脑桌面 为平面,桌面深不宜小于550mm,如果放置液晶显示屏,则桌面深尺寸可适当减少。

5. 电脑椅座面 向后下倾斜0°~2°角,座面沿正中线如呈凹面时,其曲率半径在500mm以上,座面前缘及两角钝圆。

6. 电脑椅靠背 能够有效支撑使用者腰部。靠背点以上向后倾斜6°~12°角,靠背面的前凸呈漫圆,上、下缘加工成弧形,靠背凹面的曲率半径在500mm以上,靠背下缘与座面后缘之间留有净空。

7. 电脑屏幕 上缘略低于使用者水平视线。

(二)学生使用电脑的姿势要求

学生使用电脑时应保持正确姿势。使用键盘打字时宜采用正直姿势,使用鼠标浏览屏面时宜采用后位坐姿;头颈部宜保持正直或略微前倾,眼睛到屏面的水平距离不宜小于50cm,应避免头颈部侧偏、过度前伸、后仰或过度低头;肩部放松,上臂自然垂放于躯体两侧,前臂略低于水平,肘屈角度等于或略大于90°,避免耸肩、肘部外展或过度前伸;腰背挺直,避免弓背、扭转或向一侧偏斜;手腕自然舒展,与前臂形成一条直线,避免腕部背屈或掌屈,避免腕部尺侧偏或桡侧偏;双足平踏于地面或搁脚板上,大腿保持水平,膝屈角度等于或略大于90°。

(三)学生使用电脑的环境要求

1. 采光照明 计算机教室自然采光应符合《中小学校教室采光和照明卫生标准》(GB 7793—2010)中教室的采光标准要求;计算机教室人工照明应符合《建筑照明设计标准》(GB 50034—2013)中学校建筑多媒体教室照明标准值。同时,积极控制眩光:①配备并使用窗帘或百叶窗等设备,控制来自于窗户的天然光;②调整显示屏方向,避开室内光源在屏幕上形成的眩光点;③使用滤光屏等设备,对显示器平面进行防眩光处理;④电脑桌面和室内墙面使用无光泽材料。

2. 室内噪声与微小气候 计算机室应远离噪声源,室内环境噪声不宜大于50dB;使用电脑时,室内环境温度宜在18~28℃,温度变化每小时不宜超过5℃,环境相对湿度在40%~65%范围内;采用各种有组织的通风措施,使室内CO_2浓度不高于0.15%。

(王 宏)

第三节 学校生活设施卫生

学校的生活设施主要包括后勤及生活用房的设施,尤其是学生(职工)餐厅、学生宿舍、饮水处、厕所(含室外厕所)、浴室的卫生要求与师生的工作学习和身心健康密切相关。

一、学生(职工)餐厅的卫生要求

学生(职工)餐厅主要用于学生和教职工在校就餐。寄宿制学校的餐厅应包括学生餐厅、教工餐厅、配餐室及厨房;走读制学校应设置配餐室、发餐室和教工餐厅,有条件的学校可配置学生餐厅。在校就餐学生较少的学校,学生可一次就餐;在校就餐学生较多的学校,可分批次就餐。

(一)中小学餐厅的选址卫生要求

学校餐厅应选择地势干燥、不易受到污染的区域。餐厅与室外公厕、污水池、垃圾场(站)等污染源的距离应大于 25m,并设置在粉尘、有害气体、放射性物质和其他扩散性污染源的影响范围之外。加工场所内无圈养、宰杀活的禽畜类动物的区域或距离至少 25m 以上。

餐厅不应与教学用房合并设置,宜设在校园的下风向。厨房的噪声及排放的油烟、气味不得影响教学环境。

(二)中小学餐厅场所布局和设施要求

教工厨房餐厅就餐人数按教职工编制人数的 80% 配置,人均使用面积达 $1.7m^2$。学生餐厅的使用面积按一批次就餐学生人数配置,生均使用面积宜为 $0.6\sim0.7m^2$。厨房按办学规模学生数配置,生均使用面积达 $0.3m^2$,所有食堂均有卫生许可证、从业人员健康证和培训合格证和相关管理制度。

餐厅应设有主副食品加工、烹饪、备餐、仓库、消毒、更衣、厕所及教工餐厅等功能。切配、烹饪场所占食品处理区面积 50% 以上,最小使用面积一般不小于 $8m^2$。村级以下学校餐厅就餐人数较少,多为简易餐厅,规模较小,可根据实际情况适当放宽标准,但必须确保餐厅功能分区相对独立、科学合理。

餐厅应配备能满足食品留样需要的留样冰箱和能正常运转的清洗、消毒、保洁设备设施,设施的大小和数量能满足需要。

食品和非食品库房分开设置。食品库房内食品应分类分区的标识清楚、离地离墙存放。各餐间设有空调设施、空气消毒设施、工具清洗消毒设施。厕所不得设在食品处理区。

食品加工用设备和工具的构造应有利于保证食品卫生,易于清洗消毒,易于检查。原料加工中切配动物性和植物性食品的工具和容器,宜分开并有明显的区分标志。

烹饪区应配备有通风、排烟装置。加工、切配、餐用具清洗消毒和烹调等需经常冲洗场所,易潮湿场所的地面应易于清洗、防滑,并有一定的排水坡度(不少于 1.5%)及排水系统。

二、校车的卫生要求

校车是指根据《校车安全管理条例》取得使用许可,用于接送接受义务教育的学生上下学的 7 座以上的载客汽车。接送小学生的校车应当是按照专用校车国家标准设计和制造的小学生专用校车。2012 年 3 月 28 日国务院第 197 次常务会议通过的《校车安全管理条例》对校车的配置及安全管理做了详细的规定和要求。

（一）校车的配置

学校可以配备校车,依法设立的道路旅客运输经营企业、城市公共交通企业,以及根据县级以上地方人民政府规定设立的校车运营单位,可以提供校车服务。

1. 校车使用条件　车辆符合校车安全国家标准,取得机动车检验合格证明,并已经在公安机关交通管理部门办理注册登记;有取得校车驾驶资格的驾驶人;有包括行驶线路、开行时间和停靠站点的合理可行的校车运行方案;有健全的安全管理制度;已经投保机动车承运人责任保险。

2. 校车安全配置　为了进一步加强校车的安全性能,《机动车运行安全技术条件》(GB 7258—2012)对校车配置提出了新规定。

(1)载客人数:幼儿专用校车的核定乘员数应小于等于45人,其他校车的核定乘员数应小于等于56人。

(2)车身设置:专用校车车长大于6m的专用校车必须为车身骨架结构,车长小于等于6m的专用校车未采用上述结构的,应采用覆盖件与加强梁共同承载。所有专用校车,均须安装符合《机动车和挂车防抱制动性能和试验方法》(GB/T 13594—2003)规定的防抱死制动装置。

(3)装置配备:专用校车应设置电源总开关,配备逃生锤、干粉灭火器、急救箱等安全设备。安全设备应当放置在便于取用的位置,并确保性能良好、有效适用,除此之外还应安装行驶记录仪和车内外录像监控系统。专用校车前后部应设置保险杠,前风窗玻璃应装有除雾、除霜装置。

(4)座椅设置:幼儿园校车、小学生校车的侧窗下边缘距其下方座椅上表面的高度应大于等于250mm,否则应加装防护装置。幼儿专用校车和小学生专用校车学生座椅的座间距应分别大于等于500mm和550mm;座椅及其车辆固定件的强度应符合《专用校车学生座椅系统及其车辆固定件的强度》(GB 24406—2012)的要求。

(5)照管人员:校车应至少设置一个照管人员座位。对小学生校车和中小学生校车,学生座位数小于等于40个时应设置2个或3个照管人员座位,学生座位数大于等于40个时应设置3个或4个照管人员座位。对专用校车及专门用于接送学生上下学的非专用校车,照管人员座位应有永久性标识。

（二）校车安全管理规定

配备校车的学校和校车服务提供者应当建立健全校车安全管理制度,配备安全管理人员,加强校车的安全维护,定期对校车驾驶人进行安全教育,组织校车驾驶人学习道路交通安全法律法规以及安全防范、应急处置和应急救援知识,保障学生乘坐校车安全。

1. 校车通行安全　校车行驶线路应当尽量避开急弯、陡坡、临崖、临水的危险路段;确实无法避开的,道路或者交通设施的管理、养护单位应当按照标准对上述危险路段设置安全防护设施、限速标志、警告标牌。

校车运载学生,应当按照国务院公安部门规定的位置放置校车标牌,开启校车标志灯。校车载人不得超过核定的人数,不得以任何理由超员。载有学生的校车在高速公路上行驶的最高时速不得超过80公里,在其他道路上行驶的最高时速不得超过60公里。

2. 校车乘车安全　配备校车的学校、校车服务提供者应当指派照管人员随校车全程照管乘车学生。

随车照管人员应当在学生上下车时,在车下引导、指挥,维护上下车秩序;发现驾驶人无校车驾驶资格,饮酒、醉酒后驾驶,或者身体严重不适以及校车超员等明显妨碍行车安全情形的,制止校车开行。

校车发生交通事故,驾驶人、随车照管人员应当立即报警,设置警示标志。乘车学生继续留在校车内有危险的,随车照管人员应当将学生撤离到安全区域,并及时与学校、校车服务提供者、学生的监护人联系处理后续事宜。

全球纵览　国外相关校车制度面面观

美国有世界上最完善的校车标准,校车拥有"客车的标准,卡车的骨架"。美国联邦交通部近年来颁布了 36 项适用于校车的安全标准,包括校车车体结构、防倾覆保护、制动装置等。美国校车的待遇与"警车"相仿,甚至优于救护车和消防车。

加拿大的校车经过科学研究和特殊设计,使其坚固程度高于任何其他车辆,且根据学生的特点增加了防撞、阻燃和其他安全措施。加拿大各省都有一系列法律和规章制度保障校车安全,对校车司机有着严格的要求,校车交通事故导致学生人身安全受损的事件极为少见,被誉为"世界最安全的校车"。

日本的校车,以其花花绿绿及其卡通的形象赢得学生的喜爱和行人、司机的主动避让,日本各地政府通过制定校车运行规则,对校车实行严格规范化管理,特别注意明确地方政府、校车司机、乘车学生等各方责任,以此增强相关人员的安全和责任意识。

三、其他生活设施的卫生要求

(一)厕所的配置及卫生要求

1. 厕所的配置要求　《中小学校设计规范》(GB 50099—2011)规定,教学用建筑每层均应分设男、女学生厕所及或男、女教师厕所。当教学用建筑中每层学生少于 3 个班时,男、女生厕所可隔层设置。

学生厕所按学生人数配置,男生每 40 人设一个大便器或 1.20m 大便槽,每 20 人设 1 个小便斗或 0.60m 长小便槽;女生每 13 人设 1 个大便器或 1.20m 大便槽。每 40~45 人设 1 个洗手盆或 0.60m 盥水槽。非完全小学男女生平均生均使用面积 $0.30m^2$,完全小学男女生平均生均使用面积 $0.25m^2$,中学男女生平均生均使用面积 $0.24m^2$。

教职工厕所可单独设置,也可在学生厕所内附设教工专用厕位。教职工厕所按教职工编制数配置,每人使用面积 $0.50m^2$。

2. 卫生学标准　厕所位置应方便使用且不影响其周边教学环境卫生;中小学校的厕所内,厕位蹲位距后墙不应小于 0.30m;各类小学大便槽的蹲位宽度不应大于 0.18m;厕位间宜设隔板,隔板高度不应低于 1.20m;厕所应设前室,男、女生厕所不得共用一个前室;学生厕所应具有天然采光、自然通风的条件,并应安置排气管道;中小学校的厕所外窗距室内楼地面 1.70m 以下部分应设视线遮挡措施;中小学校应采用水冲式厕所,当设置旱厕时,应按学校专用无害化卫生厕所设计。

3. 室外厕所　主要用于在运动场上师生的如厕。在中小学校内,当运动场中心位置距学校最近厕所超过 90m 时,可按学校学生总人数的 15% 配置室外厕所,生均使用面积达 $0.20m^2$。同时,室外厕所宜预留扩建的条件。

（二）学校饮水处的配置及卫生管理

《学校卫生工作条例》规定,学校应当为学生提供充足的符合卫生标准的饮用水,建立和落实学校卫生管理制度,指定专人负责管理,确保师生饮水卫生安全。

1. 饮水处的配置要求

（1）水源的设置:学校学生生活饮用水及自备水源,应经市级以上疾病预防控制中心水源水质监测合格后,方可作为供水水源。中小学校的饮用水管线与室外公厕、垃圾站等污染源间的距离应大于 50m。

（2）饮水处的配置:教学用建筑内应在每层设饮水处,每处应按每 40~45 人设置一个饮水水嘴计算水嘴的数量。

（3）等候空间:教学用建筑每层的饮水处前应设置等候空间,等候空间不得挤占走道等疏散空间。

2. 饮水处的卫生管理　应依据《中华人民共和国食品卫生法》《生活用水卫生监督管理办法》《学校卫生工作条例》等法律法规的要求,加强学校学生饮用水卫生管理,以保障学生的饮水安全。

（1）加强对水源的防护:落实相应的水源保护措施,水源 50m 以内不许可存在污染源。二次供水蓄水池要加盖、加锁,溢水口要加设网罩。

（2）定期对设施进行保养和清理:对学校饮用水设施进行必要的保养,以确保供水设施的完好正常使用。定时对饮水设施进行卫生清理和消毒。

锅炉房供水设备每学期使用前必须进行排污、清洗。锅炉房提供师生饮用的开水须保证达到 100℃。提供给学生和幼儿直接饮用的开水应降温到 60~70℃ 后存入保温桶,确保学生和幼儿安全。师生的饮水机由供水方定期进行清洗、消毒,并做好定期清洗消毒记录。

（3）制订突发水污染应急公共卫生处理方案:学校应制订饮水突发污染事件的应急处理办法,并自觉接受当地生活饮用水卫生监督机构的监督检查和业务指导。

（三）学生浴室的配置

学生浴室主要用于住校生的洗浴。应依据《宿舍建筑设计规范》(JGJ 36—2005)规定对学生浴室进行配置。

1. 面积和服务人数　浴室的面积和淋浴喷头的设置数量可根据住宿学生人数及浴室开放时间等情况确定,按住宿学生数生均使用面积 $0.2m^2$ 配置,相邻淋浴喷头的间距不小于 0.9m。

应满足学生洗浴高峰时的需要,每个浴位服务人数不应超过 15 人。淋浴龙头男生 18 人一个,女生 12 人一个,每个淋浴龙头平均使用面积 $3m^2$（包括更衣室）,浴室宜使用淋浴喷头,新建、改建、扩建的浴室不得设池浴。

2. 布局要求　公共浴室应设有更衣室、浴室、厕所等房间,公寓内的浴室可不设更衣室。地面要防渗、防滑,浴室地面要有不小于2%的坡度,公共浴室屋顶应有一定弧度。

3. 浴室基本设施　浴室应设气窗、保(供)暖设备、换气设备、人工照明设备。气窗面积宜为地面面积的5%左右,以保持良好通风。浴室墙面应设墙裙,墙裙高度不应低于2.10m。更衣室和浴室应有保(供)暖设备,以保证寒冷季节学生洗浴时的室内温度要求,防止出现寒冷和冻伤。等候室温度应不低于18℃,更衣室温度应不低于25℃。浴室应保持30~35℃。浴室(淋浴)的水温应在40~50℃之间。更衣室和浴室应有换气设备,防止缺氧窒息和一氧化碳中毒等事故发生。浴室的相对湿度应不超过90%。更衣室和浴室应安装人工照明设备,更衣室的平均照度应≥50lx,浴室的平均照度应≥30lx。

（四）学生宿舍的配置及卫生学要求

1. 学生宿舍的配置　应依据国家发布的《宿舍建筑设计规范》(JGJ 36—2005)和《中小学校设计规范》(GB 50099—2011)对学生宿舍的要求进行配置。

(1)建筑要求:学生宿舍不得设在地下室或半地下室。宿舍与教学用房不宜在同一栋建筑中分层合建,可在同一栋建筑中以防火墙分隔贴建。

(2)基本布局配置:学生宿舍应包括居室、管理室、储藏室、清洁用具室、公共盥洗室和公共厕所,宜附设浴室、洗衣房和公共活动室。

2. 卫生学要求

(1)生均面积:小学生宿舍生均使用面积3.00m^2,中学生宿舍生均使用面积3.30m^2,九年制学校的住宿生,小学生生均使用面积3m^2,初中生生均使用面积3.30m^2。

(2)居室和楼梯设置:宿舍内居室宜集中布置,通廊式宿舍水平交通流线不宜过长。宿舍楼梯踏步宽度不应小于0.27m,踏步高度不应大于0.165m。扶手高度不应小于0.90m。楼梯水平段栏杆长度大于0.50m时,其扶手高度不应小于1.05m,梯段净宽不应小于1.20m,楼梯平台宽度不应小于楼梯梯段净宽。

(3)具有良好的朝向和通风:宿舍半数以上居室应有良好朝向,并应具有住宅居室相同的日照标准。采用自然通风的居室,其通风开口面积不应小于该居室地板面积的1/20。宿舍的室内采光标准应符合采光系数最低值,其窗地比可按相关规定取值,一般不小于1/6。

(4)窗台和阳台:宿舍的外窗窗台不应低于0.90m,当低于0.90m时应采取安全防护措施。宿舍宜设阳台,阳台净深不应小于1.20m。低层、多次宿舍阳台栏杆不应低于1.10m。各居室之间或及时与公共部分之间毗连的阳台应设分室隔板。

(5)安全标志和无障碍居室:宿舍内应设置消防安全疏散指示图以及明显的安全疏散标志。每栋宿舍应在首层至少设置1间无障碍居室,或在宿舍区内集中设置无障碍居室。居室内的无障碍设施应符合《城市道路和建筑物无障碍设计规范》(JGJ 50—2001)的要求。

（王婷婷）

【思考题】

1. 如果你是一名卫生监督人员，面对一间教室，写出将进行卫生学综合评价的思路。

2. 为了保证教学用房具有良好的通风和日照条件并防止噪声干扰，要求南向普通教室冬至日时底层满窗日照不应小于2小时，各类教室的外窗与相对的教学用房或室外运动场地边缘间的距离不应小于25m。请阐述其理由。

3. 小学普通小教室前排桌（前缘）至黑板应有2.2m以上距离，而最后一排课桌后沿与黑板的水平距离不应超过8m。请阐述这样的卫生学要求的依据。

4. 讨论从哪些方面着手进行调查学校食堂的卫生学状况。

第十七章

学校健康教育与健康促进
（School health education and health promotion）

【学习聚焦】 定义学校健康教育、健康促进以及健康促进学校，了解健康促进的基本策略和健康素养，识别健康促进行为，描述学校预防艾滋病、学校禁毒等专题教育，结合案例解释新型常用的健康教育理论、宏观和微观的健康教育模式，讨论健康教育与健康促进的评价方法。

《"健康中国2030"规划纲要》提出，将健康教育纳入国民教育体系，把健康教育作为所有教育阶段素质教育的重要内容。规划从健康生活方式入手，倡导帮助人们掌握科学的健康知识和技能、养成良好的生活习惯，这是对预防疾病和伤害、促进自身健康最主动且有效的行动。学校是儿童青少年成长过程中的重要场所，也是开展健康教育和健康促进最理想的场所。在学校开展健康教育和健康促进时机最佳，效果最好。

第一节 概述

学校健康教育的基本内容包括健康行为与生活方式、疾病预防、心理健康、生长发育与青春期保健、安全应急与避险五个领域。在此基础上还要开展专题教育包括预防艾滋病教育、毒品预防教育、预防烟草教育，以及性教育。学校健康教育的最终目标是让学生自觉采纳有益于健康的行为和生活方式。

一、学校健康教育和健康促进概念

（一）学校健康教育

1. 健康教育 健康教育（health education）是通过有计划、有组织、有系统的健康信息传播和行为干预，促使个人或群体掌握健康知识、树立健康观念，自觉采纳有益于健康的行为和生活方式的教育活动和过程。健康教育的最终目的是消除或减轻健康危险因素，预防疾病，促进健康，提高生活质量。教育的核心目标是树立健康意识、培养良好的行为和生活方式，形成对公众健康的自觉性和责任感。

2. 学校健康教育 学校健康教育（school health education）是以促进学生健康为核心的教育活动与过程。通过有计划、有组织、多种形式的教育教学活动，使学生掌握卫生保健知识，增强学生自我保健意识，养成科学、文明、健康的生活方式和行为习惯，从而达到预防疾病、增进身心健康、全面提高学生健康水平的目的。

（二）健康促进与健康促进行为

1. 健康促进 健康促进（health promotion）是促使人们维护和提高他们自身健康的过程，是协调人类与环境之间的战略。它规定个人与社会对健康各自所负的责任。美国健康教育学家劳伦斯·W.格林（Lawrence W. Green）指出："健康促进是指一切能促使行为和生活条件向有益于健康改变的教育和环境支持的综合体"。其中环境包括社会环境、政治环境、经济环境和自然环境。

2. 促进健康行为 促进健康行为（promoting health behavior）是指个体或群体表现出的客观上有利于自身和他人健康的行为。促进健康行为具有 5 个主要特征：对自身、他人和社会健康的有利性；行为表现的规律性；行为与所处环境的和谐性；个体外在的行为表现与其内在的心理情绪的一致性；行为强度的适宜性。健康行为分为五大类：日常健康行为、戒除不良嗜好、预警行为、避开环境危害行为以及合理利用卫生服务。

（三）健康促进学校

根据 2016 年颁布的中华人民共和国卫生行业标准——《健康促进学校规范》（WS/T 495—2016），健康促进学校（health promoting schools）是指学校内所有成员为维护和促进师生健康共同努力，制定促进师生健康的规章制度，提供完整、积极的经验和知识结构，包括设置正式和非正式健康课程，创造安全健康的学校环境，提供适宜的健康服务。动员家庭、社区更广泛参与，从而促进学生和教职员工健康。健康促进学校是学校健康促进的重要组成部分，不仅以学生为目标人群，同时还包括所有为保护和促进学生健康而努力的人群，如学校领导、教职工、家长、社区工作者等。健康促进学校的基本框架由 6 方面内容构成，具体内容见《健康促进学校规范》。

（四）健康素养

1. 健康素养 健康素养（health literacy）是指个人获取和理解基本健康信息与服务，并运用这些信息和服务作出正确判断，以维护和促进自身健康的能力。健康素养的高低直接影响个人发展速度和生活质量，影响到社会生产力的水平，从而影响到整个社会经济的发展。美国等发达国家以社会认知理论、教育模式为基础，将健康素养按从低向高连续发展的不同阶段分为功能性健康素养、交互性健康素养及批判性健康素养。中国学者目前以公共卫生视角对健康素养进行研究，包括 4 个维度：知识性健康素养、行为性健康素养、信念性健康素养、功能性健康素养。2015 年中国国家卫生计生委发布了最新版《中国公民健康素养（2015 年版）》，界定了中国公民应具备的 66 条健康素养。内容涵盖基本知识和理念、健康生活方式与行为、基本健康技能 3 个方面，是评价中国公民健康素养水平的重要依据。其中，第 54 条提出"青少年处于身心发展的关键时期，要培养健康的行为生活方式，预防近视、超重与肥胖，避免网络成瘾和过早性行为"。

2. 学生健康素养 学生健康素养是指学生通过各种渠道获取健康信息，正确理解健康信息，并运用这些信息维护和促进自身健康的能力。目前针对儿童青少年健康素养概念以及相关的判定标准尚不统一。2006 年美国首席州立学校官员协会（Council of Chief State School Officers，CCSSO）将培养学生的健康素养水平按照金字塔层次划分，由低至高分别确定为核心概念、获取信息、分析影响因素、决策制定、目标设定、人际交流、自我管理和倡导等能力。一个具备健康素养的学生不仅要掌握相关健康方面的知识，还要具备辨别良莠信息的能力，能建立健康的生活方式和行为，能够识别影响健康的危险因素,并具备运用人际交流技巧来增强健康的能力及倡导个人、家庭和社区健康的能力。

中国原卫生部 2009 年的调查结果显示,15~25 岁年龄组人群具有健康素养比例为 6.30%,低于全国平均水平。有学者 2014 年对中学生健康素养调查结果表明,中学生具备健康素养的比例为 13.5%,与城市学生相比,农村学生健康素养更低(孙傲伊等,2014)。

二、学校健康教育与健康促进基本内容

根据 2008 年教育部《中小学健康教育指导纲要》,中小学健康教育内容包括 5 个领域。根据儿童青少年生长发育的不同阶段,把五个领域的内容合理分配到五级水平中,分别为水平一(小学 1~2 年级)、水平二(小学 3~4 年级)、水平三(小学 5~6 年级)、水平四(初中 7~9 年级)、水平五(高中 10~12 年级)。5 个不同水平互相衔接,完成中小学校健康教育的总体目标。

(一)健康行为与生活方式

使学生能够正确认识个人行为与健康密切相连,形成合理膳食、积极锻炼等健康的生活方式。

(二)疾病预防

帮助学生识别常见疾病,如传染性疾病的传播、学校生活环境中常见疾病的影响因素,提高对身体的保健能力。初中阶段增加了预防毒品和艾滋病的知识。

(三)心理健康

了解心理健康的影响因素,保持积极情绪、发展良好自我认知、提高心理社会适应能力。

(四)生长发育与青春期保健

为学生提供正确的生长发育与生殖健康的知识和保健技能。培养学生能以一种负责的态度、健康的方式维护个体及青春期健康。高中阶段特别强调要帮助学生认识婚前性行为对身心健康的危害,树立健康文明的性观念和性道德。

(五)安全应急与避险

学习在不同环境下的安全知识,培养相关的技能和应对策略,确保自身和他人的安全。从小学 5~6 年级开始,增加了提高网络安全防范意识等内容。

三、专题教育

2003 年教育部下发关于《中小学生预防艾滋病专题教育大纲》和《中小学生毒品预防专题教育大纲》,要求从初中开始开展预防艾滋病教育、从学校高年级开始开展预防毒品教育。2010 年教育部、原卫生部下发《关于进一步加强学校控烟工作的意见》,2014 年教育部下发《关于在全国各级各类学校禁烟有关事项的通知》,对学校控烟工作提出了明确的要求。

(一)预防艾滋病专题教育

艾滋病(acquired immune deficiency syndrome,AIDS)是由人类免疫缺陷病毒(human immunodeficiency virus,HIV)造成的严重威胁着人类的健康和生命安全传染病。目前中国 HIV 疫情整体虽保持低流行态势,但 HIV 传播正走向低龄化。近年来,青年学生艾滋病疫情增长较快,主要以性传播为主,特别是男性同性性传播所占的比例很高。预防 HIV 教育应是目前学校健康教育的重点内容。

1. 学校 HIV 预防教育的目标　《中小学生预防艾滋病专题教育大纲》明确规定学校艾滋病教育的总目标和分目标。

(1)总目标:通过专题教育形式,使学生了解预防艾滋病相关知识、培养其健康的生活方式,增强自我保护意识和抵御艾滋病侵袭的能力。

(2)分目标:初中阶段了解艾滋病的基本知识、预防方法和措施,培养自我保护意识。高中阶段进一步了解预防与控制 AIDS 相关知识,正确对待 HIV 感染者和病人,学会保护自己,培养对自己、他人及社会的责任感。

2. 学校艾滋病预防教育的内容　包括初中阶段6课时和高中4课时。初中6课时主要内容包括:AIDS 基本知识;AIDS 对人类社会(重点在个人及家庭)的危害;判断安全行为与不安全行为;拒绝不安全行为的技巧;如何寻求帮助的途径和方法;与预防 AIDS 教育相关的青春期生理和心理知识。高中阶段4课时的内容包括:艾滋病的流行趋势,以及艾滋病对社会、经济所带来的危害;HIV 感染者和艾滋病病人的区别;艾滋病的窗口期、潜伏期;吸毒与艾滋病;无偿献血知识;预防 AIDS 的方法和措施;了解歧视对艾滋病防治工作的影响,如何正确对待和关爱 HIV 感染者与艾滋病病人。在初中基础上增加与预防 AIDS 教育相关的性道德与法制教育。中国预防控制艾滋病的相关政策。

3. 青年学生预防艾滋病核心知识　根据目前青年学生的疫情和相关政策,2016 年4月中国疾病预防控制中心性病艾滋病预防控制中心发布了"青年学生艾滋病防治宣传教育核心知识",包括4方面14条核心知识点,见表 17-1。

表 17-1　青年学生艾滋病防治宣传教育核心知识

方面	核心知识点
危害性	①艾滋病是一种危害大、死亡率高的严重传染病,目前尚不可治愈 ②目前我国青年学生中艾滋病流行呈快速增长趋势,主要传播方式为男性同性性行为,其次为异性性行为 ③艾滋病需要终生治疗,会给家庭和个人造成严重负担 ④不能通过外表判断　个人是否感染了艾滋病病毒
预防	⑤学习掌握性健康知识,提高自我保护意识与技能,培养积极向上的生活方式 ⑥艾滋病目前没有疫苗可以预防,拒绝毒品、自尊自爱、遵守性道德是预防艾滋病的根本措施 ⑦坚持每次正确使用安全套,可有效预防艾滋病、性病的感染与传播 ⑧艾滋病通过含有艾滋病病毒的血液和体液(精液、阴道分泌物等)传播,共用学习用品、共同进餐、共用卫生间、握手、拥抱等日常接触不会传播 ⑨注射吸毒会增加经血液感染艾滋病病毒的风险。使用新型合成毒品或醉酒会增加经性途径感染艾滋病病毒的风险 ⑩性病可增加感染艾滋病病毒的风险,必须及时到正规医疗机构诊治
检测与治疗	⑪发生高危行为后(共用针具吸毒、无保护性行为等),应该主动进行艾滋病检测与咨询,早发现、早诊断、早治疗 ⑫疾病预防控制中心、医院等机构均能提供保密的艾滋病检测和咨询服务 ⑬感染艾滋病病毒后及早接受抗病毒治疗可提高患者的生活质量,减少艾滋病病毒传播
法律法规	⑭艾滋病病毒感染者也是艾滋病的受害者,应该得到理解和关心,但故意传播艾滋病的行为既不道德又要承担法律责任

（二）毒品预防专题教育

1. 毒品预防教育的目标　《中小学生毒品预防专题教育大纲》规定了毒品预防教育的目标包括总目标和分目标。

（1）总目标：在各学科渗透毒品预防教育的基础上，通过专题教育的形式，培养学生健康的生活情趣、毒品预防意识和社会责任感，掌握一些自我保护的方法，做"珍爱生命、拒绝毒品"的人。

（2）分目标：小学阶段，了解毒品危害的简单知识，远离毒品危害。初中：了解有关禁毒的法律知识，拒绝毒品诱惑。高中：学会自我保护，培养禁毒意识和社会责任感，发现可疑情况能够及时报告。

2. 毒品预防专题教育内容　小学阶段需掌握的内容包括：知道常见毒品的名称；初步了解毒品对个人和家庭的危害；知道一些不良生活习惯可能会导致吸毒；懂得一些自我保护的常识和简单方法，能够远离毒品。初中阶段需掌握的内容包括：知道毒品的概念，能识别常见毒品名称；进一步了解毒品对个人和社会的危害；知道吸毒是违法行为，走私、贩卖、运输、制造毒品是犯罪行为，都要受到法律的惩处；学会一些拒绝毒品的方法，能够保护自己不受毒品侵害。高中阶段需掌握的内容包括：懂得选择毒品就是自我毁灭，学会向毒品说"不"。了解当前禁毒工作面临的形势，增强禁毒意识。培养社会责任感，参与学校、社区组织的禁毒宣传活动。

（三）预防烟草教育

1. 烟草在青少年中的流行情况　中国疾病预防控制中心在《2015 中国成人烟草调查报告》中的结果显示，中国 15 岁以上成人吸烟率为 27.7%。其中男性吸烟率为 52.1%，仍然维持在高水平；女性为 2.7%。吸烟者日平均吸烟数量较 2010 年增加一支。目前，中国青少年尝试吸烟率和现在吸烟率逐年上升，吸烟人群年轻化趋势越来越明显。研究认为，开始吸烟的年龄越早，成年后的吸烟量越大，受烟草的危害也越大，戒烟的可能性越小。

扩展阅读　全球青少年烟草调查

全球青少年烟草调查（Global Youth Tobacco Survey，简称 GYTS）是一项针对 13～15 岁在校学生开展的具有国家代表性的横断面调查。2014 年，中国组织实施了覆盖全国 31 个省（自治区、直辖市），336 个县（市、区）1 千多所学校，15 万余名初中学生的问卷调查，并形成《中国青少年烟草调查 2014》和《全球青少年烟草调查内容概要中国部分》。

结果表明，中国青少年吸烟状况不容乐观。有 19.9% 的初中学生尝试使用过烟草制品（男生 30.1%），其中三分之一已经成为现在烟草使用者，82.3% 第一次尝试吸烟发生在 13 岁及以前。初中学生现在吸烟率男生为 11.2%，女生为 2.2%，有 8 个省份初中女生现在吸烟率已高于成人女性吸烟率，警示青少年女性烟草使用率已出现上升的端倪。农村学生（7.8%）高于城市学生（4.8%），吸烟率逐年级递增。二手烟方面，在过去 7 天内，72.9% 的调查对象报告自己暴露于二手烟，男生（75.7%）高于女生（69.9%）。

2. 青少年吸烟影响因素　影响青少年吸烟的因素包括很多方面。烟草广告、促销和赞助以及影视作品中大量的吸烟镜头将烟草与成功、独立、成熟等相联系,美化了烟草形象,对青少年吸烟有极强的诱导作用;中国目前烟草价格偏低,学校周边的烟草销售摊点众多,"禁止向18岁以下青少年销售卷烟"等相关法律没有彻底落实和执行;青少年所处的环境中,师长、同辈吸烟对青少年的影响作用;青少年具有强烈的叛逆心理,有强烈的好奇心和很强的模仿学习能力,又不具备充分的判断能力等。

3. 青少年烟草控制　教育部、国家卫生计生委《关于进一步加强学校控烟工作的意见》和《关于在全国各级各类学校禁烟有关事项的通知》明确提出,禁止在中小学幼儿园内吸烟;所有高等学校建筑物内一律禁止吸烟;各地要结合实际广泛开展"无烟校园"创建活动,将履行禁烟职责纳入教职工考核和学生评价体系。2016年颁布的健康促进学校规范,将"不符合无烟学校标准"作为健康促进学校一票否决指标之一。

四、学校性教育

学校性教育是以学校为场所,以学生为主要教育对象进行的性科学教育活动。学校性教育是在性科学的基础上,融合了临床性医学、性心理行为学、性社会文化学等多学科发展而成。有效的性教育可为年轻人提供适合其年龄、符合其文化特点、准确无误的科学性知识。

1. 目标　学校性教育的目标包括:针对儿童青少年性发育需要,提供准确信息;为儿童青少年探索与性和社会关系相关的价值观、态度和规范提供机会;促进儿童青少年性发育、性保护技能的获得;鼓励儿童青少年承担责任并尊重他人的权利。

2. 内容框架　学校性教育教学内容,应根据受教育者的年龄、认识水平、生长发育特点和实际需要,按照适时、适度和适量的原则,通过分层、系统、逐步深入的教育过程,传授性知识,性道德规范和价值标准,帮助儿童青少年从小建立良好的性观念。《国际性教育技术指导纲要》推荐的性教育的关键概念和主题见表17-2。

表17-2　性教育的关键概念和主题

关键概念	主题
1. 关系	1.1　家庭
	1.2　友谊、爱情和亲密关系
	1.3　宽容和尊重
	1.4　长期承诺、婚姻和养育子女
2. 价值观、态度和技能	2.1　价值观、态度和性知识的来源
	2.2　规范和同伴对性行为的影响
	2.3　决策
	2.4　交流、拒绝和协商技巧
	2.5　寻求帮助和支持
3. 文化、社会和人权	3.1　性、文化和人权
	3.2　性和媒体
	3.3　性别的社会构造
	3.4　基于性别的暴力,包括性虐待、性剥削和有害行径

关键概念	主题
4. 人体发育	4.1 性和生殖的解剖学和生理学
	4.2 生殖
	4.3 青春发育期
	4.4 人体形象
	4.5 隐私和身体健全
5. 性行为	5.1 性、性征和性周期
	5.2 性行为和性反应
6. 性和生殖健康	6.1 怀孕预防
	6.2 理解、认识和降低包括 HIV 在内的性传播感染的风险
	6.3 与 HIV/AIDS 有关的羞辱、护理、治疗和支持

（引自：联合国教育、科学及文化组织．国际性教育技术指导纲要．2010）

第二节　学校健康教育与健康促进的实施

学校健康教育的组织实施是实现健康教育目标的途径，是健康教育的主体工作。学校健康教育一般通过课堂教学结合健康教育活动的方法开展，课堂教学是学校健康教育的主要实施方法，课堂教学结合其他传统式、参与式以及间接式传播方法，提高学生的参与性，从而提高教学效果。学校健康教育与健康促进理论是指导学校制订健康相关规划、设计教育教学活动和督导评估的依据，这些的理论包括学校生活技能教育、组织改变、创新扩散、理性行动和大众意见领袖等。

一、教学方法

学校健康教育的方法可从传播学角度分为两种：直接式和间接式。前者又可分为传统式和参与式。

（一）传统式健康教育方法

传统式健康教育方式一般指课堂讲授、讲座、示教等。传统式健康教育方式有着无可取代的优势，如能够帮助儿童青少年系统地掌握知识，引导他们树立正确的健康观念。

1. 课堂讲授　教师是教学过程的指导者，以课本为教材，有明确的教学重点和时间安排。每个章节完成后，进行定期考评，检查学习效果。是目前国内最普遍采用的学校健康教育传播方法。

2. 讲座　围绕某一主题，请一名或多名专家做专题讲座，优点是针对性强，主讲人专业水平高，提供的知识较深入，对开拓学生思路、加深理解、激发学习动机有较大的帮助。

3. 示教　通过具体演示，让学生亲自练习，加深对内容的理解并掌握相关的技能。

（二）参与式健康教育方法

参与式健康教育方法是采用学生喜闻乐见的方式，激发学生主动参与的热情，让学生在主动参与和探索中学习健康知识，发展并形成健康意识和行为。在参与式教学中，学生是主体，教师更多地发挥组织协调作用，以提高学生主动参与的程度。

1. 小组讨论和案例分析　把学生分成几个小组，围绕问题进行讨论并充分发表意见，激发学生不同观点的交流,分享信息和经验。实施过程中应鼓励每位学生坦诚发表意见,并注意倾听他人的发言。通过逐步启发引导,最终让学生自己领悟到正确的观念。采用真实素材或假设案例,鼓励学生根据现有知识、技能及经验,积极思考,深入分析,相互交流。案例学习,可使学生巩固知识,掌握解决问题的正确方法。

2. 头脑风暴 老师提出问题,让学生在短时间内快速应答。头脑风暴有利于创造参与氛围,激发兴趣,集思广益,提高学习效率。

3. 角色扮演、小品和游戏活动 让学生按设定的场景扮演不同的角色,再现生活场景,告诉同学们其中的道理及处理问题的方式等。设计一些与教育主题有关的游戏活动,让学生参与其中并亲身体验,以激发学生的学习兴趣,促进思考,调节气氛,寓教于乐。活动结束后应总结该活动对培养健康观念和健康行为的意义,不要冲淡教育主题。

4. 辩论和演讲 辩论是指在教学过程中,以学生为主体,针对授课内容中的某一问题进行辩驳问难、各抒己见的一种竞赛活动。通过辩论,学生既可以锻炼表达能力,复习和运用所学习的知识,还可以发挥自己的创造力,从多个角度阐明问题。演讲是邀请相关健康领域的权威提供重要且独特信息的方式。

5. 同伴教育 从青少年中挑选出一些有影响力和号召力的人进行培训,使其掌握一定的知识和技能,鼓励他们作为同伴教育者,向周围的青少年同伴传播这些知识和技能,达到共同受教育的目的。同伴教育对敏感问题教育具有实效性,如性行为、吸毒、安全套使用、控烟等。

（三）间接传播方法

1. 大众媒体 大众媒体具有受众数量多,传播速度快,扩散距离远,覆盖区域广的特点。大众媒体包括电子媒介如传统媒体和新媒体。学校健康教育应充分利用这些媒介,同时注意克服其针对性较弱的特点,对学生进行有组织的积极引导,鼓励学生运用新媒体的手段,如建立学校官方微博、微信平台、QQ等向学生定向推送健康知识。

2. 视听手段 试听手段是利用人的视觉和听觉的感性认识,加深理解,提高教学效果的教学与学习方法。包括:①视觉教具,如标本、挂图、手册、宣传画、幻灯片等;②听觉的教具,如唱片、播放器、收音机等;③视听觉的教具,如有声电影、闭路电视、音像光盘等。通过视听手段教学可以显著地提高教学效率。

3. 网络系统性学习 网络系统性学习将与某教育项目有关的知识、信息和技能分门别类,编制成教学软件,放在学校计算机局域网上。学生通过计算机终端连接网络,进行学习。学生既可以自学,适用于了解那些不宜公开的信息(如性问题),也可以集体方式,在老师指导下循序渐进地接受系统学习。

二、学校健康教育组织实施

学校健康教育通过课堂教学和多种教学活动如班会、团会、校会、升旗仪式、专题讲座、墙报、板报等形式开展。学校健康教育的组织实施,重点在于利用好课堂教学主渠道、强化教师培训、建立学校支持性环境。

（一）课堂教学

1. 教学形式　目前中小学校健康教育课堂教学的课时安排主要有三种形式：

（1）专业课程设置，主要载体课程为"体育与健康"，课堂教学每学期安排6~7课时。

（2）健康教育与"思想品德""生物""科学"等学科的教学内容结合，进行健康知识的渗透与整合。

（3）对无法在"体育与健康"等相关课程中渗透的健康教育内容，可以利用综合实践活动和地方课程的时间，采用多种形式，向学生传授健康知识和技能。

2. 教学方法　课堂教学方法应根据教育的目标，灵活运用传统式、参与式健康教育方式和间接传播方法，以提高教学效果。

3. 教学要求　倡导开展生活技能为基础的健康教育，针对学生的认知水平，围绕知识、态度、技能、行为等方面需求，设置系统课程，教学方案有明确的目标、重点和难点。课程结束前要及时小结，使教学内容得到升华。

（二）教师培训

学校健康教育涉及的知识面极广，包括卫生保健、生长发育、预防疾病、心理健康、预防伤害、控制吸烟、远离毒品、预防艾滋病、法律法规等多方面的知识，因此培养一支作风过硬、素质较高、知识面广泛的学校健康教育师资队伍是极其重要的。健康教育师资培训可采取培训班、教研活动、教学交流、示范课、观摩课等形式，提高教师的业务能力和水平。

（三）学校支持性环境

学校支持性环境包括物质环境和人际环境两方面，物质环境主要指学校的教学设施以及各种活动和措施是否有利于学生的健康，如课桌椅设备、教室采光照明、课程的安排、规章制度的完善等。人际环境指师生之间、同学之间人际关系是否协调，是否尊师爱生，整个学校的氛围是否和谐健康等。

> **深度了解**　爱生学校及其标准
>
> 20世纪90年代后期联合国儿童基金会等国际组织与东亚一些国家开展了基础教育合作项目，项目的名称是"迈向爱生的学习环境（towards child-friendly learning environments）"，项目取得了比较好的成效。国际教育界对此予以了充分的关注，并于2000年在泰国举办了专题国际研讨会。由此，"爱生学校"的概念和思想引入国内，并把最初强调学校是儿童友好的环境（child friendly environment）逐步变成了儿童友好的学校（child friendly school），简称"爱生学校"。
>
> 中国的爱生学校包括了4个维度，分别为全纳与平等；有效的教与学；安全、健康与保护；参与与和谐。
>
> 维度1：全纳与平等。包括确保儿童平等上学权利，尊重学生的差异性和多样性，建设性别平等的教育教学环境。
>
> 维度2：有效的教与学。拥有爱岗敬业、关爱学生、专业化水平不断提高的教师，开发

渗透生活技能教育的课程,实施以学生为中心的有效教学过程,建立开放、持续发展的教学支持系统。

维度3:安全、健康与保护。营造安全的物理环境和友善的心理氛围,开展技能为基础的安全教育,采取促进学生健康成长的策略,组织有质量的体育活动。

维度4:参与与和谐。创造儿童参与的途径与方法,形成保障师生参与的管理制度与文化,发展和谐的家、校、社区伙伴关系,不断提升学校领导力。

三、健康教育和健康促进主要理论与学校应用

健康教育和健康促进受多门学科的影响,健康教育受行为科学影响最大,健康促进则根植于社会科学。它涵盖了很多的理论和模式。具体而言,理论可以帮助健康教育和健康促进项目明确项目目标,明确促进行为改变的方法,提供方法运用的时机指南,以选择适当的干预方法。下面从用于学校健康教育和健康促进的一些重要理论着手结合应用范例进行介绍。

(一)生活技能理论

1. 理论解读　生活技能(life skills)是指一个人的心理社会能力。WHO对心理社会能力进行了定义,心理社会能力(psychosocial competence)是一个人有效地处理日常生活中的各种需要和挑战的能力,是个体保持良好的心理状态,并且在与他人、社会和环境的相互关系中,表现出适应和积极的行为的能力。根据这个定义,可以有许多种能力被称为"生活技能",而且在不同的文化和背景条件下生活技能的定义也可能不一样。生活技能教育(life skills-based education)是促进心理社会能力在适宜的文化背景下实践并得到发展,促进个体和社会的发展,预防可能出现的健康和社会问题,保障人权。

WHO 1993年制定了题为《学校生活技能教育》文件,将生活技能核心能力概括为五对十种能力,即:自我认识能力-同理能力;有效的交流能力-人际关系能力;调节情绪能力-缓解压力能力;创造性思维能力-批判性思维能力;决策能力-解决问题能力。具体定义解释见表17-3。

表17-3　生活技能核心能力的定义解释

核心能力要素	定义解释
自我认识(self-awareness)	能对自己的个性、特长和缺点作出客观评价。建立自信心,并与周围人保持和发展良好的人际关系
同理能力(empathy)	能从他人角度考虑问题,与人交往能设身处地为别人着想,不仅表现出充分的理解和同情,而且能主动帮助别人,共同协商和解决问题
有效交流能力(effective communication)	能恰当运用口头或身体语言(手势、姿势、表情、动作等),准确表达自己的心情和观点
人际关系能力(interpersonal relationship)	能以积极的方式与他人交往,建立保持友谊,与家人相互沟通,使自己经常保持良好的心理状态,并获得社会支持
调节情绪能力(coping with emotions)	指能认识自己和他人的情绪,运用适当方法尽量把消极情绪逐渐调整为积极情绪,使之不对自己和他人的身心健康造成有害影响
缓解压力能力(coping with stress)	能正确认识自己面临的压力,通过改变环境或生活方式来减少压力,学会放松,使压力减轻到不对自身健康造成危害的程度

续表

核心能力要素	定义解释
创造性思维能力（creative thinking）	思考问题时能抛开经验束缚，不因循守旧，而是积极探索其他可能的途径和方式，找到更多、更好解决问题的方法
批判性思维能力（critical thinking）	善于开拓思路，用批判的眼光分析信息和以往经验。与创造性思维能力相结合，可帮助人多角度、全面、灵活考虑问题，作出合理决定
决策能力（decision making）	能通过权衡不同选择并考虑其不同后果以便作出正确决定。即能够建设性地处理日常生活中关于做决定方面问题的能力
解决问题能力（problem solving）	能正确认识自己面临的主要问题，寻找解决该问题的方法及其利弊得失。从中选择最适合的解决方式，并付诸实施

10 个核心能力要素构成了一个人综合的心理社会能力，即如何对待自己，如何与他人相处，如何有效决策。生活技能核心能力之间的关系见图 17-1。

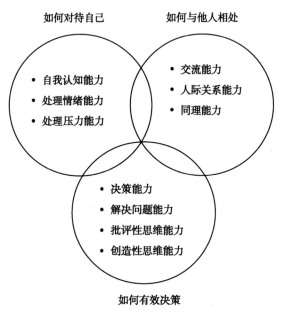

图 17-1
生活技能核心能力之间的关系

2. 理论应用　生活技能教育被广泛应用于青少年预防吸烟、物质滥用，艾滋病健康教育等方面。2015 年，德国学者卡琳娜·魏因霍尔德（Karina Weichold）和安雅·布卢门撒尔（Anja Blumenthal）研究报告，在生活技能项目——信息+心理社会能力=保护（information+psychosocial competence=protection，IPSY）中，对在校青少年开展了减少物质使用的生活技能教育，并进行了 4.5 年的随访。项目旨在推迟青少年烟草等物质的初次使用时间，并减少其消费。主要干预内容包括：个人及人际关系等生活技能的培训，如自我意识、应对策略、自信以及沟通技巧等；物质滥用预防等相关技能的指导，如拒绝同伴提供的物质以及学校合作。该项目使用角色扮演、小组讨论等参与式方法，针对 5 年级和 6、7 年级学生分别开展课程，让学生能够在模拟的风险场景中练习已获得的技能。结果显示，在干预结束时，干预学生饮酒频率显著低于对照组学生。该项目对学生吸烟频率和使用毒品的倾向性有长期影响；与对照组相比，干预组学生吸烟和吸毒比例均较低。

（二）组织改变理论

1. 理论解读　组织改变理论模型（theory organizational change）是通过人群所在组织的改变、规章制度和管理模式的完善，实现对组织内的全体人群的干预。组织改变理论强调的是对某一组织群体的干预，一般包含4个阶段：确立问题或认知阶段，主要是对问题的认知与分析；寻求解决问题的方法与评价；初期行动阶段，制订项目规划和实施计划，为开始改变准备；执行阶段，创新的执行阶段；制度化阶段，新政策等变为确定的、新的目标价值融入组织里。

2. 理论应用　2000年以后，国外不少研究运用该理论实施了干预性研究，可借鉴的设计如在学校环境中开展"戒烟干预"研究。研究分为4个阶段，确立问题或认知阶段，通过座谈会形式提高学校高层管理者对"无烟学校"的认知，强化高层管理者对创建"无烟学校"的支持。在初期行动阶段，核心是学校的中层管理，建立学校相关职能部门负责人和学生代表形成控烟协调小组，制定具体的干预策略和实施步骤。在执行阶段，通过各种宣传方式营造戒烟氛围；建立学生活动室以充实学生的课余活动，排解压力；结合吸烟学生的特点，编制相应戒烟教材；在制度化阶段，经过对前期工作的总结，将有效的措施制度化。

（三）创新扩散理论

1. 理论解读　创新扩散（diffusion of innovation，DI）指一项新事物（新思想、新工具、新发明或新产品）通过一定的传播渠道在整个社区或某个人群内扩散，逐渐为社区成员或该人群成员所了解与采用的过程。该理论由美国新墨西哥大学埃弗雷特·M.罗杰斯（Everett M. Rogers）于1960年提出，创新扩散过程包括五个阶段：一是认知阶段：个体首次接触新事物，但是缺少相关的信息。在这个阶段个体还没有想了解更多信息的欲望；二是说服阶段：个体对新事物产生了兴趣、并积极寻求相关的信息；三是决策阶段：评估使用新事物的优势和劣势、决定是采用或拒绝；四是实施阶段：个体不同程度地采用了新事物，在这一阶段，个体仍在考察新事物是否有效，且可能搜集更多的信息；五是确认阶段：个人定型，决定继续使用创新。根据人群在面对创新时接受创新事物的早晚将人们分为5种不同类型：人群中最先接受信息的创新者；较容易接受新观念、态度慎重、常具领导力的早期采用者；慎重、深思熟虑的早期采用人群；倾向于对创新事物持怀疑态度，等多数人接受并认同该创新时才会采用的后期采用人群；观念比较保守、坚持习惯，不到万不得已不愿接受创新的迟缓者。

2. 理论应用　学校健康教育促进干预可借鉴设计的一项应用，是通过宣传使用诸如"迷你计步器"等对儿童少年有吸引力的新型穿戴设备，来提高儿童少年加强体育锻炼的依从性。干预以"迷你计步器"为扩散内容，首先通过将"迷你计步器"设计为儿童少年喜欢的颜色、图案，或标注儿童少年阶段喜欢的座右铭等方式提高"迷你计步器"的吸引力，其次选择合适的扩散时机和扩散渠道，向目标人群传播，如通过对用户步数排名，对优胜者颁发"走步达人"奖章等，使用户对创新有进一步认识，缩短尝试时间并迅速变成忠实用户，从而影响周围的同学加入到使用"迷你计步器"的行列中。

（四）理性行动理论

1. 理论解读　理性行动理论（theory of reasoned action，TRA）是分析态度如何有意识地影响个体行为的理论，又称理性行为理论。其基本假设是认为人是理性的，在做出某一行为前会综合各种信息来考虑自身行为的意义和后果,由美国学者马丁·菲什拜因(Martin Fishbein)和伊塞克·阿耶兹(Icek Ajzen)于1967年提出。该理论认为个体的行为在某种程度上可以由行为意向合理地推断,行为意向是由对行为的态度和主观准则决定的。行为意向是人们打算从事某一特定行为的量度,而态度是对从事某一目标行为所持有的正面或负面的情感,由对行为结果的主要信念以及对这种结果重要程度的估计所决定。主观准则指的是人们认为对其有重要影响的人希望自己尝新的感知程度。这些因素结合起来,便产生了行为意向(倾向),最终导致了行为改变。

2. 理论应用　2015年伊朗学者报告了一项运用TRA针对在校学生很少用早餐的干预研究。干预组和对照组学生均接受了学校常规的早餐教育,此外,干预组学生还参加了基于TRA行为意向预测开发的教育计划。结果表明,基于TRA的健康教育干预组学生通过改善态度、主观规范和提高学生的意识,比对照组显著提高了使用早餐的比例。

（五）大众意见领袖理论

1. 理论解读　大众意见领袖(popular opinion leaders,POLs)是指大众信息传播中信息从源头到一般受众的中间处理环节或者节点,也称舆论领袖。信息传播模式为两步模式:大众传播—意见领袖——般受众。"意见领袖"一词最早由保罗·拉扎斯菲尔德(Paul Lazarsfeld)和艾利胡·卡斯(Elihu Katz)首次明确提出,试图阐释在大众传媒与人际关系的影响下,选民如何做出投票决定。他们发现更频繁的利用媒体掌握竞选信息并乐于发表见解的这部分选民,会对其他选民的决定产生影响,这部分选民被称为"意见领袖"。

2. 理论应用　大众意见领袖理论已经应用于多项行为干预研究中,且干预效果也在多个样本人群中得到了评估。美国2015年报告一项青少年人群研究,通过男男性行为主题社交网站对50名青少年POLs进行培训干预,让其在社交网络中传播针对性的干预信息。结果显示通过POLs传递健康教育信息可行且接受程度高,406名研究对象干预后的高危性行为明显减少。中国疾病预防控制中心2013年研究也发现POLs干预方法在纠正危险行为方面有明显效果,提高其影响力、参与度、推动核心信息传播是提高干预效果最重要的技巧。

综上,健康教育和健康促进理论存在的意义和益处在于,有助于确定可衡量的项目产出,细化行为改变的方法,确定干预的时机,有助于选择正确的策略组合;增强专业人员之间的沟通,提高项目的可重复性,提高项目的效率和效果。

第三节　健康教育与健康促进的主要模式

一个健康教育和健康促进的模式可包含多个理论,模式在早期阶段呈现理论的特征。模式是一种用以解决问题的概念的折中、创造性、简化和微型化应用。有时模式设计者提出其模式构想,但可能还没有形成理论所需要的通过测试和实验的实证证据。甚至有时经彻底测试的模式,仍保留"模式"一词作为其名称的一部分。与理论不同,模式不提供微观层面管理的指导。下面分别从规划设计项目出发,从宏观和微观不同层面的应用,归类介绍学校健康教育和健康促进的模式。

一、宏观规划层面的模式

在运用行为和社会科学理论的宏观规划层面，近几十年发展了如下几个典型模式：PRECEDE-PROCEED 模式、PEN-3 模式、社区卫生规划途径模式（PATCH）、干预地图模型（intervention mapping，IM）等。美国学者 2005 年的一项调查显示，具备认证资格的本科和研究生健康教育项目机构的教师，88% 在其教学中使用了 PRECEDE-PROCEED 模式，62% 使用了 PATCH 模式。

（一）PRECEDE-PROCEED 模式

PRECEDE-PROCEED 模式是通过对围绕目标人群的社会、流行病学、教育生态学以及政策等因素进行综合评价后，找出相关影响项目成败的促进与制约因素，规划与评价项目的启动、实施和完成项目的具有灵活性、可扩展性的循证模式。该模式是由美国健康教育专家劳伦斯·W. 格林（Lawrence W. Green）和马歇尔·W. 克罗伊特（Marshall W. Kreuter）共同提出，是目前世界上最常用的健康教育与健康促进模式。该模型始自 20 世纪 70 年代的高血压干预、健康教育的成本效果评估以及更早的免疫规划项目。20 世纪 90 年代，这个模式开始强调生态学方式。

1. PRECEDE-PROCEED 模式内涵　该模式由两部分组成，第一部分 PROCEDE，英文全称是 predisposing，reinforcing，and enabling constructs in educational diagnosis and evaluation 首字母的缩写，包括教育和生态评价中的倾向因素、促成因素和强化因素。第二部分 PROCEED，英文全称是 policy，regulatory，and organizational constructs in educational and environmental development 首字母的缩写，指的是教育和环境改变中的政策、管理、组织策略。

2. PRECEDE-PROCEED 模式阶段　分为八个阶段，可广泛适应于任何健康项目规划的指南，包括学校健康教育与健康促进项目规划。

（1）第一阶段：社会评价，以识别生活质量问题而进行的社区感知评估为起点，可采用诸如资产图谱、社会侦察、提名群体过程，德尔菲法，焦点小组，中心位置拦截访谈和定量调查等方法。

（2）第二阶段：流行病学评价，包括识别社会评价中确定的生活质量相关问题有促进或交互作用的具体健康问题。这一阶段还明确了遗传，行为和环境等三类致病因素。流行病学评估分描述性和分析性评价，并收集这两方面的信息。

（3）第三阶段：教育和生态评价。此阶段将因素进一步归类为诱因、启动或强化等标志性模型类别。

（4）第四阶段：行政和政策评价和干预校准。这一阶段项目要素与优先领域和项目需要的资源保持一致，分析项目成功面临的障碍，以及开发项目运行需要的政策。

（5）第五阶段：实施或者执行。这一阶段有几个因素可能阻碍或者放大项目的影响。有关项目的因素包括实施机构，政策环境和外部条件等。

（6）第六阶段：过程评估。包括检验、评估计划执行中的各项活动是否按计划要求进行；计划实施是否取得预期效果；及时发现计划实施中的问题，以帮助有关人员及时修订干预方法及策略，使之更符合客观实际，保证计划执行的质量和目标的实现。

（7）第七阶段：影响评估。指在健康教育近、中期开展的评价。效应评价的重点是了解和评价对象的知识、信念、行为等是否因为健康教育或健康促进计划干预后产生了有利的改变。效应评价的设计比过程评价更严谨,往往采用对照、随机分组等方法。

(8)最后阶段:结果评估。在这一阶段,衡量健康状况(如死亡率,发病率和残疾指标)和生活质量问题(如感知的生活质量和失业)的变化。

PRECEDE-PROCEED 模式见图 17-2。

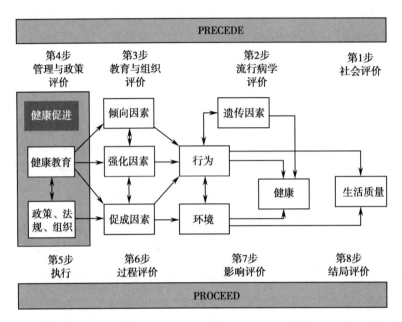

图 17-2

PRECEDE-PROCEED 模式

(二) PEN-3 模式

PEN-3 模式是由三个相互关联和相互依赖的维度组成、每个维度都有 P、E、N 的首字母缩略词的一种追求文化适宜性的规划模型。最初应用于非洲国家儿童生存项目,由柯林斯·奥·艾瑞恩布瓦(Collins O. Airhihenbuwa)提出,后来延伸到美国的少数族裔人群开展诸如癌症筛查与教育、健康相关因子筛查等研究项目,应用范围比较广泛。

1. PEN-3 模式的维度　模式由 3 个维度构成,每个维度均由 P、E、N 3 个亚维度构成,故名 PEN-3 模式。3 个维度分别为文化认同、关系与期望、健康行为的文化适宜性,三个维度间相互依赖,不可分割。

(1)文化认同维度:由个体(person)、家庭(extended family)及社区(neighborhood)三个亚维度构成,即第一个 PEN。该维度认为健康教育应致力于提高每个人的健康,即为 P;健康教育不仅针对直系亲属,而且包括直系亲属外的整个大家族,即为 E;健康教育旨在提高整个社区的健康,社区领袖的参与至关重要,使该社区的健康教育切合当地的文化。

(2)关系和期望维度:由感知(perceptions)、驱动因子(enablers)及加强因子(nurturers)三个亚维度构成,即第二个 PEN。该维度的形成是建立在健康信念模式、TRA 及 PRECEDE-PROCEED 模式基础之上的。感知亚维度提示,知识、信念、态度、价值观等可影响一个人的行为,因此健康项目要始于认清人们的认知水平才有意义、可接受;驱动因子亚维度提示,可利用的资源、服务等因素可能影响人们的健康行为;加强因子亚维度强调,某个重要人物(家族成员、同事、雇主、健康工作人员、宗教领袖等)可影响人们的行为。

(3)健康行为的文化适宜性维度:由积极因素(positive)、少见因素(exotic)和消极因素(negative)三个亚维度构成,即第三个PEN,也是该模式尤其适用于少数族裔人群的原因所在。积极因素包括第二个维度中提高人们健康行为的因素,分别来自个人、家庭、社区三个水平;少见因素是实践中存在的无论好坏均不能改变的因素;消极因素包括第二个维度中削弱人们健康行为的因素。

总结见图17-3。

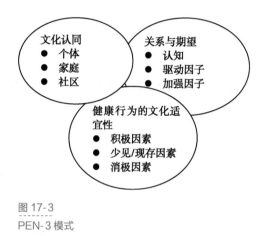

图 17-3
PEN-3 模式

2. PEN-3 模式应用　PEN-3模式在健康教育计划与实施过程中,分为4个阶段。第一个阶段重点为健康教育,在个人、社区和家庭三个水平上进行有针对性的健康教育;第二个阶段是通过调研收集认知、驱动因子、加强因子三个方面的数据;第三个阶段将收集健康相关数据分为积极因素、少见现存因素、消极因素三类;第四个阶段即为将信念分为久已形成者和新形成者,并选择合适健康教育策略。

(三)社区卫生规划途径模式

社区卫生规划途径模式(planned approach to community health model,PATCH)是基于PRECEDE模型创建,通过社区动员、形势分析、确定优先的健康领域、制订干预实施计划,结合评价对计划实施进行反馈的闭环模式。PATCH模型是由美国疾病预防与控制中心与当地卫生部门及几个社区团体合作开发,于2005年更新的一种有效的社区卫生规划模型,已为许多国家和地区采用。PATCH模型旨在提高基于社区健康促进计划的规划、实施与评估能力,因此,能力建设是模型非常重要的部分。PATCH模型关键策略是建立了社区与国家卫生部门、大学、其他外部组织之间的联系,因其避免使用学术术语,更方便用户使用。

PATCH模型与WHO全民健康和渥太华健康促进宪章有相同的理念,即健康促进是能够帮助人们控制自身并改善健康的过程。PATCH模型关键要素包括:①社区成员参与过程;②数据引导程序开发;③参与者制定一个综合的健康促进策略;④评价强调反馈和计划改进;⑤提高社区健康促进能力。应用PATCH模型规划一个健康促进计划需要5个不同的阶段,第一阶段是社区动员,第二阶段是搜集组织数据,第三阶段是选择健康优先,第四阶段是制订一个全面的干预计划,第五阶段是评价。

（四）干预地图模式

干预地图（intervention mapping,IM）模式是关注环境中的个体行为,构建循证的健康促进项目的过程。该模式是 20 世纪 90 年代,由美国德克萨斯大学 L.凯·巴沙洛缪（L. Kay Bartholomew）及其同事提出。构建过程一共有 6 个步骤:①进行需求评估;②定义项目和执行目标;③选择方法和策略;④建立项目计划;⑤通过并实施项目计划;⑥评价。

IM 模式已运用于不同类型的健康教育、健康促进计划中,包括乳腺癌、宫颈癌的筛查,饮食和体育运动促进,蔬菜水果推广,艾滋病与性病的预防,学校体育运动伤害预防计划,性与生殖健康,社会经济健康资源不均衡,预防暴力与体重干预等。IM 模式主张社会生态学方法,包括被视为个体机能的健康和个体生活的环境,如家庭、社会网络、组织、社区和社会的有机组成等。

研究新知　　基于学校体育活动意外伤害预防的 IM 干预

一项来自荷兰阿姆斯特丹自由大学的研究采用随机对照试验评价伤害的预防,该项目选取分布荷兰各地的 40 个小学的 2200 多个儿童,采用 IM 构建伤害预防项目。

1. 开展需求评估和形势分析,揭示了儿童中的意外伤害问题以及相关的各种危险因素,基于评估的结果确定伤害预防项目的重点。

2. 定义整个伤害预防项目的目标为降低下肢运动伤害的发生率。

3. 选择理论方法和可行策略以降低伤害的发生率。使用主动学习、提供线索和基于情景的风险信息以及主动处理信息等理论方法。确定伤害预防项目的可行策略是设计一个为期 8 个月的可用于小学体育课堂的伤害预防课程。

4. 整理用于伤害预防项目的相关材料比如手机短信、宣传海报和信息网站,用于提升运动适应的练习。

5. 设计实施计划来保证预防项目的实施、采纳和长期稳定的持续下去。

6. 实施评价。

项目最终确定基于 IM 的步骤构建一个为期 8 个月的可用于小学体育课堂的伤害预防课程,结果评价有效。

（编译自:Collard DC 等,2009）

二、微观规划层面的模式

（一）健康信念模式

健康信念模式（health belief model,HBM）是用社会心理学的概念构建解释人们与健康有关的行为模式。该模式是 20 世纪 50 年代,由几位美国社会心理学家高德弗雷·浩克鲍姆（Godfrey Hochbaum）,史蒂芬·凯格尔斯（Stephen Kegels）和埃尔文·罗森斯托克（Irwin Rosenstock）提出。因其在微观层面为干预的实施提供了具体的指导而成为如今最受欢迎的模式之一。基于多年的实验,

HBM 不断扩大。它最初用于解释个体不愿参加疾病预防的原因,后来因其不断借用其他理论加强其预测和解释的潜力而被广泛运用于各种短、长期健康危险行为的预测和干预,如吸烟行为、不良的饮食行为和艾滋病预防教育和干预等等。健康信念模式是目前用以解释、指导干预人们健康相关行为的重要理论模式,在预测人们的预防性健康行为及实施健康教育和健康促进中有很多实际的应用。

HBM 模式由严重性感知、易感性感知、获益感知、障碍感知、行动提示和自我效能等 6 个部分组成。HBM 核心概念是感知相关疾病威胁和行为评估。由图 17-4 所示,个体是否采纳健康相关行为的过程是:首先,人们对现在的生活方式感知到疾病的威胁(疾病的易感性和严重性);然后,相信改变特定的行为或生活方式会得到有意义的结果(认识到益处),并对存在的困难有足够的认识,思想上有充分的准备,且有克服的办法(认识到障碍);最后,还应具有改变自己不良行为的自信心,采纳与健康有关的行为(自我效能)。在健康信念模式中,通过促使某种行为发生的提示或提示事件的存在(行动提示),如大众媒介的疾病宣传、医生建议对健康行为的建议等,改变个体行为。另外,社会人口学特征,如性别、年龄和教育水平等,同样可以影响个体的行为,采取或维持健康的行为或继续原来不健康的行为。HBM 模式构成见图 17-4。

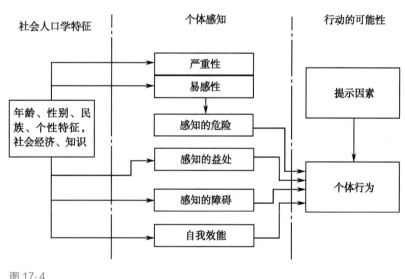

图 17-4
健康信念模型

(二)跨理论模式(阶段变化模型)

跨理论模式(transtheoretical model,TTM)是关注行为变化的解释(而非仅仅关注行为变化)、明确行为变化的时间维度,指导人们可通过阶段化的规划做出行为改变过程的模式。多年来 TTM 名称不一,根据各种理论进行了测试和扩展,是目前行为改变领域最受欢迎的模式之一。TTM 在行为改变中指定了时间维度而具有独特性,提出人们在改变行为的同时会经历各个阶段,整个过程可以从 6 个月到 5 年。由于其强调阶段,该模式又被称为阶段变化(stages of change)模式。自 20 世纪 70年代末诞生以来,至今已有超过一千个出版物介绍了这个模式。

一个人在考虑改变行为时会经历五个阶段,见表 17-4。

表 17-4　转移理论模式的行为变化阶段

阶段	特点
预设	一个人在可预见的未来不考虑改变时,通常将此阶段定义为未来 6 个月
沉思	一个人在可预见的未来考虑改变但未立即行动时,通常将此阶段定义为 1 至 6 个月
准备	一个人计划在不久的将来进行改变时,通常定义为下个月
行动	一个人在过去 6 个月中发生了有意义的变化
维持	一个人已将该变化保持一段时间,通常被认为是 6 个月或更长时间

TTM 变化的阶段如图 17-5 所示。贯穿这些阶段的过程不是线性的,而是循环往复的或是螺旋形的,如有人可能从预设阶段,到行动阶段,再回到沉思阶段,又开始行动阶段。

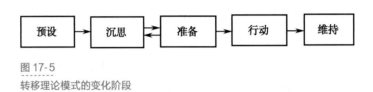

图 17-5

转移理论模式的变化阶段

TTM 广泛用于二级和三级预防,如开展对慢性腰背痛患者活动建议的依从性(Basler HD 等, 2007),以及对艾滋病抗逆转录病毒治疗的依从性的研究(Highstein GR 等,2006)。

第四节　学校健康教育与健康促进评价

健康教育和健康促进的评价涉及两个层面,一是效果导向,二是效率导向。效率导向评价,基于资源的稀缺性,则涉及给定的时间内达到目标需要投入和消耗的成本、金钱等经济学方面的考虑,包括成本效果分析、成本效益分析等评价方法,本章不做介绍。效果导向性评价是全面检验计划执行情况、控制计划实施质量、保证计划成功实施的关键性措施,也是评估计划是否成功、是否达到预期效果的重要手段。下文介绍贯穿于计划实施全程的健康教育与健康促进评价的类型、适用不同需求的方法、各个维度评价方法与指标的应用。

一、评价类型

评价类型包括形成评价、过程评价和效果评价。

（一）形成评价

形成评价主要包括:了解目前学生的健康知识态度和健康相关行为、健康状况、学校现有的资源、实施方案的科学性和可行性、传播材料、测量工具的预实验与完善等。形成评价的指标一般包括实施计划的科学性、政策的支持性、技术的可行性、目标人群的接受程度等。

（二）过程评价

过程评价主要包括:

1. 健康教育活动评价　内容包括课堂教学有无课时、教案、考试;有无专、兼职教师;教师是否经过培训、教学方法如何。健康教育活动有无活动方案,活动过程资料,教职员工和学生参与情况等。

2. 学校卫生服务评价　内容包括健康体检的内容和次数、常见病筛查和治疗、传染病的预防和监测、心理卫生问题筛检、健康咨询和行为指导开展状况等。

3. 学校环境评价　内容包括学校教学建筑、环境噪声、室内微小气候、采光、照明等环境质量以及黑板、课桌椅的设置应当符合国家有关标准。

（三）效果评价

效果评价主要包括：

1. 健康教育活动效果评价　指标包括学生知识、态度、行为的变化等。

2. 卫生服务效果评价　指标包括发病率、患病率、检出率、感染率、因病缺勤率等。此外还可以开展满意度评价了解学生、教职员工、家长等对开展健康促进学校的满意程度，包括对学校物质环境、健康教育活动、人际关系、卫生服务的满意度。

二、评价方法

学校卫生项目，常用的评价方法有以下几种：

（一）观察法

观察应在自然状态下进行，如观察学生的饮食、锻炼等行为。观察法可用于评估技能和行为目标，也可用于简介评估知识和态度目标。教师可以直接观察学生表现出的与健康教育相关的技能。例如，在进行分组活动时，教师可以通过观察来了解学生合作和解决问题的能力或行为，或者在角色扮演中，观察学生的人际交流技能和解决问题的能力。

此外，对儿童少年还可采用日记法和活动与游戏的方法用于观察评价。日记要求学生连续记录自己的行为，可以用于评价学生的态度和行为目标，通过对日记的分析，可以定性地了解学生对于健康问题或行为的态度。日记能够较好地反映出学生行为或态度变化的整个过程，以及转变的原因。活动与游戏可以用于评价技能和态度目标，也可用于评价知识目标。活动和游戏是指运用多种的评估工具，以获得学生掌握的知识、态度或技能，这是一种创造性的方法，没有固定的形式，可以由教师自行设计。例如，在预防艾滋病的健康教育中，让学生自己设计海报、明信片等，以反映出学生的态度倾向，或者是举办辩论赛，以评估学生有关艾滋病的态度等。活动和游戏由于其多样的形式更受学生的欢迎。能够根据不同学生的需要进行设计，如对于读写能力较差的学生，可以使用照片、图片等可视的形式。

（二）个人访谈、小组访谈和资料与案例分析

访谈一般用于评价知识和态度目标，也可用于评价技能目标。访谈通过面对面沟通的形式，获取学生对知识、态度和技能的掌握情况。访谈者可以是老师、学生或是培训过的访谈员。如在询问学生对于性教育的态度是，可以提问"你觉得学校应该开展性教育吗？为什么？"访谈允许学生自由地表达自己的想法，对于写作能力较差的孩子来说，访谈能较好了解其知识掌握程度。另外，访谈可能会为调查提供更多的信息，如发现学生态度转变的深层次的原因，学生还缺乏哪些技能等。

个人访谈和小组访谈可以了解学生、家长、教职员工及社区成员对创建健康促进学校的感受、建议、满意度等反馈信息，访谈前应拟定访谈提纲，可结合定量评价进行分析。

还可通过资料与案例分析,用于评估知识、态度和技能目标。比如在预防近视的健康教育中,要求学生阅读一个案例,并识别其中的危险行为(知识),让学生描述在该情境下,应怎样保护视力(技能),并让他们描述对于案例中人物行为的感想(态度)。资料与案例分析活动允许使用促进学生参与的刺激性材料。并为学生提供了一个应用所学知识在新情境中解决问题和做决定的机会。

(三)调查问卷

可设置封闭式和开放式问题,可用于知识、态度、行为的评价。

1. 封闭式问题　要求受试者从一组选项中选出正确答案。常见问题形式有:判断题、单选题、多选题、匹配题等。封闭式问题能够有效评估知识目标,在用于自我报告类的调查时,也可用于评估态度、技能和行为的目标。例如:以下哪种节育方式还能够有效地预防艾滋病传播? A. 口服避孕药;B. 紧急避孕;C. 安全套。

封闭式问题,可以采用分级测量的设计。在评价态度目标时最有用,也可以用于学生自我评价技能目标。分级测量一般以量表的形式展现,学生可以使用分级测量进行自我评价,包括评价态度、对自己能力的信心或某种行为的意向。分级测量的常见形式有:利克特量表(Likert Scale)和博格达斯社会距离量表(Bogardus Social Distance Scale)等。

利克特量表由一组陈述组成。例如,每个陈述有"非常同意""同意""不一定""不同意""非常不同意"五种回答。学生根据自己对于陈述的同意程度来作答。例如:请勾出最能表达你的意见的选项:"眼睛是我们来说是非常重要的,所以一定要注意用眼卫生,并定期检查。"A. 非常同意;B. 同意;C. 不一定;D. 不同意;E. 非常不同意。

博格达斯社会距离量表可以用来衡量学生对某一事物或行为的态度。其中每一个问题的答案都表现出态度的增加程度。例如,对下列 4 个题目作出"是"或"否"的选择可反映了对 HIV 感染者的态度:①在公共汽车上,我会坐在 HIV 感染者的旁边;②我会与 HIV 感染者握手;③我会与 HIV 感染者拥抱;④我会亲吻 HIV 感染者的脸。

2. 开放性问题　可用于评估知识目标,也可用于评估态度目标或技能目标。开放性问题不需要教师提供一系列可能的答案,学生会根据自己对知识的掌握等情况给出自己的答案。这类方式的题目可以为"对于预防肥胖,你能做的一件事是什么?",开放性问题不限于考查学生对知识的知晓情况,也可以考查学生应用知识解决问题的能力。开放性问题的另一种形式为短文写作,例如:"在预防近视方面,你认为哪些方法适用于初中生? 为什么?"学生通过该方式能够充分利用所学知识,展示自己的态度。

三、评价维度与指标

(一)知识

知识评估包括评估学生已学习并且理解的内容。评估方法有是非判断题、单选题、多选题、完形填空、简答题等形式。教师可以根据学生回答问题的正确与否,计算得分,并评估其知识掌握程度。要适当选取评估者的身份,如教师、校医、学生通常没有能力评估自身知识水平。在一些问题上,例如:HIV/AIDS 的相关知识,通过父母来评估学生的知识水平的方法不太可取,因为接受过相关健康教育的学生,他们的艾滋病知晓情况可能要比父母高很多。在设计知识评估工具是,需要知道工具的有效性与问题的提出方式有很大关系。相关问题必须是对学生掌握知识情况的真实评估,不应该诱导学生回答出教师想要的答案。好的提问方式有一定的标准,表 17-5 给出了一些构成好问题的标准。

表 17-5 构成好问题的部分标准

标准	错误举例	正确举例
问题应清楚,不含糊	表达你情感的安全方式是什么?	对你的男朋友或女朋友表达情感,而又不让你处于感染性病的危险中的方法有哪些?
避免消极问题	下列哪一种方式不会传染 HIV? ①吃 HIV 感染者做的食物 ②共用针具注射毒品 ③通过母乳喂养 ④不清洁的注射器	下列哪一种方式会传染 HIV? ①吃 HIV 感染者做的食物 ②共用针具注射毒品 ③被叮咬过 HIV 感染者的蚊子叮咬
避免有偏见的问题	性道德不严谨的人会增加感染 HIV 的风险吗?	发生无保护性行为或多性伴性行为的人会增加感染 HIV 的风险吗?

（二）态度

态度对于学生健康相关行为的确立具有一定的影响。教师可以通过对学生行为的观察来推测出学生的态度。例如,如果一个年轻人每次性交都见识使用安全套,则可以推断出他对使用安全套持有积极的态度,对自己和同伴的健康负责任。以预防 HIV 为例,并不是所有的健康相关行为都能够被教师观察到,因此对于学生态度的评价,教师可以利用调查问卷、利克特量表访谈等形式,考查学生对于某一事件的看法。评估意图的工具能揭示学生的态度,同时也是未来的行为的最好的预测工具之一。

需要注意的是,对态度的评估活动中,需要确立明确的评判标准,以保证结果的准确性。为了尽可能从多渠道收集关于态度的信息,不仅要考虑教师使用的评估工具,而且还需要考虑对学生自身、同伴甚至家长的评估工具。

（三）技能

技能是指学生运用知识和经验执行一定活动的能力。自我报告是另一种常用的评估技能的方法,但当学生在使用时可能会过高或过低地估计他们的技能,或者仅仅叙述他们认为老师想听到的东西。

同伴影响力对技能评估尤为重要。例如,一个成年人对一个学生处理风险较小行为的能力的估计,可能建立在成年人认为重要的标准上。但当青少年必须要做出有关性行为的决定时,他们往往会自己决定应该使用什么策略。

（四）行为

作为健康教育与健康促进的结果,行为的建立与保持需要较长的时间,因此行为改变通常作为中期或远期效果进行评价。许多评估行为变化的方法是要求学生进行自我评估,但是受心理作用、社会期望、来自学校的压力等的影响,其调查结果真实性仍需考察。如果被评估的行为是社会期望的行为,那么学生很有可能报告他们的确这样做了,不管真实情况如何。另外,即使评估工具表面行为已经发生了变化,也不能表明这是健康教育和健康促进所带来的变化。因为,健康教育和健康促进只是引起行为变化的一部分原因,学生行为变化还受同伴、父母、社会、习俗、媒体等因素的影响。

（马迎华）

【思考题】

1. 讨论健康教育和健康促进的模式和理论的联系和区别。
2. 根据采用 PRECEDE-PROCEED 模式原理,设计一个青少年肥胖预防/烟草预防的项目。
3. 识别干预地图模式的 6 个步骤,并设计一个大学生安全性行为促进项目。
4. 根据青年学生艾滋病防治宣传教育核心知识,运用封闭式和开放式问题设计一份问卷(不超过 10 个题目),用于知识、态度、技能和行为的评价。

第十八章

学校突发公共卫生事件应急管理

(Response and management on school public health emergency events)

【学习聚焦】 定义学校突发公共卫生事件、学校传染病事件、学校食物中毒事故,描述学校突发公共卫生事件的类型和分级,识别学校群体心因性反应的早期征象,了解学校突发公共卫生事件应对的工作原则和应对措施,解释群体心因性反应的流行特征和各类学校突发公共卫生事件的预防措施,讨论学校传染病事件、学校食物中毒事故、群体心因性反应的应急处理措施。

学校是突发公共卫生事件的好发场所。突发公共卫生事件不仅损害学生身心健康,干扰教学秩序,还直接影响社会的安定团结。因此,预防控制学校突发公共卫生事件不仅是学校最重要的卫生工作,也是政府高度重视的维稳任务。本章将介绍学校各类突发公共卫生事件的应急管理要求,以期帮助学校有效预防、及时控制突发公共卫生事件并消除其危害,保障学生身心健康与生命安全,维护正常的教学秩序和社会秩序。

第一节　学校突发公共卫生事件的应急应对

学校突发公共卫生事件的应急应对是指在发生学校突发公共卫生事件时,采取有效措施、及时控制和消除公共卫生事件危害和不良影响的过程。规范各类学校突发公共卫生事件的应急处理工作,可有效预防、及时控制和消除学校突发公共卫生事件及其危害,最大限度地减少突发公共卫生事件对师生员工健康造成的危害,保障师生员工身心健康与生命安全。

一、学校突发公共卫生事件概述

学校突发公共卫生事件成因复杂、种类繁多、表现迥异,进行明确定义,科学分类分级,有利于合理应急应对,提高工作效率。

(一)学校公共卫生事件的类型

学校突发公共卫生事件(public health emergency events in schools)是指在学校内突然发生,造成或可能造成师生员工健康严重损害的重大传染病疫情、群体性不明原因疾病、重大食物或职业中毒以及其他严重影响师生员工身心健康的公共卫生事件。参照原国家卫生部《国家突发公共卫生事件相关信息报告管理工作规范(试行)》(2005),学校突发公共卫生事件主要有以下类型:

1. 重大传染病疫情　指某种传染病在短时间内发生、波及范围广泛,出现大量的病人或死亡病例,其发病率远远超过常年的发病率水平的情况。

2. 预防接种和预防服药群体性不良反应　指在实施疾病预防措施时,出现免疫接种人群或预防性服药人群的异常反应。这类反应原因较为复杂,可以是心因性的、也可以是其他异常反应。包括群体性预防接种反应和群体预防性服药反应。

3. 群体性不明原因疾病　是指在短时间内,某个相对集中的区域内,同时或者相继出现具有共同临床表现病人,且病例不断增加,范围不断扩大,又暂时不能明确诊断的疾病。

4. 食物中毒　是指由于食品污染而造成的人数众多或者伤亡较重的中毒事件。

5. 其他中毒　出现食物中毒、职业中毒以外的急性中毒病例 3 例及以上的事件。

6. 环境因素事件　发生环境因素改变所致的急性病例 3 例及以上。

7. 意外辐射照射事件　出现意外辐射照射人员 1 例及以上。

（二）学校突发公共卫生事件的分级

根据各类突发公共事件按照其性质、严重程度、可控性和影响范围等因素,原卫生部颁发的《国家突发公共卫生事件应急预案》(2006)将突发公共卫生事件划分为Ⅰ级(特别重大)、Ⅱ级(重大)、Ⅲ级(较大)和Ⅳ级(一般)四级,但仅明确界定了Ⅰ级(特别重大)的范围。参照上文和教育部颁布的《教育系统突发公共事件应急预案》(2006),将学校突发公共卫生事件按照严重程度由高到低亦分为特别重大(Ⅰ级)、重大(Ⅱ级)、较大(Ⅲ级)和一般(Ⅳ级)四级,并在应急预警时分别用红色、橙色、黄色和蓝色来标示。

1. 特别重大突发公共卫生事件　《国家突发公共卫生事件应急预案》(原卫生部,2006)明确指出,特别重大突发公共卫生事件主要包括:①肺鼠疫、肺炭疽在大、中城市发生并有扩散趋势,或肺鼠疫、肺炭疽疫情波及 2 个以上的省份,并有进一步扩散趋势;②发生传染性非典型肺炎、人感染高致病性禽流感病例,并有扩散趋势;③涉及多个省份的群体性不明原因疾病,并有扩散趋势;④发生新传染病或我国尚未发现的传染病发生或传入,并有扩散趋势,或发现我国已消灭的传染病重新流行;⑤发生烈性病菌株、毒株、致病因子等丢失事件;⑥周边以及与我国通航的国家和地区发生特大传染病疫情,并出现输入性病例,严重危及我国公共卫生安全的事件;⑦国务院卫生行政部门认定的其他特别重大突发公共卫生事件。

2. 重大突发公共卫生事件（Ⅱ级）　包括:①学校发生集体食物中毒,一次中毒人数超过 100 人并出现死亡病例,或出现 10 例及以上死亡病例;②学校发生肺鼠疫、肺炭疽、腺鼠疫、霍乱等传染病病例或血吸虫急感病例,发病人数以及疫情波及范围达到省级以上卫生行政部门确定的重大突发公共卫生事件标准;③学校发生传染性非典型肺炎、人感染高致病性禽流感疑似病例;④乙类、丙类传染病在短期内暴发流行,发病人数以及疫情波及范围达到省级以上卫生行政部门确定的重大突发公共卫生事件标准;⑤群体性不明原因疾病扩散到县(市)以外的学校;⑥因预防接种或群体预防性用药造成人员死亡;⑦因学校实验室(或工厂)有毒物(药)品泄露,造成人员急性中毒在 50 人以上,或者死亡 5 人以上;⑧发生在学校的、经省级以上卫生行政部门认定的其他重大突发公共卫生事件。

3. 较大突发公共卫生事件（Ⅲ级）　包括:①学校发生集体性食物中毒,一次中毒人数 100 人以上,或出现死亡病例;②学校发生肺鼠疫、肺炭疽、霍乱等传染病病例及血吸虫急感病例,发病人数以及疫情波及范围达到市(州)级以上卫生行政部门确定的较大突发公共卫生事件标准;③乙类、丙类传染病在短期内暴发流行,疫情局限在县(市)域内的学校,发病人数达到市(州)级以上卫生行政部门确定的较大突发公共卫生事件标准;④在一个县(市)域内学校发现群体性不明原因疾病;⑤发生在学校的因预防接种或预防性服药造成的群体心因性反应或不良反应;⑥因学校实验室(或工厂)有毒物(药)品泄露,造成人员急性中毒,一次中毒人数在10~49人,或出现死亡病例,但死亡人员在5人以下;⑦发生在学校的,经市(州)级以上卫生行政部门认定其他较大突发公共卫生事件。

4. 一般突发公共卫生事件(Ⅳ级)　　包括:①学校发生集体食物中毒,一次中毒人数5~99人,无死亡病例;②学校发生腺鼠疫、霍乱病例或血吸虫急感病例,发病人数以及疫情波及范围达到县级以上卫生行政部门确定的一般突发公共卫生事件标准;③因学校实验室(或工厂)有毒物(药)品泄露,造成人员急性中毒,一次中毒人数在10人以下,无死亡病例;④发生在学校的,经县级以上卫生行政部门认定的其他一般突发公共卫生事件。

(三)学校突发公共卫生事件应对的工作原则

学校突发公共卫生事件是社会影响极大的突发公共事件,需在各级政府领导下各相关部门各司其职,协同配合,共同应对。

1. 工作原则　　学校突发公共卫生事件应急工作的目标是有效预防、及时控制和消除突发公共卫生事件及其危害,最大程度减少突发公共卫生事件造成的危害,保障师生员工的身心健康与生命安全。

学校突发公共卫生事件涉及面广、影响深远,应急工作务必做到全面、稳妥、有效。根据《国家突发公共事件总体应急预案》(国务院,2006),学校突发公共卫生事件应急应对应遵循六大工作原则:以人为本,减少危害;居安思危,预防为主;统一领导,分级负责;依法规范,加强管理;快速反应,协同应对;依靠科技,提高素质。

2. 学校突发公共卫生事件的应对措施　　学校突发公共卫生事件是特殊的社会公共事件,其预防控制和应急应对是国家、政府社会突发事件应急应对工作的一个重要组成部分,需要社会各界互相配合、共同协作。

(1)政府层面的应对措施:包括建立应急组织和指挥机构、建立专家咨询委员会和建立应急处理专业技术机构等三个方面。

建立应急组织和指挥机构。根据《国家突发公共卫生事件应急预案》的精神,各级卫生和教育主管部门在本级人民政府统一领导下负责本地区学校突发公共卫生事件应急的协调、管理工作。

建立专家咨询委员会。国务院卫生行政部门和省级卫生行政部门负责组建突发公共卫生事件专家咨询委员会。市(地)级和县级卫生行政部门可根据本行政区域内突发公共卫生事件应急工作需要,组建突发公共卫生事件应急处理专家咨询委员会。

建立应急处理专业技术机构。医疗机构、疾病预防控制机构、卫生监督机构、出入境检验检疫机构是突发公共卫生事件应急处理的专业技术机构。

(2)教育行政部门的应对措施:包括建立组织机构、制订应急预案、应急反应和信息发布。

建立组织机构。各市(地)级、县级教育行政部门在同级突发公共卫生事件的日常管理机构指导下,建立专门机构负责本行政区域内学校突发公共卫生事件应急的日常管理工作,包括开展对学校有关人员的相关知识培训、检查指导学校落实各项突发公共卫生事件防制制度、督查学校落实突发公共卫生事件处理的责任制度等。

制订应急预案。教育行政部门应根据当地实际情况制订本行政管理区域的学校突发公共卫生事件应急预案。内容包括组织领导、各级职责、监测报告、预防控制、应急处理和队伍建设等,做到早预防、早发现、早报告和早控制,确保突发事件的处置高效有序。

应急反应。学校发生的突发公共卫生事件,可相应提高报告和反应级别,确保迅速、有效控制突发公共卫生事件,维护社会稳定。学校突发公共卫生事件应急处理要采取边调查、边处理、边抢救、边核实的方式,以有效措施控制事态发展。

信息发布。学校突发公共卫生事件发生后,教育行政部门要按照有关规定作好信息发布工作,信息发布要及时主动、准确把握,实事求是,正确引导舆论,注重社会效果。

(3)学校层面的应对措施:从以下几个方面实施应对措施。

加强领导,实行单位领导负责制。学校应将突发公共卫生事件应急管理列入工作议程,成立卫生工作领导小组,充分调动学校医务人员、教师员工和学生参与学校突发公共卫生事件防控工作的积极性,形成一种"群防群控"的网络工作机制。

健全学校各项健康管理制度,加强学生健康管理。学校应建立就诊登记管理制度;疫情报告制度;突发事件报告制度;食品卫生安全制度;学生健康管理制度。

认真落实突发公共卫生事件报告管理制度,确保报告信息畅通。按照相关法律法规规定,设定突发公共卫生事件的责任报告人并认真履行职责。

配合卫生部门采取有效措施,及时控制事件的发展蔓延。配合卫生部门的调查取证工作,并在应急处理专业技术机构的指导下,采取有效的隔离措施,防止损害扩大。

加强健康教育,提高学生应对能力。学校应加强对学生的心理卫生教育,提高学生应对外界影响的调适能力。

二、学校传染病事件的应急管理

重大传染病疫情是我国突发公共卫生事件最主要的类型,据文献资料,各地突发公共卫生事件均以传染病事件居首,占事件数量的 83.78% ~ 89.78%(王学燕等,2011;宋俐,2010);而学校传染病事件又占全国的 85.64%(韩俊峰等,2010)。学校人员聚集性高、来源复杂、对传染病抵御能力弱,一旦发生疫情,极易造成蔓延扩散。因此学校传染病事件的应急管理影响深远,意义重大。

(一)学校传染病事件的类型与流行病学特点

1. 学校传染病事件的类型　学校传染病事件(infectious disease events in school)是指学校某种传染病在短时间内发生、波及范围广泛,出现大量的病人或死亡病例,其发病率远远超过常年的发病率水平的情况。此外,还包括以下疾病的疫情:①《中华人民共和国传染病防治法》规定的三类 39种法定传染病;②国务院卫生行政部门根据需要决定并公布列入乙类、丙类传染病的其他传染病;③省、自治区、直辖市人民政府决定并公布的按照乙类、丙类传染病管理的其他传染病;④新传染病:即全球首次发现的传染病;⑤我国尚未发现传染病:如埃博拉、猴豆、黄热病、人变异性克雅病等在其他国家和地区已经发现,在我国尚未发现过的传染病;⑥我国已消除的传染病:即天花、脊髓灰质炎。

2. 学校传染病事件的流行病学特点　传染病事件是学校突发公共卫生事件最主要的类型,多个地区长期监测资料显示,传染病事件在学校突发公共卫生事件中的比例为88.45%~96.05%(段红英等,2013;冯素青等,2011)。病种以呼吸道和消化道传染病为主,其中常见的呼吸道传染病是水痘、流感、流行性腮腺炎、风疹、麻疹等。有比较明显的地域差别:地区分布上社会经济相对落后的西南省份比较多发,学校类型上则以乡村中、小学和县城小学报告的传染病暴发事件最多,普通高校和中专、技校报告较少。发生的时间呈现双峰型,分别分布在每年的3~6月和10~12月之间,主要受呼吸道传染病中的水痘、流行性腮腺炎、风疹和流感及流感样病例报告的影响。近年来,水痘报告持续在较高水平,流行性腮腺炎、风疹病例也逐年增多。

（二）学校传染病的预防与应急管理

根据《中华人民共和国传染病防治法》《突发公共卫生事件应急条例》《中小学校传染病预防控制管理规范》等国家卫生法律法规,学校应采取以下的传染病预防和应急管理措施。

1. 学校传染病的预防措施

(1)改善学校卫生环境和教学卫生条件:学校应按先关国家标准的规定,保障学生的饮食和饮用水安全,提供安全卫生的环境设施,消除鼠害和蚊、蝇、蟑等病媒生物的危害。

(2)提供合乎卫生要求的生活条件:学校应当按照有关规定为学生设置厕所和洗手设施。寄宿制学校应当为学生提供相应的洗漱、洗澡等卫生设施。

(3)开展健康教育:对师生员工进行预防传染病的健康教育,倡导文明健康的生活方式,提高师生员工公众对传染病的防治意识和应对能力。

(4)贯彻落实学校各项卫生管理制度:加强饮用水和食堂卫生管理,完善洗手设施,强化消毒措施。中小学校和托幼机构切实落实新生入学查验预防接种证制度、晨检午检制度、因病缺勤病因追查与登记制度。高校校医院要严格按照有关规定,做好传染病疫情监测、排查和报告工作。对发病学生做到早发现、早报告、早治疗。

(5)加强预警预测:卫生部门要主动加强预警预测工作,加大对校内疫情的监测力度,一旦发现传染病疫情,要采取果断措施加以控制,防止疫情扩散蔓延。

2. 学校传染病控制的应急管理

(1)疫情报告:中小学校设立学校传染病疫情报告人(school epidemic information reporters),即负责传染病疫情报告的学校专职或者兼职卫生专业技术人员、保健教师,或经培训合格的学校其他在编人员。学校老师发现学生有传染病早期症状、疑似传染病病人以及因病缺勤等情况时,应及时报告给学校传染病疫情报告人。对于因病缺勤的学生,应当了解学生的患病情况和可能的病因,如有怀疑,要及时报告给学校传染病疫情报告人。学校疫情报告人接到报告后应及时追查学生的患病情况和可能的病因,以做到对传染病病人的早发现。

发生法定传染病疫情或突发公共卫生事件时,学校疫情报告人应在传染病防治法规定的时限内向属地疾病预防控制机构和教育行政部门报告。具体的疫情报告情况有:①在同一宿舍或者同一班级,1天内有3例或者连续3天内有多个学生(5例以上)患病,并有相似症状(如发热、皮疹、腹泻、呕吐、黄疸等)或者共同用餐、饮水史时;②个别学生出现不明原因的高热、呼吸急促或剧烈呕吐、腹泻等症状时;③学校发生群体性不明原因疾病或者其他突发公共卫生事件时。

出现上述三种情形时,学校传染病疫情报告人应当在 24 小时内、以最方便的通讯方式(电话、传真等)、向属地疾病预防控制机构(农村学校向乡镇卫生院防保组)报告,同时,向属地教育行政部门报告。

(2)疫情调查:学校全面配合卫生部门开展疫情分析、病例诊治以及流行病学调查和疫情处理工作。

(3)控制疫情:学校应在教育、卫生行政部门及疾病预防控制机构的监督和指导下,做好各项疫情控制工作。

对确诊患有法定传染病的学生、疑似病人或传染病密切接触者,学校应配合卫生部门依法对确诊学生进行隔离或者医学观察,并安排其及时就诊,做好检疫期相关记录。

配合属地疾病预防控制机构对疫点开展消毒、疫情调查和宣传教育等工作。

根据需要组织开展应急疫苗接种、预防服药。

学生病愈且隔离期满时,应持复课证明到学校医务室或者卫生室查验后方可进班复课。

在传染病暴发、流行时,学校应根据当地人民政府的决定,停止举办大型师生集会和会议,采取临时停课或暂时关闭措施,并配合属地疾病控制机构对学校人群进行预防性服药和应急预防接种工作。

教职员工在照顾患病学生、接触可能受到污染的物品或排泄物时,应根据实际情况采取必要的个人防护措施,如佩戴手套、口罩、帽子等。

(4)信息发布:学生安全牵涉到千家万户,学校安全备受社会关注。教育部门和学校要按照有关规定作好信息发布工作,信息发布要及时主动、实事求是,准确把握、注意技巧,正确引导舆论,维护社会稳定。

(5)健康教育:传染病事件发生后,尤其是后果比较严重的传染病,难免会造成学生心理恐慌。学校应根据事件性质,有针对性地开展相关传染病预防知识教育活动,提高师生健康意识和自我防护能力,开展心理危机干预工作以消除学生的心理障碍。

(6)应急反应的终止:学校传染病事件应急反应终止的条件是末例传染病病例发生后经过最长潜伏期无新的病例出现。由卫生行政部门对学校传染病事件作出应急反应的终止决定后,学校方可解除有关的应急措施。

(7)评估总结:学校在传染病暴发、流行事件得到控制后,对本事件进行评估总结,评估内容主要包括事件概况、现场调查处理概况、病人救治情况、所采取措施的效果评价、应急处理过程中存在的问题和取得的经验及改进建议。评估报告上报教育行政部门。

三、学校食物中毒的预防和应对

食物中毒,发生频数仅次于传染病,是我国主要的突发公共卫生事件类型,也是学校突发公共卫生事件的主要原因。学校食物中毒因学生为主要受害者,且具有群发性特征,不仅严重影响师生的身体健康和生命安全,破坏正常教学秩序,而且容易造成不良的社会影响,甚至危及社会稳定。故学校食物中毒事故的预防控制是学校乃至政府维稳工作的重要内容。

（一）食物中毒的相关概念

1. 食源性疾病　食源性疾病(food origin disease)是指食品中致病因素进入人体引起的感染性、中毒性等疾病。食源性疾病具有三个基本要素,即致病因子、传播媒介和临床表现。食源性疾病的致病因子主要有病毒、细菌、寄生虫、毒素、重金属以及有毒有害化学物质;传播媒介即为食物;临床表现即症状体征,从轻微胃肠炎到致命的神经毒作用、肝肾综合征等各不相同。1984 年 WHO 将食源性疾病一词作为正式的专业术语,取代"食物中毒"一词,借以采用现代食品卫生学观念,更科学地概括食品中各类致病因子所引起的感染性疾病或中毒性疾病。

2. 食物中毒　根据《中华人民共和国食品安全法》(全国人大常委会,2009),食物中毒(food poisoning)是指食用了被有毒有害物质污染的食品或者食用了含有毒有害物质的食品后出现的急性、亚急性疾病。属于食源性疾病的范畴,不包括因暴饮暴食而引起的急性胃肠炎、食源性肠道传染病(如伤寒)和寄生虫病(如囊虫病),也不包括因一次大量或者长期少量多次摄入某些有毒、有害物质而引起的以慢性毒害为主要特征(如致畸、致癌、致突变)的疾病。

3. 食物中毒的特点　食物中毒的发生原因各不相同,但其发病与临床表现具有共同特点。

（1）发病与特定食物有关:发病人员在相近的时间内均食用过共同的食物,未食用者不发病,停止食用后不再有新发中毒者。

（2）潜伏期短:共餐者在一个潜伏期内集中发病,呈爆发状,发病率曲线为单峰型。

（3）临床表现相似:发病人员有相似的临床症状体征,最常见的是消化道症状,如腹痛、腹泻、恶心、呕吐。

（4）一般没有人与人之间的直接传染:食物中毒必然是进食了相同食物的人才会有共同的表现,同一区域范围内的人即使接触密切,但没有进食可疑食物的人必定不会得病。

4. 学校食物中毒事故　根据《学校食物中毒事故行政责任追究暂行规定》(原卫生部、教育部,2005),学校食物中毒事故(food poisoning incidents in school)是指由学校主办或管理的校内供餐单位以及学校负责组织提供的集体用餐导致的学校师生食物中毒事故。

（1）重大学校食物中毒事故:指一次中毒 100 人以上并出现死亡病例,或出现 10 例及以上死亡病例的食物中毒事故。

（2）较大学校食物中毒事故:指一次中毒 100 人及以上,或出现死亡病例的食物中毒事故。

（3）一般学校食物中毒事故:指一次中毒 99 人及以下,未出现死亡病例的食物中毒事故。

（二）学校食物中毒事故的类型和流行病学特征

1. 学校食物中毒的类型　根据病因,可将食物中毒分为 4 种类型。

（1）细菌性食物中毒:是指因摄入被致病菌或其毒素污染的食品后所发生的急性或亚急性疾病。是最常见的食物中毒,也是学校食物中毒人数最多的类型。据监测资料,我国学校发生的细菌性食物中毒的最常见致病菌依次排序为蜡样芽孢杆菌、葡萄球菌肠毒素、沙门氏菌属、副溶血性弧菌、致泻性大肠埃希菌、志贺菌、变形杆菌。

（2）真菌性食物中毒：由真菌的有毒代谢产物引起。致病的真菌在谷物或其他食品中生长繁殖，产生有毒的代谢产物，人或动物食用可此类食物则引起中毒。常见的有赤霉病麦食物中毒、霉变玉米中毒、霉变甘蔗中毒等。

（3）有毒动植物中毒：指动植物本身含有某种天然的有毒成分，或由于储存不当产生某种有毒物质，被人食用后导致中毒。自然界中有毒的动植物种类繁多，误食或处理不当都可以造成中毒。常见的有毒动植物所致中毒有：河豚、某些不新鲜的鱼类、毒蘑菇、四季豆、生豆浆、木薯、发芽马铃薯、苦味果仁等。学校主要为植物性食物中毒，以豆类为主，包括四季豆、扁豆和豆浆。

（4）化学性食物中毒：指食物被化学物质污染或误食化学物质所致的中毒。常见的有毒物质包括有毒的金属及其化合物、亚硝酸盐、农药等。是病死率最高的食物中毒类型。学校化学性食物中毒事件的致病因子主要为农药、杀鼠剂和亚硝酸盐。

2. 学校食物中毒事故的流行特征　据报道，通过突发公共卫生事件管理信息系统 2004—2011 年共报告学校食物中毒事故 940 起，累计报告中毒 31 945 人，死亡 40 人，分别占全国食物中毒报告起数、中毒人数、死亡人数的 24.6%、28.3%、2.4%。学校食物中毒事故各季节均有发生，以秋季最高，夏季次之，冬季最少。发病高峰在 9 月，其次为 6 月。地区分布中，发生起数南方多于北方，尤以华东、华南地区最为高发。食物污染或变质是学校食物中毒事故最为常见的引发原因，微生物是学校食物中毒最主要的致病因子，占 56.2%；化学物是引起学校食物中毒死亡的主要因素，占比高达77.1%。从学校类型看，中学无论是食物中毒的起数还是中毒人数均居首位，其次是小学，而死亡病例主要集中在小学尤其是农村小学（王悦等，2013）。

据国家卫生计生委 2011—2015 年我国学校食物中毒统计数据表明，近 5 年来来的学校食物中毒病因以微生物性为主，占 56.3%；其次是有毒动植物/毒蘑菇，占 18.1%。如表 18-1 所示。

表 18-1　2011—2015 年我国报告学校食物中毒事故统计

致病原因	2011		2012		2013		2014		2015	
	起数	人数	起数	人数	起数	人数	起数	人数	起数	人数
微生物性	18	1270	19	1512	14	1179	22	1394	17	1019
化学性	4	181	3	137	3	110	2	9	1	21
有毒动植物/毒蘑菇	4	247	6	385	5	228	6	298	8	402
不明原因/尚未查明	4	203	7	720	6	378	6	480	5	259
合计	30	1901	35	2754	28	1895	36	2181	31	1701
占全年百分比（%）	15.87	22.84	20.1	41.2	18.84	34.1	22.5	38.6	18.3	28.73

备注：根据国家卫生计生委办公厅公布的数据整理

（三）学校食物中毒事故的预防

为防止学校食物中毒或者其他食源性疾患事故的发生，保障师生员工身体健康，国家教育部、原卫生部在 2002 年颁布实施《学校食堂与学生集体用餐卫生管理规定》，要求学校食堂与学生集体用餐的卫生管理必须坚持预防为主的工作方针，实行卫生行政部门监督指导、教育行政部门管理督查、学校具体实施的工作原则。

1. 学校的职责

(1)食堂建筑、设备与环境:①食堂应当保持内外环境整洁,采取有效措施,消除老鼠、蟑螂、苍蝇和其他有害昆虫及其孳生条件;②食堂的设施设备布局应当合理,应有相对独立的食品原料存放间、食品加工操作间、食品出售场所及用餐场所;③制售冷荤凉菜的普通高等学校食堂必须有凉菜间,并配有专用冷藏、洗涤消毒的设施设备;④餐饮具使用前必须洗净、消毒,未经消毒的餐饮具不得使用;禁止重复使用一次性使用的餐饮具;⑤餐饮具所使用的洗涤、消毒剂必须符合卫生标准或要求,并且必须有固定的存放场所(橱柜)和明显的标记。

(2)食品采购与储存:①确保食品原材料安全无害。食堂采购员必须到持有卫生许可证的经营单位采购食品,并按照国家有关规定进行索证;应相对固定食品采购的场所,以保证其质量;禁止采购腐败变质、油脂酸败、霉变、生虫、污秽不洁、混有异物或者其他感官性状异常,含有毒有害物质或者被有毒、有害物质污染,可能对人体健康有害的食品;未经兽医卫生检验或者检验不合格的肉类及其制品;超过保质期限或不符合食品标签规定的定型包装食品;其他不符合食品卫生标准和要求的食品。②确保学生用餐安全卫生。学校分管学生集体用餐的订购人员在订餐时,应确认生产经营者的卫生许可证上注有"送餐"或"学生营养餐"的许可项目,不得向未经许可的生产经营者订餐;学生集体用餐必须当餐加工,不得订购隔餐的剩余食品,不得订购冷荤凉菜食品;严把供餐卫生质量关,要按照订餐要求对供餐单位提供的食品进行验收。③食品贮存得当。食品贮存应当分类、分架、隔墙、离地存放,定期检查、及时处理变质或超过保质期限的食品;食品贮存场所禁止存放有毒、有害物品及个人生活物品;用于保存食品的冷藏设备,必须贴有标志,生食品、半成品和熟食品应分柜存放;用于原料、半成品、成品的刀、墩、板、桶、盆、筐、抹布以及其他工具、容器必须标志明显,做到分开使用,定位存放,用后洗净,保持清洁。

(3)食品加工:食堂炊事员必须采用新鲜洁净的原料制作食品,不得加工或使用腐败变质和感官性状异常的食品及其原料。

加工食品必须做到熟透,需要熟制加工的大块食品,其中心温度不低于70℃。加工后的熟制品应当与食品原料或半成品分开存放,半成品应当与食品原料分开存放,防止交叉污染。食品不得接触有毒物、不洁物。

不得向学生出售腐败变质或者感官性状异常,可能影响学生健康的食物。

职业学校、普通中等学校、小学、特殊教育学校、幼儿园的食堂不得制售冷荤凉菜。普通高等学校食堂的凉菜间必须定时进行空气消毒;应有专人加工操作,非凉菜间工作人员不得擅自进入凉菜间;加工凉菜的工用具、容器必须专用,用前必须消毒,用后必须洗净并保持清洁。

食品在烹饪后至出售前一般不超过2个小时,若超过2个小时存放的,应当在高于60℃或低于10℃的条件下存放。

食堂剩余食品必须冷藏,冷藏时间不得超过24小时,在确认没有变质的情况下,必须经高温彻底加热后,方可继续出售。

(4)食堂从业人员:加强对食堂从业人员的管理。按相关法律法规,食堂从业人员需取得健康证明方可上岗,并每年必须进行健康检查,应有良好的个人卫生习惯;食堂从业人员和管理人员必须掌握有关食品卫生的基本要求。

(5)管理与监督:①学校应建立健全食品卫生安全管理制度,实行主管校长负责制,并配备专职或者兼职的食品卫生管理人员;②食堂实行承包经营时,学校必须把食品卫生安全作为承包合同的重要指标;③学校食堂必须取得卫生行政部门发放的卫生许可证,未取得卫生许可证的学校食堂不得开办;④要积极配合、主动接受当地卫生行政部门的卫生监督;⑤学校食堂应当建立卫生管理规章制度及岗位责任制度,相关的卫生管理条款应在用餐场所公示,接受用餐者的监督;⑥食堂应建立严格的安全保卫措施,严禁非食堂工作人员随意进入学校食堂的食品加工操作间及食品原料存放间,防止投毒事件的发生,确保学生用餐的卫生与安全;⑦学校应当对学生加强饮食卫生教育,进行科学引导,劝阻学生不买街头无照(证)商贩出售的盒饭及食品,不食用来历不明的可疑食物。

2. 教育部门职责

(1)加强行政管理:各级教育行政部门应根据《中华人民共和国食品安全法》和相关法律法规的要求,加强所辖学校的食品安全工作的行政管理,并将食品安全管理工作作为对学校督导评估的重要内容,在考核学校工作时,应将食品安全工作作为重要的考核指标。

(2)组织人员培训:各级教育行政部门应制订食堂管理人员和从业人员的培训计划,并在卫生行政部门的指导下定期组织对所属学校食堂的管理人员和从业人员进行食品卫生知识、职业道德和法制教育的培训。

(3)定期检查督促:各级教育行政部门及学校所属的卫生保健机构具有对学校食堂及学生集体用餐的业务指导才检查督促的职责,应定期深入学校食堂进行业务指导和检查督促。

 案例解析 一起志贺菌食物中毒事件

【案例】2016 年 10 月 17 日,河北某县某学校下午开始有小学部的学生出现发热、肚子疼,患病学生到学校医务室就诊处置后,由老师通知家长把学生接回家。到下午第二节下课,校医务室已经挤满了就诊的学生,有些班级出现十余名患病学生,截至晚上,校医务室依然人满为患。至 18 日深夜,当地 3 家医院均收治了学生。19 日,县政府官网通报称,截至 19 日,该县某学校小学部住院学生累计 85 人,已出院 4 人,正在接受住院治疗 81 人。省市疾病预防控制中心初步确诊为由宋内氏志贺病菌引起的食物中毒,病菌来源正在调查,原就餐途径已查封。及此,该事件圆满处置。

【分析】学生多人发病后可认定为群体性不明原因疾病,其性质有可能是传染病、食物中毒、群体心因性反应。此时已符合突发公共卫生事件信息报告条件,应在 2 小时内报告。学校没有报告应附有责任。

根据《学校食堂与学生集体用餐卫生管理规定》规定:学校必须建立健全食物中毒或者其他食源性疾患的报告制度,发生食物中毒或疑似食物中毒事故应及时报告当地教育行政部门和卫生行政部门。

根据《国家突发公共卫生事件相关信息报告管理工作规范(试行)》(国家卫生部,

2005)规定:学校、幼儿园、建筑工地等集体单位发生食物中毒,一次中毒人数5人及以上或死亡1人及以上。应在2小时内以电话或传真等方式向属地卫生行政部门指定的专业机构报告。

从学生描述17日晚学校依然只是将患病学生疏散回家的做法推断,学校并未意识到这是一起突发公共卫生事件,所以报告也就无从谈起。故学校存在延迟报告行为。

学校在陆续出现学生患病后,只是在校医务室简单处置即有家长接回家,没有直接将学生送往医院治疗,违背了突发公共卫生事件中"对患者迅速救治"的原则,应急处置不当。学校应该直接将学生送医。

根据《学校食物中毒事故行政责任追究暂行规定》,较大学校食物中毒事故,是指一次中毒100人及以上,或出现死亡病例的食物中毒事故,本案例就医学生超过300人,属于较大学校食物中毒事故。发生较大学校食物中毒事故,追究直接管理责任人和学校主管领导的责任。

3. 卫生和计划生育管理部门职责

(1)加强卫生监督:各级卫生行政部门应当根据《中华人民共和国食品安全法》的有关规定,加强对学校食堂与学生集体用餐的卫生监督,对食堂采购、贮存、加工、销售中容易造成食物中毒或其他食源性疾患的重要环节应重点进行监督指导。

(2)加大卫生许可工作的管理和督查力度:严格执行卫生许可证的发放标准,对卫生质量不稳定和不具备卫生条件的学校食堂一律不予发证。对获得卫生许可证的学校食堂要加大监督的力度与频度。

(四)学校食物中毒事故的应急处置

学校应当建立食物中毒或者其他食源性疾患等突发事件的应急处理机制。发生食物中毒或疑似食物中毒事故后,应采取下列措施:

1. 报告　学校必须建立健全食物中毒或者其他食源性疾患的报告制度,发生食物中毒或疑似食物中毒事故应在2小时内报告当地教育行政部门和卫生行政部门。报告的主要内容包括:发生食物中毒暴发事件单位、地点、时间、中毒人数、主要临床症状等。

2. 封存、销毁　对疑似导致食品安全事故的食品及其原料立即封存,并由卫生机构进行检验。对确认属于被污染的食品及其原料,要予以召回、停止销售并销毁;封存被污染的食品用工具及用具,并进行彻底清洗消毒。

3. 迅速组织救治　发生学校食物中毒事故后,教育行政部门和学校要把治病救人工作放在首位。要迅速组织救治,尤其是危重患者,要不惜一切代价,全力抢救。对普通患者应及时安排就医,以安抚民心,稳定秩序。

4. 配合调查和善后　学校应配合卫生行政部门进行调查,按卫生行政部门的要求如实提供有关材料和样品,协助卫生行政部门和有关部门对事故现场进行卫生处理,落实卫生行政部门要求采取的其他措施,把事态控制在最小范围。

5. 尽早恢复正常的教学秩序　美国 1978 年提出的"突发事件应对的综合模式"中,突发事件应对分为预防、预备、反应和恢复四个阶段。恢复正常教学秩序是学校突发公共卫生事件得到妥善解决和有效处置的重要标志,学校食物中毒事故应急处置完成后,学校应尽快恢复正常的教学秩序,以重振社会、家长和学生的信心,尽量减少事件对教学进度的影响。

6. 正确发布相关信息　学校食物中毒事故发生后,教育行政管理部门和学校要按照有关规定作好信息发布工作,信息发布要及时主动、准确把握,实事求是,正确引导舆论,注重社会效果。学校要教育学生不要擅自发布与事件相关的任何信息,以免因信息传播和处置不当而使事件演变成公共关系危机事件,给学校形象和声誉带来负面影响。

（李春灵）

第二节　学校群体心因性反应事件应对

群体心因性反应事件在早期因原因不清,真相不明,极易在学生和家长中引发恐慌,对学校教学秩序和社会安定团结均可造成严重危害。学校、家长和社会均应对其有足够的重视。

一、群体心因性反应事件概述

（一）定义及病因

1. 群体心因性反应　亦称流行性癔症(epidemic hysteria)、群体性癔症(mass hysteria)、群体心因性疾病(mass psychogenic illness)和群体社会性疾病(mass sociogenic illness)。群体心因性反应(mass psychogenic reaction)是一种群体精神性反应,是在一定社会文化背景条件下,在两人或两人以上的群体中发生、具有躯体性疾病的症候群、但没有可检测出的器质性变化的病症。该类疾病被描述为发生在人类的"动物踩踏事件"(O'Donnell B 等,1980),亦被认为是文化层面的压力反应(Chan M 等,1983)。它的发生有两种不同机制:一种是焦虑型癔症,腹痛、头痛、头晕、晕厥、恶心和换气过度是最常见的症状;另一种为运动型癔症,常见的表现是歇斯底里的舞蹈、抽搐、笑和假性癫痫发作(Selden BS,1989;Wessely S,1987)。此类事件在中小学生中较易发生。虽然绝大多数患者不会引起永久性损害,但其群体的聚集发生和暴发流行倾向,会严重影响教学秩序,给儿童青少年心理投下阴影,引发不良社会影响。

2. 触发因素　群体心因性反应是强烈刺激导致神经系统暂时性功能失调而出现的系列性精神症状,导致强烈刺激的事物可称为触发因素或触发因子,可视若为病因。学校群体心因性反应的触发因素通常是以公共卫生事件为主,有学者对一定时期内我国报道的学校群体心因性反应事件进行分析,发现公共卫生事件为触发因素的达到 65.4% ~ 70.5%,其中尤以集体预防接种和服药、疑似食物中毒最为常见;精神因素引起的学校群体心因性反应占 22.4% ~ 29.5%(凌睿哲等,2014;李书贤等,2012)。

3. 个体易患因素　学校群体心因性反应的发生有一定的易患因素,此类事件一般多发于农村,尤其是偏僻落后的农村;小学和初中多发;女生多于男生;通常患者的人格特征具有认知能力较差,易接受心理暗示的特点。有学者认为，农村学校缺乏健康教育、学生家长文化水平低、家庭教育功能缺失、亲子关系疏离等，是学校群体心因性反应事件发生的重要影响因素。

（二）流行特征

1. 季节特点　群体心因性反应事件全年均有发生，而以春末夏初、夏末秋初最常见。

2. 潜伏期　群体心因性反应的潜伏期长短不一，首发病例潜伏期多在 30 分钟以内，续发病例潜伏期大多在首发病例发生后 1 天内出现反应；公共卫生事件引发的群体心因性反应，潜伏期较单纯精神因素引发者短。

3. 干预因素的影响　群体心因性反应事件持续的时间与其后采取的干预力度、干预效果有关。若干预恰当、力度强，持续时间可短至 1~2 天；若方法不当、力度弱，则时间可持续数月。

4. 发生地点　此类事件多发生于经济文化落后的偏远乡村地区，群体所处环境的经济、文化、传统礼仪、群体行为模式是引发群体心因性反应事件的重要社会背景。

5. 首发病例发病的影响因素　首发病例多为女生，年龄多在 8~15 岁，原因与她们较高的心理敏感性、较低的心理忍受力、易受突发或陌生时间影响等因素有关。主要诱因是紧张和恐惧感；少数有"偶合症"（如偶合上呼吸道感染、局部反应等）。

6. 续发病例的发病因素　以下三种情况常常导致一个相对独立单位中出现心因性反应的续发病例：①至少有 1 个以上的诱因，可为单因素或多因素；②受首发病例出现后他人的语言暗示、不当处置、媒体渲染等因素影响很大；③事件的持续时间、反应人数、扩散速度、症状的严重程度等，都与首发病例出现后的处置状况直接相关。

二、群体心因性反应事件早期识别

目前，群体心因性反应事件的早期识别工作还存在许多困难，亦无可资借鉴的标准方法。根据陶芳标等提出的 16 条群体心因性反应事件流行特征，整理归纳如下：

1. 病因　无明确诱因，但可有间接诱发因素。如并未食用某种食物或药物或吸入某种气体、近期未接受预防接种等亦可发病；疲劳、体弱，环境拥挤、通气不良、潮湿等可增加心因性反应的风险。部分患者经他人暗示而相继发病，如目睹他人发病，听过媒体或他人描述发病过程，他人追问是否有某种反应，相互交谈等。

2. 易感人群　心理"弱势"群体易患。首发者通常为女性，其他病例中女性比例也明显较高；学习成绩不良、工作表现不佳、经常受人批评、经常受人欺压的儿童少年易感性相对较高。

3. 时间分布　时间分布与疑似病因的暴露关联性不强。病例发病时间相对集中，症状出现和消失快，表现为"一发都发，一停都停"；病例分布不规律，无明显的峰型，而是时多时少；病人的先后出现顺序与该群体接触某种疑似病因（如药物、疫苗或其他）的先后顺序不一致；停止接触某种疑似病因（物品、药品、食品）后，新病例仍然继续出现。

4. 传播特点　发病以"离心"趋势扩散。病例一般出现在有相同生活文化背景的群体，关系亲密或相互熟悉；居住在同一或相邻的村庄、学校或社区；生活在杂居人群中的某一民族等。学校中通常首先在一个寝室、班级发病，接着邻近场所发病，之后距离远的场所也发病。但在其他存在相同可疑触发因素(如使用同类同生产批次的预防性药物、疫苗,或其他疑似病因)的场所,无类似病例发生。

5. 临床特点   缺乏客观证据,无需特异性治疗。病例主诉和临床症状通常以主观感受为主,无阳性体征和实验检测结果;经非特异性治疗(如隔离、精神安慰、心理疏导或注射维生素 C 等非特异性药物)后,症状很快好转或消失。

符合上述流行特征者越多,则事件作为群体心因性反应事件的可能性就越大。在通过逐步排除生物因素并最终作出诊断前,对事件的出现现场和患者,可先按群体性癔症应对原则进行处理。

三、群体心因性反应事件应急处置

(一)应急预案

目前,我国很多地区,对学校中出现的各种群体心因性反应事件并未足够重视,对其所造成的冲击、影响未作正确评估,甚至严重低估,这不仅造成不良社会影响,而且不利于国家为构建和谐社会付出的努力。因此,各级政府及其卫生、教育管理机构应建立应急预案,以及时、正确处置学校群体心因性反应的突发公共卫生事件,减轻其不良社会影响,减少其对社会资源(如社区急诊服务、公共卫生资源和环境资源)造成的浪费。

建立应急预案应以确定群体心因性反应事件假设为基础,步骤包括:①通过描述性流行病学研究,查明此类事件的流行分布,形成病因假设;②确定发病高峰,分析病人的发生曲线和分布高峰,判断这些事件是同源性一次暴发,还是非同源性数次暴发;③确定人群分布,计算发病者的性别比例,年龄范围,及其他人口学和社会学特征;④确定场所分布,分析发病者是否存在共同暴露因素,及暴露与发病的相关性分析;⑤分析以上流行病学特征,检验病因假设;⑥经实验室诊断,结合排除法(图 18-1),最终确定病因。

(二)现场应急处置

一旦群体心因性反应被确诊,应尽快采取以下现场处置、治疗活动:

1. 隔离患者   立即将首发、继发病例转移出现场,适当隔离,以避免患者间互相影响及效仿,减少症状的顽固性和丰富性。

2. 消除紧张性情绪环境   由以下措施组成:①在隔离同时,引导其他学生也从该环境撤离,缓解其情绪激动的精神因素;②消除来自周围环境的不良的言语暗示、动作暗示,如家属或周围人对患者症状的惊恐、焦虑和过度照顾等;③医生认真作详细检查,解释病情,使学校领导、教师、家属和围观者对治疗建立信心,用简短有力、充满信心的话语对患者进行鼓励和保证;④待症状缓解后,帮助患者分析发病的主客观原因,指导他们和家属解除相关不良精神因素,有针对性改善生活环境,减少复发。

3. 对症治疗   对患者表现出的躯体症状采用止吐、止泻、止痛等对症治疗;对少数精神反应特别大的个体可适量使用镇静药物。

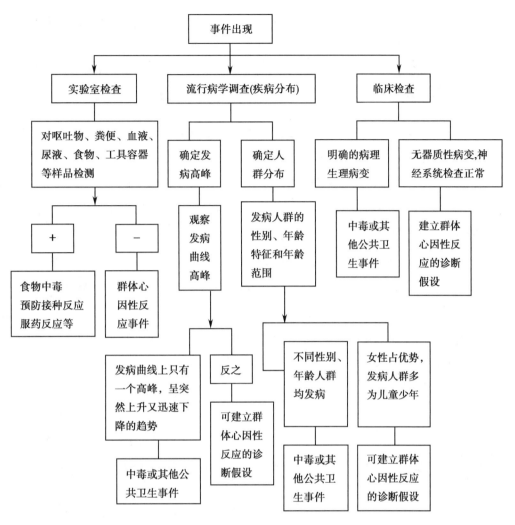

图 18-1

群体心因性反应事件假设的建立

![] **国际纵览**　美国学校危机管理模式

　　美国联邦安全委员会专家指出,公共危机管理应由危机预防、危机准备、危机回应、危机恢复四项内容组成。危机预防和危机准备意味着应采取前瞻性措施来提前减少危机发生概率,降低危机可能造成的伤害;危机回应和危机恢复指危机爆发后要采取措施缓解危机的破坏性,减少损失。危机管理应通过缓解、准备、反应和恢复等方式实现。

　　在此基础上,美国教育部提出学校危机管理的目标是通过确保学校全面安全,来实现全体师生的健康和幸福。美国教育部 2003 年 5 月颁布《危机计划的实现:学校与社区指南》,该指南将危机的发展分为三个阶段:潜伏期、爆发期和恢复重建期。该指南特别强调危机潜伏期做好预防的重要性,发现危机发生前的征兆。在危机管理早期应加强对环境的分析,尽可能地找到危机出现的各种迹象。为此,美国教育部制定了学校危机管理的四阶段组成模式,即:危机的缓解与预防、针对危机做准备、对危机的反应、危机后恢复。其中,

"危机的缓解与预防"是指学校和社区要减轻和消除对生命和财产的威胁;"针对危机做准备"是指如何制订危机管理计划,针对可能出现的最坏危机状态;"对危机的反应"是指在危机过程中应采取的措施;而"危机后恢复"是指在危机后应及时恢复学习和教学环境。

(三)心理治疗

心理治疗是群体心因性反应的主要治疗措施,也是提高心理健康水平,控制不良反应复发的重要举措。治疗前应收集病史,明确诊断。

1. 移情解释法   采用符合患者心理要求的内容及形式,鼓励其参加感兴趣的活动以转移注意力。当其注意力集中于游戏而症状减退、紧张消失时,抓住时机向其解释该异常反应的起因及其与器质性病变的区别,鼓励他通过自我意识的提高来战胜疾病。

2. 暗示疗法   有语言暗示、药物暗示、催眠疗法等。语言暗示最重要,可贯穿治疗过程始终。直截了当的语言暗示通常效果不佳,可采用间接性的语言方式,如查房时向上级医生汇报其病情正在好转,可望很快恢复健康等。除言语暗示外,针灸治疗、穴位注射、电刺激治疗、口服安慰剂、静脉注射10%葡萄糖酸钙等,都是既可加强暗示治疗的作用,又能通过改善头痛、焦虑等症状而起间接治疗作用。药物暗示对有些患者效果甚好,但应慎用,因为一旦失败易引起患者的不信任感,或反而强化了不良的暗示作用。总之,对患者的治疗效果是否巩固,关键在于帮助其解除心因性因素("心病还须心药疗"),同时帮助他们培养健全的人格。

3. 着重治疗关键患者(首发患者)   关键患者指那些在本群体内有较大影响力的患者,往往具有有榜样作用。通过重点治疗使其痊愈,再通过其现身说法,可对其他患者产生正向影响,对控制事件发展起到事半功倍的作用。

4. 争取家长配合   有学者认为,学校群体心因性反应事件的触发因素并非直接影响儿童,而是经过家长等成人的过滤、整合后传递给儿童成为暗示信号。若家长本身存在认知误区,其消极、恐慌的态度和行为往往对儿童产生不良影响,诱导发生心因性反应或导致干预效果降低。因此,在预防、应急处理和后续的心理干预阶段均应重视对家长的教育引导解释,以争取他们的正向影响力,共同运用良性诱导方式帮助患儿尽早康复,防止复发。

(李春灵   郝家虎)

【思考题】

1. 讨论学校突发公共卫生事件的应急管理的特殊意义。

2. 从突发公共卫生事件应急管理的角度,阐述学校常见的传染病疫情的处置。

3. 试分析本章"案例解析"所描述的案例学校在处置过程中有尚待改进之处。

4. 收集国内外学校群体心因性反应事件,总结出其共性特征。

第四篇

综合性与设计性实验

实验一

儿童少年生长发育水平调查与评价

一、实验目的

本实验为综合性实验。在熟悉儿童少年常见的体格生长、生理功能发育指标测量,掌握儿童少年常见生长发育水平和发育偏离的评价的基础上,能对个体生长水平、营养状况作出优势和不足的评价;同时,能对一个群体样本的发育等级、营养不良和肥胖的分布特征作出描述,可初步分析体格生长指标与生理功能指标的相关关系。

二、实验内容

(一)人体测量及生理功能测定

以班级为单位,进行人体测量及生理功能测定。每两位同学一组,分别测量并记录对方的体格发育指标(身高、坐高、体重、头围、胸围、腰围、肱三头肌皮褶厚度、肩胛下角皮褶厚度)、生理功能指标(肺活量、握力、血压、脉率)。

(二)儿童少年生长发育综合评价

1. 个体综合评价

(1)单个指标评价:利用《2014年全国学生体质与健康调查报告》中儿童青少年各项体格与生理功能指标的参考标准,分别对各自体格发育指标(身高、坐高、体重、头围、胸围、腰围)和生理功能发育各项指标(肺活量、握力、血压、脉率)利用百分位数、离差法等进行发育等级评价。

(2)综合性评价:利用年龄别身高(H/A)、年龄别体重(W/A)、身高别体重(W/H)指标评价各自生长发育偏离情况(低体重、超重与肥胖、生长迟缓、消瘦、慢性严重营养不良);利用身高、体重测量值评价个体BMI水平,并进行营养状况评价。

最后,评价个体的生长发育优势与不足之处。

2. 群体评价

评价班级所有同学,体格发育指标(身高、坐高、体重、头围、胸围、腰围、肱三头肌皮褶厚度、肩胛下角皮褶厚度、腹部皮褶厚度)、生理功能指标(肺活量、握力、血压、脉率)和BMI的中位数、P_{25}、P_{75}值,并与全国参考标准进行比较。

描述本班级同学的不同生长发育指标等级分布,描述营养不良、超重、肥胖、血压偏高等健康问题的分布。

分析本班级同学体格指标与生理功能指标之间的关联性。

三、实验方法

（一）儿童少年生长发育指标测量

1. 体格测量指标的测量方法与仪器

（1）身高：身高（height）是 3 岁以上儿童少年立位时颅顶点到地面的垂直高度。3 岁以下儿童测量身长。

机械式身高坐高计：满 3 周岁儿童可用机械式身高坐高计进行测量。身高坐高计主要由固定端、水平压板（滑测板）、座板、足板、标尺杆等组成。一个长 2m 的立柱垂直固定于方木底台上，沿立柱左侧有厘米和毫米刻度，立柱上装可移动的水平压板，水平压板与底台平行，与立柱垂直，距离足板 40cm 高处装有可翻开测坐高的活动坐板。正式测量前，根据使用说明，用前应校对"0"点，用 1m 标准直钢尺对标尺杆上的刻度进行误差校正，要求 1m 误差不超过 0.2cm。同时应检查测量仪的立柱是否垂直，底板是否与地面平行，连接处是否紧密，有无晃动，零件有无松脱等情况并及时加以纠正。

测量方法：3 岁以上儿童身高的测量方法为取立位，使用身高坐高计进行测量。将身高坐高计的坐板掀起。测量时受测者脱去鞋帽，仅穿单衣裤；受测者背向立柱，以立正姿势站立在身高计的底板上，躯干自然挺直，两眼平视前方（耳屏上缘与眼眶下缘最低点呈水平位），胸部稍挺起，腹部微收，两臂自然下垂，手指并拢，足跟靠拢，足尖分开约 60°，足跟、骶骨部和两肩胛间 3 个部位同时与身高坐高计标尺杆接触，形成"三点一线"站立姿势。测量者站在被测者右侧，移动水平压板，使之轻抵颅顶点；测量者平视水平压板（双眼与水平压板平面等高），读取读数，记录以 cm 为单位，精确到小数点后 1 位。测量误差不得超过 0.5cm。记录完毕将水平压板移置安全高度。主要测量点及身高测量方法分别见实验图 1-1、实验图 1-2。

（2）坐高：坐高（sitting height）是 3 岁以上儿童少年坐位时颅顶点至椅面的垂直距离。3 岁以下儿童测量顶臀长。

测量方法：满 3 周岁儿童可用机械式身高坐高计进行测量。测量时将身高坐高计的活动座板放平。儿童平坐于身高坐高计的座板上，两眼平视前方，保持双眼下眶和双耳屏形成的平面与地面水平，胸部稍挺起，腹部微收，两臂自然下垂（不得撑压座板），两腿并拢，足底平放于地面，大腿保持与地面平行，小腿与大腿呈直角，骶骨部和两肩胛间两点保持与身高坐高计标尺杆接触。测量者站在受试者的右侧，检测人员双眼与水平压板平面等高，读数并记录结果，以 cm 为单位，精确到小数点后 1 位。测量误差不得超过 0.5cm。

（3）体重：体重（body weight）是人体总的质量，反映儿童少年营养状况和骨骼、肌肉、皮下脂肪、内脏的总重量。

测量器械：杠杆式体重秤（不能用弹簧秤）。水平放置，使用前调节零点；用标准砝码校准体重计准确度（使用 10kg、20kg、30kg 标准砝码分别进行称重，要求误差不超过 0.1%）和灵敏度（使用 100g 砝码，观察刻度尺变化，如果刻度尺抬高了 3mm，或游码向远端游动 0.1kg 而刻度尺仍维持水平位时，说明达到要求）。

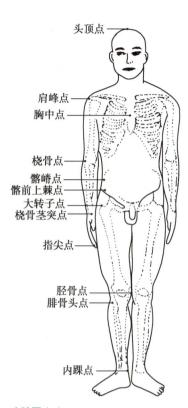

实验图 1-1
人体主要测量点

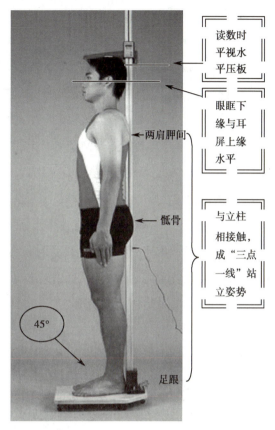

实验图 1-2
身高测量方法

测量方法:受试者排空大小便,穿短内裤(女孩可戴胸罩或穿小背心),赤足轻轻踏上秤台,自然站立于体重计量盘中央,身体保持平稳,手不能乱动或接触其他物体。测量人员调整砝码至杠杆平衡,读取读数,以 kg 为单位,精确到小数点后 1 位。测量误差不得超过 0.1kg。

(4)胸围:胸围(chest circumference)是综合反映胸腔容积,胸肌、背肌发育,躯干皮脂蓄积状况的重要指标,同时可以了解呼吸器官的发育状况。

测量器械:带 mm 刻度带尺,用前先用钢尺校正,每 m 误差不超过 0.2cm。

测量方法:受试者自然站立两肩放松,两臂自然下垂,两足分开与肩同宽,保持平静呼吸。测量者面对被测者,将带尺上缘经背侧两肩胛下角下缘绕至胸前围绕一周。男性和未发育的女性,带尺下缘在胸前沿乳头上缘。已发育女性,带尺应在两乳头上方与第四肋骨平齐。带尺围绕胸部的松紧应适宜(使皮肤不产生明显的凹陷)。带尺上与"0"点相交的数值即为测试值。检测人员在被试者呼气末而吸气开始前读取读数,为平静状态下胸围。再令受试者作最大深吸气,终末测其吸气胸围;稍停再令其作最大深呼气,终末测其呼气胸围;两者之差为呼吸差。以 cm 为单位,精确到小数点后 1 位,试误差不得超过 1cm。

(5)腰围:腰围(waist circumference)是反映腹腔内脂肪堆积程度,评价中心型肥胖的重要指标。

测量器械同"胸围"。受试学生自然站立,两肩放松;双臂交叉抱于胸前,两脚并拢,使体重均匀分担在两脚,露出腹部皮肤,测试时平缓呼吸。测试人员面对受试者,带尺经脐上 1cm 处(肥胖者可选择腰部最粗处)水平绕一周。带尺绕腰部的松紧度应适宜(使皮肤不产生明显凹陷)。检测人员目光与带尺刻度在同一水平面山,检查带尺是否水平(最好有助手协助)。带尺上与"0"点相交的值即为测量值。记录以 cm 为单位,精确到小数点后 1 位。测试误差不得超过 1cm。

(6)臀围:臀围(hip circumference)是指臀部最大围度,是评价中心型肥胖的另一重要指标。

测量器械同"胸围"。受试学生应穿单薄长裤,双臂交叉抱于胸前,两脚并拢,自然站立,两脚均匀负重,臀部放松。测试人员立于受试者侧前方,将带尺经臀大肌最突起处水平绕一周(为确保带尺部位无误,可以将带尺上下移动,比较不同位置时读数的大小。取最大值),松紧度适宜(使皮肤不产生明显凹陷)。带尺上与"0"点相交点的值即为测量值。记录以 cm 为单位,精确到小数点后 1 位。

(7)皮褶厚度:皮褶厚度(skinfold thickness)是反映人体成分中脂肪定量的客观指标之一,常用以推算全身体脂含量,判断营养状况,评价体成分。

测量器械:皮褶厚度计。使用前需调零,将圆盘内指针调到圆盘刻度标上的"0"位;检测皮脂厚度计两接点的压力,接点的压力对测量的结果影响很大,一般压力规定为 $10g/mm^2$,测量前需用200g 的砝码,对其压力进行检测,具体操作如下:①将 200g 的砝码悬挂在下方弓形臂远端的小孔上;②再将皮脂厚度计下方弓形臂的根部与该臂顶端的接点呈一水平线,此时观察圆盘内指针偏离情况,如果指针在 15~25mm 范围内说明两接点的压力符合要求。如果指针盘的刻度小于 15mm 或大于 25mm 时,均需要调整皮质厚度计的压力调节旋钮。

测量方法:测量者右手持皮褶厚度计,张开两臂,用左手拇、示指将测试皮肤和皮下组织捏紧提起(拇、示指间约保持3cm 距离),测试皮褶捏提点下方1cm 处的厚度(实验图 1-3)。共测试 3 次,取中间值或两次相同的值。以 mm 为单位,精确到小数点后 1 位。常用测试部位有:①肱三头肌部(上臂部):位于肩峰点与桡骨点连线中点、肱三头肌的肌腹上;②肩胛下角部:位于肩胛下角下方约 1cm 处,皮褶方向与脊柱成45°角;③腹部:右锁骨中线与脐水平线交界处,沿躯干长轴方向纵向捏起皮褶。

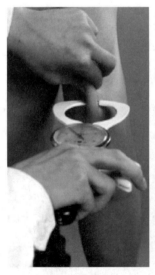 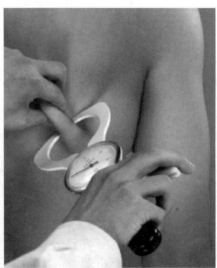 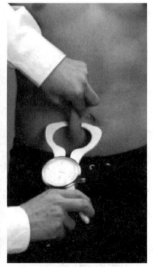

A. 上臂皮褶厚度测量　　　　B. 肩胛下角皮褶厚度测量　　　　C. 腹部皮褶厚度测量

实验图 1-3
三个部位皮下脂肪测量示意图

2. 生理功能发育指标的测量方法与仪器

（1）肺活量：肺活量（vital capacity）是指一次尽力深吸气后能呼出的最大气量,反映肺的容量及呼吸肌的力量。

测量器械：目前常用电子肺活量计。使用前根据使用说明,打开电源,检查肺活量计的工作状态。

测量方法：检查时,首先将口嘴装在文式管的进气口上,受试者取站立位,可做 1~2 次深呼吸,手握文式管手柄,头部略向后仰,尽力深吸气直到不能再吸气为止,然后将嘴对准口嘴缓慢呼气,直到不能呼气为止。此时,显示屏上显示的数即为肺活量值,,以 ml 为单位,测试 3 次,记最大值。为保证测量准确性,应做到：①测试前向受试者扼要说明测试方法及要领,对第一个受试者可先作示范。②注意受试者吸气、呼气是否充分,呼气时是否有漏气或第二次吸气;允许弯腰呼气,但呼气开始后不得再吸气。

（2）握力：握力（grip strength）可用于反映上肢肌肉的力量。

测量器械：目前常用电子握力计。使用前根据使用说明,打开电源,检查握力计的工作状态。

测量方法：正式测试前,受检者有力手（利手）握住握力计内外握柄,另一只手转动握距调整轮,调到适宜的用力握距。测量时令受试者取直立位,双足分开约半步,与肩同宽,手臂斜下垂,掌心向内,握力计离身侧 10cm 左右,勿与身体和衣物相触,也不可靠腰部或其他物件;用最大力紧握内外握柄。记录读数,以 kg 为单位,精确到小数点后 1 位,测试 3 次,取最大值。

（3）血压：血压（blood pressure）是指心脏收缩时血液流经血管使管壁所产生的压力。

测量器械：常用立柱式水银血压计,医用听诊器。

测量前准备：应为不同年龄儿童选择适宜宽度的袖带（有 5、6、8、10、12、13cm 等型号,配相应长度）,宽度应覆盖上臂 2/3 左右,长度包绕上臂 1 周,无短缺或重叠现象。袖带过窄、过短均可导致测量不准确。其次,要保证正确体位；一律取坐位,右上臂充分暴露,调节椅子高度（最好使用升降式椅子）使上臂与心脏处同一水平位。使用水银血压计前应校正零点,水银槽内应有足量水银,水银柱内不能有气泡（出现气泡应排除）。

测量方法：将水银血压计平放,受检者取坐位,右臂自然前伸,平放在桌面上,掌心向上。血压计"0"位与受检者心脏、右臂袖带应处同一水平。检测人员捆扎袖带要平整,松紧适宜,肘窝部要充分暴露。用手触及肱动脉搏动位置,将听诊器置于其上,不施压。向气囊内充气使水银柱上升,直到脉搏动声消失,继续加气再升高 20~30mmHg,然后开阀缓缓放气,当听到第一个清晰的脉跳声时记录水银柱高度值即为收缩压;继续放气,以每次搏动下降 1.5~2mmHg 为宜,在脉跳声经过一系列变化后消逝瞬间的水银柱高度值记为舒张压。若声音持续不消失,即水银柱降到 0 位时仍有脉跳声时,舒张压记为 0。为获得较恒定的血压读数,应连续测量 3 次,取其中最接近的 2 次读数的均值记录。分别记录收缩压、舒张压,以 mmHg 为单位,取整数位。

为了保证测量结果的准确性,测定前 2 小时内不做剧烈活动,测定前 15 分钟内静坐休息。上衣袖口不应压迫上臂,袖口过紧,宜脱去衣袖。袖带下缘应在肘窝上 2.5cm 处。血压需要重测者必须休息 10~15 分钟后方能进行。

（4）脉率：脉率（pulse rate）是单位时间内测得的脉管搏动次数,它在反映心血管功能方面可与其他指标结合应用。

测量脉搏前令受试者休息 15 分钟,然后取坐位,右前臂平放于桌面,掌心向上。检测人员坐在右侧,用食、中、无名指指端置于受试者手腕部的桡动脉上,施以适当压力,可感到动脉搏动。连续测量 3 个 10 秒钟脉搏数,直到其中两次相同而并与另一次相差不超过一次,可认为受检者处于相对安静状态。测量 30 秒钟脉搏数再乘 2,记录为脉率。脉率易因体力活动或随情绪而波动,故测量脉搏前 2 小时内不得进行剧烈活动。

四、实验报告

1. 实验目的　围绕本次实验课需要了解、熟悉和掌握的内容进行撰写。

2. 个体的体格测量结果与评价

（1）个体体格发育水平（等级）评价：记录个体的测量结果,并利用《2014 年全国学生体质与健康调查报告》中儿童青少年各项体格与生理功能指标的参考标准,应用标准差分法（Z 分法）评价各指标的发育等级,记录与实验表 1-1。

实验表 1-1　体格测量结果与等级评价

测量指标	测量结果	等级评价结果（Z 分法）
身高	＿＿＿＿＿＿ cm	A. 上等；B. 中上等；C. 中等；D. 中下等；E. 下等
体重	＿＿＿＿＿＿ kg	A. 上等；B. 中上等；C. 中等；D. 中下等；E. 下等
BMI	＿＿＿＿＿＿ kg/m²	A. 上等；B. 中上等；C. 中等；D. 中下等；E. 下等
头围	＿＿＿＿＿＿ cm	A. 上等；B. 中上等；C. 中等；D. 中下等；E. 下等
胸围	＿＿＿＿＿＿ cm	A. 上等；B. 中上等；C. 中等；D. 中下等；E. 下等
腰围	＿＿＿＿＿＿ cm	A. 上等；B. 中上等；C. 中等；D. 中下等；E. 下等
肱三头肌皮褶厚度	＿＿＿＿＿＿ mm	A. 上等；B. 中上等；C. 中等；D. 中下等；E. 下等
肩胛下角皮褶厚度	＿＿＿＿＿＿ mm	A. 上等；B. 中上等；C. 中等；D. 中下等；E. 下等
腹部皮褶厚度	＿＿＿＿＿＿ mm	A. 上等；B. 中上等；C. 中等；D. 中下等；E. 下等

（2）个体生理功能水平（等级）评价：记录个体的测量结果,并利用《2014 年全国学生体质与健康调查报告》中儿童青少年各项体格与生理功能指标的参考标准,应用百分位数法评价各指标的发育等级,记录于实验表 1-2。

实验表 1-2　生理功能测量结果与等级评价

测量指标	测量结果	等级评价结果（百分位数法）
肺活量	＿＿＿＿＿＿ ml	A. 上等；B. 中上等；C. 中等；D. 中下等；E. 下等
握力	＿＿＿＿＿＿ kg	A. 上等；B. 中上等；C. 中等；D. 中下等；E. 下等
收缩压	＿＿＿＿＿＿ mmHg	A. 上等；B. 中上等；C. 中等；D. 中下等；E. 下等
舒张压	＿＿＿＿＿＿ mmHg	A. 上等；B. 中上等；C. 中等；D. 中下等；E. 下等
脉率	＿＿＿＿＿＿ 次/min	A. 上等；B. 中上等；C. 中等；D. 中下等；E. 下等

（3）个体生长发育状况综合评价：针对个体体格与生理功能指标的测量与评价结果，综合分析个人体格发育与生理功能发育的优势与不足；利用身高和体重指标计算个体的 BMI 值，并对个体的营养状况进行评价；评价个体的生长发育偏离情况，如生长迟缓、血压偏高等。

（4）个体的发育优势与不足分析：分析体格发育和生理功能状况的等级水平，优势和不足。需要全面分析，如 BMI 上等，则要筛查是否超重与肥胖；血压的上等意味着血压偏高。

3. 班级整体生长发育状况评价　评价班级同学身高、体重、肺活量、握力 4 个指标各等级（五等级评价）所占的百分比，计算此 4 个指标的中位数、P_{25}、P_{75}值，并与全国参考标准进行比较；分析身高、体重、肺活量、握力 4 个指标间的相关性；统计班级各类生长发育偏离（低体重、超重与肥胖、生长迟缓、消瘦、慢性严重营养不良）的百分比，并进一步提出指导性建议。

进一步分析体格生长指标与生理功能指标的关系，如分别分析男女生 BMI 测量值（换算成 Z 分）、不同部位皮褶厚度（Z 分）与血压测量值（Z 分）的 Pearson 相关系数；分析 BMI 分级（消瘦、正常、超重、肥胖）学生的血压偏高比例，用卡方检验分析 4 组学生血压偏高比例分布差异是否具有统计学显著意义。

（陶芳标）

实验二

学生常见健康问题筛查及资料分析

一、实验目的

本实验为综合性实验。在学习儿童少年卫生领域常见的健康问题的基础上,掌握儿童少年主要健康问题(如视力问题、龋齿等)的筛查方法;通过对学生健康常见问题筛查和资料分析的训练,掌握常用学生健康问题筛查的基本方法和资料分析技能;能根据调查评价结果进行综合分析,提出建议。

二、实验内容

(一)常见健康问题筛查的实施

1. 调查对象　大规模的健康问题筛查对象应具有代表性,覆盖所在地区城乡各级学校的学生。本次实验主要让学生实践筛查方法,可根据实验学生人数选择具有代表性的小学和(或)中学的3~5个班级为调查对象,采取整群抽样的方法,由学生分组后进行筛查和资料的分析评价。

2. 调查时间　一般规定在每年同一时间内进行,检测人员需事先接受严格培训,掌握统一的方法和标准。

3. 调查内容

(1)儿少卫生领域常见疾病或异常(视力和龋齿)分析

资料来源:现场健康问题筛查及体质健康卡。

(2)因病缺课情况

资料来源:病假登记资料,包括月病假率,因病缺课率及其病因分析资料。

(二)学生健康筛查的资料分析、评价和建议

1. 健康资料的收集和统计　将学生健康卡、常见疾病或异常录入数据库,并进行质量控制,筛查出病人后,应建议其针对其疾病或问题进一步检查,明确诊断。

2. 数据的分析、评价和建议　通过流行病学和医学统计学调查分析方法,了解疾病或某健康状态在不同地区(学校)、不同时间以及不同人群组中的分布。调查中所得到的数据有不同的类型,根据资料所属的变量类型选用恰当的统计方法,按照调查研究的目的和任务,来分析计算变量资料的集中趋势、离散程度、率和构成比等统计学指标。

根据健康筛查资料的分析和评价结果,针对如何预防和减少学生健康常见问题的患病情况,提出有针对性的科学建议。调查获得的健康筛查和监测资料,可在校医的协助下,纳入学生的健康

档案。

三、实验方法

（一）常用健康筛查的方法

1. 远视力的检测方法

（1）视力表：统一使用标准对数视力表，它有视标增率均匀，记录、统计方便等优点，视力表的表面应平整、无皱褶、洁白、无污渍，无反光。室内检查视力一律使用人工照明灯箱，卫生要求是：视力表两旁装 30W 日光灯各一支；箱内涂成白色，使视标表面亮度达 500lx 以上；各行视标照度均匀一致；灯箱外涂成暗色，避免眩光刺眼。

（2）准备：若利用自然光线检查，宜选天气晴朗，光线较好时进行。将视力表悬挂于无直射阳光、光线充足且均匀处，避免强光耀眼。若在室内，视力表应挂在白色墙上，侧面距墙 1m 处应有窗户。视力表灯箱的悬挂高度，应使最末一行 E 字与多数被检者双眼在同一水平。检查前，在距视力表 5m 远处地面上画一道横线，距表 4m、3m、2.5m、2m、1.5m 和 1m 处也画出横线，注明距离，以便记录。

（3）方法：取坐位或立位。坐姿时，将课椅放在 5m 标线正中线后，双眼和地标线齐平；立位时，双足尖与地标线齐平，端正站，头不偏倚，双眼都睁开，不眯眼。平时所戴眼镜、隐形眼镜等先摘去，检查裸眼视力，然后戴镜检查戴镜（矫正）视力，分别记录。先查右眼，后查左眼。测试者将指棒点在每个视标正下方 0.5cm 处。辨认时间为平均每视标 3~5 秒左右（约 1~2 次呼吸）。检查中，各视标缺口的 4 个方位都应查到。先从 5.0 行视标认起，若看不清再逐行往上查；辨认无误则逐行下查。

（4）评价：如能认清 5.0 视标，视力正常；只能认清 4.9 以下，视力低下。要求 4.0~4.5，4.5 行视标每行不能认错 1 个；4.6~5.0 各视标每行不能认错 2 个；5.1~5.3 各行每行不能认错 3 个。超过该规定不再往下查，而以上一行为该受检者视力。如仍看不清，向前移动直至看清为止。记录此时距离，查实验表 2-1，即为该眼的实际视力。《全国学生体质健康调研检查细则》（2014 年）规定：凡视力小于 5.0 者即为视力低下；视力不良严重程度为：4.9，轻度；4.6~4.8，中度；4.5 以下，重度。若被查者视力超过 5.3，可让其后退至 6.3m、7.9m 检查，测得结果相应增加 0.1 和 0.2 为该眼最佳视力。应注意：上述检查结果都属于筛查性质，不能作为诊断依据。凡被筛出为"视力不良"者，应在医院眼科通过散瞳验光，明确诊断。

实验表 2-1　对数远视力表走近距离检查的实际视力

走进距离（m）	远视力
4.0	3.9
3.0	3.8
2.5	3.7
2.0	3.6
1.5	3.5
1.0	3.3
0.5	3.0

有些医院眼科仍使用小数视力表,方法同上。可利用实验表2-2将其转换成对数视力表结果。凡视力<1.0为视力低下,其中0.7~0.9为轻度,0.4~0.6为中度,0.3及以下为重度。

实验表2-2　小数视力表和对数视力表视力记录对照

小数视力	对数视力
0.1	4.0
0.1	4.1
0.2	4.2
0.2	4.3
0.3	4.4
0.3	4.5
0.4	4.6
0.5	4.7
0.6	4.8
0.8	4.9
1.0	5.0
1.2	5.1
1.5	5.2
2.0	5.3

(5)注意事项:①检查前说明检查目的和意义,要求被检学生在检查中不偷看、不背表、不围观提示、不眯眼和揉眼,检查者注意监督;②若被检者一时觉得视力模糊,可允许休息片刻再查;③刚结束上课、考试等紧张状态,或参加剧烈运动、劳动后,不要马上检查视力,应先休息15分钟;④从室外进入后应有至少15分钟的适应时间;⑤对初次受检小儿,应预先教给他们辨认视标的方法。

2. 近视力检查　远视力不良学生需进一步检查近视力。采用对数近视力表,检查时要有充足光线或人工照明。受检眼与视力表距离30cm,先查右眼,后查左眼。检查者用细针指点5.0行视标,能认清5.0行或以上者,为近视力正常,记录为"近视力=5.0(或5.1)"。若30cm处不能辨认5.0,可将视力表放远或移近,直到被检者能看清表上5.0以上视标为止。此时需注明距离。譬如20cm处能看清5.0,记录为"记录为5.0、20cm"。凡远视力<5.0,近视力≥5.0,称"近视状态";若远、近视力都<5.0,可能是远视、散光或其他眼病。换言之,近视状态不一定都是近视,有其他可能,但大多因睫状肌调节紧张所致。近视状态者应及时去医院眼科散瞳验光,确定视力不良性质,决定是否戴眼镜。

3. 屈光检查

(1)插片检查法:使用镜片箱与试镜架。检查时嘱被检者坐在距远视力表5m处;戴上试镜架,用黑镜片遮挡一眼;先查右眼,后查左眼。从凹透镜片+0.5D、凸透镜片-0.5D开始检查。先以凹透镜置被检者眼前,嘱其看远视力表;若视力增进,初步定为近视。若加戴凹透镜片后视力反下降,改用凸透镜片;改用后视力增进,初步定为远视。若加戴凹、凸透镜片都不能增进视力,可能患其他眼病。

（2）列镜检查法：列镜由凹、凸两种球镜分别按屈光度大小，顺序嵌在木板上制成，携带方便，适用于简易屈光检查，但不能以此为配镜依据。检查时，让被检者坐在5m远处，用遮眼板盖住一眼，先用±0.5D屈光度球镜片试测。用凹镜片后视力改善，可继续调整凹镜度数，视力继续提高，可大致定为近视。同理，若用凸镜片后视力改善，并在更高凸镜度数后视力继续提高，可大致定为远视。两种镜片皆不能增进视力，可能有其他眼病。

4. 假性近视检查（云雾法）　　远视力不良而近视力正常者，可能因假性近视引起。假性近视是因眼睫状肌过度紧张造成的暂时性近视状态；只要缓解眼睫状肌紧张状态，可显著改善视力。利用缓解来鉴别假性近视的方法很多，其中云雾法操作简单，适用于群体调查。先查裸眼视力，然后戴+2.0D～+3.0D镜，以5m远处能模糊看到视力表上4.0行为宜。先戴镜望远，或做户外运动30分钟，脱镜后立即复查视力；凡远视力增进2行以上者为假性近视。

5. 龋齿的检测方法

（1）检查方法：多采用按牙齿顺序，逐个检查全牙列的方式。检查者应特别注意牙面的色、形、质改变，用探针对点、隙、裂、沟等好发部位仔细进行检查。检查结果依据WHO诊断标准规定用的符号记录。诊断标准见实验表2-3。

实验表2-3　龋齿的诊断标准及记录符号

	检查情况	诊断	记录符号	
			恒牙	乳牙
1	无龋蚀与充填	无龋齿	0	A
2	牙面点、隙、裂、沟有色、形、质改变；探针尖能插入，洞底已软化，牙体暂时充填物、银汞折断等（仅有色变者不作龋齿诊断）	龋齿	1	B
3	牙体充填完好，无继发龋齿	已充填的无龋齿	2	C
4	牙体上有充填体，在其他牙面又有龋蚀	已充填的原发龋齿	3	D
5	充填体下又有继发龋齿	已充填的继发龋齿	4	E
6	<9岁因龋齿失去乳牙及乳磨牙	龋失乳牙	5	M
7	<30岁除非龋丧失恒牙（如伤害）外，因龋拔除的恒牙	龋失恒牙	6	
8	<30岁先天性缺失或因外伤、正畸拔除的恒牙	非龋失恒牙	7	
9	≥30岁因任何原因丧失的恒牙	恒牙丧失	8	
10	乳牙已落，恒牙未萌	未萌恒牙	9	X
11	除非龋所作的修复牙	除外牙		

（2）记录方法：口腔检查记录方法应符合口腔科要求，准确、简明。

1）象限与牙位：①病历诊治记录方法。口腔诊治中，通常将全口牙分为A（右上）、B（左上）、C（右下）、D（左下）四个象限区。牙位的表示为：乳牙用罗马数字表示，见实验图2-1；恒牙用阿拉伯数字表示，见实验图2-2。记录中均以受检者本身的左右方位为依据。②口腔健康调查记录法。WHO规定在口腔健康调查中，龋病部分用两位数字来表示。第一位数字代表口腔的四个象限区。恒牙四个象限区的数字为1、2、3、4，乳牙四个象限的数字为5、6、7、8。见实验图2-3。

		A		上颌		B		
乳牙　右侧	V　IV　III　II　I			I　II　III　IV　V				左侧
	V　IV　III　II　I			I　II　III　IV　V				
		C		下颌		D		

实验图 2-1
乳牙牙位表示方法

		A		上颌		B		
恒牙　右侧	8 7 6 5 4 3 2 1			1 2 3 4 5 6 7 8				左侧
	8 7 6 5 4 3 2 1			1 2 3 4 5 6 7 8				
		C		下颌		D		

实验图 2-2
恒牙牙位表示方法

恒牙	1(右上)	2(左上)
	4(右下)	3(左下)

乳牙	5(右上)	6(左上)
	8(右下)	7(左下)

实验图 2-3
恒牙、乳牙的四个象限的分区

第二位数字代表牙位。恒牙、乳牙均自中切牙开始顺序编号为 1~8 和 1~5,与象限数码结合起来。见实验图 2-4。

		右上		上颌		左上		
恒牙	18 17 16 15 14 13 12 11			21 22 23 24 25 26 27 28				
	48 47 46 45 44 43 42 41			31 32 33 34 35 36 37 38				
		右下		下颌		左下		

		右上		上颌		左上		
乳牙	55　54　53　52　51			61　62　63　64　65				
	85　84　83　82　81			71　72　73　74　75				
		右下		下颌		左下		

实验图 2-4
恒牙、乳牙象限和顺序联合记录

在牙周情况调查中,将口腔分为 6 个区域:两侧尖牙之间为前牙区,第一双尖牙或第一乳磨牙至最后牙为左右侧后牙区。见实验图 2-5。

乳牙		V　IV	III　II　I	I　II　III	IV　V	
恒牙	8　7　6	5　4	3　2　1	1　2　3	4　5　6	7　8
乳牙		V　IV	III　II　I	I　II　III	IV　V	
	右侧后牙区		前牙区		左侧后牙区	

实验图 2-5
牙区

2)治疗情况记录:①龋病而不需处理,记 0;②因龋修补 1 个面,记 1;修补 2 个面,记 2;修补 3 个面,记 3;修补>3 个面或牙冠,记 4;③因龋拔牙,记 5;④因牙周病拔牙,记 6;⑤因修复需要而拔牙,记7;因其他原因,记8;⑥其他说明,记9。

（二）健康筛查资料分析

1. 健康资料的收集 将学生健康卡、常见疾病或异常录入数据库,按各个对象的实足年龄、性别分组,检查与核对原始资料,检查原始资料的准确性与完整性,填补缺漏,删去重复,纠正错误。

2. 资料统计分析

(1)归类:将常见疾病或某种健康状态按已明确规定好的标准,将全部调查对象分组归类。

(2)分组:将原始资料分组进行比较,了解疾病或某健康状态在不同地区(学校)、不同时间以及不同人群组中的分布。

1)统计:视力监测指标常用做计数资料用百分率进行分析,但应考虑其计量资料的性质(并属于正态分布),用均数等计量资料指标来表示。按年龄分组,计算测量视力情况的样本数、平均数、标准差、标准误等资料,可满足不同统计要求,如不同年龄、不同性别、城乡之间的差异显著性 t 检验或方差分析等。

2)视力不良及近视状况分析:①视力不良率,可以按年龄分组、学校、年级、班为单位整理统计(实验表2-4);②视力不良程度,按前述分类法,分别计算出轻度、中度、重度视力不良人(眼)数的百分比,可细分性别、年龄(或年级)组统计,分别计算不同程度者占视力不良者(人、眼)数的百分比(实验公式2-1);③近视、假性近视患病率,以插片或裂隙镜检查结果为准。

$$视力不良率 = \frac{视力不良人数(眼数)}{受检人数(眼数)} \times 100\% \qquad (实验公式2-1)$$

同时,可统计不同年级(实验表2-4)、不同性别等视力不良或近视率分布。

实验表2-4 各年级视力不良与近视率分布

年级	视力不良		近视	
	人数	%	人数	%
合计				

3)龋齿资料的统计:按年龄分组,计算龋患率%、龋均、受检总人数、患龋失补牙数和患龋失补人数。

龋均:即每个受检者平均患龋齿个数,反映人均患龋的严重程度。龋齿包括龋、失、补,其龋、失、补(decay,missing,filling tooth)牙数,恒牙记为 $DMFT$,乳牙记为 $dmft$。计算方法见实验公式2-2、实验公式2-3。

$$恒牙龋均 = \frac{DMFT}{受检人数} \qquad (实验公式2-2)$$

$$乳牙龋均 = \frac{dmft}{受检人数} \qquad (实验公式2-3)$$

患龋牙面：一般用于统计龋、失、补牙面数（如恒牙为 DMFS）。

龋患率：一般用来统计受检人群的龋齿患病率。计算方法见实验公式 2-4。

$$龋患率 = \frac{龋、失、补人数}{受检人数} \times 100\%　\text{（实验公式 2-4）}$$

龋点降低率：用于以实验干预手段作各类防龋措施的实验过程效果评价。计算方法见实验公式 2-5。

$$龋点降低率 = (1 - \frac{实验组（或实验后）龋患率}{对照组（实验前）龋患率}) \times 100\%　\text{（实验公式 2-5）}$$

4）病假资料的统计：将资料按月分别统计，算出患病率和因病缺课率。计算方法见实验公式 2-6、实验公式 2-7。

$$患病率 = \frac{某病患病人数}{学生总人数} \times 100\%　\text{（实验公式 2-6）}$$

$$因病缺课率 = \frac{因病缺课总时数}{学生人数 \times 统计时间内总课时数} \times 100\%　\text{（实验公式 2-7）}$$

平均因病缺课日数：全校（也可以以班级为单位统计）学生一学期内平均每人因病缺课日数。计算方法见实验公式 2-8。

$$学生平均因病缺课日数 = \frac{全学期因病缺课人日数}{该学期全校学生平均数}　\text{（实验公式 2-8）}$$

如果存档资料中有历年的监测资料，可以进行监测资料的动态分析，探讨发生差异的原因和有效的干预措施。

监测资料的分析方法：描述疾病或健康状态的分布，结合频率指标，按时间、地区和人群描述疾病或健康状态的分布。可先按某个因素分层描述分布，再按多个因素描述分布，如按时间-地区、地区-人群、时间-人群等不同分层方法进行描述。计量资料的组间比较采用 t 检验或方差分析，率的组间比较采用卡方检验或 U 检验等。

3. 提出建议　根据筛查的结果分析，查阅相关资料查找影响因素，开展常见健康问题预警，结合相关危险因素和三级预防原则完善学生视力和龋齿改善措施，提高学校常见健康问题预防和干预的针对性、实效性和科学决策水平。如资料统计完毕后根据视力调查结果结合该教室的采光、照明、课桌椅、学生用眼卫生、阅读习惯等提出建议；根据龋齿的常见危险因素和三级预防原则提出建议；对因病缺课情况研究干预措施，为有针对性地开展预防保健工作提供科学依据。

4. 质量控制　健康筛查的检查方法和诊断标准应统一和标准化，确保健康筛检的质量和统计分析的可信度。选择检查方法时，应充分注意操作的简便性、特异性、灵敏度和无伤害性，也不能因检查而导致交叉感染等现象发生。

（1）测量偏倚控制：测量仪器的校正、准确；测量人员培训以及指标测量的标准化；规范操作，重视仪器使用前后及过程中的检查、调试与维护其功能始终处于最佳状态。

（2）减少设计中的偏倚：例如有足够的样本量，所抽的样本要有代表性；所选用的统计分析方法合适，数据处理得当。

（3）现场调查：对各类检测筛查表进行抽查及复测，目的是检查测量数据的准确性，即真实性和可靠性。

四、实验报告

每8~10位同学一组，分别负责抽取的小学或中学一个班级进行视力和龋齿的筛查并记录，查阅记录因病缺课情况，资料分类汇总后进行分析和实验报告的撰写。

1. 实验目的　围绕本次实验课需要了解、熟悉和掌握的内容进行撰写。

2. 常见健康问题（视力和龋齿）的筛查记录和分析

（1）结果记录：利用健康问题筛查中视力和龋齿的检查方法对研究对象的远视力、近视力、屈光状态、假性近视、龋齿进行筛查和记录。

（2）统计分析：利用筛查的记录进行视力不良及近视状况分析包括：视力不良率、视力不良程度、近视、假性近视患病率；按年龄分组，计算龋患率%、龋均、受检总人数，患龋失补牙数和患龋失补人数。

根据病假资料按月分别统计，算出患病率和因病缺课率，按班统计某种疾病患病人数占患病总人数的百分比，然后进行分析。

3. 评价和建议　将原始资料分组进行比较，了解疾病或某健康状态在不同地区（学校）、不同时间以及不同人群组中的分布，找出学生健康状况中存在的问题，进行分析和评价，结合查阅相关文献资料，提出建议。如，根据视力调查结果结合该教室的采光、照明、课桌椅、学生用眼卫生、阅读习惯等提出建议；根据龋齿的常见危险因素和三级预防原则提出建议；对因病缺课情况分析原因，发现危险因素，提出干预措施，为有针对性地开展预防保健工作提供科学依据。

（王婷婷）

实验三

青少年心理健康与行为问题调查与评价

一、实验目的

本实验为设计性实验。通过自我学习和在老师指导下的学习,确定一个实验选题,利用一种或几种常用的评定量表或标准化的调查问卷对某一具体的青少年心理健康或行为问题进行调查与评价,描述这些心理行为问题检出率及其分布特征,分析其影响因素等,以学生巩固理论知识,提高自主学习能力。

二、实验过程

从公共卫生的角度看,对青少年常见的心理健康与行为问题进行调查与评价,就是利用信度、效度较高的相关评估量表进行问卷调查(常用量表见参考资料)。对青少年心理健康状况调查与评价,既可以是某一年龄段青少年总体心理健康状况的调查,也可以是心理健康的某一方面状况,如抑郁、焦虑等情绪症状,还可以评定行为问题,如网络成瘾、手机依赖使用等。

(一)确定实验题目

学生可以根据自己的研究兴趣和知识水平,选择适当的研究伙伴,每4~5人一组。利用一周时间,查阅相关文献和具体评定量表的施测方法和要求,在教师的指导下,确定实验题目。如:

1. 青春发动期前后儿童心理行为问题变化及其性别差异
2. 大学生手机成瘾与睡眠障碍的关系
3. 青少年体育锻炼行为对抑郁症状的影响
4. 青少年吸烟、饮酒、手机依赖性使用等多种危害健康行为的共存现象调查
5. 太极训练对大学生心理亚健康促进作用评价

……

建议教师及时参与学生的实验选题指导,向学生们推荐合适的调查与评价工具并详细介绍测量和调查的具体要求、评分标准和注意事项等,鼓励学生研究现实问题的积极性和创新性。

(二)设计实验方案

学生利用两周左右时间,完成有关某一具体的青少年心理健康或行为问题调查与评价的设计性实验方案。

1. 背景和实验目的　阐释对某一具体的青少年心理健康或行为问题研究的理论意义和现实意

义,分析国内外相关问题的研究现状和局限,明确本实验研究拟要解决的问题和创新之处。

2. 调查样本选取方法和数量　根据研究目的,对目标人群进行整群、随机抽样,样本人数 300～500 人。

3. 主要指标测量所需要的仪器设备和测量方法　根据研究目的,选择恰当的调查问卷、评定量表或自编调查问卷进行问卷调查(参见附 1,也可自己或在老师的帮助下使用其他量表或问卷)。

4. 调查结果分析和评价方法　根据研究目的,利用数据分析软件(如:SPSS 统计软件等)对问卷调查结果进行数据分析。

5. 预期结果和计划进度　小组成员积极研讨研究工作的可行性和可能存在的问题。并在教师和全班同学的帮助下,确定研究方案和预期结果,并制订详细的计划和时间进度表,明确小组成员分工。完成并上交实验开题报告。

（三）实施现场调查

根据讨论确定的调查方案,对研究对象进行团体调查或个别调查,收集数据并分析整理。教师应及时关注各组的现场调查情况,对学生调查时遇到的问题给予指导和帮助。在儿童少年心理健康与行为问题调查与评价实施过程中,必须做到以下几个方面才能保证调查研究的顺利实施和结果的真实性。

1. 尊重被试,保证被试的隐私权和知情权　主试要保证不经过被试的明确允许,不得将其任何个人信息向外界透露。每个被试有权知道为什么要进行调查与评价。对于未成年人,被试和其父母或监护人都应该知情。

2. 较快地与被试建立协调关系　建立主试与被试之间友好的、合作的关系,能促使被试尽可能地对测验感兴趣,遵从指示语,认真合作地进行测验。

3. 控制施测情境,保证适当的施测条件　调查与评价应在使被试感到安全、不受干扰的情境下进行。

4. 充分掌握调查与评价的具体程序　应充分掌握调查工具的具体要求和施测流程,并严格遵从指导语要求施测,消除无关因素的干扰,按照调查与评价要求和测验手册进行记分。对调查与评价结果的记分要遵照调查与评价的要求和测验手册的记分标准来决定。

5. 根据研究需要,观察、记录被试在施测过程中有意义的行为　对于被试在施测过程中出现的,可能对调查与评价结果产生影响的行为,主试也应在调查与评价施测过程中进行记录,并根据调查与评价的要求,在测验结果中适当做出解释。

三、实验报告

按照调查研究报告规范格式,撰写报告(可参考附 2)。实验报告的内容包括:

1. 题目

2. 研究目的

3. 研究对象与方法

(1)研究对象

(2)研究方法

（3）数据管理与统计分析

4. 研究结果

5. 讨论

6. 结论与建议

7. 参考文献

教师应利用一至两节课组织全班学生总结调查研究结果。包括各组学生汇报研究结果,组内成员汇报各自分工及完成情况。鼓励学生对调查研究中出现的问题和解决方案的经验进行分享。指导教师点评和总结等。

【附1】部分心理行为评定量表及其评定方法

1. 青少年心理亚健康多维问卷 心理亚健康依据青少年亚健康多维评定问卷(Multidimensional Sub-health Questionnaire of Adolescents,MSQA)心理亚健康分量表评定,共有39个条目。本问卷由陶芳标等研制,研制者授权使用本教材的学生免费使用。该量表条目均设置为反向条目,等级越高表示亚健康症状持续时间越短。判定亚健康症状持续时间超过1个月以上的条目数(即每条目的选项为1、2或3)为阳性条目,有1项以上阳性条目作为有亚健康症状的界定标准。心理亚健康分量表包括情绪问题[条目(1)、(3)、(5)、(7)、(9)、(11)、(13)、(15)、(17)、(19)、(21)、(23)、(25)、(27)、(29)、(31)、(33)、(39)]、品行问题[条目(4)、(6)、(8)、(22)、(30)、(32)、(35)、(37)]和社会适应困难[条目(2)、(10)、(12)、(14)、(16)、(18)、(20)、(24)、(26)、(28)、(34)、(36)、(38)]3个维度。

症状持续时间等级:持续3个月以上,计为6;持续2个月以上,计为5;持续1个月以上,计为4;持续2个星期以上,计为3;持续1个星期以上,计为2;没有或持续不到1星期,计为1。当评定结果在3以上,即症状持续1个月以上,该症状阳性。心理亚健康症状阳性条目数≥8条,则评定该研究对象处于亚健康状态。其中情绪问题阳性条目数≥3条,品行问题阳性条目数≥1条,社会适应困难阳性条目数≥4条,分别评价为有情绪问题、品行问题、社会适应困难。

以下39个题目是常见的心理和社会适应不良的症状表现,请仔细阅读每一题,根据最近3个月以来的实际感受,按持续时间填写相应数字(设计方法见上述)。

（1）对事物不感兴趣

（2）近一段时间总是很难记住学习内容

（3）常常感到坐立不安、心神不定

（4）常常感到人们对自己不友好、不喜欢

（5）常常感到紧张

（6）总是感觉旁人能知道我的私下想法

（7）经常责怪自己

（8）常常感到有人在监视、谈论自己

（9）常常害怕空旷的场所

(10)在家里几乎很难安心学习

(11)做事经常犹豫不决

(12)总是感到大多数人都不可信任

(13)常常害怕去公共场合活动或参与集体活动

(14)对现在的学校生活常常感到不适应

(15)常常感到心里烦躁

(16)当心情低落时,常常不愿向其他人倾诉

(17)经常会无缘无故地感到害怕

(18)总是感到前途没有希望

(19)注意力无法集中

(20)总是很难适应老师的教学方法

(21)常常感到苦闷

(22)经常有想摔东西的冲动

(23)头脑中总是有不必要的想法或字句盘旋

(24)当遇到困难时,大多不想去求助于别人

(25)上课时总是担心老师提问自己

(26)总是不喜欢和同学、朋友在一起谈论问题

(27)反复想死

(28)一天到晚对什么都提不起精神

(29)经常想到怎样去实施自杀(如怎样去服毒、割腕、跳楼等)

(30)经常与人争论、抬杠

(31)在人多的地方感到不自在

(32)总觉得别人在跟我作对

(33)单独一个人时总是感觉精神紧张

(34)总是很讨厌上学

(35)经常不能控制地大发脾气

(36)一听说要考试,总感到坐立不安

(37)经常因一些小事而愤怒

(38)与同学相比,常常感到学习困难

(39)当别人看着我时,常常感到不安

2. 青少年手机使用依赖自评问卷　青少年手机使用依赖自评问卷(Self-rating Questionnaire for Adolescent Problematic Mobile Phone Use,SQAPMPU)是陶芳标等于2012年编制的,用于青少年自我评估手机使用行为的问卷,可免费使用。问卷共13个项目,分3个维度:戒断症状共6条[项目(2)、(4)、(6)、(8)、(11)和(13)];渴求性为3条[项目(1)、(7)和(10)];身心影响为4条[项目(3)、(5)、(9)和(12)]。问卷采用5级评分。将13个条目得分相加可到总分。总分越高,表明对手机依

赖的程度越高;按照总分的第 75 个百分位数划分,<P_{75}表示无手机依赖行为,≥P_{75}表示有手机依赖行为;≥P_{95}表示有严重手机依赖行为。

请根据自己的情况进行评分:从不,0;偶尔,1;有时,2;经常,3;总是,4。

(1)我总觉得使用手机的时间不够

(2)当我企图减少或停止使用手机时,我会觉得沮丧、心情低落或脾气易躁

(3)我玩手机过多导致睡眠不足

(4)当因上课、聚餐等而必须关机时,会感到烦躁

(5)我有时候宁愿拿着手机玩,也不愿意处理其他一些更紧迫的事

(6)当手机有一段时间没有响,我的脑海会开始浮现手机有未接来电的念头

(7)我觉得需要花更多的时间在手机上才能得到满足

(8)当我幻听到手机铃声响起或震动时,总会下意识拿出手机查看

(9)因为使用手机的关系,我平时休闲活动时间减少了

(10)我时常做有关手机的梦

(11)一段时间不查看手机是否有信息或不开机,会令我感到焦虑

(12)使用手机直接影响了我的学习或工作效率

(13)如果没有手机我会感到不知所措

3. 抑郁自评量表　自评抑郁量表(Self-rating Depression Scale,SDS)系威廉·W.K.容(William W. K. Zung)于 1965 年编制的,为自评量表,用于衡量抑郁状态的轻重程度及其在治疗中的变化。评定时间跨度为最近一周。SDS 分别由 20 个陈述句和相应问题条目的组成。每一条目相当于一个有关症状,按 1~4 级评分。每一个条目均按 1、2、3、4 四级评分。20 个条目中有 10 项[第(2)、(5)、(6)、(11)、(12)、(14)、(16)、(17)、(18)和(20)]是用正性词陈述的,为反序计分,其余 10 项是用负性词陈述的,按上述 1~4 顺序评分。SDS 评定的抑郁严重度指数按下列公式计算:抑郁严重度指数=各条目累计分/80(最高总分)。指数范围为 0.25~1.0,指数越高,抑郁程度越重。0.5 以下者为无抑郁;0.5~0.59 为轻微至轻度抑郁;0.6~0.69 为中至重度;0.7 以上为重度抑郁。

请仔细阅读每一条陈述句,在过去的一周中根据最适合情况的时间频度评分:从无或偶尔,计为 1;有时,计为 2;经常,计为 3;总是如此,计为 4。

(1)我觉得闷闷不乐,情绪低沉

(2)我觉得一天之中早晨最好

(3)我一阵阵哭出来或觉得想哭

(4)我晚上睡眠不好

(5)我吃得跟平常一样多

(6)我与异性密切接触时和以往一样感到愉快

(7)我发觉我的体重在下降

(8)我有便秘的苦恼

(9)我心跳比平常快

（10）我无缘无故地感到疲乏

（11）我的头脑跟平常一样清楚

（12）我觉得经常做的事情并没有困难

（13）我觉得不安而平静不下来

（14）我对将来抱有希望

（15）我比平常容易生气激动

（16）我觉得作出决定是容易的

（17）我觉得自己是个有用的人,有人需要我

（18）我的生活过得很有意思

（19）我认为如果我死了,别人会生活得好些

（20）平常感兴趣的事我仍然照样感兴趣

4. 匹兹堡睡眠质量指数量表　匹兹堡睡眠质量指数量表(Pittsburgh Sleep Quality Index,PQSI)是由丹尼尔·J.博伊斯(Daniel J. Buysse)及其同事在1989年编制的睡眠质量自评量表。由于该量表信度、效度较高,且简单易行,已经成为国内外研究睡眠质量的常用量表。参与计分的18个自评条目可组合成7个成分,包括睡眠质量、入睡时间、睡眠时间、睡眠效率、睡眠障碍、催眠药物、日间功能。每个成分按0~3计分,总分为21分,得分越高则表明被调查者睡眠质量越差,以PQSI总分>7分作为判断睡眠障碍的标准。各成分含义及计分方法如下:

成分一:睡眠质量(subjective sleep quality)

根据条目(6)的应答计分,"很好"计0分,"较好"计1分,"较差"计2分,"很差"计3分。

成分二:入睡时间(sleep latency)

条目(2)的计分为"≤15分钟"计0分,"16~30分钟"计1分,"31~60分钟"计2分,">60分钟"计3分。

条目(5)a的计分为"无"计0分,"<1次/周"计1分,"1~2次/周"计2分,"≥3次/周"计3分。

累加条目(2)和(5)a的计分,若累加分为"0"计0分,"1~2"计1分,"3~4"计2分,"5~6"计3分,即为成分二得分。

成分三:睡眠时间(sleep duration)

根据条目(4)的应答计分,">7小时"计0分,"6~7小时"计1分,"5~6小时"计2分,"<5小时"计3分。

成分四:睡眠效率(habitual sleep efficiency)

床上时间=起床时间[条目(3)]-上床时间[条目(1)]

睡眠效率=睡眠时间[(条目(4)]/床上时间×100%

成分四计分为睡眠效率">85%"计0分,"75%~84%"计1分,"65%~74%"计2分,"<65%"计3分。

成分五:睡眠障碍(sleep disturbance)

条目(5)b至(5)j应答计分为"无"计0分,"<1次/周"计1分,"1~2次/周"计2分,"≥3次/周"计3分。累积(5)b至(5)j各条目分,若累积分为"0"计分为0,"1~9"为1,"10~18"为2,"19~

27"为3。

成分六:催眠药物(used sleep medication)

根据条目(7)计分,"无"计0分,"<1次/周"计1分,"1~2次/周"计2分,"≥3次/周"计3分。

成分七:日间功能障碍(daytime dysfunction)

条目(8)计分为"无"计0分,"<1次/周"计1分,"1~2次/周"计2分,"≥3次/周"计3分。

条目(9)计分为"没有"计0分,"偶尔有"计1分,"有时有"计2分,"经常有"计3分。

累积条目(8)和(9)得分,若累积分为"0"则为0,"1~2"为1,"3~4"为2,"5~6"为3。

PSQI总分为七个成分得分相加。

请根据您近1个月实际情况,回答下列问题:

(1)近1个月,晚上睡觉通常是_____点钟。

(2)近1个月,每晚入睡通常需_____分钟。

(3)近1个月,通常早上_____点起床。

(4)近1个月,每夜通常实际睡眠_____小时(不等于卧床时间)。

对下列问题请用"√"号划出一个最合适的答案:

(5)近1个月,因下列情况影响睡眠而烦恼:

a. 入睡困难(30分钟内不能入睡) ①无;②<1次/周;③1~2次/周;④≥3次/周

b. 夜间易醒或早醒 ①无;②<1次/周;③1~2次/周;④≥3次/周

c. 夜间去厕所 ①无;②<1次/周;③1~2次/周;④≥3次/周

d. 呼吸不畅 ①无;②<1次/周;③1~2次/周;④≥3次/周

e. 咳嗽或鼾声高 ①无;②<1次/周;③1~2次/周;④≥3次/周

f. 感觉冷 ①无;②<1次/周;③1~2次/周;④≥3次/周

g. 感觉热 ①无;②<1次/周;③1~2次/周;④≥3次/周

h. 做噩梦 ①无;②<1次/周;③1~2次/周;④≥3次/周

i. 疼痛不适 ①无;②<1次/周;③1~2次/周;④≥3次/周

j. 其他影响睡眠的事情:①无;②<1次/周;③1~2次/周;④≥3次/周

如有,请说明:

(6)近1个月,总的来说,您认为自己的睡眠。①很好;②较好;③较差;④很差

(7)近1个月,您用药催眠的情况。①无;②<1次/周;③1~2次/周;④≥3次/周

(8)近1个月,您常感到困倦吗?①无;②<1次/周;③1~2次/周;④≥3次/周

(9)近1个月,您做事情的精力不足吗?①无;②<1次/周;③1~2次/周;④≥3次/周

【附2】实验报告摘编

某市青少年手机使用依赖情况调查

随着智能化手机的普及,青少年可方便快捷的从手机上得到信息,体验到快速更新的信息带来

的新鲜感和刺激体验,对于身心尚未完全成熟的青少年学生来说是极易受到诱惑,如果不能引导他们正确的认识和使用手机,这些都可能会带来更严重的后果。为此,本次计划对某市青少年手机使用成瘾情况进行调查。

1. 对象与方法

(1)对象:采用整群随机抽样的方法,选取某市地区普通、重点不同类型的初高中一、二、三年级学生,共发放问卷1800份,经过筛查提出后得到有效问卷1551份,有效应答率为有效应答率为86.17%。被试的平均年龄为15.42岁(s=1.92岁)。

(2)方法:调查内容包括学生的性别、年级、年龄、是否独生子女、是否单亲家庭、是否重点学校、父母受教育程度、家庭月收入等人口学变量方面的基本情况;全体被试进行手机使用成瘾问卷调查。

采用陶芳标等编制的青少年手机使用依赖自评问卷(SQAPMPU)。以初中生总分为36分、高中学生总分为41分划界为手机使用严重依赖。

采用Epi Data 3.1建立数据库,用SPSS 21.0进行统计学分析。采用卡方检验进行率的差异性检验,检验水准α=0.05。

2. 结果

(1)手机使用严重依赖的性别差异比较:结果显示,符合手机使用严重依赖的有85人,检出率为5.48%,其中男生为7.1%,女生为4.3%,男生高于女生,差异有显著性(P<0.05)。见实验表5-1。

实验表5-1　手机使用严重依赖检出率在男女中学生中分布比较

组别	男	女	x^2值	P值
严重依赖组	46(7.1%)	39(4.3%)	5.45	0.02
非严重依赖组	605(92.9%)	861(95.7%)		

(2)初、高中学生手机使用严重依赖的差异比较:结果表明手机使用严重依赖检出率在初、高中学生中的差异无显著性(P>0.05)。见实验表5-2。

实验表5-2　手机使用严重依赖检出率在初、高中学生分布比较

组别	初中	高中	x^2值	P值
严重依赖组	44(6.5%)	41(4.7%)	2.61	0.106
非严重依赖组	628(93.5%)	838(95.3%)		

(3)手机使用严重依赖的年级差异比较:结果表明,初、高中学生手机使用严重依赖在年级方面差异无显著性(P>0.05)。见实验表5-3、实验表5-4。

实验表5-3　手机使用严重依赖在初中各年级学生中分布比较

分组	初一	初二	初三	x^2值	P值
严重依赖组	5(3.7%)	24(7.0%)	15(7.8%)	2.36	0.307
非严重依赖组	130(96.3%)	320(93.0%)	178(92.2%)		

实验表 5-4　手机使用严重依赖在高中各年级学生中分布比较

分组	高一	高二	高三	x^2值	P值
严重依赖组	5(2.8%)	20(5.1%)	16(5.1%)	1.65	0.439
非严重依赖组	171(97.2%)	369(94.9%)	298(94.9%)		

3. 讨论　本次调查中,手机使用严重依赖的报告率为 5.48%。从总体上来看,该次的调查结果不高于全国其他研究者在中学生中使用相同量表所得的结果。

青少年学生手机使用严重依赖在性别上差异有显著性,这可能是由于中国传统文化认为男性可以有更大的社交网络,同时他们在遇到困难和挫折时大多不愿意或者无法求助他人或者和他人交流,这样男性更愿意转向手机、手机网络等发泄情绪,缓解压力;而女生则可以偶尔示弱,更习惯向别人倾诉来获得慰藉和支持。

初、高中两个学习阶段的中学生手机使用严重依赖检出率差异无显著性,可能是作为青少年成长阶段中两个持续时间较长的连续的发展阶段,生活环境和学习环境在这两个时期中并未有明显的变化,家长和学校对学生的学习成绩高度重视,控制手机使用。

手机使用严重依赖在年级间的差异无显著性,初、高中生的手机使用严重依赖率随着年级的改变并未有显著的变化。该结果和雷蕾等人的研究结果不一致,他们发现青少年学生手机使用严重依赖检出率随着年级显著上升。本次调查结果可能与该地区家长和学校严格控制学生手机使用有关。

4. 结论与建议　本调查结果显示,本次调查对象的手机使用严重依赖检出率不高,男生高于女生。所处的中学学习阶段及年级对手机使用严重依赖行为的影响无显著性,其原因值得进一步研究。

5. 参考文献(略)

（梅松丽）

实验四

学校体育课和学生体力活动卫生学评价

一、实验目的

本实验为综合性实验。旨在全面了解学校体育课卫生学评价的结构、学生运动负荷的自我检测和心肺功能（cardiopulmonary fitness）试验，掌握体育课卫生学评价内容，熟悉学生体力活动调查要点，全面分析学校体育符合卫生学要求的情况，评价学生体力活动水平与心肺功能关系。

二、实验内容

（一）现场或模拟实验内容

1. 学校体育课卫生学评价　以班级为单位，观察和评价学校体育课结构，开展学生运动运动负荷监测，评价体育课是否负荷卫生学要求。评价标准：如体育课结构合理，受检学生中有 4 名学生的运动负荷监测结果达到卫生标准要求，则该次体育课符合卫生要求。

2. 学生体力活动问卷调查　每两位同学一组，分别采用国际体力活动问卷（IPAQ，适用范围 15~59 岁）调查并记录对方的体力活动情况，计算并评价对方体力活动水平分组。

（二）心肺功能测试的卫生学评价

通过单项或联合心肺功能试验，对学生个体心肺功能状况进行卫生学评价。常见的心肺功能试验有 30 秒 20 次全蹲起、15 秒原地快跑、原地高抬腿跑、台阶试验和最大吸氧量测定（根据实验室条件选测）等。

三、实验方法

（一）体育课运动负荷的监测

1. 采用体育课运动负荷卫生标准进行评价　参考《中小学生体育锻炼运动负荷卫生标准（WS/T101—1998）》的监测方法，每节体育课，对身体发育、健康状况和体育成绩上、中、下等的学生分别随机抽取 1 名、3 名、1 名，共 5 名学生为对象。测定每一个学生的 1 学时体育课基本部分每项运动后的即刻 10 秒心率，换算成一分钟心率进行评价。

运动负荷的卫生标准：健康中小学生体育课和课外体育活动的基本部分靶心率不应低于 120 次/分，也不得超过 200 次/分。

2. 使用心率表评价体育课运动负荷　每节体育课，对身体发育、健康状况和体育成绩上、中、下等的学生分别随机抽取 1 名、3 名、1 名,共 5 名学生为对象。体育课开始前,每名学生佩戴 1 个心率表用于心率的连续监测,使用秒表分别记录学生实际练习时间和全课总时间,根据心率表的结果,记录每名学生安静心率、课前心率、平均心率、心率≥120 次分的时间(分)、最高心率出现时间、课后 10 分钟心率、心率指数和体育课密度。见实验表 4-1。

其中,体育课密度 1 是指一节体育课内学生实际练习时间占全课总时间的比例(见第 15 章第二节)。体育课密度 2 是指学生心率达到 130 次/分以上的时间占体育课总时间的比例。

实验表 4-1 使用心率表对学校体育课进行卫生评价

学校名称:　　　　　　　年级班级:　　　　　　　任课教师:
课程题目:　　　　　　　日期:　　　　　　　　　记录人:

评价指标	个体 1	个体 2	个体 3	个体 4	个体 5
性别					
身高(cm)					
体重(kg)					
BMI(kg/m²)					
身体素质状况					
安静心率(次/分)					
课前心率(次/分)					
平均心率(次/分)					
心率≥120 次分的时间(分)					
最高心率(次/分)					
最高心率出现的时间(分)					
课后 10 分钟心率(次/分)					
心率指数					
体育课密度 1(%)					
体育课密度 2(%)					

(来源:宋逸,马军. 儿童青少年体育课和课外体育活动指导. 北京:北京大学医学出版社,2013)

3. 学生体力活动水平分组的评价方法

(1)问卷:国际体力活动问卷(International Physical Activity Questionnaire,IPAQ)是目前公认有效、且在国际上较为广泛使用的城县人(15~59 岁)体力活动水平测量问卷之一,分为短卷和长卷 2 个版本。本次实验主要采用 IPAQ 短卷(以下简称短卷)对学生进行问卷调查,具体问卷见本实验附录。

短卷分步行、中等强度和高强度体力活动询问不同强度活动的 1 周频率和每天累计时间,其中步行的代谢当量(MET)赋值为 3.3,中等强度活动的赋值为 4.0,高强度活动的赋值为 8.0。

(2)计算方法

1)数据清理和异常值提出原则:各项活动的每天累计时间均需转化为分钟。任何活动频率或时间数据有缺失者不纳入分析。假定每人每天至少有 8 小时睡眠时间,如果个体报告的 3 种体力活动的每天累计时间总和超过 960 分钟(16 小时),则此人不纳入分析。

2)数据截断原则:短卷中如某种强度体力活动的每天时间超过 3 小时,则重新编码为 180 分钟。该原则允许每种强度的体力活动每周最多报告 21 小时(1260 分钟)。这种处理可以有效地避免将部分个体错分到高体力活动水平组。

3)计算体力活动水平:IPAQ工作组推荐计算个体每周体力活动水平(MET-min/w),报告人群体力活动水平的中位数和四分位数。对于IPAQ短卷,个体每周从事某种强度体力活动水平用实验公式4-1计算。

某种强度体力活动水平＝该体力活动对应的MET赋值×每周频率(d/w)×每天时间(min/d)

（实验公式4-1）

3种强度体力活动水平相加即为总体力活动水平。

4)体力活动水平分组:IPAQ工作组将个体体力活动水平划分为低、中和高3组(实验表4-2)。由于个体的健康收益来自于规律的体力活动,因此,在分组标准中不仅要考虑总的体力活动水平,还要考虑1周频率和每天时间。IPAQ问卷涉及日常生活中各个领域的体力活动,所以估计得体力活动水平要高于单纯询问休闲时间体育锻炼的调查,因此IPAQ工作推荐的分组标准要更高。

实验表4-2　个体体力活动水平分组标准

分组	标准
高	满足下述2条标准中任何1条: ①各类高强度体力活动合计≥3天,且每周总体力活动水平≥1500 MET-min/w ②3种强度的体力活动合计≥7天,且每周总体力活动水平≥3000 MET-min/w
中	满足下述3条标准中任何1条: ①满足每天至少20分钟的各类高强度体力活动,合计≥3天 ②满足每天至少30分钟的各类中等强度和/或步行类活动,合计≥5天 ③3种强度的体力活动合计5天,且每周总体力活动水平≥600 MET-min/w
低	满足下述2条标准中任何1条: ①没有报告任何活动 ②报告了一些活动,但是尚不满足上述中、高分组标准

（二）心肺功能测试的卫生学评价

常见的心肺功能测试有30秒20次全蹲起、15秒原地快跑、原地高抬腿跑、台阶试验和最大吸氧量测定等。

1. 30秒20次全蹲起　测试前,受试者静坐测安静脉搏和血压,然后起立,在30秒内匀速蹲、起20次(用节拍器控制蹲起的节奏)。注意蹲、起都在原地;下蹲时足跟不离地,两膝深屈,双臂向前平举;起立后双臂自然下垂。

蹲起结束后3分钟内,每1分钟前10秒测脉率,后50秒测血压;第2、3分钟重复该顺序,可获得恢复期第1、2、3分钟内的心率和血压。比较安静脉率和运动后即时脉率以及3分钟恢复期的脉率和血压变化,即可评估心血管功能水平。

评价标准:若运动结束后脉搏上升率低于70%,血压中等上升,3分钟后基本恢复,表明功能良好;若运动结束后脉搏明显上升,血压上升明显或者不明显但3分钟内未恢复者,表明功能较差。

2. 15秒原地快跑　受试者2人一组,1人为受试者,先在安静状态下测安静脉率,然后站起,做热身准备活动。一听发令,立即尽全力以最快速度在原地(不能移位)跑15秒;另1人在旁用秒表记录其运动后即刻10秒、恢复期(第2~4分钟)每分钟前10秒的脉率。结束后2人交换,测另1人。

评价标准:将2人各次脉率和同性别-年龄组正常值对照,可通过对他们各自记录的运动前后及恢复期脉率、血压,进行心血管功能评价。

通常运动负荷后会出现以下5种反应类型:

(1)正常反应:脉搏、收缩压适当增加,舒张压不变或稍下降,恢复快。

(2)紧张性增高反应:脉搏、血压升高幅度大,恢复时间延长,常见于血压较高者。

(3)紧张性不全反应:舒张压很低,可能有两种现象:①经常锻炼,运动素质较好,心肌力量强;②血管张力显著较低,调节功能疲劳。

(4)梯形反应:收缩压第2、3分钟才达到最高值,呈阶梯式上升;是心血管功能不良的表现,原因是训练水平下降或过度训练。

(5)无力反应:脉搏显著加快,血压变化小,提示心脏收缩力减弱,有显著疲劳。

3. 原地高抬腿跑　与前两项试验原理相似,只是运动负荷方式改为180步/分跑速,要求抬腿时大腿与躯干成直角,男性连续进行3分钟,女性进行2分钟;跑完后测运动后即刻脉率和恢复期3分钟内的脉率和血压,进行心血管功能评价。上述试验需准备秒表、节拍器和血压计。

4. 台阶试验　台阶试验是目前最常用的运动负荷试验,以台阶高度、上下台阶次数为运动负荷,以定量方式较准确地反映全身的功能发展水平。该试验起源于美国,最初是针对成年早期运动员,称为哈佛台阶试验,后来世界各国学者经过改良,通过缩短运动时间,降低台阶高度,和青少年体型特点匹配。目前,该试验以作为中国学生的常规体质监测指标之一,在评价大中学生心血管功能发育水平、预测运动潜能等方面,发挥积极作用。

(1)测试规范:目前,常用的台阶试验规范如下:小学男女生、大中学女生常使用35cm台阶,大中学男生使用40cm台阶。每次运动3分钟,上下台阶的频次为30次/分(按节拍器120次/分节律进行),每次完成4个完整动作(实验图4-1):①受试者一脚踏在台阶上;②另一脚踏台,腿伸直,在台上站立;③先踏台脚下地;④后上踏台的脚再下地,还原预备姿势。

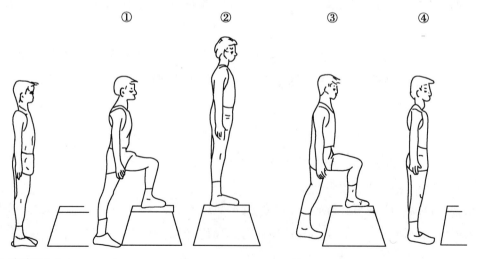

实验图4-1
台阶试验示意图
（来源：季成叶. 现代儿童少年卫生学. 2版. 北京：人民卫生出版社，2010：760）

（2）测试步骤：受试者佩戴心率遥测仪，先静坐 15~20 分钟后测安静心率。开始计时后，立即随节拍器速度运动。结束后立即静坐，分别测恢复期第 2、3、4 分钟的前 30 秒心率。用实验公式 4-2 计算台阶指数，评价心功能。

$$台阶指数=\frac{上下台阶持续时间（秒）}{2×（2、3、4 分钟前 30 秒心率之和）}×100\%　　　（实验公式 4-2）$$

（3）评价标准：若顺利完成，上下台持续时间一律为 180 秒。通常台阶指数越大，心功能越好。评估时可按人群实际状况，按性别-年龄组分成 1~5 级，1 级最差，5 级最好。也采用哈佛修正指数评定，如实验表 4-3 所示。

实验表 4-3　哈佛修正指数表

评价	大学男生	大学女生
优	≥66	≥60
良	53~65	49~59
及格	46~52	42~48
不及格	≤45	≤41

（4）注意事项：凡心血管疾病和心功能不良者不得进行该测试，测前 2 小时内不得剧烈活动，无论站在地面还是台上，包括上下台阶时腿与躯干要伸直，姿势要准确。中途因疲劳不能坚持者可停下，记录实际运动时间，不参与台阶指数计算。本实验需准备若干套遥控心率测量仪及备用电池，在场地上放置若干套 40cm、35cm 台阶。

5. 最大吸氧量测定　最大吸氧量（maximal oxygen uptake，VO_{2max}）又称为最大耗氧量，能较精确地反映心肺功能水平，是迄今为止最理想的评价青少年体质水平的综合功能指标。VO_{2max} 的测定有直接测定和间接测定两类。

（1）直接测定法：直接测定法由运动试验、吸氧量测定两部分组成。运动试验需配置平板机等运动跑台或功能测试自行车等专门设施，以及兼具保护和采集呼吸气体用的面罩。吸氧量测定需要特制的、能自动对代谢气体进行分析、计算的心肺功能测试仪等。直接测定法测定结果较精确，但需要昂贵的精密仪器设备和较为复杂的实验程序等，成本较高。

基本步骤是：受试者佩戴好心率传输带，测定安静时心率。

受试者在运动跑台上做跑步运动，当呼吸商达到 1.05、心率达到 180 次/分以上，其他指标如每分通气量、最大吸氧量、二氧化碳呼出量等不再随运动强度的增加而升高时（此时受试者自我感觉精疲力竭，无法继续坚持运动），测试受试者的最大吸氧量。

（2）间接测定法：由于直接测定法成本较高，很难在基层普及和推广，为此，一些学者设计了简便易行、便于开展现场大样本测试的间接测定方法。在受试者不作亚极量运动的条件下，可依据负荷功率既与心率存在线性关系，又与吸氧量存在线性关系的特点，用负荷-心率外推相关法来获得最大吸氧量的测定结果，通过列线图和/或回归方程，来间接估算 VO_{2max} 的值。通常估计 VO_{2max} 值与实测值存在 2%~25% 的误差。但国外学者认为，只要台阶试验负荷设计得当，操作规范，可获得较为可靠的间接 VO_{2max} 估算值。

奥斯特兰德（Astrand）列线图法（实验图 4-2）基本步骤是：

1）受试者进行定量负荷的台阶试验。台阶高度为男 40cm，女 33cm。登台频率为 22.5 次/分，运动时间 5 分钟。

2）用遥控心率测量仪（心率表）记录运动后即刻 10 秒心搏次数，换算为心率（次/分）。

3）在奥斯特兰德列线图相应轴线上标出受试者的体重和负荷后的心率值，用直线连这两点，连线通过最大吸氧量轴上的点，此值即为受试者的 VO_{2max} 估计值。例如，某女性体重 61kg，台阶试验 5 分钟后即可，心率为 156 次/分，此两点连线与最大吸氧量轴交点为 2.4L/min，此值即为该女性的 VO_{2max} 估计值。

假如以功率自行车为运动负荷装置，即可用负荷功率、负荷后即刻心率来计算 VO_{2max}。例如，某男孩在功率自行车上运动，运动负荷为 200W，负荷后即刻心率为 166 次/分，可在实验图 4-2 上相应

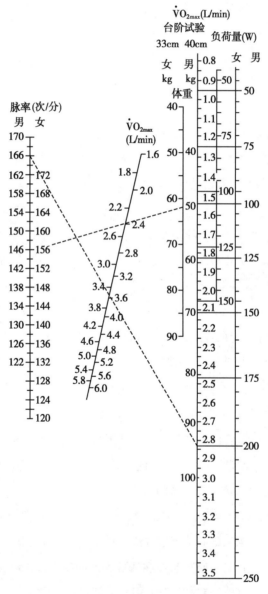

实验图 4-2

奥斯特兰德间接测定 VO_{2max} 列线图

（来源：季成叶. 现代儿童少年卫生学. 2 版. 北京：人民卫生出版社，2010：764）

轴线的心率轴及 VO_{2max} 轴上分别标出,两点连线与最大吸氧量轴的交点(3.6L/min)即为其 VO_{2max} 估计值,平均误差女为 6.7%,男为 9.4%。使用奥斯特兰德列线图还应注意:①负荷心率应控制在 120~170 次/分范围内;②年龄在 18~30 岁。

奥斯特兰德提出的年龄修正系数见实验表 4-4。通过该修正系数的换算,可将适用年龄范围扩大至 15~60 岁。将查图所得 VO_{2max} 值与年龄修正系数相乘,即可得该年龄的 VO_{2max} 估计值。

实验表 4-4 奥斯特兰德列线图年龄修正系数

年龄(岁)	修正系数	年龄(岁)	修正系数	年龄(岁)	修正系数
15~	1.10	40~	0.83	55~	0.71
25~	1.00	45~	0.78	60~	0.68
35~	0.87	50~	0.75	65~	0.65

(来源:季成叶.现代儿童少年卫生学.2 版.北京:人民卫生出版社,2010:765)

马加里亚(Margaria)列线图法(实验图 4-3)可用于间接测定 VO_{2max},适用于 10~30 岁人群。使用该图时,受试者需依次通过小、中、大三种负荷运动。小、中负荷以台阶试验为主,台阶高度 40cm。小负荷时运动 1 分钟,上下台阶 15 次。中负荷运动 1 分钟,上下台阶 27 次。大负荷通常选择某

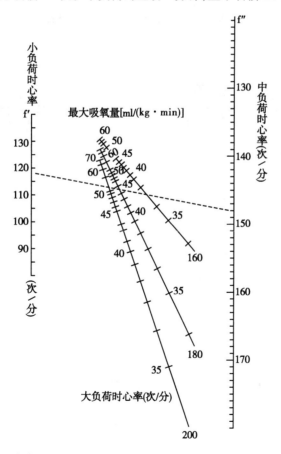

实验图 4-3
马加里亚间接测定 VO_{2max} 列线图
(来源:季成叶.现代儿童少年卫生学.2 版.北京:人民卫生出版社,2010:765)

种强度较高的运动,如中学生 100m、小学生 60m 快速跑。中、小负荷运动时,心率应控制在 100~150 次/分,大负荷运动时,心率应达到 160 次/分。每次负荷运动后测即刻 10 秒心搏次数,换算成心率 (次/分)。将小、中负荷后即刻心率分别标注在列线图上小、中负荷标尺上,两点连一线;通过图上 标的 VO_{2max} 值斜线,即可根据受试者大负荷后的即刻心率,选择其中一条斜线读出 VO_{2max} 值。根据大 负荷的心率选择不同斜线:小于 160 次/分,右斜线;160~180 次/分,中斜线;180~200 次/分,左斜 线。例如:某 13 岁男生小负荷心率为 118 次/分,中负荷 148 次/分,大负荷 185 次/分。在标尺上分 别找到 118、148 两点,该连线与左斜线的交点就是该男生的,即 51.0ml/(kg·min)。

四、实验报告

1. 实验目的　围绕本次实验课需要了解、熟悉和掌握的内容进行撰写。

2. 学校体育课卫生学评价　记录现场或模拟体育课的结构,对身体发育、健康状况和体育成绩 上、中、下等的学生分别随机抽取 1、3、1 名,共 5 名学生,记录他们体育课基本部分的即时 10 秒心 率,并换算成 1 分钟心率,评价运动负荷是否达标,体育课的实验过程。记录于实验表 4-5。

实验表 4-5　学校体育课的卫生学评价

	开始部分	准备部分	基本部分	结束部分	结构是否合理
内容安排					A 合理 B 不合理
时间分配	_____分	_____分	_____分	_____分	
	即刻 10 秒心率	1 分钟心率	运动负荷是否达标		
学生 1	_____次/10 秒	_____次/分	至少 4 名学生基本部分的靶心率高于 120 次/分,低于 200 次/分。	A 达标 B 不达标	
学生 2	_____次/10 秒	_____次/分			
学生 3	_____次/10 秒	_____次/分			
学生 4	_____次/10 秒	_____次/分			
学生 5	_____次/10 秒	_____次/分			
学校体育课卫生学评价			A 符合卫生要求	B 不符合卫生要求	

3. 学生体力活动水平分组评价　根据完成的国际体力活动问卷,记录 3 种体力活动强度每天 累计时间(分)和每周频率(天/周,记录为 d/w),根据公式计算个体 3 种体力活动水平和总体力活 动水平(MET-min/w),根据实验表 4-2 标准判定个体的总体力活动水平分组。记录于实验表 4-6。

实验表 4-6　学生体力活动水平分组评价

	体力活动水平	每天累计时间	1 周频率	代谢当量
步行	_____MET-min/w	_____分	_____d/w	3.3 MET
中等强度活动	_____MET-min/w	_____分	_____d/w	4.0 MET
高强度活动	_____MET-min/w	_____分	_____d/w	8.0 MET
总体力活动水平	_____MET-min/w			
体力活动水平分组	A 高体力活动组;B 中体力活动组;C 低体力活动组			

4. 班级整体体力活动水平评价　　收集数据并计算班级同学步行、中等强度活动、高等强度活动、总的体力活动水平4个指标的平均数和标准差;评价全班同学在高、中、低体力活动水平分组的分布及各组百分比,计算班级同学每天体力活动达到1小时的百分比。

5. 学生体力活动水平与心肺功能关系　　在评价学生个体的体力活动水平基础上,选择性进行心肺功能测验,分析学生体力活动水平与心肺功能关系。

【附】

国际体力活动问卷中文版(IPAQ)短卷

1. 最近7天内,您有几天做了剧烈的体育活动,如提重物、挖掘、有氧运动或快速骑自行车?

　　□ 每周_____天　　　　　　　　□无相关体育活动──→跳到问题3

2. 在这7天内您通常会花多少时间在剧烈的体育活动上?

　　□ 每天_____小时_____分钟　　□ 不知道或不确定

3. 最近7天内,您有几天做了适度的体育活动,比如提轻的物品、以平常速度骑车或打双人网球? 请不要包括走路。

　　□ 每周_____天　　　　　　　　□无适度体育活动──→跳到问题5

4. 在这期间,您通常每天会花多少时间在适度的体育活动上?

　　□ 每天_____小时_____分钟　　□ 不知道或不确定

5. 最近7天内,您有几天是步行,且一次步行至少10分钟?

　　□ 每周_____天　　　　　　　　□ 没有步行──→跳到问题7

6. 在这期间,您通常花多少时间在步行上?

　　□ 每天_____小时_____分钟　　□ 不知道或不确定

7. 最近7天内,工作日您有多久时间是坐着的?

　　□ 每天_____小时_____分钟　　□ 不知道或不确定

(马　军)

实验五

学校教室卫生学评价

一、实验目的

本实验为设计性实验。通过对学校教室的卫生学评价和相关因素开展专题调查,学会自主设计、制订教室等学校教室环境要素的卫生学调查与评价实施方案,熟悉主要卫生学指标的测量和评价方法,实地参与现场调查和收集数据信息,初步掌握学校教学环境卫生专题调查分析报告的撰写方法,提高学校卫生实践工作能力和自主创新能力。

二、实验过程

(一)确定设计性实验题目

学生在学校本教材第十六章的基础上,阅读本实验目的,根据自己的兴趣、爱好和知识水平,每4~5人一组,自主确定实验题目。

一般来说,学生首先要熟悉教室卫生学评价要素和指标,结合现实意义,同时还需考虑调查实施的可行性来选择题目。如:

1. 小学生课桌椅分配符合情况调查

2. 不同类型学校教室采光和噪声卫生学评价

3. 不同灯具教室的照明卫生学评价

4. 桌椅高差与学生坐姿的关联性调查

5. 中小学校教室内黑板卫生质量的调查

6. 学校教室空气卫生状况调查

7. 学校教室寒冷季节空气卫生状况及相关因素调查

8. 学校教学环境的预防性卫生监督调查

建议教师利用一节课时间指导学生确定设计性实验题目。可以给学生介绍查阅资料和中外期刊的一般方法,介绍学校教学环境卫生相关国家卫生标准及技术规范等,为学生提供一些调查研究的科研思路,鼓励学生开动脑筋、勇于创新。

(二)设计完成实验方案

在确定设计性实验选题后,接下来可以利用两周左右时间,由学生自主制订有关学校教学环境卫生学评价的设计性实验方案。

1. 背景和实验目的　提出计划调查的学校教学环境要素内容（比如教室的采光照明、课桌椅配置、室内空气污染物等），阐述其卫生学评价和关联因素分析的公共卫生意义，明确本次实验设计的目的。

2. 调查样本选取方法和数量　调查样本量和选取方法的确定，应调查的具体内容而有所不同。以教室卫生学评价为例，应根据学校教室的设置情况抽样，首先确定需要调查的教室数，然后按学校教室的结构、层次、朝向、单侧/双侧采光类型等分层，从中抽取有代表性的教室进行调查。根据《学校卫生综合评价》（GB/T 18205—2012）要求，每个被评价学校应抽取不少于6间教室。

3. 主要指标测量所需要的材料、仪器设备和方法　根据检索到的学校教学环境相关的卫生标准规定内容，确定主要指标测量所需要的实验材料、仪器设备和测量方法。必要时，进行预实验，验证每一重要指标的重测一致性和测量者间一致性。

4. 调查结果记录和数据分析方法　编制调查记录表或调查问卷，全面、有序记录实验或调查中的各种数据和信息，并提出数据统计分析和评价的策略与方法。

5. 预期结果和计划进度　按照实验设计，从理论上提出预期结果和假设，这也为实际结果的解释奠定必要的基础。而一个周密的行动计划则是顺利推进实施的关键。

在此期间，指导教师应根据实验室条件及实验方案的可行性等提出修改意见，学生则根据教师修改意见对方案进行修改。

举行开题报告会，每个小组介绍实验设计方案，由指导教师和全体学生针对可能出现的问题进行提问、答辩，共同讨论设计上的优缺点，教师着重在实验技术路线的可行性和方法学方面进行点评。学生根据讨论结果进一步修改实验方案，提交1份规范的实验开题报告。每组也要上交1份详细的实验材料和仪器设备清单，以方便教师提前做好实验实施前的准备工作。

（三）实施调查和分析报告

根据上述确定的实验方案，实施现场测量和评价，收集数据并整理分析。实验完成后，在教师的指导下完成专题调查报告（可参考附2），内容包括：前言（背景和目的）、材料与方法、主要结果和发现、讨论与结论、重要参考文献，最好还能够总结实验成败的经验和教训，讨论进一步深入研究的实验计划。

最后，组织全班进行交流、讨论，各组学生以PPT的形式对实验进行总结汇报，组内成员也可以介绍分工及完成情况，对本设计性实验课开设的建议与要求等。指导教师作点评和补充。

三、教室卫生学评价内容和指标

（一）教室的一般卫生学状况

1. 基本信息　包括学校名称、年级、班级、学生人数等。

2. 教室一般情况和尺寸　教室位置（楼层、方位、毗邻等），朝向，门窗数和门窗结构（材料），双层或单层窗；教室的长、宽及净高，并计算人均面积和容积。

3. 教室设备　黑板长、宽，黑板下缘距地面高度，黑板的材料颜色及反光情况；前排课桌（桌前缘）至黑板的距离，水平视角和垂直视角，后排课桌（桌后缘）至黑板的距离；教室的其他设备（清洁柜、挂衣钩等)。

4. 教室微小环境 教室通风换气和采暖设备情况;室内空气中 CO_2 含量及微小气候检测结果等。

（二）自然采光

1. 自然采光状况 课桌面和黑板面照度(最大、最小、平均),照度均匀度(最小照度/平均照度);教室课桌面上的采光系数最低值(通常在 10~14 点照度相对稳定的时间测量)。须注明测量时间和天气状况。

2. 影响采光的因素 ①教室主要采光窗朝向,采光方式(单侧、双侧、左侧、右侧采光);②窗台高度,窗上缘至地面高度,窗上缘至天棚距离,窗间墙宽,窗与前、后墙距离,窗玻璃面积,窗外遮挡情况(树木、建筑物和间距),玻璃清洁状况;③墙壁和天棚颜色及反射系数,墙裙的高度和颜色;有无纱窗和窗帘;④室深系数,窗地面积比,投射角和开角。

3. 自然采光测量

（三）人工照明

1. 照明测量 课桌面和黑板面的照度(最大、最小、平均)及照度均匀度;黑板、课桌面的反射系数。注明测量时间。

2. 照明影响因素 ①教室灯具种类、数量及配置情况(纵向或横向排列、灯间距、灯墙距、悬挂高度);②每盏灯的功率及总功率,平均每平方米功率;③黑板局部照明的设置情况;④灯的安装时间及使用情况,是否需清拭或更换等。

（四）课桌椅

课桌椅型式(单人或双人,连式或分离式等),颜色,材料结构。

课桌长度、宽度,桌面形式(平面或斜坡,能否翻转)。

课桌椅排列上的桌列间距、桌墙间距(与侧墙、后墙)、水平观察角和垂直视角。

屉箱设置情况(封闭或揭盖式),桌下空区及踏板。

各套桌高、椅高和桌椅高差,可用数据或号数记录;各套桌椅就座学生的身高(号数)等。

四、学校教室卫生学评价主要指标的测量方法

（一）教室采光照明的卫生学评价指标测量方法

《学校卫生综合评价》(GB/T 18205—2012)中规定,利用采光系数、窗地面积比、后墙壁反射比等指标评价教室采光;采用照度、照度均匀度、灯桌间距等指标评价教室的照明。

1. 照度的测量 主要的测量工具是照度计,这是一种利用光敏半导体元件的物理光电现象制成的测光仪器,由光接收器(硒光电池或硅光电池)和电流表组成。外来光线射到硒(或硅)光电池后,光电池即将光能转为电能,通过电流表显示出光的照度值,以勒克斯(lx)为单位。照度计的照度值可由数字显示或指针指示。

(1)数字式照度计的使用方法:首先,打开电流表开关,校正"0"点,熟悉电流表的读数范围和方法。

测量时,将光电系统的插头插入电流表插孔内,接收器感光面(加滤光罩)水平放在欲测量位置;打开滤光罩,选择适合测量档位(如果显示屏左端只显示"1",表示照度过量,需要按量程选择键调整测量倍数)。照度计开始工作,并在显示屏上显示照度值;显示数据不断变动,当显示数据稳定时,按下 HOLD 键,锁定数据;读取并记录照度值。照度值等于显示数字与量程值的乘积,如:屏幕上显示 500,右下角显示状态为"×10",照度测量值为 5000lx,即(500×10)。再按 HOLD 键取消数值锁定功能,每一观测位点,连续读数 3 次并记录。测量完毕,关闭电流表电源开关,取下插头,接收器感光面盖上滤光罩,妥当放置。

照度计使用注意事项:①测量前先将接收器曝光 2 分钟后再开始;②测人工照明时,荧光灯应在燃点 40 分钟后(白炽灯燃点 15 分钟后),待光源的光输出稳定后测量;③各测点取 2~3 次读数的平均值,提高准确性;④先用大的量程档数,然后根据指示值大小逐步下调到适当档数。原则上不允许在某档满量程的 1/10 范围内测定;⑤照度计在运输或携带中应避免震动;放置环境要干燥,无腐蚀性气体,周围无强大磁场。不得用湿布擦拭电流表有机玻璃罩,也不要用力揩拭,以防引起静电效应;⑥每年校正一次照度计。

(2)选定照度测量点:按 GB 5699—2008、GB5700—2008 有关标准要求,选定教室内的照度测量点。室内工作面测点高度一般为 0.7m 高的水平面,小学可适当降低;通道可取距地面 15cm 高的水平面。教室内照度测量的水平布点有以下几种形式。

纵横线交叉布点:如实验图 5-1 所示,测自然采光的室内照度时,先从采光窗和窗间墙的中点划数条平行横线,再按室宽在分别距内、外墙各 50cm 处的横线段内划 4 等分纵向平行直线,取各纵横交叉处的 30 或 25 个点(最后排 5 点不测)进行测量。测人工照明的照度时,按室内灯的布置分别在灯下和灯间划若干条横向、纵向平行线,取各纵横交叉处的数十个点作为人工照明测点。

等距布点:在室内划横向和纵向平行线各若干条,每条平行线的间隔均为 1m,则在纵横交叉处可有数十个点,以此作为采光或照明的测点。

自行选点:测量课桌面照度时,可根据课桌椅配置情况,选取均匀分布的 9、12、16 或 20 个点。测量黑板面照度时,可在黑板中横线上取左、中、右 3 点,左右各距黑板有效边缘 30cm;也可在上下左右各距黑板边缘 10cm 的横、纵向各取 5 点和 3 点共 15 点测量。

(3)计算平均照度及照度均匀度:按上述无论哪种布点方式测量教室课桌面和黑板面照度,观察最低照度值是否符合国家要求,并计算平均照度和照度均匀度。

《中小学校教室采光和照明卫生标准》中规定,教室人工照明条件下,课桌面最低照度不低于 300lx,照度均匀度不低于 0.7;黑板面照度不低于 500lx,照度均匀度不低于 0.8。

2. 采光系数的测量 中小学教室采光照明卫生标准规定,以最小采光系数作为评价教室采光状况的客观指标。在 Ⅲ 类光气候区,室内课桌面上采光系数最低值不应低于 2%。

测量室内照度时,关闭人工照明,选择教室内光线最差的课桌面测量,测量值为室内照度值。

测量室外照度时,选择周围无遮挡的空地,避免直射阳光,在测量室内照度前后各测量一次室外照度,取两次平均值作为室外照度值。

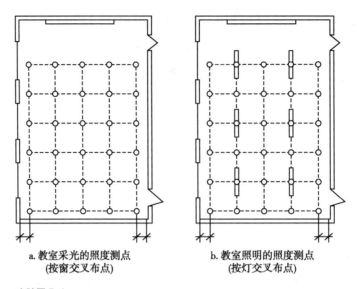

a. 教室采光的照度测点
(按窗交叉布点)

b. 教室照明的照度测点
(按灯交叉布点)

实验图 5-1

教室采光照明测量点

3. 窗地面积比的测量和计算　用卷尺测量教室采光窗洞口总面积和教室地面面积;以窗洞口总面积为 1,计算与地面面积的比例。《中小学校教室采光和照明卫生标准》中规定教室窗地面积比不低于 1∶5。

例如,某教室采光窗 3 扇,窗洞尺寸 2100mm×2000mm,总面积 12.6m²;教室尺寸 7000mm×9000mm,地面面积 63.0m²;则窗地面积比为 1∶5。

窗地面积比是采光计算中的重要指标,是以窗洞面积估算透光面积。需要注意的是,不同光气候区、不同窗框材料将影响窗地面积比的估算。此外,木窗窗框、窗棂的遮光面积较铝窗大,近似的估算方法为木窗的实际透光面积约占窗洞面积的 65%。

4. 射系数的测量　后墙壁反射比的测量方法:将后墙壁分为左、中、右,取 3 个测量点;左、右测点应离相邻墙面相接处 10~20cm,然后求出反射比的平均值。过程中,入射照度测量时,将照度计接收器感光面朝上,置于被测表面某一位置,读取入射照度值;反射照度测量时,将照度计接收器感光面对准同一被测表面的原来位置,逐渐平移离开,待照度稳定后,读取反射照度值。

5. 投射角和开角测量　单侧采光时,投射角和开角均以室内离窗最远的课桌面测定值最小。因此,在测定时应选择室内离窗最远排座位,先用皮卷尺测出距离,再以三角函数法计算角度数,或用测角器直接测量角度。

(1)投射角测量:如实验图 5-2 所示,从测量点 O 引出甲、乙两线,甲线通过窗上缘相交于 A 点,乙线为从 O 点引向窗侧的水平线,与窗玻璃或墙相交于 B 点,为投射角。用卷尺分别测量 AB 和 BO 线长度,按三角正切法,求值。假设 AB=2.6m,BO=5.5m,则得 0.47;查三角函数正切表(实验表 5-1),0.47 为 25°,则该教室课桌面上的最小投射角为 25°。

(2)开角测量:从 O 点向窗外最近建筑物(或遮挡物)顶部方向引丙线,与窗玻璃相交于 C 点,即为开角。测量 CB 线的长度,按三角函数正切法,先求值;投射角-∠COB 即得开角之值。设 CB=2.0m,BO=5.5m,则得 0.36;查三角函数正切表(实验表 5-1),为 20°,所以,即该教室课桌面上的最小开角是 5°。

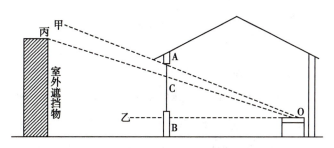

实验图 5-2

教室的投射角和开角测量

实验表 5-1　三角函数正切表

正切值	角度(°)	正切值	角度(°)	正切值	角度(°)
0.017	1	0.287	16	0.601	31
0.035	2	0.306	17	0.625	32
0.052	3	0.325	18	0.649	33
0.070	4	0.344	19	0.675	34
0.087	5	0.364	20	0.700	35
0.105	6	0.384	21	0.727	36
0.123	7	0.404	22	0.754	37
0.141	8	0.424	23	0.781	38
0.158	9	0.445	24	0.810	39
0.176	10	0.466	25	0.839	40
0.194	11	0.488	26	0.869	41
0.213	12	0.510	27	0.900	42
0.231	13	0.523	28	0.933	43
0.249	14	0.554	29	0.966	44
0.268	15	0.577	30	1.000	45

（二）课桌椅功能尺寸的测量及评价

1. **课桌椅的型号鉴定**　课桌椅出厂前,应标明其型号和适用身高范围。对原有课桌椅应测量桌高与椅高、按《学校课桌椅功能尺寸及技术要求》(GB/T 3976—2014)分别确定其型号和相应使用者身高范围,标注在课桌椅上。鉴定时记录教室内课桌椅结构形式和排列情况、课桌和课椅的型号、就座学生身高等。

　　为便于对大批量测量和鉴定可利用"学生身高及课桌椅型号测量尺"。该尺由身高测量尺和课桌椅测量尺两部分组成,身高测量尺两侧分别标有身高尺寸与身高号刻度;课桌椅测量尺尺面设有桌高号和椅高号的刻度,桌高和椅高的尺寸刻度分别排列在测量尺的两侧。

　　使用时,测量者逐套测量课桌椅高度和就座学生身高,记录课桌号、椅号、就座学生身高号以及课桌椅在教室中的排列位置。为使获得的资料尽量完备,宜在全体学生就座的情况下调查;如组织困难,应收集学生的座位分布和身高数据。

　　2. 课桌椅分配的卫生评价　在抽样教室中,以"学生身高及课桌椅型号测量尺"测量在座学生身高及相应课桌椅高度,直接记录课桌号、课椅号与身高号,三者号数相同,则分配符合;也可用普通测量尺测量,按照 GB/T 3976—2014 规定的课桌椅各型号的身高范围进行评价,被测课桌椅号数在使用者身高范围内,则分配符合。测量后按以下公式计算课桌椅分配符合率:

　　《学校卫生综合评价》(GB/T 18205—2012)中规定,课桌椅分配符合率≥80%得满分,40%~79%得 5 分(总分 10 分),<40%不得分。

【附1】

与学校教室卫生学评价相关的卫生标准

　　GB 50099《中小学校设计规范》

　　GB 7793《中小学校教室采光和照明卫生标准》

　　GB 50034《建筑照明设计标准》

　　GB/T 5699《采光测量方法》

　　GB/T 5700《照明测量方法》

　　GB 8772《电视教室座位布置范围和照度卫生标准》

　　GB/T 3976《学校课桌椅功能尺寸》

　　GB/T 17225《中小学校教室采暖温度标准》

　　GB/T 17226《中小学校教室换气卫生标准》

　　GB 28231《书写板安全卫生标准》

　　GB/T 18205《学校卫生综合评价》

　　GB/T 18204《公共场所卫生标准检验方法》

　　GB/T 17227《中小学生教科书卫生标准》

　　GB/T 18359《中小学教科书用纸、印制质量要求和检验方法》

　　GB/T 18358《中小学教科书幅面尺寸及版面通用标准》

　　GB 21027《学生用品的安全通用要求》

　　DB 31/565《中小学课业簿册安全卫生与质量要求》

【附2】实验报告摘编

某区 2015 年中小学校课桌椅卫生状况调查报告

课桌椅是学生学习的主要设施,合理的课桌椅配置对于保护学生视力、促进脊柱健康发育以及提高学习效率均有重要意义。近年来,某地教育和卫生部门将学校教学环境监测纳入到系列《学校卫生防病工作方案》中,而课桌椅高度与身高的合理匹配是相对可行的学生健康促进干预措施之一。为此,本次计划对某区域城郊中小学校课桌椅配置的卫生现状进行调查。

1. 对象与方法

(1)对象:采用分层随机抽样的方法,抽取某区 24 所学校,其中高中 8 所、初中 8 所、小学 8 所,城区和郊区各半。每个学校每个年级随机抽取 2 个班级;在被调查的班级随机抽取 10 名学生及其所使用的课桌椅。

(2)方法:按照《学校课桌椅功能尺寸及技术要求》(GB/T 3976—2014)的规定,分别测量学生身高及课桌椅的高度。按《学校卫生综合评价》(GB/T 18205—2012)的方法,用第十六章公式 16-5 计算每间教室课桌椅分配符合率≥80%为合格。

参加现场测量的所有人员均经过培训,严格按照标准实施。课桌椅高度的重测一致性系数和测量者间一致性系数均达到 0.9 以上。

采用 Epi Data 3.1 建立数据库,用 SPSS 21.0 进行统计学分析。采用卡方检验进行率的差异性检验,检验水准 $\alpha = 0.05$。

2. 结果

通过分别计算位于城区和郊区的小学、初中和高中被调查班级的课桌和课椅分配符合率,结果(实验表 5-2)发现,各学段教室的课桌椅分配符合率均不到三分之二;与小学和高中相比,初中教室的符合率相对较低;与城区相比,郊区的课桌和课椅分配符合率均显著偏低,尤以课椅为甚。

实验表 5-2 不同学段被调查学校教室内课桌和课椅分配符合率及其
在城郊地区的分布差异(2016 年 3 月调查)

学段	课桌			课椅		
	城区 符合教室数 (率%)	郊区 符合教室数 (率%)	P 值	城区 符合教室数 (率%)	郊区 符合教室数 (率%)	P 值
小学	32(66.7)	28(58.3)	<0.05	30(62.5)	28(52.1)	<0.05
初中	13(54.2)	11(45.8)	<0.05	11(45.8)	8(33.3)	<0.05
高中	15(62.5)	12(50.0)	>0.05	12(50.0)	9(37.5)	<0.05

3. 讨论

本次调查某地区城郊中小学教室课桌椅的分配符合率在33%~66%之间,此结果与同时期其他研究结果类似。虽然目前的分配符合率仍不尽理想,但与前几年比较已经有不少提高和改善。

　　调查过程中还发现,很多学校和教室内配置的是高度可调节课桌椅,但是日常并没有按照学生身高的变化做及时调整。而且,相当一部分课桌型号和课椅型号不配套。这些都提示,要做好教室课桌椅的常规卫生监测和管理,加强对班级教师和学生的相关健康教育工作。

　　本调查采用了规范的课桌椅卫生评价方法,做了严格的质量控制。但是,调查样本偏小,有必要在今后的调查中扩大样本量,以使数据结果更具代表性。

(史慧静)

实验六

学校突发公共卫生事件应急预案设计

一、实验目的

本实验为设计性实验。目的是在学习学校突发公共卫生事件类型、特征和分级、预警、处置、预防等基本理论知识的基础上,学会自主设计并编制学校传染病、食物中毒、自然灾害、社会治安事件等突发公共卫生事件的应急预案,提高学生应对学校突发公共卫生事件的能力。

二、实验内容

(一)学校突发公共卫生事件应急预案及其内容

1. 学校突发公共卫生事件　学校突发公共卫生事件是指在学校中突然发生,造成或者可能造成学校师生健康严重损害的重大传染病疫情、群体性不明原因疾病、重大食物中毒事件以及其他严重影响师生健康的公共卫生事件。

2. 学校突发公共卫生事件应急预案　学校突发公共卫生事件应急预案是为有效预防、及时控制和消除学校公共卫生事件突然发生的概率,最大限度地控制、缩小和降低学校突发公共卫生事件对师生身心健康造成的危害,为保障师生身心健康与生命安全而预先制订的应对方案。应急预案是针对潜在公共卫生问题预先制订的行动方案,明确事前、事发、事中和事后不同阶段相关负责人的职责,即对"谁在何时应如何做"的问题给出标准化的行动指导意见。

3. 学校突发公共卫生事件应急预案基本内容　学校突发公共卫生事件应急预案主要包括6方面内容。

(1)总则:包括应急预案制定的目的、依据、工作原则和适用范围。

(2)应急组织指挥体系和职责:包括学校突发公共卫生事件应急领导小组、工作机构、指挥机构和专家组。

(3)学校突发公共卫生事件监测和预警机制:包括信息监测与报告、预警分级标准、预警发布或解除的程序和预警响应措施。

(4)学校突发公共卫生事件应急响应和常规防范措施。

(5)学校突发公共卫生事件逐级报告制度。

(6)学校突发公共卫生事件应急保障:包括人力资源保障、财力保障、物资保障、医疗卫生保障等。

（二）学校突发公共卫生事件应急预案编制程序

1. 成立学校突发公共卫生事件应急预案编制小组 小组成员由与学校突发公共卫生事件相关的利益相关者，如校长或分管卫生的副校长、校医务人员、教师、学生、餐饮提供者、应急工作人员等。小组成员应具备一定的突发公共卫生知识、较强的工作能力、责任心。小组规模控制在 15 人以内，人数过多时可分为不同亚组。小组（亚组）应有明确的工作目标、分工和清晰的工作流程。

2. 明确学校突发公共卫生事件应急预案适用对象、范围和目的 不同类别的学校突发公共卫生事件对应的应急措施有一定的差异性，在具体设计应急预案之初应明确应急预案的对象，明确拟制定的预案适用范围和预期目标。如针对学校食堂突发事件或食物中毒事件或传染病防治等。

3. 掌握与学校突发公共卫生事件相关的法律、条例、管理办法和上级预案总结分析并提取有用的重要信息，为编制公共卫生预案做好准备工作。

4. 开展突发公共卫生事件风险评估和应对能力评估调研 在调研的基础上方可编制预案。

5. 编制应急预案 按照预防-准备-应对-恢复不同管理过程编制相应内容。

6. 预案审核与发布 预案编制完成后应通过内部审核和外部审核，必要时进行实地演习评估预案的可行性。

三、实验方法

（一）分组

以 5 人为一组，一组确定一种传染病或者是食物中毒、地震、泥石流、暴力事件等，由学生分别扮演应急预案制定者中不同角色，集体讨论编制学校突发公共卫生事件应急预案的目标、依据和工作原则。

（二）知识储备

结合理论学校，掌握学校突发公共卫生事件应急预案相关知识，每组学生分别搜集应对学校卫生相关法律法规和政府文件，以及各地学校应对突发公共卫生事件应急预案，归纳总结这些文献中重要的可借鉴信息，初步评估预案编制中可能存在的问题，并寻找解决的具体措施，为制定全面科学合理、切实可行的预案做好准备。

（三）编制预案

小组可按照人数多少分别撰写预案不同部分的内容，最终由一人统稿，集体反复修改。预案内容应涵盖"事前—事中—事后"不同阶段的具体应对措施、人员分配和资源使用等。

（四）师生讨论

师生要多开展讨论，教师可组织当地疾病预防控制中心专家各组同学制定的应急预案进行分析。

（五）预案演练

条件具备的高校可通过预案演习发现编制的预案中存在的问题，进一步修改和完善应急预案。

四、实验报告

根据实习过程一组整理完成一份特定的突发公共卫生事件应急预案,如某校火灾事故应急预案、某校食物中毒应急预案。

【附】预案摘编

某小学传染病处置应急预案

为有效预防、及时控制和消除学校传染病等突发公共卫生事件的危害,规范学校传染病应急处置工作,最大限度地减少损失,保障全校师生员工的身体健康和生命安全,维护学校的稳定和正常教学秩序,根据《中华人民共和国传染病防治法》《中华人民共和国食品卫生法》《突发公共卫生事件应急条例》等法律法规,结合学校实际情况,制定本预案。

1. 适用范围 本方案所指学校常见传染病,指近年来在学校内常见并可能发生暴发、流行的传染病,主要包括甲型肝炎、戊型肝炎、细菌性痢疾、麻疹、猩红热、流行性出血性结膜炎、风疹、流行性腮腺炎、流行性感冒、手足口病、水痘、感染性腹泻、食源性和水源性疾病等。对其他传染病,可根据本方案要求采取相应措施。

2. 目标与原则

(1)加强健康教育:普及传染病和常见病防治知识,提高全校师生员工的自我防护意识,增强战胜传染病和常见病的信心。

(2)完善机制:不断完善学校的传染病和常见病疫情信息的监测报告网络系统,做到早发现、早报告、早隔离、早治疗。

(3)建立快速反应系统:及时采取有效的预防措施,预防和控制传染病和常见病疫情在学校的发生和蔓延。

(4)坚持五项原则:坚持预防为主、分级控制、及时处置、依靠科学、依法管理的原则。

3. 健全组织机构 学校成立学校突发公共卫生事件应急处置工作领导小组,该小组是全校紧急应对学校突发公共卫生事件的决策领导机构,负责组织指挥全校突发公共卫生事件应急处置工作,组成成员如下:

组长:×××

副组长:×××

成员:×××,×××,×××,×××,×××,×××

4. 完善各项制度 学校确定×××为疫情报告人,一旦发生疫情,即刻报告上级教育行政部门和县疾病预防控制中心。

完善传染病和常见病疫情的"每日因病缺课零上报制度"。

严格考勤制度。当有疫情预警时,对缺勤的师生员工逐一进行登记,并立即与其取得联系,查明缺勤原因,对师生员工每日进行提问监测,发现传染病患者或常见病患者,劝其及时就医或在家观察,暂停上学或上班。

做好学校治传染病和常见病的防护用品、消毒用品和应急设施的储备工作,落实供应货源,落实急需资金,落实经办人员,确保传染病和常见病防控工作万无一失。

5. 有效处置疫情　协助上级教育和卫生计生部门处置疫情,做好样本的留验,加强人员管理等。

一旦疫情发生,严格控制本校师生参加大型集体活动。加强对校内人员出入的管理,严格控制外来人员进入校区。外出的学生和出差的教职工,特别是曾到过传染病和常见病疫区的人员返校后须逐一登记,立即就近体检,并由学校安排专门场所或在家接受医学观察两周,两周内不得上课、上班,不得外出。

根据疫情和上级教育与卫生计生部门的要求,落实是否停课。

6. 预防

(1)落实组织领导:健全传染病防控工作领导小组,明确分工,构筑群防群控工作网络,充分调动广大师生员工参与学校的传染病防控工作的积极性。

(2)培养健康行为:教导处把健康教育纳入教学计划,纳入学校工作计划。德育办充分利用板报、橱窗、校园网、广播电视等多种形式对师生进行传染病和常见病以及其他传染病的预防教育,引导师生员工养成科学、文明、健康的生活习惯和方式,增强广大师生员工的防病健身意识,提高自我保护能力。利用家长会、家长学校、告家长书等形式,宣传传染病预防知识,以取得家长的配合和支持。

(3)严格执行《学校卫生工作条例》:更新、充实卫生室必备的设备,准备足够的消毒、预防用品以及应急工作所需要的经费。

(4)加强校医培训:校医不断参加有关的业务知识培训、不间断继续教育、不断提高他们从事传染病和常见病以及其他传染病的消毒、隔离等工作的业务素质。

(5)积极开展体育活动:教务部门采取切实措施,确保学生每天有1小时体育锻炼时间,增强学生体质。

(6)落实学校卫生制度:学校严格执行传染病和常见病与其他传染疫情的报告制度,做好晨检工作,以及学生定期体检制度、学生健康管理制度、传染病和常见病以及其他传染病疫情管理台账制度等。各项制度重在落实,常抓不懈。

(7)落实"四早"措施:即做到早发现、早报告、早隔离、早治疗,确保疫情和控制无漏洞、无死角。

(8)改善校园和生活环境:加强校园环境的清洁工作,改善学校卫生条件。

7. 事件后处置　一旦发生突发事件后,严格按照国家对突发事件的分级规定,配合上级教育和卫生计生部门,落实各项措施。同时做好在校师生员工的情绪稳定教育和自我保护工作,加强晨检,及时发现潜在的病人。对停课学生及家长开展健康教育,使其掌握防病知识,养成良好的个人卫生习惯。对发病学生所在教室开展一次终末消毒,并根据实际情况,对学校环境开展消毒。对放假回家的学生,至少每天一次通过电话等方式及时了解其健康状况,当得知学生出现异常情况时,应及时通知学生到医疗机构发热门诊就诊。对疫苗可预防疾病,建议未接种过的儿童开展预防接种。

将每天晨检结果报县教育局及县疾病预防控制中心。

坚持谁主管谁负责的原则,严格实行事件处理制度。

（周旭东）

推荐阅读

[1] 季成叶.现代儿童少年卫生学.2 版.北京:人民卫生出版社,2010.

[2] 季成叶.儿童少年卫生学.7 版.北京:人民卫生出版社,2012.

[3] 陶芳标.中国医学百科全书—儿童少年卫生学卷.北京:中国协和医科大学出版社,2017.

[4] 史慧静.儿童青少年卫生学.上海:复旦大学出版社,2014.

[5] 张欣,马军.儿童少年卫生学(案例版).2 版.北京:科学出版社,2017.

[6] 全国学生体质健康调研组.2010 年全国学生体质与健康调研报告.北京:高等教育出版社,2012.

[7] 全国学生体质健康调研组.2014 年全国学生体质与健康调研报告.北京:高等教育出版社,2017.

[8] 李晓捷.人体发育学.2 版.北京:人民卫生出版社,2013.

[9] 崔光成.发展心理学.北京:人民卫生出版社,2007.

[10] 金星明,静进.发育与行为儿科学.北京:人民卫生出版社,2014.

[11] Patton GC,Sawyer SM,Santelli JS,et al.Our future:a *Lancet* commission on adolescent health and wellbeing.The Lancet,2016,387:2423-2478.

[12] Kuruvilla S,Bustreo F,Kuo T,et al.The Global strategy for women's,children's and adolescents' health (2016-2030):a roadmap based on evidence and country experience.Bulletin of the World Health Organization,2016,94(5):398-400.

[13] Twig G,Yaniv G,Levine H,et al.Body-mass index in 2.3 million adolescents and cardiovascular death in adulthood. New England Journal of Medicine, 2016, 374 (25): 2430-2440.

[14] Eriksson JG.Developmental Origins of Health and Disease -from a small body size at birth to epigenetics.Annals of Medicine,2016,8:1-12.

[15] Lee IM,Shiroma EJ,Lobelo F,et al Effect of physical inactivity on major non-communicable diseases worldwide:an analysis of burden of disease and life expectancy.The Lancet,2012,380(9838):219-229.

[16] Somerville LH,Jones RM,Casey BJ.A time of change:behavioral and neural correlates of adolescent sensitivity to appetitive and aversive environmental cues.Brain and Cognition,2010,72(1):124-133.

[17] Casey BJ,Somerville LH,Gotlib IH,et al.Behavioral and neural correlates of delay of gratification 40 years later.Proceedings of the National Academy of Sciences of the U-

nited States of America,2011,108(36):14998-15003.

[18] United Nations International Children Emergency Fund (UNICEF).The state of the world's 2011:adolescence- an age of oppertunity.https://www.unicef.org/publications/files/OWC_2011_Main_Report_EN_02242011.pdf.

[19] Abreu AP,Kaiser UB.Pubertal development and regulation.Lancet Diabetes and Endo-crinology,2016,4(3):254-264.

[20] Bates TC,Lewis GJ,Weiss A.Childhood socioeconomic status amplifies genetic effects on adult intelligence.Psychological Science,2013,24(10):2111-2116.

[21] GBD 2013 Risk Factors Collaborators.Global,regional,and national comparative risk assessment of 79 behavioural,environmental and occupational,and metabolic risks or clusters of risks in 188 countries,1990-2013:a systematic analysis for the Global Bur-den of Disease Study 2013.The Lancet,2015;386:2287-323.

[22] Holden BA,Fricke TR,Wilson DA,et al.Global prevalence of myopia and high myopia and temporal trends from 2000 through 2050.American Academy of Ophthalmology,2016,123:1036-1042.

[23] Ng M,Fleming T,Robinson M,et al.Global,regional,and national prevalence of over-weight and obesity in children and adults during 1980-2013:a systematic analysis for the Global Burden of Disease Study 2013.The Lancet,2014.384(9945):766-781.

[24] Lelijveld N,Seal A,Wells JC,et al.Chronic disease outcomes after severe acute malnu-trition in Malawian children (ChroSAM):a cohort study. Lancet Global Health,2016,4(9):e654-e662.

[25] Stein MM,Hrusch CL,Gozdz J,et al.Innate immunity and asthma risk in Amish and Hutterite farm children. New England Journal of Medicine,2016,375(5):411-421.

[26] Kieling C,Baker-Henningham H,Belfer M,et al.Child and adolescent mental health worldwide:evidence for action.The Lancet,2011,378(9801):1515-1525.

[27] Mokdad AH,Forouzanfar MH,Daoud F,et al.Global burden of diseases,injuries,and risk factors for young people's health during 1990-2013:a systematic analysis for the Global Burden of Disease Study 2013.The Lancet,2016,387(10036):2383-2401.

[28] Li XH,Lin S,Guo H,et al.Effectiveness of a school-based physical activity intervention on obesity in school children:a nonrandomized controlled trial. BMC Public Health,2014,14:1282.

[29] Sharma M,Romas AJ.Theoretical Foundations of Health Education and Health Promo-tion.Jones and Bartlett Publishers,2016.

中英文名词对照索引